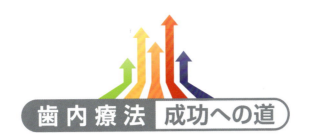

歯内療法 成功への道

抜髄
Initial Treatment

治癒に導くための歯髄への臨床アプローチ

編著 木ノ本喜史

興地隆史	新井恭子	小木曾文内	佐藤勧哉
大島勇人	松浦信幸	泉 英之	北村和夫
澁川義幸	長谷川誠実	阿部 修	吉川剛正
田﨑雅和	清水康平	加藤広之	田中利典
村松 敬	羽鳥啓介	澤田則宏	石井 宏
五十嵐 勝	大原絹代	佐藤暢也	清水花織
北島佳代子	篠田雅路	岩波洋一	

HYORON

はじめに

　毎日の臨床で行っている歯内療法において，多くの歯科医師は感染根管治療の割合が比較的多いと感じているのではないだろうか．以前に根管治療がなされていた根管が感染することによって，再度の根管治療が必要となり，それを感染根管治療としてわれわれが毎日対応しているのである．したがって，はじめに行われる根管治療に長期にわたって問題が生じなければ，感染根管治療はそれほど生じないはずである．

　はじめに行われる根管治療とは，すなわち「抜髄」である．「抜髄」は確実に処置を行えば90％を超える高い成功率が報告されているが，決して100％ということはない．日頃の診療においてどこかに見落とされてしまう項目があり，それが失敗，すなわち感染根管治療につながっていると考えられる．

　やり直しの治療に好んで従事したい歯科医師はいないであろう．したがって，再治療，すなわち感染根管治療を行う必要がない，しっかりとした確実な抜髄処置が重要であると考えることは自然な思考である．そこで今回，抜髄処置を究めて，感染根管治療を撲滅することを目標に，「抜髄」についてまとめる書籍の刊行を企画した．

　歯内療法の成功率を調べた海外の論文では，根管の形態がオリジナルの状態か，あるいは誰かがすでに拡大しているかにより成功率に差があるので，初回に根管にファイルを挿入する処置，つまり抜髄と歯髄壊死の症例を「Initial Treatment」と呼び，再治療である「Retreatment」と区別している．一方，わが国では抜髄と感染根管治療を対比して用いることが多い．今回は，抜髄処置だけでなく，いわゆる初回治療を成功に導くことを目標としたため，本来は同意語ではない用語を並列した，「抜髄Initial Treatment」という和洋折衷のメインタイトルとした．

　本書は，実際の臨床において生じる疑問を，臨床的な観点からだけでなく，基礎的な視点も踏まえて解説することを目標とする「歯内療法 成功への道」シリーズの第4弾として企画した．そのため，実際の臨床に即した内容，なおかつ理論的裏付けのある内容，エビデンスを示せる場合はその内容，そして，なるべく平易で理解しやすい内容と，臨床家にとって欲張りな希望を叶える構成を，執筆を依頼した先生方に希望した．抜髄の手順をおおまかに思い出せば，髄腔の開拡，根管の拡大・形成，そし

て根管充塡となる．しかし今回，確実に「抜髄 Initial Treatment」を成功させるための必要な理論と手技を求めて項目を挙げ，原稿を厳選したところ，23項目で400ページに及ぶ分量となった．

　企画の立案，月刊『日本歯科評論』誌への連載から始めて本書の発刊まで丸3年以上の期間が必要となったが，結果的にその間に何度も校正を行う機会があり，経験の浅い歯科医師にも有用な情報を盛り込むこともできたと自負している．ご執筆いただいた先生は皆著名な方々であり，ご多忙であるにもかかわらず，月刊誌掲載時の校正だけでなく，書籍化のための再校正においても，上記の方針に則り度重なるご協力をお願い申し上げたが，そのたびに丁寧にご対応いただき感謝の言葉しかない．編者一人でここまでの内容の書籍を発刊しようとすれば，10年以上の月日がかかったであろうと感じている．その点においても，専門家による充実した内容の書籍がこの期間で上梓にこぎつけられたことは，わが国の歯内療法のレベル向上に必ず貢献するものであると確信している．

　本書は分量が多く内容も濃厚であるが，どの部分も「抜髄 Initial Treatment」においておろそかにできないものであり，「抜髄 Initial Treatment」を担当する歯科医師として必須の知識，手技である．

　読者の先生方には，自分が処置した「抜髄 Initial Treatment」は"100％成功する"という自信が得られるまで本書を熟読し，実践されたい．本書が歯内療法の基本を通して，わが国の歯科医療の向上に寄与することを期待します．

2016年6月

木ノ本喜史

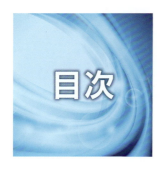

目次

(ポイント……編者／木ノ本喜史)

はじめに…2

1 歯髄保存の意義　興地隆史…15

なぜ，歯髄を保存すべきか…15
無髄歯の喪失リスク──有髄歯との比較…16
歯髄の防御・修復能の温存…17
垂直性歯根破折の回避…20
抜髄の不確実性…21
歯髄保存の可能性…22

ポイント　日頃，患者さんに「歯の神経を残しましょう」と説明をする機会は多いが，なぜ神経を残したほうがよいかを明確に説明することはできるだろうか．それは，残しておけば痛みが出る可能性があるにもかかわらず，歯髄を保存することは歯にとって大きなメリットがあるからである．本書は抜髄をテーマにしているが，まず，はじめに歯における歯髄の存在意義を整理して，抜髄とはそれらを犠牲にした処置であるという点を再確認していただきたい．

2 象牙質・歯髄複合体の科学
　　──発生，解剖，加齢変化および治癒機構　大島勇人…27

象牙質・歯髄複合体とは…27
象牙質・歯髄複合体の発生…30
歯髄の構造…34
象牙質・歯髄複合体の機能…36
● 歯髄の血管とリンパ管…36
● 象牙質における知覚のメカニズム…37
象牙質・歯髄複合体の加齢変化…39
歯の損傷後における象牙質・歯髄複合体の治癒過程（新規仮説）…40
● 象牙芽細胞の再生過程…40
● 歯髄修復機構の新規仮説…40

ポイント　抜髄において歯髄腔に器具を入れると，硬い象牙質の"器"に入った歯髄という軟らかい組織を取り去る感覚を持つ．しかし，歯髄と象牙質は発生や解剖学的にも本来一体のものであり，象牙質・歯髄複合体として認識しておくべきである．象牙質・歯髄複合体に対する処置として，歯髄温存処置や抜髄処置を考えると自ずと原理や原則が理解しやすくなる．また，歯の発生を理解すると，歯を単なる硬い器と考えることはできない．各処置において，機械的かつ化学的に繊細な扱いが必要であることを再認識するきっかけにしていただきたい．

3 象牙質・歯髄複合体の痛みと神経原性炎症メカニズム
　　──歯の痛みを理解するための臨床口腔生理学　澁川義幸・田﨑雅和…45

象牙質・歯髄疾患を理解するための神経機能…45
● 象牙質・歯髄に分布する神経（ニューロン）の種類…46
歯髄ニューロンは「歯の早期傷害検出システム」として働く…47
● 象牙質・歯髄の侵害受容感覚のセンサータンパク質…48
● 象牙質・歯髄分布ニューロンと歯の痛みの関連…49
電気歯髄診…49
象牙質・歯髄疾患による症状を理解する痛覚の機能的特徴…50
● 象牙質・歯髄痛覚──歯髄ニューロン分布パターン…51
象牙質痛・象牙細管内溶液移動とAδニューロン…51
● "Odontoblast hydrodynamic receptor theory"
　──象牙芽細胞に発現する感覚受容センサータンパク質群…52
● 硬組織疾患・歯髄炎症と反応性(第三・修復)象牙質形成…53
● 水酸化カルシウムやMTAは象牙芽細胞のTRPチャネルで感知され，反応性象牙質を形成する…54
歯髄炎──神経原性炎症と神経ペプチド…54

● 歯髄炎による痛み（歯髄痛）の変調 …57

象牙質疾患・歯髄疾患・歯根膜疾患（歯周組織疾患）における痛覚の違い──臨床口腔生理学からチェアサイドへ …57

ポイント 歯髄は歯の中の神経という表現をされることも多いが，神経の種類は複数あり，それぞれが歯に特有の痛みの感覚に関連する．たとえば，象牙質・歯髄複合体に生じる痛みと歯髄に生じる痛みは，担当する神経細胞が異なり，その症状の発現状態を検査することで疾患の鑑別も可能になる．神経機構を理解することは，歯髄の診断，治療にも有効である．また，神経由来の物質が炎症に関連しており，歯髄炎の進展に影響することも示されている．歯髄の炎症の進行過程を理解することは，歯髄炎の病態の理解につながり，さらに臨床における歯髄診断にも役立つ．

4 歯髄の病理
── 治癒能力と治療に対する反応　　　村松 敬 …61

歯髄の治癒能力 …61
● 歯髄の特殊性 …61
● 歯髄は硬組織を形成して身を守る? …62
● 歯髄のダメージ回避能 …63
　1. ストレスタンパクの発現 …63
　2. 血管新生能 …64
　3. エネルギー温存機能 …64
● 歯髄には幹細胞が存在する …65
直接覆髄の治癒機転 …66
歯髄を根尖で切断するとどうなるか? …69
● 抜髄が高位であった場合 …69
● 抜髄がセメント象牙境で行われた場合 …70
● 抜髄時に器具が根尖孔を越えた場合 …70
深部う蝕と歯髄腔の感染と感染根管の境界 …71
歯髄の病理診断と臨床診断の関連性 …71

ポイント 歯髄は一般に弱い組織であると考えられているが，一方で，高い治癒能力も備えている．たとえば，う蝕や切削による刺激に対する第三象牙質形成能や，麻酔による虚血状態に対する血管新生能の亢進，エネルギー温存機能などが挙げられる．その原理を詳しく理解

することで，覆髄などの歯髄保存処置の可能性の広がりが期待される．また，歯髄を切断するとどうなるかについては，抜髄後の治癒形態に関係するため，病理組織像とともに常に臨床においてイメージすべき内容である．

5 歯髄の検査法　　五十嵐 勝・北島佳代子・新井恭子 …73

病態把握のための情報収集 …73
歯髄の検査 …73
問診（inquiry） …73
歯髄検査（pulp test） …74
● 視診（inspection） …74
　1. 何を視るか? …74
　2. 術式 …75
　　①直視と鏡視 …75
　　②透照診（transillumination test） …75
　　③マイクロスコープ（実体顕微鏡）観察（microscopic observation） …76
● 触診（palpation） …76
　1. 手指による触診 …76
　2. 器具による触診 …77
　3. 打診（percussion） …78
　4. 歯の動揺度検査（mobility test） …78
　5. 歯周ポケット検査（examination of periodontal pocket：EPP） …78
● 生活試験（vital test） …79
　1. 歯髄電気診（electric pulp test：EPT） …79
　2. 温度診（thermal test） …82
　3. 切削診（test cavity） …84
　4. 歯髄の生活力診査（新概念） …84
　　①レーザードップラー血流計（laser doppler flowmetry） …84
　　②パルスオキシメーター（pulse oximeter） …84
● インピーダンス測定検査（impedance measurement test） …85
● エックス線検査（radiographic examination） …85
　1. デンタルエックス線検査 …86
　2. 歯科用小照射野エックス線CT（コーンビームCT：CBCT） …87
● 麻酔診（anesthetic test） …88

- 咬合検査（楔応力検査）(wedging test)…88
- 嗅診（smelling test）…89
- 化学診（chemical examination）…89

ポイント 歯髄の状態を直接検査する機器は存在しないため，臨床においては歯髄に対する検査法をいくつか組み合わせて判断する必要がある．そのため，それらの原理を理解することにより，各検査法の選択基準や反応に対する解釈，そして診断のための情報収集において精度が高まる．さらに，臨床で遭遇することが多い，各検査に対する微妙な反応に対しての判断にも自信を持つことができるようになる．

6 歯髄の診断　五十嵐 勝・北島佳代子・新井恭子…91

歯髄診断…91
- 歯髄疾患の診断…91
- 根尖歯周組織の診断…91
- 診断名ごとの特徴…92
  - 1. 正常歯髄（normal pulp）…92
  - 2. 象牙質知覚過敏症（dentin hypersensitivity）…92
  - 3. 歯髄充血（hyperemia）…94
  - 4. 可逆性歯髄炎（reversible pulpitis）…94
  - 5. 不可逆性歯髄炎（irreversible pulpitis）…94
    - ①症状のある不可逆性歯髄炎（symptomatic irreversible pulpitis）…95
    - ②症状のない不可逆性歯髄炎（asymptomatic irreversible pulpitis）…96
  - 6. 根管の石灰化（calcification）…96
  - 7. 歯髄壊死（pulp necrosis）…97
  - 8. 歯髄壊疽（pulp gangrene）…97
- 待機的診断法…98

歯髄炎の関連痛…98
歯髄炎と似た症状との鑑別法…98
  - 1. 象牙質知覚過敏症…98
  - 2. 上顎洞炎…99
  - 3. 歯根膜炎…99
  - 4. 三叉神経痛…100
  - 5. 根尖性歯周炎…100

将来求められる客観的検査に基づく適確な診断…100

ポイント 臨床においてはまず診断を下し，下した診断に基づいて治療法を選択し，決定する．しかし，診療室では病理診断はできないため，臨床症状と検査結果から歯髄の診断を下すことになる．したがって，客観的検査結果の解釈と患者主観の症状解析が重要である．また，歯髄の診断はある一場面において確定的な診断を下すことが困難な場合もあるため，待機的診断法の概念を理解しておかねばならない．さらに，歯髄炎と似た症状を呈する他の疾患との鑑別も重要である．

7 歯内療法における効果的な局所麻酔および非歯原性歯痛　松浦信幸…103

無痛治療における局所麻酔の重要性…103
局所麻酔薬の基礎…103
- 痛みの伝導…103
- 局所麻酔薬の化学構造と分類…104
- 局所麻酔薬の作用機序…104
- 歯科用局所麻酔薬：カートリッジ製剤…105
  - リドカイン…105
  - プロピトカイン…105
  - メピバカイン…106
- 血管収縮薬添加の目的…106
  - 麻酔効果に対して…106
  - 安全性に対して…106
  - 手術に対して…107
- 血管収縮薬による歯髄の血流量の変化…107
- 炎症組織における局所麻酔の効果…107
- 局所麻酔薬の選択…108
- 血管収縮薬以外の添加物について…109

局所麻酔法…109
- 口腔粘膜における痛点の分布…109
- 抜髄時の麻酔…109
- 歯根膜内麻酔（periodontal intraligamental anesthesia）…111
- 歯髄腔内麻酔（pulpal anesthesia）…112
- 骨内麻酔（intraosseous anesthesia）…112

- ●特殊な注射器…112
  - 1.歯根膜内注射器…112
  - 2.電動注射器…113
- ●撤退も戦略…113

非歯原性歯痛…114

- ●筋・筋膜性歯痛とは…114
- ●持続性神経障害性歯痛とは…117
- ●非歯原性歯痛の治療上の注意点…117

ポイント 歯科治療の安全性の確保と快適な歯科治療の提供のために無痛的治療は大前提である. 特に処置や症状に痛みを伴うことが多い歯内療法において, 局所麻酔の知識は大変重要である. 薬剤の種類や処置法, 麻酔奏功の機序などを理解しておくと, 実際の臨床の場において役立つ内容が多々ある. また, 歯や歯周組織に明らかな異常を認めなくても歯痛を訴える非歯原性歯痛もしばしば存在する. 非歯原性歯痛はこれまでの歯原性歯痛に準じた治療法では, 根本的な歯の痛みを取り除くことは困難である.

8 抜髄処置に対する 薬剤による疼痛抑制
長谷川誠実…118

歯科における鎮痛薬の位置づけ…118

抜髄に関わる歯痛難治化のポイント…120

- ●歯髄炎発症から処置に至るまでの難治化…120
- ●抜髄処置中における痛みの感作…122
- ●抜髄後の痛み…124

鎮痛薬使用の基本理念…126

- ●NSAIDs(非ステロイド性抗炎症薬)…126
- ●アセトアミノフェン…126

抜髄時の鎮痛薬使用に対する概念…130

- ●先制(先取り)鎮痛(pre-emptive analgesia)の意義…130
- ●先制鎮痛を考慮した抜髄処置における鎮痛療法…130
- ●抜髄処置における鎮痛療法の特殊例…134
- ●抜髄処置に鎮痛薬を処方してみて…135

そもそも抜髄とは…135

コラム:NSAIDs(非ステロイド性抗炎症薬)の作用機序と副作用について…128

ポイント 抜髄処置は神経を切断するという外科的処置であり, 必然的に疼痛の発生を伴う. さらに, 痛みが持続して難治化する場合もある. したがって, 抜髄に関わる歯痛難治化のポイントを理解したうえで, 適切な時期に適切な種類の鎮痛剤を利用することは抜髄処置の手技の一部といえる. 歯科医師は各種薬剤の特徴を理解しておき, 複数の薬剤の中から必要な薬剤を処方する基準を持たなければならない.

9 歯内療法における打診痛を考察する
清水康平・羽鳥啓介・大原絹代・篠田雅路・小木曾文内…139

歯科臨床の検査・診断における打診とは…139

打診の検査法…140

歯の打診による感覚および打診痛のメカニズムは何か?…140

- ●歯根膜の神経分布…140
- ●正常歯での打診に対する感覚…142
- ●全部性歯髄炎発症時の打診痛…142
- ●根尖性歯周炎発症時の打診痛…144
- ●抜髄後に残存する打診痛…145
  - 1.根管充塡後の術後痛としての打診痛(軽度な炎症性打診痛)…145
  - 2.抜髄処置後に発症した異常疼痛としての打診痛(神経障害性疼痛としての打診痛)…145
- ●根尖性歯周炎治癒後あるいは歯への外傷後に残存する打診痛…147
- ●上顎洞炎による上顎臼歯の打診痛…147
- ●関連痛による打診痛…148
- ●咀嚼筋の筋・筋膜性歯痛による咬合痛および打診痛…149

打診の注意点…150

ポイント 歯内療法の臨床において「打診」はほぼ毎日行っている検査法であろう. しかし, "歯を叩くことによって何がわかるのか"についてまとまった解説は意外と少ない. 本項では, 歯根周囲の神経分布から打診痛のメカニズム, そして各種の原因による打診痛について解説してある. 明日から検査法として「打診」を科学的に考え, 実行するための参考としていただきたい.

10 抜髄と神経障害性疼痛
―― 痛みを伴う難治性根管治療の理解のために
木ノ本喜史・松浦信幸…151

歯内療法の痛みの原因は「感染」がすべてか?…151

抜髄とは神経線維の切断である…151

原因による痛みの分類…152

神経切断による変化…153

● 末梢(歯髄)から大脳皮質までの感覚の経路…154

● 末梢…155

  1. 神経線維の再生による異所性興奮(侵害受容器以外の部位から発生する興奮)…155

  2. 断端神経周囲の発芽(sprouting)…155

  3. 末梢の断端に生じた神経腫(neuroma)…155

  4. 切断周囲の発芽した神経および組織からの神経伝達物質の過剰放出(末梢性感作)…156

  5. 感覚神経のナトリウムチャネルの変化(テトロドトキシン抵抗性ナトリウムチャネルの増加による自然発火, 遺伝子レベルの変化)…156

  6. エファプス(ephapse)の形成…156

  7. 軸索反射(逆行性伝導), 後根反射…157

  8. 侵害刺激による組織炎症と末梢感作…157

● 中枢…157

  1. 脊髄後角…157

    ① 神経シナプスにおける異常(神経伝達物質の過剰放出, 貯留)…157

    ② 脊髄後角内の神経線維の錯誤…158

    ③ 受容野拡大を伴う中枢ニューロンの過敏化…158

    ④ 脊髄後角におけるwind up 現象…159

    ⑤ グリア細胞の活性化…159

  2. 中枢(大脳)…160

    ① 大脳皮質感覚野の再構築…160

    ② 下行性疼痛抑制系の機能低下…160

    ③ 歯科領域における背外側前頭前野の萎縮(?)―― 前頭前野の機能異常…161

痛みを伴う難治症例に陥りやすい傾向のある治療パターン…162

神経障害性疼痛を疑わせる痛みの表現…165

抜髄により生じる可能性がある神経障害性疼痛の理解は必須である…165

> **ポイント** 抜髄とはその言葉のとおり, 神経を切断・除去する行為である. 神経には再生能があるといわれるが,

再生能があるが故に, 抜髄後に末梢側の切断面だけでなく, 脊髄や脳の中枢側においても切断・除去された神経を補おうとさまざまな変化が生じる. これが過敏な反応として現れ, 神経障害性疼痛となる可能性がある. 抜髄後に神経障害性疼痛が生じると治療が困難になるケースが多い. その可能性を理解しておくことは重要である.

11 覆髄法 ―― 直接覆髄と間接覆髄
泉 英之…167

歯髄保存のポイントとは…167

歯髄保存の原則を知る…167

直接覆髄…168

● 直接覆髄とは…168

● 直接覆髄の成功率…169

● 外傷による露髄…169

● う蝕による露髄(臨床症状がない場合)…169

● う蝕による露髄(臨床症状がある場合)…171

直接覆髄の臨床ポイント…174

● 歯髄保存か抜髄か…174

● 直接覆髄か部分断髄か…175

● 覆髄剤は何がベストか…176

  1. 水酸化カルシウム…176

  2. MTA…176

● 水酸化カルシウムかMTAか…176

● 術者の技術の重要性…178

● マイクロリーケージが予後を決める…178

間接覆髄…179

● 間接覆髄…180

● 間接覆髄の有効性…180

● 暫間的間接覆髄法(IPC)の成功率…181

  1. 露髄を減らせるか…181

  2. 歯髄壊死を減らせるか…181

● IPCの臨床ポイント…181

  1. どこまでう蝕を除去するか…181

  2. 貼薬に何を使うか…182

  3. 仮封方法と期間…182

直接覆髄か間接覆髄か…184

直接覆髄も間接覆髄も必要条件は同じ …185

ポイント 覆髄法と抜髄処置, この表裏一体の治療をそれぞれ理解することで, 歯髄を守り, そして歯を守ることができる. 抜髄により歯は確実に脆弱化する. 歯髄を保存するために, 確実性の高い覆髄法を理解することは重要である. 各種覆髄法の診断基準と適切な術式と処置のポイントなどを理解しておくべきである.

12 根管治療における感染制御
——感染の機会と各種制御法 　　木ノ本喜史…187

根管への感染を制御する意味 …187
根管に新たな感染が生じる機会 …188
● 感染した歯髄の残存 …188
● う蝕の残存 …190
● 仮封の不良 …192
　1. 一重仮封・二重仮封・三重仮封 …193
　2. 厚さと界面の状態 …193
　3. その他の注意点 …194
● 汚染物の侵入 …196
　1. 防湿の不良 …196
　2. 汚染した器具の挿入 …196
● 根管開放 …198
● 歯冠側からの漏洩 (coronal leakage) …199
感染を制御するためのさまざまな処置法 …199
● ラバーダム防湿法 …199
　• 簡易防湿 …201
● 隔壁・歯肉切除・歯の挺出 …201
　1. 隔壁 …202
　2. 歯肉切除 …202
　3. 歯の挺出 …204
● 歯周基本治療 …204
新たな感染を防ぎながら行う根管治療 …204

ポイント 抜髄処置の予後が不良になる主な原因は根管への感染である. 根管治療において, どのような処置を行うかだけでなく, どのようにして感染を防ぐかが非常に重要である. しかし, 日常の診療において術者の気が

つかない間に, 根管に感染を招いている恐れがある. ラバーダム防湿を含めて日常の診療を見直し, 確実な処置を目指さねばならない.

13 歯内療法における
　う蝕除去の重要性 　　阿部 修…207

う蝕は本当に除去できているのか? …207
う蝕の病理 …208
う蝕はどこまで除去すべきなのか——う蝕検知液の活用 …209
● う蝕の検出 …209
● う蝕検知液の活用とその問題点 …210
● Initial Treatmentにおけるう蝕除去の2つの目的 …210
う蝕除去の実際 …212
Initial Treatmentに求められるう蝕除去の重要性 …215

コラム: う蝕検知液の根管内への応用について …218

ポイント う蝕除去は毎日の臨床で行う処置であるが, どこをどうやってどの程度除去すればよいかについての明確な指針はあまり見かけない. 本項ではどのようにう蝕を除去するかについて, 論文的考察を踏まえ, かつ臨床において利用できるように具体的に記述されている. 若い先生からベテランの先生まで, ぜひ参考にしていただきたい内容である.

14 髄室開拡・根管口明示から
　Coronal-Radicular Accessへ
　　　　　　　　　　　　　　加藤広之…219

髄室開拡の目的 …219
髄室開拡窩洞の設計 …220
● 髄室開拡の原則 …220
● 髄室開拡の切削指標 …221
髄室開拡窩洞形成の基本 …223
● 髄室開拡の初期窩洞形成 …223
● 髄室への穿孔・天蓋の除去・根管口の明示 …224
● 窩洞外形の修正 …230
根管上部 (根管口部) の拡大 (radicular access) …231

- radicular accessの基本設計 … 231
- 根管口部切削のためのガイド形成 … 232
- ゲーツグリッデンバー(GG)による切削操作 … 232
- 髄室開拡からcoronal-radicular accessの設定完了まで … 233

髄室開拡に関する臨床実践上の注意事項 … 233
- 髄室形態把握に有用な術前エックス線撮影 … 233
- 患歯清掃と無菌的処置環境の整備 … 234
- 根管口部診査のポジショニング … 235
- 狭窄した髄室, 根管口部への対応 … 236
- 髄室側壁の整備 … 237

髄室開拡・根管口明示の要点 … 238

> **ポイント** 歯の植立部位により髄室開拡窩洞の形態はパターン化することが可能である. そして, 歯髄腔から根管口, 根管上部の拡大まで, 安全で過不足のない開拡を相互に連携させて実施する必要がある. 適切な髄室開拡および根管口明示ができてこそ, 良好な根管の拡大・形成が期待できる. 基本原則を踏まえつつ, 症例に応じた合理的切削を心がけることが重要である.

15 根管のネゴシエーション, 穿通, グライドパスの重要性
澤田則宏 … 239

根管のネゴシエーションと穿通(臨床のコツ) … 240
- 初期根管治療(Initial Treatment) … 241
- 再根管治療(Retreatment) … 242

グライドパスとは … 243

グライドパスを形成しないと … 244

グライドパス用のNiTiファイル … 244

根管形成の成否を決める重要なステップ … 245

> **ポイント** ネゴシエーション, 穿通(ペイテンシー), グライドパス……, 歯内療法の講演会に行くと最近よく耳にする用語である. 学生時代には習わなかったので, 最近の歯内療法は変わったと感じるかもしれない. しかし, それらの概念は昔から存在している. 器具の進化により多少呼び名は変わるが, それらの意味するところを理解して, 正確な根管の拡大・形成を目指していただきたい.

16 治癒に導く作業長の設定を考える
——作業長の「なぜ?」を問い学ぶ
佐藤暢也・岩波洋一・佐藤勧哉 … 247

根管治療における作業長の意義 … 247

根管治療における作業長の位置づけ … 248

根管形成と作業長 … 249

根尖の解剖を知る … 250

根管長と作業長の違い … 252

手用器具の機能と作業長の関わり … 253

作業長の設定方法 … 254

デンタルエックス線写真による歯の長さの測定と作業長の設定方法 … 254

電気的根管長測定装置による作業長の設定 … 256

電気的根管長測定装置の表示値と根尖孔の関係 … 258

作業長と根管の拡大・形成——臨床現場の方法論 … 259

複数の作業長設定方法の組み合わせ … 259

体系化して構築された各種の根管治療システム … 260
- 1. アピカルストップ形成 … 260
- 2. アピカルテーパー形成 … 261

根尖部の歯質損傷と作業長の関係, および注意点 … 261

作業長設定の違いとそれぞれの治癒像 … 262
- ①根尖部の組織破壊リスクを最小限に抑えるために, 根管長を計測して, そこから1.0～2.0mm程度短め(根管狭窄部の手前)の作業長で根管形成を行うやり方 … 263
- ②根管狭窄部(セメント象牙境に近似した位置)までを作業長として根管形成を行うやり方 … 263
- ③根管狭窄部を越えた位置で根管形成を行うやり方 … 263

生体の治癒力の理解とフィロソフィーの確立 … 264

コラム: 忘れて欲しくない寸法(dimension)
——作業径(working width) … 265

> **ポイント** 根尖孔は根尖における歯の内側と外側の境界であり, 基本的に根管治療においては歯の内側を対象に処置を行う. そのため処置を行ううえで, 根尖側に基準点を決めて作業長を決定する, という術式が必要となる. しかし, 根管長は解剖学的な長さであり確定的に決定できる項目であるが, 作業長は根尖孔付近の拡大・形成に対する術者の考えにより設定方針が異なることもありえる. したがって, 自分なりの作業長設定の考え方を確立することが重要である.

17 ステンレススチール製ファイルの特徴と根管形成——Return to basics　木ノ本喜史…267

ステンレススチール製ファイルについて…267

SSファイルの歴史…268

- リーマー，Kファイル，Hファイルの特徴…268
- 手用器具のさまざまな改良の歴史…270
  - ①断面形状（cross-section design）…270
  - ②金属の材質（metal alloy）…272
  - ③先端形状（tip design）…272
  - ④サイズ（size）…272
  - ⑤テーパー（taper）…273

NiTiファイルが登場しても，SSファイルは必要…274

各種の根管形成法…275

- 規格形成法（スタンダード法，standardized preparation technique）…275
- ステップバック法（step-back technique）…276
- クラウンダウン法（crown-down technique）…278
- ステップダウン法（step-down technique）…279

ファイルの実際の操作法…280

事前拡大を利用した規格形成法による根管形成法（Kinomoto Method）…280

SSファイルがまず基本，そしてトレーニングが必要…284

コラム：ドクター主導の根管形成法（北村和夫）…286

ポイント　近年，ニッケルチタン製ファイルの進歩，改良が著しい．しかし，抜髄処置においてニッケルチタン製ファイルを使用するとしても，はじめに手に取るファイルはやはりステンレススチール製ファイルである．ステンレススチール製ファイルの特徴を知り，その限界を理解してから次のステップへ進むべきである．また，ステンレススチール製ファイルを根管の拡大・形成に主に使用しているならば，その使用法の実際を確認してみることも重要である．

18 ニッケルチタン製ファイルの特徴と根管形成　吉川剛正…291

ニッケルチタン製ファイル誕生の歴史的背景，利点と必要性…291

NiTi合金の一般的性質…292

NiTiロータリーファイルのデザイン…294

- 刃部断面形態…295
  - ①ラジアルランド型（radial-landed type）…295
  - ②ノンランド型（non-landed type）…295
- テーパー…296
- ファイル先端形状（チップデザイン）…296

NiTiロータリーファイルによる根管形成の注意点…298

- 症例の検討を行う…298
- 十分な髄腔開拡とプレフレアリング（pre-flaring）を行う…300
- グライドパス（glide path）を形成する…301
- トルクコントロール可能なマイクロモーターを用いる…301
- 根尖方向に強く加圧しないようにする…302
- クラウンダウン法を用いる…302
- 使用回数に留意する…302

NiTiロータリーファイルの潮流…303

- NiTi合金の金属工学的改良…303
- シングルレングス法による根管形成…304
- 往復回転運動（reciprocating motion）による根管形成とシングルファイル法…305
- NiTiロータリーファイルによるグライドパス形成…306
- self-adjusting file（SAF）…307

NiTiファイルの使用で病変が治癒するのか…307

ポイント　ほとんどの根管には彎曲が存在するため，オリジナルの根管形態を保ち拡大・形成を行うには，ニッケルチタン製ファイルが有効である．ただし，形態や材質を変化させた新しいニッケルチタン製ファイルが次々に出現しているのが現状である．各製品を理解することも重要であるが，ニッケルチタン合金の性質やファイルのデザイン，基本的な使用法などの特徴を把握したうえで，安全で確実な使用法を習得することが望ましい．

19 最適な根管洗浄法とは　田中利典…309

根管洗浄に特別な術式はあるのか？…309

根管洗浄に使用するのは水か，それとも薬剤か？…309

過酸化水素水と次亜塩素酸ナトリウム液の交互洗浄はいかに…310

次亜塩素酸ナトリウム液による洗浄…311

- 濃度…311
- 作用のさせ方…312
- 超音波振動装置, 音波振動装置による撹拌…312
- 注意点①:医療事故…314
- 注意点②:ヴェイパーロック(vaper lock)効果…315
- 注意点③:器具の劣化…315

スミヤー層除去のためのEDTA…316

- なぜ使うのか…316
- いつ使うのか…316

洗浄針への配慮…317

根管洗浄の目的達成のために…318

コラム❶:ネガティブプレッシャーでの根管洗浄法…319
コラム❷:根管洗浄だけで感染除去ができるのか…320
コラム❸:拡大号数と根管洗浄の効果…320
コラム❹:水酸化カルシウムとの相乗効果…321

ポイント 根管治療においてファイルが接触しない根管壁は必ず存在する. したがって, 細菌感染の除去・減少を達成するためには, 機械的清掃(メカニカルデブライドメント)と化学的清掃(ケミカルデブライドメント)が必要である. 安全で効率的な根管洗浄のための, 薬剤の選択, 洗浄法の検討, 注意点など, 理解しておくべき項目が提示されているので参考にされたい.

20 根管充塡
—— 側方加圧充塡法と垂直加圧充塡法　北村和夫…323

根管充塡の位置づけ…323

根管充塡の目的…324

根管充塡の時期…324

ラバーダム防湿の重要性…325

ガッタパーチャ…325

根管充塡材の滅菌…326

側方加圧充塡法か垂直加圧充塡法か…327

側方加圧充塡法…328

- アピカルシートの付与…328
- 適切な根管テーパーの付与…329
- マスターポイントの調整…329

- シーラーの塗布…330
- 適切なスプレッダーの選択…330
- スプレッダー圧接時の荷重…331
- スプレッダーとアクセサリーポイントトの関係…331
- マスターポイントとアクセサリーポイントの組み合わせ…333
- スプレッダーの挿入位置…333
- 根管の断面形態への配慮…333
- 側方加圧充塡時の歯根破折…334

垂直加圧充塡法…334

- continuous wave of condensation technique (CWCT)…336
- インジェクション法…338
- コアキャリア法…340

その他の根管充塡——テーパードコーンテクニック…342

レジロン…344

接着性シーラー…344

生体親和性シーラー…347

仮封…348

根管充塡法の選択…348

ポイント 機械的化学的清掃拡大によって無菌化した根管を再感染させないように, 根管と口腔, 根管と根尖歯周組織をつなぐ感染経路, すなわち根管を封鎖する根管充塡は, 根管治療の最終の処置となる. さまざまな充塡法が存在するが, それらの利点と欠点を理解して, 症例に応じた選択とその確実性の向上が重要である.

21 抜髄即充の是非を考える　木ノ本喜史…351

抜髄即充の現状…351

論文における抜髄即充の評価…351

抜髄即充の評価の将来予測…353

抜髄即充のメリットとデメリット…353

- メリット…353
  1. 感染の機会が少ない…353
  2. 治療回数が少ない…354
- デメリット…354
  1. 根管内の確認の機会が1回である…354

2. 滲出液や出血がある状態での根管充塡になる場合がある…354

3. 打診痛などの症状がある状態で根管充塡を行うことになる…354

4. 打診痛が残りやすい（？）…355

5. 麻酔下での根管充塡になるので, 過剰根充になっても気づきにくい…355

結局, 抜髄即充は良いのか悪いのか?…355

ポイント わが国ではそれほど一般的ではないが, 抜髄即充は欧米においてはよく行われているとされる. 抜髄即充のわが国における現状と論文的な評価, そしてそのメリットとデメリットをまとめた. 抜髄即充の意義を今一度見直してみるのもよいかもしれない.

22 根管充塡後の歯冠側からの漏洩（コロナルリーケージ）
── 失活歯を長期に機能させるために 木ノ本喜史…357

根管充塡後の歯冠側からの漏洩（コロナルリーケージ）とは…357

コロナルリーケージに関する研究の歴史的背景…358

歯冠部の封鎖の質と根管充塡の質が根尖部の炎症状態に及ぼす影響…358

コロナルリーケージに対する臨床的対応…362

①根管充塡（直）後…362

②支台築造形成から装着まで…362

③修復処置後…366

根管充塡後の細菌の残存とコロナルリーケージ…370

再治療が必要なコロナルリーケージの期間…370

根管治療の長期の成功のために必要なこと…371

コラム❶：支台築造作製時の根管の清掃時期…374

コラム❷：支台築造印象後の根管内への寒天印象材の残存…374

ポイント 根管治療を受けた歯が長期間にわたり口腔内で機能するためには, 根管の拡大・形成や充塡などの精度だけでなく, 根管充塡後の漏洩を阻止することも重要である. しかし, 根管充塡を行っても, 充塡後に漏洩が根尖孔から体内に広がる機会がある. これがコロナルリーケージである. コロナルリーケージを防止するに

は, 根管治療のみならず修復治療も含めて考える必要がある.

23 Initial Treatment（特に抜髄処置）の成功率とそこから導かれる臨床のポイント
石井　宏・清水花織…375

真の患者利益とは?…375

抜髄処置の意義と重要性…375

●Initial TreatmentとRetreatment…375

●わが国の現状…377

Initial Treatmentの成功率…379

●**成功の判定基準**…379

a. Strindberg's criteria…380

b. Periapical Index（PAI）…381

c. AAEのガイドライン…381

d. 生存率…382

●**成功率の論文**…382

文献①：保険会社のデータをもとにInitial Treatmentの予後を後ろ向きに調べた大規模疫学調査…384

文献②：Initial Treatmentについてのシステマティック・レビュー…385

文献③：トロントスタディー…386

文献④：再治療の2年予後調査…388

●**まとめ**…389

Initial Treatmentの成功率を保障するためのポイント…389

①ラバーダム防湿…389

②仮封…390

③器具の消毒滅菌管理…390

④機械的拡大…390

⑤化学的洗浄…390

⑥根管内貼薬…390

⑦根管充塡…390

⑧修復…390

国民の根尖性歯周炎の有病率を下げるために…392

ポイント 論文的には抜髄処置の成功率は比較的高いが, それでも100%でない. 患者利益を考えた場合, 歯内療法の質を高めるために日本の歯科医師が今でき

る最も効率的で有効な手段は抜髄処置の失敗率を下げることである. 報告されている臨床成績の論文を正しく解釈して成功率を理解し, 自分の成功率を推測し, 100%に近づけるよう常に努力すべきである.

■TIPs
木ノ本喜史

#1 荷重に対する生活歯の反応 …25

#2 「神経を抜く」or「歯を抜く」…26

#3 さまざまな象牙質 …44

#4 時間経過を考慮した診断の重要性と市販薬 …102

#5 ロキソニン(一般名:ロキソプロフェン)の鎮痛・抗炎症・解熱効果 …137

#6 水硬性仮封材「キャビトンEX」…206

#7 根管形成の終末位のエックス線写真による臨床的な評価 …266

#8 "根尖部の最大狭窄部で歯髄を切断する"の解釈 …288

#9 側方－垂直加圧根管充塡法 (cold lateral - warm vertical hybrid condensation method) という考え方 …350

ポイント 本書の23項目を補足する知見や考え方を"TIPs"というコラムにまとめた. 歯内療法のテーマとして取り上げられることは少ないが, 臨床的に参考となる情報としてピックアップしたものである. 臨床のヒントとして, 参照していただきたい.

TIPs1:歯根膜だけでなく, 歯髄も咬合力を感じている. したがって, 生活歯は嚙みすぎに対するフィードバックが作用する.

TIPs2:患者説明に専門用語を使うと, 学術的には正確であっても患者とのコミュニケーションに障害が生じる場合もある. 「抜髄」この言葉も奥が深い.

TIPs3:「象牙質」という名称が含まれているさまざまな組織について整理する.

TIPs4:市販薬の中にも, 歯痛を対象とした製品があり, 歯髄鎮静作用を有している. 歯科医師として知っておきたい知識である.

TIPs5:非ステロイド性抗炎症薬 (NSAIDs) として使用されることが多いロキソニンについて, 処方薬と市販薬の違いを考える.

TIPs6:水硬性仮封材の「キャビトンEX」の硬化特性に関する注意点を解説する.

TIPs7:根管形成の終末位のエックス線写真による評価の難しさを考察する. 2次元の"像"であることを忘れてはならない.

TIPs8:根尖部の歯髄の切断部位を"最大"狭窄部にする必要はあるのか. いくつかの根管形態を例に考える.

TIPs9:側方加圧根管充塡法において加圧を側方だけで終わるのではなく, 垂直加圧も加えてはどうか……と考えた充塡法を紹介する.

索引 …393

執筆者一覧 …398

1. 歯髄保存の意義

興地隆史 OKIJI Takashi

なぜ，歯髄を保存すべきか

　歯髄保存の生物学的意義が，"歯の堅牢さの根源"というべき歯髄の防御修復機構の温存にあることは論をまたない．さらに，抜髄に伴う医原性因子の介入や継発症の発生を避ける意義が大きいこともいうまでもない．未曾有の長寿社会の中，これまで以上に長期間，天然歯を口腔内に保存し機能させることが求められている現状からは，歯髄の保存はまさに時流に即した対応ということができる．

　本項では，疫学的，生物学的，および臨床的見地から，歯髄保存の意義（**表1**）を概観したい．

表1　歯髄保存の意義

- 歯髄の防御・修復能を温存
  - ①歯髄の炎症，免疫応答
    - マクロファージ，樹状細胞（自然免疫，獲得免疫）
    - 血管系（血管透過性亢進，血流量増加）
    - 神経線維（神経原性炎症）
  - ②病原物質の流入に拮抗
    - 象牙細管内容液の外向き流，象牙細管内石灰化，修復象牙質形成
  - ③外来刺激に対する警告信号の保持
    - 神経線維（象牙質，歯髄の痛覚）
  - ④硬組織形成能の維持
    - 第二象牙質の形成（既存の象牙芽細胞）
    - 修復象牙質の形成（歯髄幹細胞，新生象牙芽細胞様細胞）
- 垂直性歯根破折のリスクの軽減
  - ①歯質の喪失の回避
  - ②治療操作や修復物による応力集中の回避
    - （ただし，象牙質の機械的性質は生活歯と失活歯の間で大差ない）
- 抜髄の不確実性の回避
  - ①複雑な根管形態への対応を要しない
  - ②継発症の回避（根尖性歯周炎，偶発症，術後疼痛，歯の変色など）

無髄歯の喪失リスク──有髄歯との比較

*1 コホート研究：ある集団(コホート)を対象に，特定の要因に曝露した群と曝露していない群とを一定期間追跡し，研究対象となる疾病の発生率を比較する疫学的分析手法．

*2 ハザード比：生存分析などに用いられる統計指標の1つで，一方の群を基準にして他方における疾患発生の確率が何倍高いかを示すもの．リスク比，相対リスクと呼ばれる場合もある．

*3 後ろ向き研究：時間軸を伴う研究（縦断研究）で，過去の情報を材料として調査する方法．前向き研究（これから将来にわたって調査する方法）と比較して短時間で結果が得られるが，バイアスが入りやすいとされる．

わが国の歯の喪失原因の実態を示す資料として，8020推進財団による永久歯抜歯原因調査[1]がある．ここでは主原因として歯周病（41.8%），う蝕（32.4%），破折（11.4%）が挙げられるとともに，歯髄の状態別では無髄歯（根管充填あり）が最多（43%），また患歯の状態別ではう蝕歯（38%），冠装着歯（33%）が多いとのデータが注目される（図1）．直接の証明とはいえないが，抜髄が歯の喪失リスクを高めることを推察させる調査結果である．

また，無髄歯の喪失リスクを有髄歯（同一患者の反対側同名歯）と比較したコホート研究[*1]では，大臼歯でハザード比[*2]7.4（表2：喪失リスクが7.4倍高いことを意味する）という数値が報告されている[2]．健康維持機構（米国の民間健康保険の一種）のデータベースを用いた後ろ向き研究[*3]ではあるが，う蝕の予防や歯髄保存の重要性が強く示唆される．

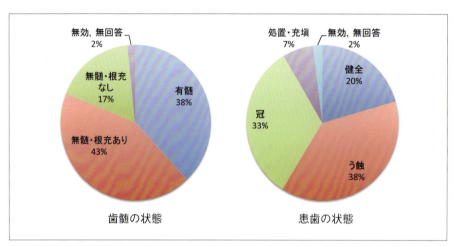

図1 わが国における永久歯の抜歯原因（文献[1]より改変）．
2005年2月1日〜7日に約2,000施設で抜歯された9,350歯が分析されている．

表2 有髄歯と比較した無髄歯の喪失リスク（文献[2]より改変）

歯　種	根管の状態	ハザード比 (対照=有髄歯)	95%信頼区間
大臼歯	無髄歯*	7.4	3.2〜15.1
	有髄歯**	1	—
前歯・小臼歯	無髄歯*	1.8	0.7〜4.6
	有髄歯**	1	—

202歯に対する最長8年（平均6.7年）の経過が解析されている．
*：根管充填済み，**：反対側同名歯

歯髄の防御・修復能の温存

歯髄は硬組織に保護された環境にあり，硬組織が健全である限り，その機能の主体は「最低限」の恒常性の維持と考えられる．ところが，ひとたび刺激侵襲を被ると，歯髄に生来備えられる以下のような防御・修復機能が活発に展開される．

歯髄には炎症・免疫応答の担い手であるマクロファージや樹状細胞[*4]が豊富に分布する[3]．これらは象牙質う蝕の直下に顕著な集積を示すことから（**図2**），象牙細管経由の細菌性刺激に応答し，炎症・免疫応答を始動・展開させる役割を演じると考えられている[3,4]．窩洞形成後やう蝕除去・コンポジットレジン修復後にも同様の所見が観察されており[5]，後者からは，象牙細管深部に残存，あるいは微少漏洩で侵入する微量の抗原の処理が，修復後もある程度の期間継続することが示唆される．

また，歯髄では他の結合組織と同様に，炎症時に血管透過性が亢進して外来異物の希釈・排除が行われるが，歯髄は閉鎖環境にあるため組織内圧の上昇が同時に生じやすい．この変化は虚血による不可逆的変化を導きうるが，初期段階では象牙細管内溶液の外向き流を増大させ，病原物質の流入に拮抗する（**図3**）[6]．

*4 樹状細胞：白血球の一種で，突起を樹の枝状に周囲の細胞間に伸ばす特有の形態と，MHCクラスⅡ分子（免疫応答における自己・非自己の識別に際し，いわば「自己のマーカー」として機能する分子）の発現で特徴付けられる．抗原の侵入を監視するとともに，抗原の情報をTリンパ球に伝達し活性化させること（抗原提示）により，免疫応答の発動に重要な役割を演じる．

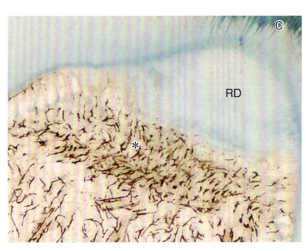

図2 象牙質う蝕を有するヒト第三大臼歯に観察された歯髄内樹状細胞（茶色）の集積像（*）．Factor XIIIa（真皮樹状細胞のマーカー）に対する酵素抗体染色．
C：う蝕，RD：修復象牙質

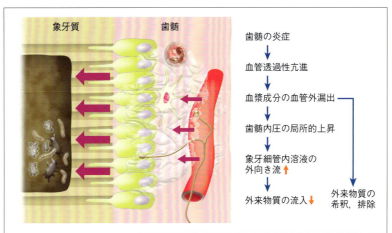

図3 炎症歯髄における血管透過性亢進の意義．

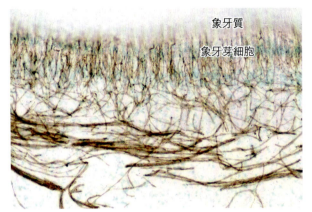

図4 歯髄における神経の分布（ヒト第三大臼歯）．神経成長因子受容体に対する酵素抗体染色．

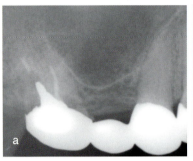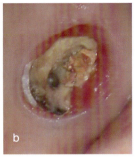

図5 痛みの欠如の弊害（62歳女性，⊥7⏌）．
a：術前．歯肉縁下に実質欠損が触知されたが痛みはない．
b：補綴装置除去後．髄床底が軟化象牙質で穿孔しており，保存不可能であった．

*5 神経原性炎症：歯髄の感覚神経線維は，サブスタンスP，カルシトニン遺伝子関連ペプチドなど数種の神経ペプチドを保有する．神経線維が刺激されると，これらの神経ペプチドが神経終末から遊離され，血管拡張，血管透過性亢進などの生理活性を示す．

*6 反応象牙質と修復象牙質：象牙質の傷害に応じてさまざまな新生硬組織が形成されるが，既存の象牙芽細胞が形成したものは反応象牙質，歯髄幹細胞から新たに分化した細胞が形成したものは修復象牙質と分けて定義される．

*7 歯髄幹細胞：歯髄に存在する間葉系幹細胞で，さまざまな歯髄の構成要素に分化することが知られている．その数はきわめて少なく，かつ絶対的なマーカーが存在しないため，組織切片上での同定は容易といえない．

*8 Toll様受容体：細胞表面に存在する受容体タンパク質の一種で，種々の病原体の侵入を感知し，自然免疫（非特異的に病原体を排除する免疫作用）を作動させる機能を持つ．ある種の病原体に共通して存在する一群の分子（たとえばグラム陰性菌のリポ多糖）を認識するため，パターン認識受容体とも呼ばれる．

一方，歯髄には密な神経線維の分布が見られる（**図4**）．これらの大部分は痛みを伝える感覚神経線維で，刺激に応じて密度の増加[4,5,7]や反応閾値の低下[7]を示す．この変化は，痛みが本質的に外来刺激に対する警告信号としての意義を有するため，警告をより鋭敏に発生させる防御的変化と捉えられる．無髄歯では，痛みの欠如のため処置の機会を失し，喪失に至る場合があるが（**図5**），これは警告信号の喪失の弊害にほかならない．また，歯髄神経の多くは神経ペプチドと呼ばれる生理活性物質を保有しており，その放出を介して神経原性炎症*5（血管拡張，血管透過性亢進）にも関与する[8]．

新生硬組織の形成（**図2・図6**）が物理的バリアを再構築する防御的反応であることは論をまたない．この際，既存の象牙芽細胞が硬組織（反応象牙質*6）を形成することもあるが，多くの場合，象牙芽細胞は死滅し，歯髄幹細胞*7（**図7**）[9]あるいは象牙芽細胞前駆細胞から新たに分化した細胞が修復象牙質*6形成を営む（**図6**）[10]．したがって，歯髄保存の重要な意義として幹細胞の機能の温存を挙げることができる．また，象牙芽細胞が細胞間結合によるバリアの形成やToll様受容体*8発現による自然免疫への関与などの防御的役割を演じることも報告されている[11]．

根未完成歯や幼若永久歯では，歯髄の保存により歯根の完成や象牙質の厚さの増加が期待できる（**図8**）．患歯の長期保存の観点から，歯髄保存の意義が大きい症例の1つである．

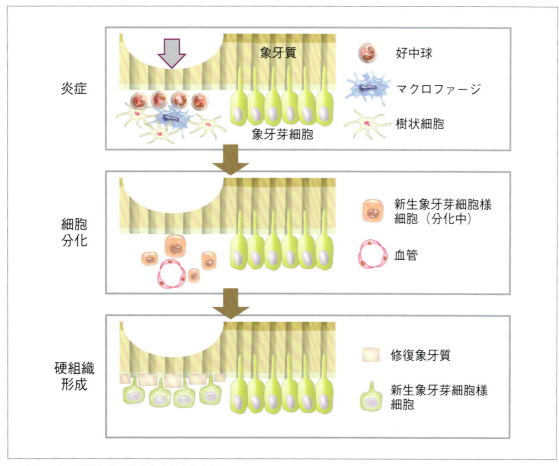

図6 象牙質損傷後の修復象牙質形成過程.
炎症（上）の消退とともに，歯髄幹細胞から生じた新生象牙芽細胞様細胞が増殖・分化しながら象牙質方向に遊走，配列し（中），修復象牙質形成（下）に至る．

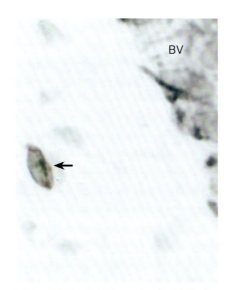

図7 歯髄中の幹細胞マーカー陽性細胞（ラット臼歯）[9]．
2種の幹細胞マーカー（CD146：濃青，MAP1B：赤）に対する酵素抗体二重染色．両者を発現する小型円形の細胞（矢印）として，血管（BV：CD146陽性）近傍に観察される．

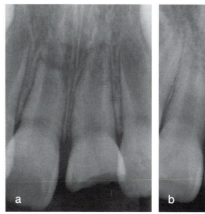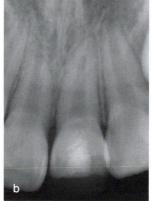

図8 生活断髄後の経過良好例（8歳女児，⊥1）．
a：受傷3日後．露髄を伴う歯冠破折のため生活断髄施行．
b：18カ月後．歯根の完成と根管壁象牙質の厚さの増加を認める．

垂直性歯根破折の回避

垂直性歯根破折（以下，歯根破折，図9）の大部分が無髄歯に生じることから[12]，抜髄がそのリスク因子と考えざるを得ない．歯根破折はしばしば歯の喪失に直結するため，最善の予防策として歯髄保存の意義は大きい．

歯根破折は歯根の特定部位に応力が集中して生じた亀裂の拡大を成因とし，歯内療法に加えて術後の修復に関連した因子（ポストやフェルール効果[*9]など）が複合して発生する[12]．象牙質の機械的性質は有髄歯，無髄歯で大きく異ならないが[13]，大臼歯の破折強度が髄腔への穿孔により34％もの低下を示すとの報告[14]から，マクロ的な歯質の喪失が破折の要因であることが示唆される．また，従来より亀裂発生の主因として根管充填時の加圧が指摘されているが[15]，近年では根管形成中に根尖付近に生じる微小亀裂の関与も注目されている[16]．

歯根破折予防の原則として，歯根の強度の維持，応力集中の回避，および咬合力のコントロールが挙げられる．歯髄保存が可能であれば，前二者についてはしばしば有利な条件が維持されよう．歯内療法の際は，過大な切削，強圧下での根管形成や根管充填，さらに応力集中を許す不整な形態（レッジなど）を作らないことなどが要点となろう．

*9 フェルール効果：クラウンなどの歯冠補綴装置のフィニッシュライン（歯肉側マージン）から歯冠側寄りの部分に健全歯質が（理想的には全周）残存し，これが補綴装置で抱え込まれた場合に期待される効果で，応力の緩和により歯根破折の防止に寄与するとされる．

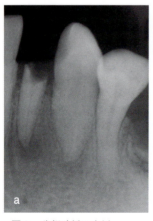 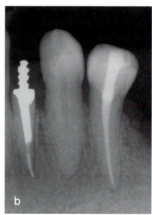 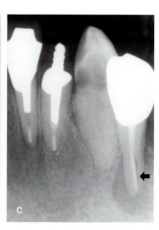

図9 歯根破折の症例．
a：初診時（62歳女性）．|2の保存を強く希望．感染根管治療を行う．
b：18カ月後．|4頬側歯頸部知覚過敏症の愁訴が強く抜髄．|2のフェルールは皆無で，遠心側は根管壁が菲薄である．
c：約13年後．|4に垂直歯根破折（矢印）を確認．|4は最後方歯（鉤歯）ではあるが，|2より早期に喪失することは予測の範囲を大きく超えるといわざるを得ない．

抜髄の不確実性

　抜髄は決して予知性の低い処置ではない．これは初発症例対象の歯内療法（Initial Treatment）の成功率が90％程度とする多くの予後調査研究[17〜22]から明らかである（図10）．ところが，これらの研究結果は抜髄症例の約1割が不良な経過をとる（しかも，この状況が過去半世紀以上解決されていない）ことも意味する．また，経過不良例に対する再根管治療（Retreatment）の成功率がInitial Treatmentに及ばないことは図10に示すとおりである．抜髄は現在なお，後戻りのできない処置と位置づけられよう．

　抜髄の不確実性を最も端的に説明するのは，（その影響の程度を数値で表すことは困難であるが）根管系の複雑な解剖形態（図11）であり，くまなく清掃・封鎖することは困難と考えざるを得ない．また，歯内療法が根管壁穿孔や根管内器具破折などの偶発症のリスクを抱えることも，当然ながら抜髄の確実性を低下させる因子となる．近年の機材・術式の進歩により，この種の偶発事故症例の治療成績向上が図られているが[23]，Initial Treatment自体の成績向上が客観的に数値で示されるには至っていない．

　抜髄の今一つの問題として，術後疼痛，特に臨床像やエックス線写真所見で説明できない慢性痛の発現が挙げられる．この種の痛みの頻度は歯内療法症例の約5％と報告されており，原因は明確でないが神経障害性疼痛[*10]（求心路遮断痛）との説が有力

＊10　神経障害性疼痛：感覚神経の損傷や傷害によって生じる痛みの総称．痛覚伝導路の障害により，正常な求心性刺激（中枢に伝わる刺激）が途絶することにより起こるものは求心路遮断痛と呼ばれ，痛みの受容器を介さない慢性の痛みがしばしば生じる．抜髄は神経の切断を伴うため，この種の病態との関連が推察されている．

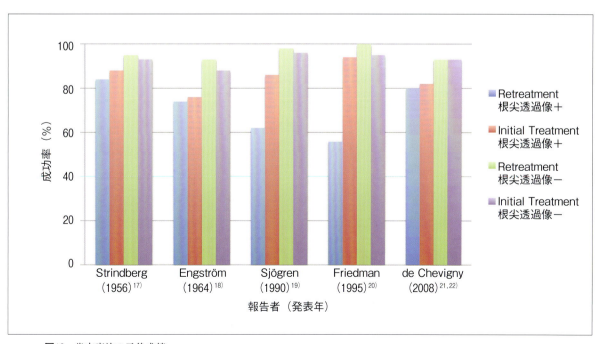

図10　歯内療法の予後成績．
現在までの代表的な報告について，Initial TreatmentとRetreatment，さらに着手時点での根尖透過像の有無により4群に分けて，成功率を示す．

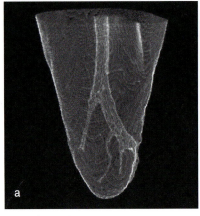
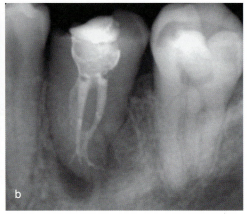

図11 複雑な根管形態.
a：下顎小臼歯のマイクロCT像の一例．複数の副根管（管外側枝，根尖分岐）が存在する．
b：|6部に移植された8|．根管充塡後に副根管やフィン，イスムス様の構造の存在が判明した．

表3 歯内療法後の難治性疼痛発現のリスク因子[25]

- ・術前の痛みの期間が3カ月以上
- ・術前に痛みがある
- ・術前に打診痛がある
- ・慢性痛の既往
- ・性別（女性に好発）
- ・口腔顔面領域の治療時における痛みの既往

*11 段階的う蝕除去（stepwise excavation）：深いう蝕を有する症例で，感染象牙質深層を残存させたまま数カ月間覆髄剤（水酸化カルシウム製剤など）を作用させ，感染象牙質の硬化や修復象牙質の形成を待って数カ月後に再度の感染象牙質除去を行う術式.

*12 ケイ酸カルシウム系セメント：建築用セメント（ポルトランドセメント）を歯科用に改変した水硬性セメントで，硬化体には水和反応で形成された水酸化カルシウムが含まれる．生体親和性や封鎖性が高いが，崩壊は従来の水酸化カルシウム製剤より格段に少ない．湿潤環境下の操作がある程度許容されることも特徴である．抗菌性もある程度備える.

視されている[24]．ロンドン大学のグループが175症例に対して行った調査研究[25]では12％もの頻度が報告されるとともに，表3のようなリスク因子が抽出されており，参考になる．

さらに，抜髄後に歯冠変色が生じる場合がある．これは，血液や壊死歯髄に由来するヘモグロビンと壊死組織分解産物である硫化水素が反応し，硫化鉄が生成されることが主因とされる．歯の美しさへの社会的要求が高まる中，審美性の維持はその重要性を増している．

歯髄保存の可能性

歯髄保存の近年の動向として，露髄の回避を意図した段階的う蝕除去*11（暫間的間接覆髄法，歯髄温存療法）への評価の高まりが挙げられる[26]．深在性う蝕症例への直接覆髄（図12）については，その予知性に関して未だ意見の分かれるところであるが，近年ではケイ酸カルシウム系セメント*12（mineral trioxide aggregate：MTAなど）が成績向上に寄与する可能性が注目されている[27]．さらに，接着歯学の進歩や

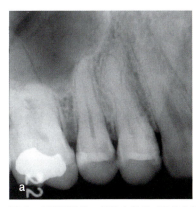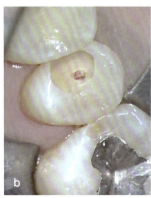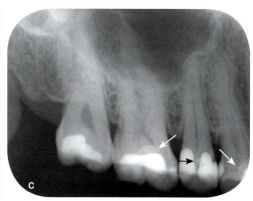

図12　直接覆髄後の経過良好例（35歳女性，5｣）．
a：術前．
b：術中．ダイカル（デンツプライ三金）で直接覆髄後，コンポジットレジン修復を行った．
c：10年3カ月後．5｣は髄角がやや後退している（黒矢印）．近心の歯肉側窩縁部の二次う蝕のため再修復の予定．この間，深い新生う蝕のため断続的に来院し，6｣，4｣にもプロルートMTA（デンツプライ三金）を用いた直接覆髄が行われている（白矢印）．う蝕リスクが高いことは明瞭で，歯髄保存の意義は大きいと思われる．

minimal intervention の概念が浸透したことの貢献も見逃すことができない．歯髄の診断という難題は完全には解決されていないが，いわゆる「成功の可能性が高い症例」を確実に成功に導くためのオプションが拡大した状況にあると捉えることができる．

歯髄保存の意義は，歯髄喪失後の不良な転帰の可能性からも語られることが多い．歯髄保存の努力によって，歯内療法の難症例を大幅に減少させる可能性も期待されよう．

参考文献

1) 8020推進財団：永久歯の抜歯原調査報告書．2005.
2) Caplan DJ, Cai J, Yin G, White BA：Root canal filled versus non-root canal filled teeth: a retrospective comparison of survival times. J Public Health Dent, 65：90-96, 2005.
3) 興地隆史：歯髄の免疫防御システムと歯髄保存．歯科医療，27：14-20，2013.
4) Sakurai K, Okiji T, Suda H：Co-increase of nerve fibers and HLA-DR- and/or factor XIIIa-expressing dendritic cells in dentinal caries-affected region of the human dental pulp. An immunohistochemical study. J Dent Res, 78：1596-1608, 1999.
5) Yoshiba K, Yoshiba N, Iwaku M：Class II antigen-presenting dendritic cell and nerve fiber responses to cavities, caries, or caries treatment in human teeth. J Dent Res, 82：422-427, 2003.
6) Heyeraas KJ, Berggreen E：Interstitial fluid pressure in normal and inflamed pulp. Crit Rev Oral Biol Med, 10：328-336, 1999.
7) Byers MR, Närhi MV：Dental injury models：experimental tools for understanding neuroinflammatory interactions and polymodal nociceptor functions. Crit Rev Oral Biol Med, 10：4-39, 1999.
8) Olgart L：Neural control of pulpal blood flow. Crit Rev Oral Biol Med, 7：159-171, 1996.
9) Kaneko T, Arayatrakoollikit U, Yamanaka Y, Ito T, Okiji T：Immunohistochemical and gene expression analysis of stem-cell-associated markers in rat dental pulp. Cell Tissue Res, 351：425-432, 2013.
10) Goldberg M, Smith AJ：Cells and extracellular matrices of dentin and pulp: a biological basis for repair and tissue engineering. Crit Rev Oral Biol Med, 15：13-27, 2004.
11) Couve E, Osorio R, Schmachtenberg O：The amazing odontoblast: activity, autophagy, and aging. J Dent Res, 92：765-772, 2013.

12) Haueisen H, Gärtner K, Kaiser L, Trohorsch D, Heidemann D：Vertical root fracture: prevalence, etiology, and diagnosis. Quintessence Int, 44：467-474, 2013.

13) Sedgley CM, Messer HH：Are endodontically treated teeth more brittle?. J Endod, 18：332-335, 1992.

14) Howe CA, McKendry DJ：Effect of endodontic access preparation on resistance to crown-root fracture. J Am Dent Assoc, 121：712-715, 1990.

15) Shemesh H, Wesselink PR, Wu MK：Incidence of dentinal defects after root canal filling procedures. Int Endod J, 43：995-1000, 2010.

16) Adorno CG, Yoshioka T, Jindan P, Kobayashi C, Suda H：The effect of endodontic procedures on apical crack initiation and propagation *ex vivo*. Int Endod J, 46：763-768, 2013.

17) Strindberg LZ：The dependence of the results of pulp therapy on certain factors: an analytic study based on radiographic and clinical follow-up examinations. Acta Odont Scand, 14（suppl 21）：1 -175, 1956.

18) Engström B, Hard AF, Segerstad L, Ramstrom G, Frostell G：Correlation of positive cultures with the prognosis for root canal treatment. Odontol Revy, 15：257-270, 1964.

19) Sjögren U, Hagglund B, Sundqvist G, Wing K：Factors affecting the long-term results of endodontic treatment. J Endod, 16：498-504, 1990.

20) Friedman S, Löst C, Zarrabian M, Trope M：Evaluation of success and failure after endodontic therapy using a glass ionomer cement sealer. J Endod, 21：384-390, 1995.

21) de Chevigny C, Dao TT, Basrani BR, Marquis V, Farzaneh M, Abitbol S, Friedman S：Treatment outcome in endodontics: the Toronto study - phases 3 and 4: orthograde retreatment. J Endod, 34：131-137, 2008.

22) de Chevigny C, Dao TT, Basrani BR, Marquis V, Farzaneh M, Abitbol S, Friedman S：Treatment outcome in endodontics: the Toronto study - phase 4: initial treatment. J Endod, 34：258-263, 2008.

23) 興地隆史：最新歯内療法のグローバルスタンダード．日常臨床で必ず使える歯内療法克服の一手（別冊 Quintessence Year Book 2013），14-24，クインテッセンス出版，東京，2013.

24) Oshima K, Ishii T, Ogura Y, Aoyama Y, Katsuumi I：Clinical investigation of patients who develop neuropathic tooth pain after endodontic procedures. J Endod, 35：958-961, 2005.

25) Polycarpou N, Ng YL, Canavan D, Moles DR, Gulabivala K：Prevalence of persistent pain after endodontic treatment and factors affecting its occurrence in cases with complete radiographic healing. Int Endod J, 38：169-178, 2005.

26) Hayashi M, Fujitani M, Yamaki C, Momoi Y：Ways of enhancing pulp preservation by stepwise excavation - a systematic review. J Dent, 39：95-107, 2011.

27) Okiji T, Yoshiba K：Reparative dentinogenesis induced by mineral trioxide aggregate: a review from the biological and physicochemical points of view. Int J Dent, 2009：doi：10.1155/2009/464280.

TIPs #1

荷重に対する生活歯の反応

　抜髄を行い失活歯になることにより，歯にはさまざまな問題が生じる．その中でも失活歯に生じやすい歯の破折は，抜歯という結果につながることが多く，特に深刻な問題である．しかし，失活歯の歯質自体の各種の機械的強度は生活歯と差がないと報告されている．そこで，歯髄腔の形態が閉じた形から咬合面に向かって開いてしまう構造的な変化が，失活歯に破折が生じやすい理由として挙げられている．また，支台築造に伴う歯質と築造体の弾性率の違いなどが関係する可能性もある．

　一方，咬合力を感じて咬合にフィードバックを与えているのは歯根膜組織だけでなく，歯髄組織も大切な役割を果たしている．咬合により加わる力を感知する歯髄組織が除去されていることも，失活歯に破折が生じやすい理由として考えられる．インプラントは歯根膜が存在しないため嚙み過ぎが問題になることもあるが，実は失活歯も同じく生活歯に比べ荷重に対して鈍感になり，嚙め過ぎてしまうのである．

　歯髄組織も咬合力を感じていることを示す興味深い研究があるので紹介する．倫理的に今後同じような研究が行われる可能性は少ないと考えられる．貴重な研究報告である．

（木ノ本喜史）

On cantilever loading of vital and non-vital teeth. An experimental clinical study.
Randow K, Glantz PO.
Acta Odontol Scand, 44 : 271-277, 1986.

【材料と方法】
- 3人のボランティアの両側あるいは隣在歯にクラウン修復が必要な上顎か下顎の第一小臼歯（歯周組織は健全）．
- 一方は生活歯（部分被覆冠），もう一方は失活歯（根管治療後に鋳造ポスト＋クラウン）．
- クラウンの咬合面にバーを蝋着して，痛みを感じるまでバーにおもりをかけていく．
- 1Nのおもりをさまざまな部位にかけていく．
- 同じ実験を浸潤麻酔を施術した後に行う．

【結果と考察】
- 失活歯は生活歯の2倍以上の荷重レベルまで痛みを感じなかった．
- 麻酔下では，その差はなかった．
- 無麻酔の25％増しの荷重でやめるように注意していたが，1人の被験者の失活歯が麻酔下で実験途中に歯根破折を起こした．したがって，n＝10を予定していたが，n＝3で実験を中止した．
- 以上より，生活歯には荷重に対する何らかの機械的受容器が機能している．そして，その反応は失活歯における歯根膜の反応より敏感であることが推測された．

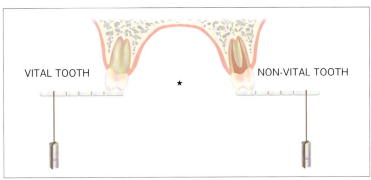

図1　実験の模式図．

TIPs #2

「神経を抜く」or「歯を抜く」

「抜髄」とはその字面から、「神経を抜く」と表現されることが多い。しかし、"歯科医院"という非日常空間に来た患者は、緊張しており、精神的にも不安定なことも多い。そこで、患者に「歯の神経を抜きます」と説明しても、「歯を抜きます」と聞き違える恐れがあり、また、それらの違いを理解していない人もいる。したがって、筆者（木ノ本）は「歯の神経を取ります」と表現するようにしている。

セカンドオピニオンで来院された患者の話を聞いていて、「これで抜歯はないだろう」と感じた歯に対して、「歯を抜くと言われた」と相談されることがある。これなどは、もしかしたら前医は「歯の神経を抜く」と表現したことを患者が「歯を抜く」と聞き違えたのかもしれない。しかし、患者の状況を考えると、聞き違いが生じるような用語は使うべきではないだろう。

同じく、歯髄失活剤を使うときに、「神経を殺す」と説明されることもある。さすがに「殺すと言われた」と患者に相談されることはないが、物騒な表現である。歯科医院自体を行きたくない場所、近寄りたくない場所と思われたくないのであれば、この表現も適当ではない。言い換えるとすると、「神経が痛くなくなる薬」であろう。

また、歯髄がネクローシスになりつつあるときに、「神経が死にかけている」と表現をすることがある。これの言い換えは難しいが、「腐ってきている」や「ダメになってきている」は避けて、歯の神経が「傷んできている」あるいは「弱ってきている」ので、「根の先のほうまで傷んできたら、神経を取る必要があります」と表現してはどうだろうか。

以前アメリカで、「Floss or Die」（デンタルフロスか死か）というキャッチコピーがあった。口腔清掃が不十分だと心筋梗塞などの致死的な疾患にかかりやすいということを端的に表し、社会にセンセーションを巻き起こした。このように意図的に「死」や「殺す」を用いると効果的かもしれないが、日常の臨床において医療に相応しくない用語を無意識に使っていないか、注意する必要があるだろう。

（木ノ本喜史）

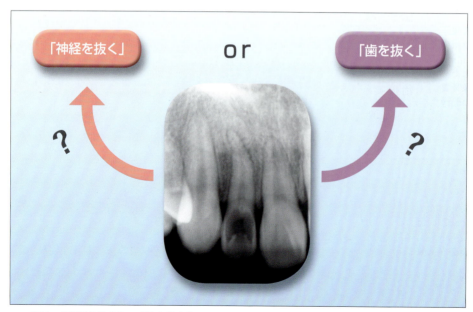

図1　「神経を抜く」or「歯を抜く」．
説明に対する患者の受け止め方は術者の想像を超えることも多いので、注意が必要である．

2. 象牙質・歯髄複合体の科学
——発生，解剖，加齢変化および治癒機構

大島勇人　OHSHIMA Hayato

象牙質・歯髄複合体とは

歯の主体をなす象牙質（dentin）は，骨と同じように膠原線維（コラーゲン線維）を主体とする石灰化組織である（**図1**）．一方，疎性結合組織である歯髄（dental pulp）は硬組織である象牙質に囲まれ，外界とは根尖孔で交通するという一種の閉鎖空間に近い特殊な環境に置かれているので（**図2・図3**），歯髄は各種の外来刺激により炎症が惹起されると内圧の増加をきたしやすく，重篤な歯髄炎に移行しやすいという特徴がある．この特徴を低コンプライアンス（low compliance）[*1]と表現する[2]．

また，歯髄には真皮[*2]よりも豊富な知覚神経が分布している．これらの神経終末は血管拡張や血管透過性の亢進に関与するサブスタンスP（SP）やカルシトニン遺伝子関連ペプチド（CGRP）などの神経ペプチドを含んでおり，歯髄の炎症反応を修飾することが知られている．

さらに，歯髄は栄養や感覚だけでなく修復能力を持つ．歯が磨り減ったり，う蝕や治療で削れたりして，歯髄内に局所的に形成される不規則な象牙質を第三象牙質（tertiary dentin）と呼ぶ（**図4**）[*3]．

[*1] 低コンプライアンス：コンプライアンスとは柔軟性・伸展性を表現する用語である．われわれの体は，炎症が起こっても原因が取り除かれれば速やかに炎症が消退する．歯髄ではそのような反応性が低いことをこの用語が意味している．

[*2] 真皮：皮膚は表皮，真皮，皮下組織の3層からなり，真皮には豊富な知覚神経が分布している．

[*3] 最初につくられる象牙質を第一象牙質または原生象牙質（primary dentin）といい，咬合を開始した後ゆっくりつくられる象牙質を第二象牙質（secondary dentin）という．

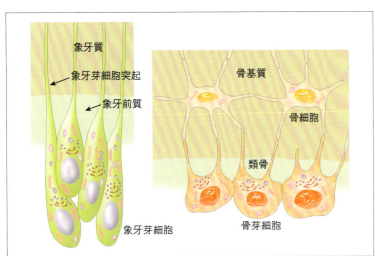

図1　象牙質（左）と骨（右）との違い（文献[1]より引用）．骨芽細胞は骨基質を分泌すると，自身は基質の中に埋め込まれて骨細胞となるのに対して，象牙芽細胞の本体は常に象牙質の外にある．

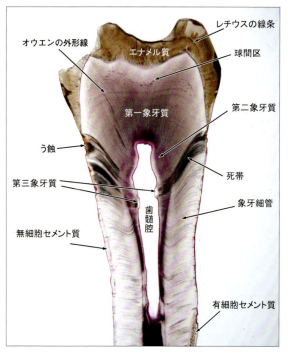

図2 ヒト小臼歯の研磨標本（カルボール・フクシン染色：新潟大学歯学部硬組織形態学分野標本）．
歯髄腔を埋める結合組織が歯髄であり，硬組織である象牙質により囲まれている．標本では第一象牙質，第二象牙質，第三象牙質が観察され，象牙質中には象牙芽細胞突起の容れ物である象牙細管が存在する．さらに，象牙質には死帯，球間区，オウエンの外形線が観察できる．

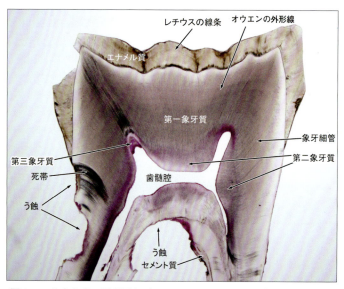

図3 ヒト大臼歯の研磨標本（カルボール・フクシン染色：新潟大学歯学部硬組織形態学分野標本）．
標本では第一象牙質，第二象牙質，第三象牙質が観察され，象牙質中には象牙細管が存在する．

> **オウエンの外形線**：石灰化不全が強調されることによってつくられる不規則成長線で，歯冠象牙質の外形に沿って現れるのでこの名称がある．オウエンの外形線はしばしば球間区とも連続する．オウエン自身が最初に記述したものは，隣り合う象牙細管同士の二次彎曲が重なり合うことによって出現する線であった．
>
> **球間区**：球間象牙質と同義．未石灰化または低石灰化のままの象牙質部を球間区といい，石灰化球が均一な組織へ融合しそこなった部分である．球間区を走る象牙細管には管周象牙質は存在しない．
>
> **死帯**：象牙芽細胞突起の完全萎縮もしくは象牙芽細胞の死滅によって象牙細管が空洞になる現象．研磨標本で観察すると，象牙細管が空気を含有するため光の屈折率の違いにより黒く帯状に見えるので死帯と呼ばれる．歯の加齢変化の1つである．

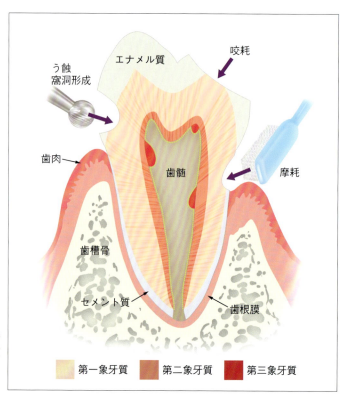

図4 ヒトの歯に見られる3種類の象牙質（文献[3]より引用）．
ヒトの歯の象牙質は，第一象牙質（原生象牙質），第二象牙質，第三象牙質の3つに分けられる．第一象牙質表層約20μmの象牙質は外套象牙質（mantle dentin），残りの象牙質は髄周象牙質（circumpulpal dentin）と呼ばれる．

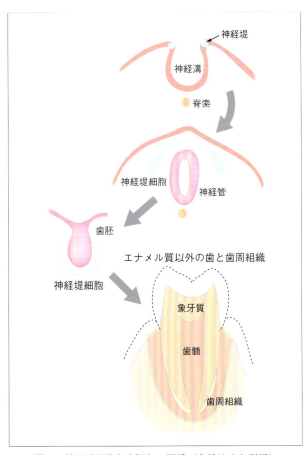

図5 神経堤細胞と歯胚との関係（文献[4]より引用）．
エナメル質以外の歯と歯周組織は神経堤に由来する．

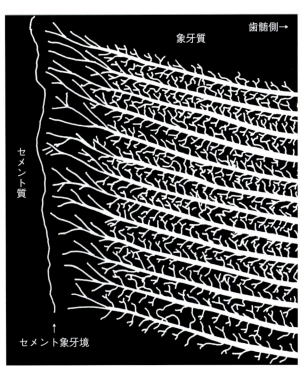

図6 ヒト白歯歯根象牙質表層の象牙細管とその分枝（シュモール染色標本をトレースした図：象牙質表層の拡大像）．
象牙細管の本管から側枝が出ている．終末部は終枝と呼ばれる．側枝は象牙質表層1/3に多く，象牙細管は歯髄に近いほうが最も太い．左側の縦の線は「セメント象牙境」（cementodentinal junction）．

＊4　上皮：体の表面を覆ったり，管状構造物を裏打ちする細胞で，敷石状の細胞層をつくる組織．

＊5　間葉：細胞間隙が広く，中胚葉に由来する組織．

＊6　これらの細胞群を神経堤細胞（neural crest cells）といい，歯をつくる間葉細胞ばかりでなく，知覚神経，自律神経，副腎髄質，メラニン細胞，頭蓋骨形成細胞などに分化するので，外胚葉，中胚葉，内胚葉と並ぶ第四の胚葉と考えられている．外胚葉性間葉ともいう．

＊7　第一鰓弓（さいきゅう）という．胎生期には頸（くび）に6つの鰓（えら）が形成されるが，1番目の鰓は顎（あご）になる．

　そして，反応の開始の原因となる外来刺激の強さの程度により，さらに第三象牙質は反応象牙質（reactionary dentin）と修復象牙質（reparative dentin）に分類される．反応象牙質が適度な刺激に反応して生き残った象牙芽細胞によって形成されるのに対し，修復象牙質は損傷部位の象牙芽細胞が死んだために新たにやってきて分化した別の象牙芽細胞により形成される（40頁に後述）[2]．

　象牙質と歯髄はともに歯乳頭（dental papilla）に由来する間葉組織である．この歯乳頭細胞（dental papilla cells）は，歯根膜・セメント質・歯槽骨などの歯周組織細胞に分化すると考えられている歯小囊細胞（dental follicle cells）とともに，脳や脊髄などの中枢神経の原基（神経管という）がつくられるときに，上皮[＊4]から間葉[＊5]にこぼれ落ちた細胞群[＊6]で，歯のできる領域[＊7]に遊走し，最後の細胞分裂を終えた細胞が（将来，歯胚ができる領域の）上皮細胞（口腔粘膜上皮が増殖してできた歯胚上皮）の誘導により象牙芽細胞（odontoblasts）に分化すると考えられている（図5）．

　象牙質の形成細胞である象牙芽細胞は歯髄に存在する．象牙質を顕微鏡で観察すると，石灰化基質には無数の象牙細管と呼ばれる管状構造物が存在する（図2・図3・図6）．象牙芽細胞はその細胞突起を象牙細管中に伸ばしているので，ひとたび象牙

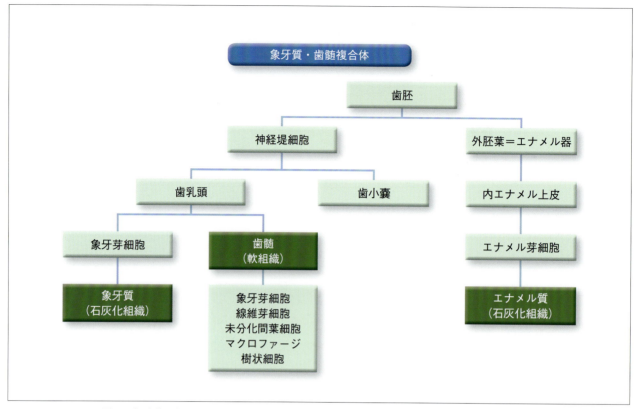

図7　象牙質・歯髄複合体の発生過程を示すチャート図．
組織を軟組織と石灰化組織に分類するのではなく，その由来から組織を捉えることが重要である．

質に侵襲が加わると象牙細管が口腔内に露出することになり，象牙細管もしくは象牙芽細胞突起を通して歯髄が影響を受け，引き続き歯髄炎が惹起される．

このように，象牙質と歯髄は，発生学的・構造的・機能的に互いに密接な関係を持つことから，**象牙質・歯髄複合体（dentin-pulp complex）**として，これらを1つのユニットとして捉えることが重要である（図7）[5]．

本項では，象牙質・歯髄複合体の発生，歯髄の構造，象牙質・歯髄複合体の機能と加齢変化，歯の損傷後における象牙質・歯髄複合体の治癒過程（新規仮説）について最新の知見を概説する．

象牙質・歯髄複合体の発生

歯の原基である歯胚は，蕾状，帽子状，釣り鐘状と形を変えるので，それぞれ蕾状期（bud stage），帽状期（cap stage），鐘状期（bell stage）という（図8）．

象牙芽細胞の分化は，鐘状期歯胚の将来，咬頭頂になる部位から開始する．歯の初期発生と同じように，象牙質形成は上皮間葉相互作用[*8]により進行する．内エナメル上皮細胞[*9]から分泌されたある種の成長因子（transforming growth factor（TGF）

*8　上皮間葉相互作用：歯がつくられる過程では，上皮からのシグナルと間葉からのシグナルの相互作用により，歯の形がつくられ，その後，歯胚の構成要素が機能細胞に分化していく．ここでいうシグナルとは成長因子などの分泌タンパク質を指すが，上皮間葉相互作用とはシグナルとシグナルを受け取る受容体との相互作用であり，離れた場所にいる細胞や隣の細胞，自らの細胞と，相互作用の相手はさまざまである．

*9　内エナメル上皮細胞：エナメル質をつくるエナメル芽細胞に分化する細胞．

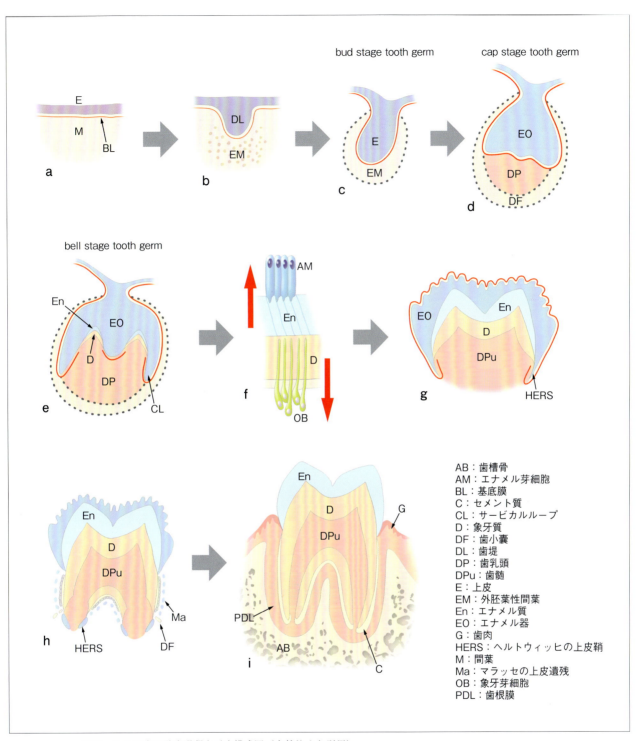

図8 ヒトの歯の発生過程を示す模式図（文献[6]より引用）.
歯の発生は，誘導（a・b），形態形成（c〜e），細胞分化・基質形成（e〜h）を経て完成する（i）.

βスーパーファミリーなど）のシグナルが基底膜にトラップされることがきっかけになる[*10]．最後の細胞分裂を終えた基底膜近くの歯乳頭細胞が成長因子の受容体を発現するようになると，これらの細胞は基底膜に接し，トラップされていた成長因子を

*10 シグナルは細胞外に分泌されると，細胞外の環境，すなわち細胞外マトリックスによる影響を受ける．象牙芽細胞の分化には，シグナルだけではなく基底膜の存在が必須である．

*11 タンパク質をつくっている細胞では，これらの細胞内小器官が発達している．

*12 象牙芽細胞の分類については研究者により見解が異なるが，本項では象牙芽細胞の形態と分泌活性，分化マーカー発現により細胞を分類している．

*13 このような細胞層の状態は，気管上皮などに見られる多列上皮細胞に似ているので，偽重層（pseudostratified layer）と呼ばれる．

*14 添加的石灰化：外套象牙質における基質小胞性石灰化と対比した用語．石灰化前線に平行に分泌された膠原線維に石灰化沈着が起こる様式を添加的石灰化という．

*15 クラスⅡ主要組織適合性複合体分子：マクロファージやナチュラルキラー細胞による自然免疫とリンパ球による獲得（適応）免疫を橋わたしする重要な分子で，初期免疫応答に重要な役割を担う樹状細胞やマクロファージなどが持つ．

受け取って，将来，象牙芽細胞に分化すると考えられている（図9-a・b）．しかしながら，現在のところ象牙芽細胞の最終分化を誘導する決定因子は明らかになっていない[2]．

基底膜に接した歯乳頭細胞は，極性を示すようになると前象牙芽細胞（preodontoblasts）（図9-c），膠原線維の分泌を開始すると象牙芽細胞と呼ばれる．円柱形を呈する象牙芽細胞はゴルジ装置や粗面小胞体を発達させ[*11]，細胞遠位端（基底膜側）に細かい複数の細胞突起を持つようになる．この時期に形成される象牙質は外套象牙質と呼ばれ，基底膜に直交する方向にコルフの線維と呼ばれる太い膠原線維が観察される．この時期の象牙芽細胞を幼若象牙芽細胞（immature odontoblasts）と呼ぶ（図9-d）[8～10][*12]．

象牙芽細胞は，基質を分泌すると同時に細胞層を維持しながら歯髄内方に後退する．それに伴い，象牙芽細胞は互いに押し合い，へし合い，細胞層は多列上皮様の配列を呈するようになる[*13]．この時期の象牙芽細胞は1本の太い細胞突起を発達させ，象牙芽細胞層内には有窓性毛細血管が象牙前質近傍に位置し，迅速なアミノ酸とミネラルの供給を担う．この時期の象牙芽細胞は成熟象牙芽細胞（mature odontoblasts）と呼ばれ（図9-e）[8～10]，膠原線維に沿って添加的石灰化[*14]が起こる．また，この時期に形成される象牙質は，外套象牙質に対して髄周象牙質と呼ばれる．

なお，幼若象牙芽細胞の分化とともに，細胞膜にクラスⅡ主要組織適合性複合体（major histocompatibility complex：MHC）分子[*15]を持つ樹状細胞が歯髄に出現するようになり（図9-d）[11, 12]，活発な象牙質形成に呼応して象牙芽細胞層に侵入するようになる．栄養物資とともに血行性に歯髄・象牙質界面の微小環境に侵入する可能性のある外来抗原を待ち構えるように，樹状細胞が象牙芽細胞層内毛細血管に絡みつくように存在している事実は興味深い（図9-e）[12]．

象牙芽細胞はある時期になると分泌活性を急に減弱させ，細胞層の丈も減少する．この時期の象牙芽細胞を休止期象牙芽細胞（resting odontoblasts）と呼ぶ（図9-f）[9, 10]．この時期までに形成される象牙質を第一（原生）象牙質と呼び，その後，一生をかけてゆっくり形成される象牙質を第二象牙質という（図4）．

ところで，象牙質形成は骨形成と同様に形成細胞と石灰化基質の間に未石灰化基質が介在し，象牙前質（predentin）と呼ぶ．膠原線維は象牙質基質の主要な構成要素であるが，非膠原性基質タンパク質の1つである象牙質リンタンパク質（dentin phosphophorin：DPP）が象牙前質の石灰化機構に重要な役割を果たすと推測されている（図10）[13]．

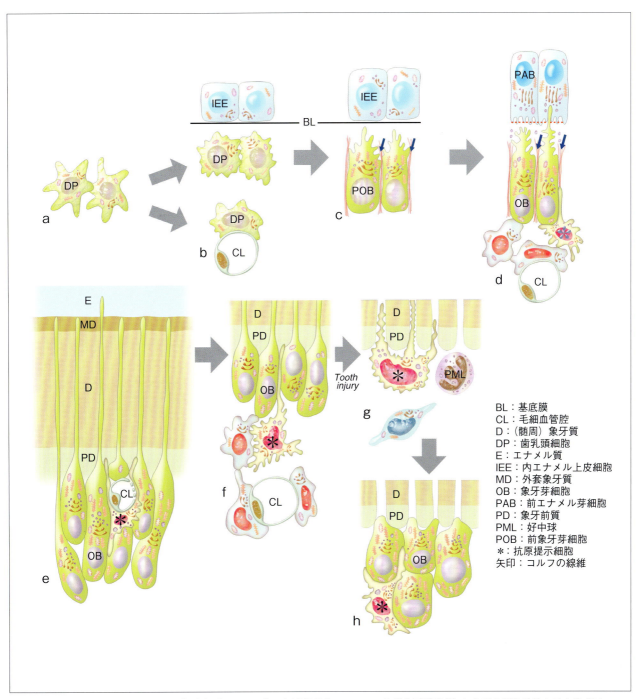

図9 象牙質・歯髄複合体の形態形成（a～f：第一象牙質形成，f～h：修復象牙質形成）における細胞分化を示す模式図（文献[7]より引用）．

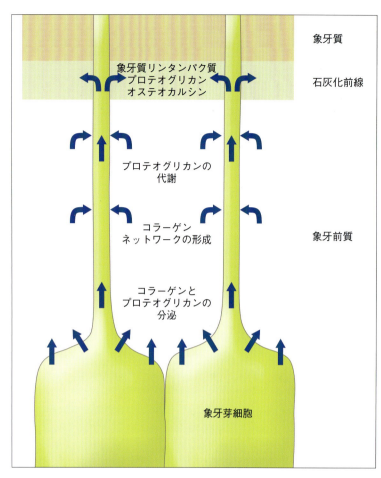

図10 象牙質形成時の象牙芽細胞−象牙前質領域を示す図（文献13）より改変）．
象牙芽細胞の細胞体近傍からは主にコラーゲンとプロテオグリカンが分泌され，象牙前質の形成にあずかる．非コラーゲン性タンパク質である象牙質リンタンパク質とオステオカルシンはともに象牙芽細胞突起の中を輸送され，石灰化前線に分泌されて石灰化が起こると考えられている．

歯髄の構造

＊16 前頭鼻突起：胎生4週の前頭部の膨らみ（前頭突起）の先端部を前頭鼻突起と呼び，内側鼻突起と外側部突起に分かれる．内側鼻突起が将来の人中や上顎前歯部の口唇や歯槽骨・歯を形成する．

　歯胚は，前頭鼻突起＊16由来の上顎前歯部を除いて第一鰓弓に由来する（図11）．従来，歯髄は神経堤由来と考えられていたが，最近では神経堤細胞に加え，中胚葉の関与が証明されている．歯乳頭内に侵入する血管の周皮細胞と平滑筋は神経堤由来であるが，血管内皮は中胚葉由来である．ひとたび歯が完成すると，歯髄は石灰化した象牙質で囲まれることになり，持続的な第二象牙質形成により徐々に狭窄していく．成熟歯髄では，未石灰化細胞外マトリックスの形成とターンオーバーが起こっており，それを担っているのが線維芽細胞であるが，線維芽細胞と（線維芽細胞や象牙芽細胞に分化する能力を持った）未分化間葉細胞とをその外観で区別することは難しい．

　歯髄の組織標本を観察すると，歯髄周辺部に細胞が高密度に分布しているのがわかる（図12）．これにより歯髄は次の4つに層分けすることができる．すなわち，象牙芽細胞層（odontoblast layer），細胞希薄層（cell-free zone），細胞稠密層（cell-rich zone），歯髄中心部の4層である（図12・図13）．象牙芽細胞層は文字どおり象牙芽細胞からなるが，細胞間には接着複合体が発達し，血行性の組織液が容易に象牙前質

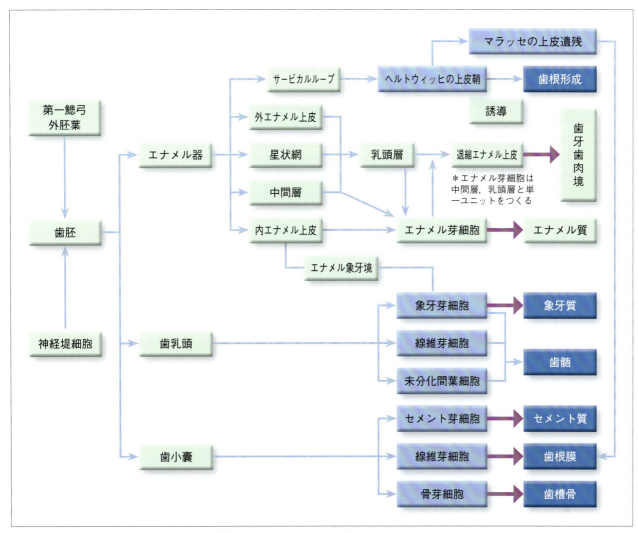

図11 歯の発生過程をまとめた図（文献5)より改変).
歯乳頭から歯髄が分化するが，象牙質形成細胞の象牙芽細胞は歯髄に存在する．

*17 ギャップ結合：イオンや小分子の物質が隣接する細胞間で移動できるという透過性を備えており，細胞の成長や分化の調節，あるいは細胞群の機能の調節に重要な役割を果たすと考えられている．

*18 自律神経：不随意である消化管や血管などの平滑筋や心筋の収縮，腺の分泌に関わるニューロンで，アクセルとブレーキに対応する交感神経と副交感神経に分けられる．

へ拡散しない生体バリアとしての機能を果たす．また，象牙芽細胞と下層の間葉細胞間，もしくはそれぞれの細胞同士はギャップ結合[*17]を発達させており，歯髄構成細胞は細胞間の連絡を持ち，機能ユニットとして働いていることが示唆されている．

歯髄には豊富な知覚神経が分布していることを述べたが，知覚神経に加え，自律神経[*18]，血管網が存在する．特に，細胞稠密層にはラシュコフの神経叢と呼ばれる密な神経網が分布し，ペプチドを含有した神経が象牙芽細胞層，象牙前質，象牙質に終止する．その他の細胞としては，樹状細胞やマクロファージなどの防御細胞が歯髄に存在する（図13）．数は少ないもののリンパ球も存在すると考えられているが，Bリンパ球は健全な歯髄には存在しないといわれる．防御細胞のほとんどは免疫応答に重要な役割を果たすクラスⅡMHC分子を細胞膜に持つ樹状細胞やマクロファージである．樹状細胞は外的侵襲を受けやすい歯髄周辺部に密に分布しており，免疫監視細胞として機能している．樹状細胞は象牙芽細胞層・象牙前質にも存在し複数の象牙芽細

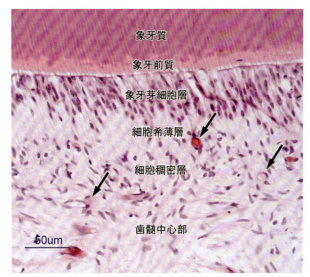

図12 ヒト歯髄のヘマトキシリン・エオジン染色標本（文献[14]より引用）.
歯髄周辺部は象牙芽細胞層，細胞希薄層，細胞稠密層に分けられる．矢印は血管を示す．

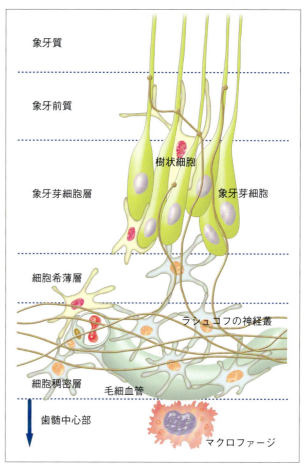

図13 歯髄の層分けを示す図（文献[1]より引用）.
歯髄周辺部および象牙芽細胞層内には樹状細胞が密に分布する．

胞突起と接触しており，象牙芽細胞の恒常性への関与も推測されている（図13）．歯髄における多様な細胞集団の相互作用が，歯髄細胞のダイナミクスに重要な役割を担っていると考えられる．

象牙質・歯髄複合体の機能

歯髄の血管とリンパ管

「1．歯髄保存の意義」の項で詳細に解説されているように，歯髄は多くの役割（表1）を担っているので，歯髄の喪失は歯の寿命にも大きく影響することになる．

歯髄には密な血管網が分布しており，細胞外マトリックスである象牙質に存在する象牙細管内にも組織液が灌流しており，歯の生物活性を支えている．根尖孔から神経とともに小動脈が歯髄内に入り密な毛細血管網を形成するが，歯髄内血管網は象牙質形成に呼応して大きく変化することが知られている[8,15]．すなわち，象牙芽細胞分化期から外套象牙質形成期（幼若象牙芽細胞期）には象牙芽細胞下層に毛細血管網が形成されているが（図9-b・d），活発な髄周象牙質形成期（成熟象牙芽細胞期）には

表1　歯髄の役割

1. 誘導：上皮間葉相互作用（歯乳頭◄─►エナメル器）
2. 形成：第一・第二象牙質形成
3. 栄養供給 ➡生物活性
4. 歯の損傷 ➡防御：免疫応答，硬化（透明）象牙質 ➡歯の透過性↓
5. 修復：第三象牙質形成・デンティンブリッジ（象牙質被蓋），石灰化外傷線 ➡刺激から歯髄を遮断する
   ＊歯髄は優れた修復能力を持った組織である＊
6. 知覚：温熱・寒冷・切削・化学薬品 ➡痛覚 ➡軸索反射 ➡炎症反応 ➡歯髄の保護
7. 歯の強度を高める：若い歯 ➡弾性↑，失活歯 ➡（歯根）破折
8. 耐う蝕性：失活歯 ➡根面う蝕
9. 審美性：失活歯 ➡変色歯

＊19　末梢から中枢へ刺激を伝える求心性の知覚神経が，末梢の刺激に呼応して末梢へ向かって遠心性にペプチドを分泌することを軸索反射と呼ぶ．

＊20　ニューロン：神経細胞は（時には1mを超える）長い突起を持つため，他の細胞とは異なり，ニューロンという特別な用語を使う．神経細胞体，樹状突起（求心性に刺激を伝える突起），軸索［神経突起］（遠心性に刺激を伝える突起）の3つを合わせてニューロンという．末梢組織では，樹状突起と軸索を区別することが困難なので，両者を合わせて神経線維または軸索と呼ぶ場合がある．

＊21　感覚ニューロンと同義．末梢から中枢へ向かって刺激を伝えるニューロンを知覚ニューロンという．末梢組織（神経節）に神経細胞体を持ち，偽単極性（神経細胞体の根元から樹状突起と軸索が分かれる）を呈するのが特徴である．

＊22　神経線維は伝導速度により，速い（太い）ものから順にAα，Aβ，Aγ，Aδ，C線維と呼ばれるが，A線維は髄鞘を持った有髄神経であり，C線維は髄鞘を持たない無髄神経である．

毛細血管網が象牙芽細胞層内象牙前質近傍に位置するとともに，血管内皮に多くの窓を持つようになり（窓あき毛細血管），象牙芽細胞の分泌活性に応じて象牙芽細胞層への迅速な栄養素やミネラルの供給を可能にしている（図9−e）．その後，象牙芽細胞の活性が低下すると（休止期象牙芽細胞期），再び窓のない毛細血管（連続性毛細血管）が象牙芽細胞下層に位置するようになる（図9−f）．小動脈の平滑筋細胞には交感神経が終止し，血流を調節しているが，歯髄の知覚神経は，求心的に刺激を伝えるだけでなく，遠心性にSPやCGRPなどの神経ペプチドを分泌することが知られており，歯髄の炎症を修飾することが知られている＊19．

　歯髄のリンパ管の存在については未だに賛否が分かれている．1958年に磯川は，イヌの歯を用いて歯髄のリンパ管を検索した結果，歯髄の中のリンパ流は組織間隙を通るのであって，歯髄に特別のリンパ管が発達していないこと，根尖孔より外ではリンパ管の存在することを結論している．しかし，電子顕微鏡法に加え，近年の免疫組織化学・酵素組織化学的手法により，ラット，ネコ，イヌ，サル，ヒトの歯髄においてリンパ管の存在が証明されてきた．その一方で，歯髄にはリンパ管が存在しないという報告もあり，イヌやヒトの歯髄にはリンパ管は存在せず，リンパ液の血管外通路の存在を支持する結果もある．最近はリンパ管内皮の特異的マーカーを用いた解析が可能になってきているが，動物種や歯の年齢による違いも考慮した更なる研究が待たれる．

●象牙質における知覚のメカニズム

　先述したとおり，歯髄には真皮よりも豊富な知覚神経が分布している．歯髄に存在するニューロン＊20は，自律神経を除くと，神経細胞体が三叉神経節に存在する知覚ニューロン＊21のみで，痛みを伝える（図14）．歯髄にはAβ線維，Aδ線維，C線維の3種類の知覚神経が分布する＊22．一方，血管周囲および歯髄中心部に分布する交感神経の神経細胞体は交感神経節に存在する．ラシュコフの神経叢には3種類の知覚神経や交感神経が分布するが，象牙芽細胞層にはAβ線維およびAδ線維が分布すると考えられている[2]．

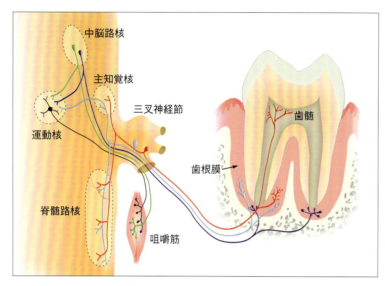

図14 歯髄と歯根膜に分布するニューロン．
歯髄に存在するニューロンは，自律神経を除くと，神経細胞体が三叉神経節に存在する知覚ニューロンのみで，痛みを伝える．一方，歯根膜には，痛みを伝える同様の知覚ニューロンに加え，噛み応えを伝えるニューロン（機械受容器）の神経細胞体が中脳路核や三叉神経節に存在する．中脳路核や三叉神経節に存在するニューロンは咀嚼筋を支配する運動ニューロンと連絡をする．

　象牙質への刺激については，すべて痛覚として伝えられることは述べたが，ここで象牙質知覚のメカニズムについて概説する（**図15**）．世界的に最も受け入れられている説は，1963年にBrönnströmが打ち立てた動水力学説（hydrodynamic theory）である．象牙芽細胞突起は象牙質の内方1/3以内にしか達していないという所見に基づいており，象牙細管を組織液で満たされた中空の小管と考え，象牙質に加えられた刺激が象牙細管内の組織液の移動を起こし，歯髄表層の知覚神経を興奮させるという説である．歯の切削後の象牙芽細胞の変性時の象牙質知覚についても十分説明できる．

　しかし，象牙芽細胞間のギャップ結合や後述のチャネルの存在などから，象牙質知覚における象牙芽細胞の直接的な役割の可能性が示唆されている．1982年，新潟大学の郡司・小林が打ち立てたのが知覚受容複合体説である．知覚神経終末（自由終末）と象牙芽細胞突起が象牙細管内で選択的に接触しているという所見と象牙芽細胞突起が象牙質の全層を貫いているという所見を併せて，象牙芽細胞突起の形態変化が象牙前質，象牙質に存在する自由神経終末を機械的に刺激し，痛みが発生するという説である．しかしながら，実験的に歯を切削すると，象牙芽細胞は変性・壊死し，象牙前質，象牙質の神経は消失することが知られており，この説だけでは象牙質知覚を十分に説明できない．それでも，正常のヒトの歯の形態学的所見に基づいて打ち立てたこの説の意義は深く，エナメル象牙境の知覚，根面露出時の知覚などは十分に説明に足る説である．知覚神経終末にはSPやCGRPなどの神経ペプチドが含まれることが証明されており，象牙質知覚以外の機能の可能性が示唆されている．

　その他にも，象牙質全域に神経が存在するという説や象牙芽細胞が受容器として働くという説が提唱されている．前者については，歯髄神経の分布域は限られており，象牙質に局所麻酔剤を塗布しても知覚が消えないことより否定されている．後者は，象牙質に加えられた刺激が象牙芽細胞突起を刺激し，象牙芽細胞が電気的興奮を起こ

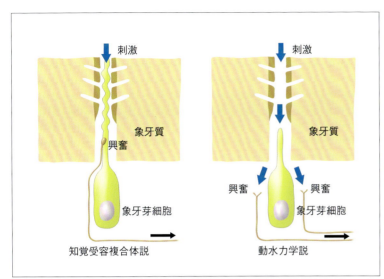

図15 象牙質知覚の仮説（文献[16] より引用）.
知覚受容複合体説（左）は，象牙芽細胞突起の形態変化が象牙前質，象牙質に存在する自由神経終末を機械的に刺激し，痛みが発生するという説である．
動水力学説（右）は，象牙質に加えられた刺激が象牙細管内の組織液の移動を起こし，歯髄表層の知覚神経を興奮させるという説である．

し，その興奮を歯髄神経に伝えるという説である．シナプス様構造が見られないなどの所見から可能性は低いとされてきたが，近年，象牙芽細胞に痛みや熱刺激，冷刺激感受性のチャネルの存在が証明され，象牙芽細胞が細胞外刺激を受容する感覚受容細胞である可能性が示唆されている．詳細は「**3．象牙質・歯髄複合体の痛みと神経原性炎症メカニズム**」の項を参照されたい．

象牙質・歯髄複合体の加齢変化

先述したように，ヒトの歯は生理的な状態においても第二象牙質の形成により歯髄腔が狭窄する．ここでは，象牙質・歯髄複合体の加齢変化をまとめる（**表2**）．

象牙細管周囲の象牙質基質は石灰化度が高く，管周象牙質（peritubular dentin）と呼ばれ，その他の象牙質基質の管間象牙質（intertubular dentin）と区別される（**図16**）．管周象牙質の持続的な沈着が象牙細管の完全な閉塞をきたすと，硬化（透明）象牙質（sclerosed dentin）と呼ばれる．また，象牙芽細胞突起が完全に萎縮すると，象牙細管が空の状態となり，研磨標本では空気の存在により黒く見えることか

表2 象牙質・歯髄複合体の加齢変化

- 第二象牙質形成 ➡ 歯髄腔の狭窄
- 管周象牙質の持続的な沈着 ➡ 象牙細管の完全な閉塞 ➡ 硬化（透明）象牙質
- 時に象牙細管は象牙芽細胞突起の完全な萎縮，象牙芽細胞の死滅により空洞になる ➡ 研磨標本では空気が入って黒く見える ➡ 死帯
- 異所性石灰化 ➡ 歯髄結石（髄石，象牙質粒）
- 神経の数↓ ➡ 感覚↓
- 線維化，細胞密度の減少

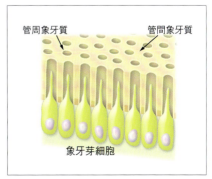

図16 象牙質の断面図．

ら死帯（dead tracts）と呼ばれる（**図2・図3**）.

　また，歯髄腔には異所性石灰化が起こる場合がある．象牙細管を持つ石灰化組織を歯髄結石（pulp stone）（髄石，象牙質粒）と呼ぶが，細管構造を持たないものは偽性髄石という．歯髄結石は死んだ歯髄細胞を核に石灰化が起こると考えられている．

　上記はすべて象牙質・歯髄複合体の加齢変化といえるが，その他にも神経の数の減少，線維化，歯髄内細胞密度の減少が起こることが知られている．神経の数の減少は知覚（感覚）の減少を惹起することになる．

歯の損傷後における象牙質・歯髄複合体の治癒過程（新規仮説）

●象牙芽細胞の再生過程

　われわれの体は，外傷や切断などの物理的損傷に対しての治癒能力を備えており，その傷を受けた場所に応じて修復し，元どおりに再生する．象牙質・歯髄複合体においても再生現象が知られており，歯の損傷に対して，歯髄は再生能力を有している．象牙質の修復に関しては，咬耗，う蝕，歯の切削や修復処置等の刺激に反応して不規則な象牙質（第三象牙質）を形成する．

　歯の切削や再植後の歯髄治癒過程では，変性した象牙芽細胞に代わり，歯髄間葉細胞が象牙芽細胞に分化する[17,18]．機械的刺激や低酸素状態により象牙芽細胞が死滅すると，マクロファージや好中球による変性した細胞の除去が行われる．局所の掃除が終わると歯髄・象牙質界面に樹状細胞が出現し，その細胞突起を象牙細管の中に深く侵入させ（**図9-g**），新しく分化した象牙芽細胞が配列すると，その後，歯髄・象牙質界面から姿を消す（**図9-h**）.

　樹状細胞は初期免疫応答に重要な役割を果たす細胞なので，この現象は象牙細管経由で侵入する可能性のある外来抗原を待ち構えるために集まるとも考えられるが，歯髄が治癒に向かわないと見られないので，この細胞の出現とその機能に明確な答えは今のところない．しかし，少なくとも歯髄の治癒過程に一過性に起こる興味深い現象であることは確かである[18,19]．最近の研究では，この細胞や幼若な象牙芽細胞が骨基質接着タンパク質であるオステオポンチンを分泌し，オステオポンチンが修復象牙質形成のために必須のタンパク質であることが明らかになっている[20,21]．

●歯髄修復機構の新規仮説

　最後に，われわれの研究結果[22]から，従来考えられていたものと異なる歯の損傷後の歯髄修復機構の新規仮説（**図17**）を提唱したので紹介する．

　この仮説においては，歯髄には前駆細胞と歯髄幹細胞が存在し，歯の損傷の程度により異なる修復機構が働く．さらに，血行性に局所に来る可能性のある骨髄由来細胞などの他の細胞群との相互作用で，象牙質形成と骨組織形成の少なくとも2つの治癒

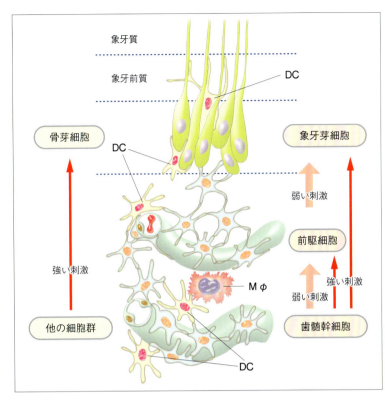

図17 歯の損傷後の歯髄修復機構の新規仮説（文献[23]より引用）.
歯髄には前駆細胞と歯髄幹細胞が存在し，損傷の程度により異なる修復機構が働く．さらに，骨髄由来細胞などの他の細胞群との相互作用で象牙質形成と骨組織形成の少なくとも2つの治癒パターンが生じると考える．
DC：樹状細胞
Mφ：マクロファージ

パターンが生じると考える．

　ラットを用いた歯の切削実験モデルでは，象牙芽細胞が機械的に損傷を受け変性した後に，限局した炎症反応が起こり，局所的に象牙芽細胞の再生が起こる．すなわち，弱い歯髄損傷に引き続く象牙芽細胞再生実験モデルである．成書によれば，歯の切削後の歯髄修復過程における細胞動態は，細胞分裂，細胞遊走，細胞接着，細胞分化のステップを踏むと考えられている[2]．しかし，最近のわれわれの研究結果[24]においては，術後1日に細胞の分化と遊走が起こり，細胞増殖活性が増加する術後2日には象牙芽細胞分化がほぼ終了していることが明らかになった．その後，損傷を受けた歯髄広範囲にわたる細胞増殖活性の亢進は術後5日まで続いた．したがって，歯の切削後の再生象牙芽細胞が歯髄・象牙質界面に配列した後に，損傷を受けた歯髄の広範囲にわたり細胞増殖が亢進する事実より，歯髄内には細胞増殖前に象牙芽細胞に分化する前駆細胞が存在し，再生象牙芽細胞分化後に歯髄の組織改変が進行することが明らかとなった．

　増殖細胞の一部が象牙芽細胞に分化することは否定できないが，歯髄には細胞増殖をせずに象牙芽細胞に分化する前駆細胞と，歯髄広範の修復に働く組織幹細胞が配置している可能性を示すものとなった（図18）．歯が再植のような強い損傷を受ける場合は，象牙芽細胞に加え，前駆細胞も損傷を受けることが予想され，歯髄幹細胞が増殖後に直接象牙芽細胞に分化すると考えられた（図19）．一方，ラットより小さなマウスの歯を切削した場合には，損傷の程度が大きくなり，象牙芽細胞下層の前駆細胞

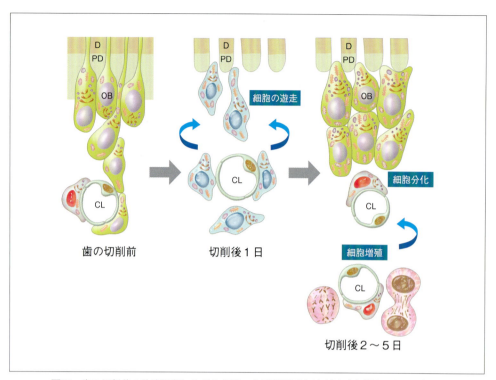

図18 歯の切削後の治癒過程における歯髄・象牙質界面を示す図（文献[23] より引用）．
歯の切削後には象牙芽細胞下層の間葉細胞が細胞増殖せずに象牙芽細胞に分化し，その後，歯髄内に広範な細胞増殖の亢進が起こる．
CL：血管，D：象牙質，OB：象牙芽細胞，PD：象牙前質

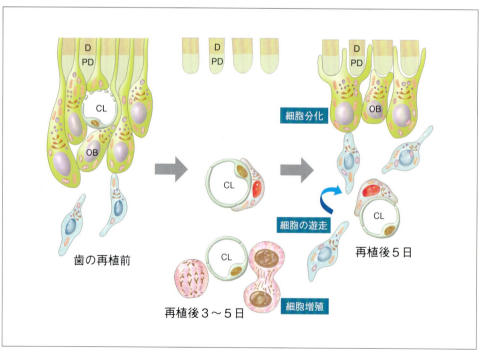

図19 歯の再植後の治癒過程における歯髄・象牙質界面を示す図（文献[23] より引用）．
歯の再植後には歯髄広範にわたる細胞増殖の後に象牙芽細胞分化が起こる．
CL：血管，D：象牙質，OB：象牙芽細胞，PD：象牙前質

も損傷を受けるようである[25].

　以上のように，歯髄の損傷の大きさに応じて，前駆細胞と歯髄幹細胞が協調した異なる歯髄治癒パターンが起こることが示唆されている．いずれにしろ，象牙質に対する侵襲によりダイナミックな歯髄反応が惹起されることから，象牙質の侵襲＝象牙質・歯髄複合体の侵襲であるという認識が必要である．

参考文献

1）大島勇人：歯の損傷後の歯髄修復機構．歯科臨床研究，4（1）：49-57，2007.
2）Hargreaves KM, Goodis HE, Tay FR：Seltzer and Bender's dental pulp. 2d ed, Quintessence, Chicago, Berlin, 2012.
3）藤田尚男，藤田恒夫：標準組織学　各論　第4版．医学書院，東京，2010.
4）大島勇人：歯髄細胞の由来に関する最近の知見．新潟歯学会雑誌，36（2）：41-45，2006.
5）Nanci A：Ten Cate's oral histology: development, structure, and function. 8th ed, Mosby Elsevier, St Louis, 2013.
6）Ohshima H：Overview: Developmental biology of Hertwig's epithelial root sheath（HERS）and tooth root formation. J Oral Biosci, 50（3）：147-153, 2008.
7）大島勇人：象牙質・歯髄複合体の形態形成．Clin Calcium, 13（10）：1338-1342，2003.
8）Ohshima H, Yoshida S：The relationship between odontoblasts and pulp capillaries in the process of enamel- and cementum-related dentin formation in rat incisors. Cell Tissue Res, 268（1）：51-63, 1992.
9）Quispe-Salcedo A, Ida-Yonemochi H, Nakatomi M, Ohshima H：Expression patterns of nestin and dentin sialoprotein during dentinogenesis in mice. Biomed Res, 33（2）：119-132, 2012.
10）Nakatomi M, Ida-Yonemochi H, Ohshima H：Lymphoid enhancer-binding factor 1 expression precedes dentin sialophosphoprotein expression during rat odontoblast differentiation and regeneration. J Endod, 39：612-618, 2013.
11）Berkovitz BKB, Holland GR, Moxham BJ：Oral anatomy, embryology, and histology. 4th ed, Mosby, Edinburgh, London, 2009.
12）Ohshima H, Kawahara I, Maeda T, Takano Y：The relationship between odontoblasts and immunocompetent cells during dentinogenesis in rat incisors: an immunohistochemical study using OX6-monoclonal antibody. Arch Histol Cytol, 57（5）：435-447, 1994.
13）Linde A, Goldberg M：Dentinogenesis. Crit Rev Oral Biol Med, 4（5）：679-728, 1993.
14）大島勇人（上田　実，本田雅規 編）：歯の再生　歯の発生生物学から歯の再生研究まで．真興交易，東京，2006.
15）Yoshida S, Ohshima H：Distribution and organization of peripheral capillaries in dental pulp and their relationship to odontoblasts. Anat Rec, 245（2）：313-326, 1996.
16）大島勇人：象牙づくりの職人　象牙芽細胞の生涯に迫る．ミクロスコピア，21（3）：182-189，2004.
17）Ohshima H, Nakakura-Ohshima K, Yamamoto H, Maeda T：Alteration in the expression of heat shock protein（Hsp）25-immunoreactivity in the dental pulp of rat molars following tooth replantation. Arch Histol Cytol, 64（4）：425-437, 2001.
18）Ohshima H, Nakakura-Ohshima K, Takeuchi K, Hoshino M, Takano Y, Maeda T：Pulpal regeneration after cavity preparation, with special reference to close spatio-relationships between odontoblasts and immunocompetent cells. Microsc Res Tech, 60（5）：483-490, 2003.
19）Shimizu A, Nakakura-Ohshima K, Noda T, Maeda T, Ohshima H：Responses of immunocompetent cells in the dental pulp to replantation during the regeneration process in rat molars. Cell Tissue Res, 302（2）：221-233, 2000.
20）Saito K, Nakatomi M, Ida-Yonemochi H, Kenmotsu S, Ohshima H：The expression of GM-CSF and osteopontin in immunocompetent cells precedes the odontoblast differentiation following allogenic tooth transplantation in mice. J Histochem Cytochem, 59（5）：518-529, 2011.
21）Saito K, Nakatomi M, Ida-Yonemochi H, Ohshima H：Osteopontin is essential for type I collagen secretion in reparative dentin. J Dent Res, 2016, *in press*.
22）Ishikawa Y, Ida-Yonemochi H, Suzuki H, Nakakura-Ohshima K, Jung HS, Honda MJ, Ishii Y, Watanabe N, Ohshima H：Mapping of BrdU label-retaining dental pulp cells in growing teeth and their regenerative capacity after injuries. Histochem Cell Biol, 134（3）：227-241, 2010.
23）大島勇人：歯の損傷後の歯髄修復機構の新規仮説について．新潟歯学会雑誌，39（2）：171-176，2009.
24）Harada M, Kenmotsu S, Nakasone N, Nakakura-Ohshima K, Ohshima H：Cell dynamics in the pulpal healing process following cavity preparation in rat molars. Histochem Cell Biol, 130（4）：773-783, 2008.
25）Saito K, Nakatomi M, Ohshima H：Dynamics of bromodeoxyuridine label-retaining dental pulp cells during pulpal healing after cavity preparation in mice. J Endod, 39：1250-1255, 2013.

TIPs #3

さまざまな象牙質

象牙質はその成り立ち，部位，変化により，さまざまに分類・命名されている．以下に，それらの用語と内容をまとめる．

● **第一象牙質，原生象牙質（primary dentin）:**
最初につくられる象牙質．休止期象牙芽細胞になるまでの幼若象牙芽細胞と成熟象牙芽細胞により形成される．
第一象牙質は，
- **外套象牙質（mantle dentin）**：幼若象牙芽細胞により形成される象牙質．第一象牙質表層約20μmの象牙質．
- **髄周象牙質（circumpulpal dentin）**：残りの第一象牙質，成熟象牙芽細胞により形成される象牙質．
- **球間象牙質／球間区（interglobular dentin／interglobular area）**：歯冠部の象牙質の表層に並んでいる低石灰化の部位．象牙芽細胞の後退に伴い球状に石灰化が広がっていくが，石灰化球が十分に癒合できずに低石灰化の状態で残る部位．

に分類される．

● **第二象牙質（secondary dentin）:**
咬合を開始した後ゆっくりつくられる象牙質．休止期象牙芽細胞により一生をかけて形成される．象牙細管の分布や走行は規則的である．

● **第三象牙質（tertiary dentin）:**
う蝕や歯の切削，修復処置などによる刺激に反応して形成される構造が不規則な象牙質．
第三象牙質はさらに，
- **反応象牙質（reactionary dentin）**：象牙質の障害により形成された新生硬組織で，既存の象牙芽細胞が形成した象牙質．
- **修復象牙質（reparative dentin）**：象牙質の障害により形成された新生硬組織で，歯髄幹細胞から新たに分化した細胞が形成した象牙質．

に分類される．

● **その他:**
- **管周象牙質（peritubular dentin）**：象牙細管周囲の石灰化度が高い象牙質基質．
- **管間象牙質（intertubular dentin）**：管周象牙質以外の象牙質基質．
- **硬化象牙質，透明象牙質（sclerosed dentin）**：象牙細管が管周象牙質の持続的な沈着により完全に閉塞した象牙質．
- **象牙前質（predentin）**：象牙芽細胞が面する象牙質の最も内側の部位で，十分に石灰化していない未石灰化基質．幼若象牙質ともいう．厚さは10〜30μm．

（木ノ本喜史）

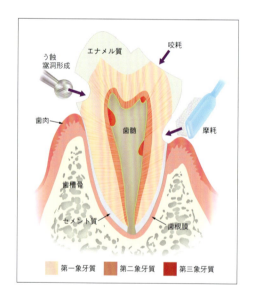

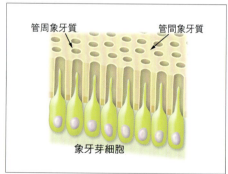

3. 象牙質・歯髄複合体の痛みと神経原性炎症メカニズム
——歯の痛みを理解するための臨床口腔生理学

澁川義幸 SHIBUKAWA Yoshiyuki　　**田﨑雅和** TAZAKI Masakazu

　象牙質・歯髄疾患による特異的な症状は，歯髄が置かれている独特な解剖学的環境と，それを制御している神経機能に由来するといっても過言ではない[1]．象牙質の痛みは特殊な神経機構によって発生する．また，歯髄の炎症は神経性に制御され，後戻りのできない不可逆性歯髄炎へと増悪していく．したがって，象牙質・歯髄疾患の理解・診断・治療に神経機構の知識は欠かせない[2]．

　本項では，象牙質・歯髄の恒常的生理機能と，その破綻に伴う病態生理機構について述べる[3〜6]．

象牙質・歯髄疾患を理解するための神経機能

　歯髄に分布する神経は，神経細胞（ニューロン）で構成されている．歯髄に分布する感覚ニューロン（感覚神経）の細胞体は三叉神経節に存在し，数千〜数万の細胞体からそれぞれ神経線維を末梢側（歯髄側）と中枢側（大脳皮質方向）に伸ばしている（偽単極ニューロンという）（**図1**）．神経線維（三叉神経）は歯髄内に進入し，感覚受容器（自由神経終末）として歯髄内に密に分布する．

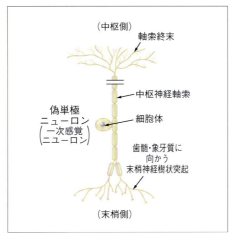

図1　歯髄・象牙質に分布する一次感覚ニューロンの模式図．全長は1mに達することもある．

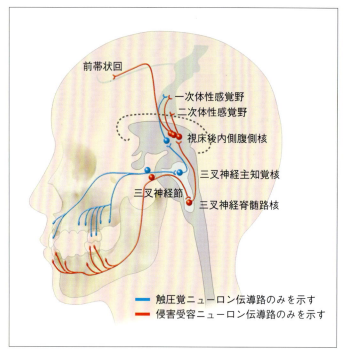

図2　三叉神経視床路.
歯（象牙質・歯髄・歯根膜など）に加わった刺激は，神経活動電位を生成する．活動電位は脊髄の一部と脳幹を通り，視床を経て，大脳皮質に投射することで歯の感覚が認知される．赤線は痛みの，青線は触圧覚の神経伝導路を示している．
上顎は触圧覚の，下顎は痛みの神経伝導路を示すが，両感覚ともに上下顎に存在する．上下顎の特異性はない．

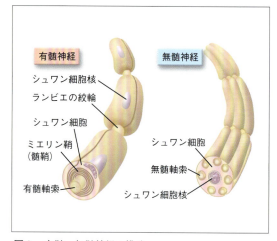

図3　有髄・無髄神経の構造.
有髄神経にはミエリン鞘（髄鞘）[*1]が存在し，活動電位は跳躍伝導する．したがって，活動電位伝導速度は速い．

　ニューロンの本質的機能は，神経情報としての興奮（活動電位）の伝導にある．歯髄に進入出する手前で，興奮（活動電位）の伝導（末梢から中枢への感覚情報（活動電位）の伝わり）を遮断すると，痛覚情報は脳へと伝えられない（局所麻酔効果）．したがって，浸潤局所麻酔では，上下顎ともに根尖部に相当する骨表面部に麻酔薬を注入・作用させるイメージと手技が重要である．

　一方，中枢側（大脳皮質方向）の軸索は，橋−延髄−頸髄上部で別のニューロン（二次感覚ニューロンという．三叉神経脊髄路核ニューロン・主感覚核ニューロンである（図2））に接続し，感覚情報が大脳皮質に達することで象牙質・歯髄の感覚が生じる（感覚の中枢メカニズムに関する詳細は参考文献[7〜10]を参照されたい）．

●象牙質・歯髄に分布する神経（ニューロン）の種類

　髄鞘[*1]に包まれた神経線維を持つニューロンを「有髄神経（有髄ニューロン）」と呼び，髄鞘を持たないニューロンを「無髄神経（無髄ニューロン）」という（図3）．神経線維は伝導速度に基づいてA，B，C群に分類される（伝導速度はAニューロンが最も速い）．歯髄には，有髄のAβ，Aδニューロンと，無髄のCニューロンが分布している（表1）．

*1　ミエリン鞘（髄鞘）：神経の支持細胞であるシュワン細胞が神経線維をシート状に取り巻く構造を髄鞘（ミエリン鞘）といい，軸索周囲の絶縁体として働く．有髄神経活動電位は跳躍伝導するので，活動電位伝導速度は速い．

表1 歯髄に分布するニューロン

歯髄のニューロン		機　能
体性感覚ニューロン（一次感覚ニューロン，一次求心線維）		
Aβニューロン	プレペイン（前痛覚）	象牙質・歯髄への電気刺激で生じる前痛覚（プレペイン）
Aδニューロン	象牙質痛	象牙質に加えられた刺激による一過性の鋭い痛み（誘発痛・一次痛）（象牙細管内溶液移動を伴う）
Cニューロン	歯髄痛	歯髄内炎症による持続的な鈍い痛み（自発痛・二次痛）
自律神経ニューロン（自律神経遠心線維）		
交感ニューロン	歯髄分布血管支配	歯髄血管の収縮（歯髄内圧の低下と歯髄痛の減少）ニューロペプチドY（NPY）の放出
副交感ニューロン	歯髄分布血管支配	歯髄血管の拡張（歯髄内圧の増加と歯髄痛の増加）血管作動性腸管ペプチド（VIP）の放出

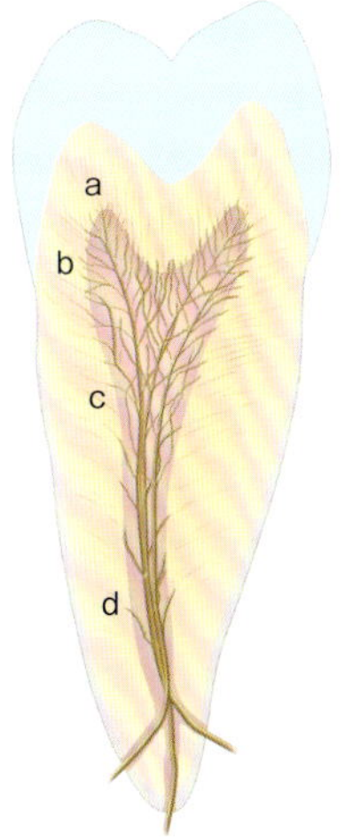

部　位	歯髄神経分布	神経支配される象牙細管の割合
髄角部（a）	最も多い	40％以上
冠部歯髄（b）	多い	4〜8％
頸部歯髄（c）	少ない	0.2〜1.0％
根部歯髄（d）	最も少ない	0.02〜0.2％

図4 象牙質と歯髄の神経分布.

歯髄ニューロンは「歯の早期傷害検出システム」として働く

＊2 感覚情報は，刺激によって生じる生体内情報である.

＊3 「体内」「体外」の環境変化は，「生体センサー」としての感覚受容器によって感知され，生体恒常性の維持に働く.

＊4 痛覚は，体に危害を加えるすべての刺激で発生する．これを侵害性刺激といい，それによる感覚を侵害受容感覚（痛覚）という．侵害受容器が侵害性刺激を受容する.

　根尖孔から侵入した歯髄ニューロンは，分岐を繰り返し，歯髄と象牙質を支配する．その分布率は髄角部において最も高く（図4），咬合面方向から加わった歯髄・象牙質に対する侵害刺激を早期に検出するのに有効である[11].

　象牙質・歯髄に対する外的・内的な刺激[＊2・3]はさまざまである（表2）．う蝕等の硬組織疾患や窩洞の形成部位，あるいは楔状欠損部位等への外的な（象牙質に加わる）侵害性刺激は痛覚[＊4]を誘発する．また，露髄も外的な侵害性刺激である.

　一方で，歯質欠損あるいはう蝕に継発する歯髄感染は，炎症性化学仲介物質（ケミカルメディエーター）の放出と，それに伴う歯髄内における血管応答を誘発する．このような歯髄における炎症性反応は，内的な侵害性刺激因子として歯髄の痛覚を誘発する[1]（表2）.

表2　歯髄・象牙質感覚とその発生要因・因子

象牙質・歯髄感覚	発生要因	刺激因子
プレペイン（前痛覚）	電気歯髄診 歯面電気刺激	象牙質・歯髄への電気刺激
象牙質痛	象牙質の露出と象牙細管内液移動	誘発刺激 　機械刺激：歯の切削，歯質欠損（う窩・窩底・楔状欠損部）・象牙質表面の擦過 　乾燥刺激：象牙質表面へのエアブロー 　浸透圧刺激：象牙質表面への甘味刺激（甘味痛） 　化学的刺激：象牙質表面への酸味刺激（酸味痛） 　温度刺激：熱刺激：歯の切削に伴う摩擦 　　　　　　　　　　　象牙質表面への熱刺激 　　　　冷刺激：象牙質表面への冷刺激（冷水痛）
歯髄痛	炎症性反応（歯髄炎）	細胞・組織破壊に伴う細胞内に由来する因子：高K^+・ATP（アデノシン三リン酸） 炎症反応による炎症性化学仲介物質：ブラジキニン，ヒスタミン，セロトニン 免疫応答産物：リポ多糖，サイトカイン類 歯髄内血管拡張や血流などの増加に伴う内圧の亢進： 　炎症反応による炎症性化学仲介物質 　副交感神経活動亢進 　軸索反射によって感覚ニューロン終末から放出される神経ペプチド 　　サブスタンスP（SP） 　　カルシトニン遺伝子関連ペプチド（CGRP） 　　ニューロキニンA（NKA） 　副交感神経終末から放出される神経ペプチド 　　血管作動性腸管ペプチド（VIP） 　温度刺激：血流増加による温・熱刺激 　　　　　　歯髄の直接的温度刺激

●象牙質・歯髄の侵害受容感覚のセンサータンパク質

　象牙質・歯髄に侵害刺激を加えると，歯髄ニューロン・象牙芽細胞に存在する「感覚受容センサータンパク質」が活性化し痛みが生じる．このセンサーは transient receptor potential（TRP）チャネルファミリー（**図5**）で構成され[12]，

　①熱・冷却刺激を感知する温度感受性 TRP チャネル

　②過大な機械刺激（細胞膜の伸展や細胞外液移動による応力）を検出している機械感受性 TRP チャネル

　③細胞外液浸透圧変化を感知する浸透圧感受性 TRP チャネル

に分類される（**図5**）[13]．

　加えて，イオンチャネル型 ATP 受容体（P2X 受容体），ブラジキニン受容体，酸感受性イオンチャネル（ASICs）も歯髄ニューロン・象牙芽細胞に発現しており，象牙質・歯髄の痛みの発生に関与している[6]（**図5**）[*5]．近年，新たな機械刺激感受性センサータンパク質として，"Piezo"（ピエゾ）チャネルが報告された（**図5**）．Piezo チャネルも象牙芽細胞に発現しており，象牙質痛の発生と関連している．

＊5　ユージノールやグアヤコールは，歯髄ニューロンや象牙芽細胞の TRP チャネルに作用することで鎮痛効果がもたらされることが示唆されており，興味深い．今後，歯内療法薬の新たな薬剤分子標的として着目される[31〜33]（**図5**）．

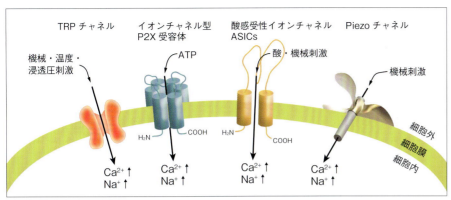

図5 歯髄ニューロン・象牙芽細胞の細胞膜に存在する象牙質・歯髄の感覚受容機構と関わるセンサータンパク質.
感覚受容機構と関わるセンサータンパク質には transient receptor potential (TRP) チャネルファミリー, イオンチャネル型 ATP 受容体, 酸感受性イオンチャネル (ASICs: acid-sensing ion channels), piezo チャネル等が明らかになっている.

●象牙質・歯髄分布ニューロンと歯の痛みの関連

歯髄には, 感覚神経として, 第5脳神経 (三叉神経)[*6]の第2・3枝 (上顎神経・下顎神経) が分布する. 歯髄に分布する一次感覚ニューロンは三叉神経節ニューロン (上・下顎神経) であり (図2),

①プレペイン (前痛覚) を担う Aβ ニューロン
②深部痛覚における象牙質痛 (一過性の鋭利痛) を担う Aδ ニューロン
③深部痛覚における歯髄痛 (持続性の鈍痛) を担う C ニューロン

を含んでいる (表1)[*7].

歯髄には自律神経 (交感神経・副交感神経) も分布しており, 歯髄に存在する血管系は本人の意思と関係なく, 自動的にその血管運動機能が制御されている[2] (表1).

電気歯髄診

歯髄に痛覚閾値下の弱い強度の低頻度電気刺激を加えると, 痛覚にはならない不快な感覚が生じる. これを「前痛覚 (プレペイン, prepain)」という[34]. 電気刺激によって象牙質・歯髄 Aβ ニューロンが活動し生じる[9,14] (表1). プレペインは電気刺激によってのみ発生し, 生理的な象牙質刺激では生じない. 象牙質・歯髄の感覚は「主に」痛覚であり, 非生理的な電気刺激を加えたときのみ, 「プレペイン」が発生する (歯髄 Aβ ニューロンは歯痛には関与しない[14]).

歯髄に電気刺激を加えることで, 画像診断では不可能な歯髄病変と歯周組織病変の鑑別を行い, 歯髄の生死 (pulp vitality) を判断する検査法が電気歯髄診 (electric pulp test: EPT) である[15,16] (表3). ゆっくり電気刺激強度を増加していくと, 患者は最初に違和感を感じることがある. これがプレペインである. さらに電気刺激強度を増加させると患者は痛みを感じる. 有髄 Aδ ニューロン活動による一次痛の反応であり, このとき歯髄神経組織は健全で「生活歯髄」と診断できる[*8]. 電気刺激強度を増加しても「違和感」「痛み」を生じないとき, 歯髄神経組織は傷害されており, 「失活歯髄」と診断される[*9,10].

[*6] 下顎小臼歯より後方の頰側歯髄 (と歯肉) は, 下顎神経の枝である頰神経と下歯槽神経によって支配を受けており, 上顎頰側歯髄・歯肉と比べて感覚が鋭い. 注意深い麻酔と歯髄処置が重要である.

[*7] 体性感覚は, 口腔粘膜・顔面皮膚に生じる表面感覚と, 歯 (象牙質・歯髄・歯周組織) や骨膜, 関節, 筋, 筋膜に発現する深部感覚に分けることができる.

[*8] 痛みが生じる閾値強度以上の刺激は不要で, 仮に行えば激烈な痛みが生じる. 注意深い慎重な検査が重要である.

[*9] 電気歯髄診断器の電極は, 髄角部分に相当する歯面に置くほど歯髄反応は高くなる. 神経分布密度が高いからである. たとえば, 大臼歯では頰側歯面中央付近に電極を置くと歯髄反応は良く, 一方, 近心頰側咬頭頂に置くと反応は悪くなる.

[*10] 痛み閾値は, 無髄 C ニューロンのほうが有髄 A ニューロンより高いので, 電気歯髄診では無髄 C ニューロン反応は得られない.

表3　電気歯髄診の注意点

- 生活歯髄と診断されても，その歯髄が病理学的に正常であるとは限らない．
- 心臓ペースメーカー装着患者に使用禁忌である．
- 受傷直後の外傷歯では反応が消失（神経機能の一時的消失，歯髄振盪）することがある（偽陰性）．
- 部分的な歯髄壊死でも反応が生じることがある（偽陽性）．
- 複根歯の場合，根ごとの歯髄反応を区別することは困難である．

象牙質・歯髄疾患による症状を理解する痛覚の機能的特徴

＊11　ポリモーダル侵害受容器とは，侵害性熱・機械・発痛性化学物質などの多種の刺激に応答し，侵害受容感覚（痛覚）を生じさせる感覚受容器をいう．Cニューロンと接続する．

　歯髄・象牙質の痛覚は，「歯髄痛」と「象牙質痛」である．「歯髄痛」は，ポリモーダル侵害受容器＊11を神経終末とする歯髄Cニューロンによって生じる．「象牙質痛」は，象牙質に分布するAδニューロンによって生じる（図6）．象牙質刺激（象牙質露出を伴う）により象牙質痛を発生させるAδニューロンは，歯に加わる刺激をいち早く検出し，警告を発する役割を持っているのに対して，歯髄炎による歯髄痛を担うCニューロンは，歯髄の病理的変化の検出に役立つと考えられる．

　Aδニューロンによる象牙質痛は，歯の切削などに伴って露出した象牙質表面への種々の刺激によって生じるのに対して（表2・表4），Cニューロンによる歯髄痛は，歯髄障害・歯髄内炎症性反応と，それに伴う歯髄内圧の増加（すなわち歯髄炎）によって誘発される[4]（表2・表4）．象牙質痛は一過性の鋭い痛みを発する（表2）．一

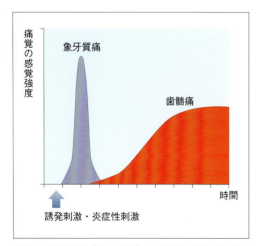

図6　象牙質痛（速い痛み）と歯髄痛（遅い痛み）．

表4　象牙質痛・歯髄痛の特徴

象牙質痛と歯髄痛：両者ともに局在性は低い	
象牙質痛	・一次痛で，一過性の鋭利痛 ・象牙質に加えられた刺激により発生 ・刺激が消失すると，痛みは消退する一時的（一過性）な痛み ・訴え：「冷たい」「甘い」「酸っぱい」等の刺激（誘発刺激）に関連して歯痛（誘発痛）を訴える．時間経過をあまり伴わない
歯髄痛	・二次痛で，持続性の激烈な鈍痛 ・歯髄の炎症によって発生 ・炎症の経過を伴う持続的な痛み ・訴え：「昨日から」「昨晩から」「今朝から」など，時間経過を伴う（＝持続的）自発痛を訴える．自発痛の発生に刺激は関わらないが，特定の刺激（温熱刺激）や行動（就寝）は痛み強度を変化させる

一次痛：Aδニューロンによって生じる「速い痛み」（fast pain, sharp painともいう）．一過性の鋭い痛み（鋭利痛）を発生する．
二次痛：Cニューロンによって生じる「遅い痛み」（slow pain, dull painともいう）．持続的な鈍い痛み（鈍痛）を発生する．

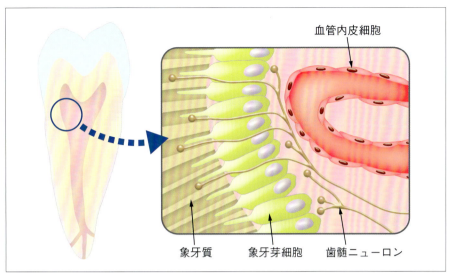

図7 象牙質直下歯髄の神経脈管系の模式図.
歯髄分布ニューロンは，冠部歯髄で豊富な分岐を示し，象牙芽細胞層近くで細かな神経叢（ラシュコフ神経叢）を形成する．象牙細管および象牙芽細胞近傍まで侵入し分布するのはAδニューロンである．血管も象牙芽細胞近傍まで接近する．

方で，Cニューロンによる歯髄痛はきわめて持続性である（**図6**，**表2・表4**）．したがって，象牙質痛に比べて，歯髄炎などに伴う歯髄痛は耐え難いものとなる．

●象牙質・歯髄痛覚──歯髄ニューロン分布パターン

歯髄CニューロンとAδニューロンの分布は異なる[3,4]（**図7**）．冠部歯髄に達した歯髄ニューロンは，象牙芽細胞下で密集し，ラシュコフの神経叢を形成する．歯髄痛と関わるCニューロンは，歯髄深部にとどまるか，あるいは象牙芽細胞直下に終止する（**図7**）．Aδニューロンの多くは100 μm（0.1 mm）の範囲内で象牙質（細管）中へ侵入し分布するか，象牙芽細胞突起近傍に終止する（**図7**）．したがって，Aδニューロンは速い一過性の象牙質痛を発生させ，Cニューロンは遅い持続性の歯髄痛を担う．

象牙質痛・象牙細管内溶液移動とAδニューロン

Aδニューロンは象牙質（細管）中に侵入し，一過性の鋭い痛みである「象牙質痛」に関与する．歯の切削あるいは歯質欠損（う窩・窩底・楔状欠損部）によって露出した象牙質表面への機械刺激，乾燥，浸透圧刺激，化学的刺激，摩擦熱，冷刺激（**図8**）は，象牙細管内溶液の内向き・外向き移動を起こす結果，象牙質痛が発生する[18,19]（**表5**）．したがって，象牙質痛の発生には，エナメル質欠損あるいは根部歯面セメント質欠損による象牙質露出と，その部位に対する刺激による象牙細管内液移動のすべての条件が必要である[*12,13]．

*12 アイスクリームは甘く冷たい．言い換えれば，冷却された高浸透圧溶液（ショ糖溶液）であり，強い象牙細管内溶液の外向き移動を起こす．冷水・甘味・酸味痛やエアブローによる痛みの存在は，エナメル質が欠損し，象牙質表面が露出し，象牙細管が解放されていることを示唆する臨床所見である[31~33]．

*13 生活歯の漂白を受けた患者の約60%に痛みが発生する[29]．過酸化水素製剤・過酸化尿素製剤はエナメル質から象牙質・歯髄に浸透し[30]，象牙細管内液の移動のみならず可逆性歯髄炎を誘発する結果，痛みを発生させる．刺激（漂白製剤）の除去と歯髄の安静が必要である．

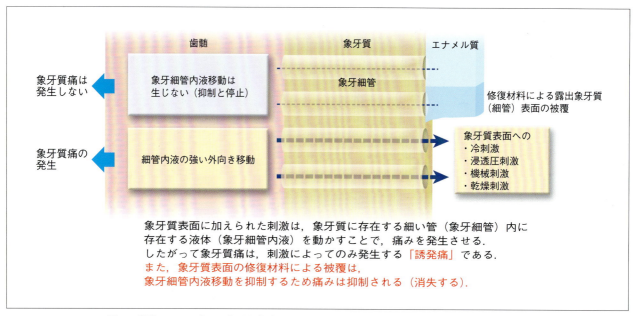

図8　刺激によって生じる象牙細管内容液移動と象牙質痛の発生メカニズム.

表5　象牙質痛の発生条件とその制御

発生条件	制御方策
象牙質の露出：エナメル質の欠損がある	・原因の除去：象牙質露出の原因の除去 ・露出部位の洗浄と刺激の除去
象牙細管内溶液移動を起こすための刺激がある： 　歯牙切削あるいは歯質欠損（う窩・窩洞・楔状欠損部）によって露出した象牙質表面への，①機械刺激，②乾燥，③浸透圧刺激，④化学的刺激，⑤冷刺激などがある．	・修復材料による象牙質表面（細管）の被覆（閉鎖）と刺激の遮断
象牙細管内溶液の移動がある： 　露出象牙質面に対する刺激は象牙細管内溶液移動を起こし，象牙質痛を発生させる．	・修復材料による象牙細管の閉鎖と細管内溶液移動の抑制

象牙質痛は，刺激によって生じる「誘発痛」である．したがって，修復材料による象牙質表面（細管）の被覆（閉鎖）と刺激の遮断を行い，細管内溶液移動を抑制することで，象牙質痛を抑制できる．

歯の切削に伴うスメアープラグは，象牙細管を閉鎖させるため象牙質痛の感度を下げるが，エッチングによるスメアー除去は，象牙細管を解放させるために，象牙質痛の閾値はより低くなる．象牙細管の開放（象牙質露出）は，歯髄が外界に露出している「微小」な露髄に他ならないことに注意してほしい．

● "Odontoblast hydrodynamic receptor theory"
　　――象牙芽細胞に発現する感覚受容センサータンパク質群
　象牙細管内溶液の移動（動水力学）は，象牙芽細胞のセンサータンパク質で検出され，歯髄Aδニューロンへ化学的に痛覚情報が伝達されて象牙質痛が発生すること

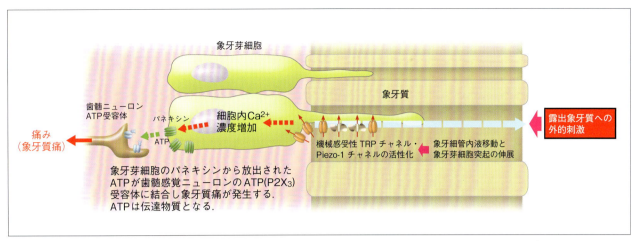

図9 新たに提唱される象牙質痛の発生メカニズム (odontoblast hydrodynamic receptor theory).
右から左へと現象が生じていく.

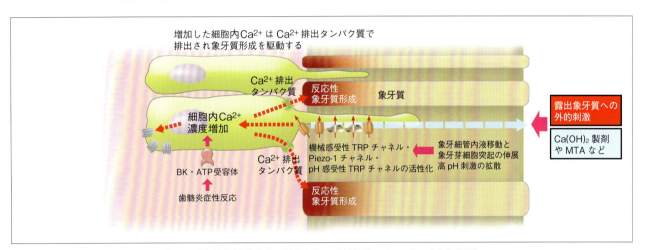

図10 反応性象牙質形成の想定される分子細胞メカニズム (本文参照).

が新たに示唆された (odontoblast hydrodynamic receptor theory)[20].

　象牙芽細胞は本質的には象牙質形成細胞であるが，温度感受性・機械感受性・浸透圧感受性 TRP チャネルのみならず機械感受性 Piezo チャネル（図5・図9・図10）が発現している[6,21~26]．露出象牙質表面への刺激は象牙細管内溶液を移動させ機械感受性 TRP チャネルと Piezo チャネルを活性化する[6,21~26]（図9）．これらチャネルの活性化は細胞内 Ca^{2+} 濃度増加を介して，アデノシン三リン酸（ATP）透過性チャネル（パネキシン）を活性化させ[20]，象牙芽細胞外に ATP を放出する．放出された ATP は，象牙芽細胞近傍に存在する歯髄ニューロンの ATP（$P2X_3$）受容体と結合する結果，歯髄 Aδ ニューロンによる象牙質痛が発生する（図9）．

硬組織疾患・歯髄炎症と反応性（第三・修復）象牙質形成

　象牙質への外的な侵害性刺激・歯髄炎症は，痛覚を発生させるのみならず，防御機転としての反応性（第三・修復）象牙質形成[*14]も誘発する[23,25~28]（図10）．露出象牙

*14 弱い象牙質刺激に伴う象牙芽細胞による第三象牙質形成を反応性象牙質形成，強い象牙質刺激に伴う象牙芽細胞死と新生象牙芽細胞分化による象牙質形成を修復象牙質形成とする．

質表面への刺激はTRPチャネルを活性化させる．加えて，歯髄障害によって遊離するATPやブラジキニンも象牙芽細胞の受容体に結合する．

いずれも，象牙芽細胞内へのCa^{2+}流入と細胞内Ca^{2+}濃度増加を誘発させる．流入したCa^{2+}は，Na^+-Ca^{2+}交換機構（NCX）と呼ばれるCa^{2+}－排出タンパク質によって象牙質形成部位に放出され，象牙質刺激・歯髄反応に伴う反応性（第三・修復）象牙質が形成される（図10）[*15]．したがって，象牙質痛・歯髄痛の発生は同時に反応性（第三・修復）象牙質形成を誘発するという，きわめて合目的な生体防御システムが存在している．

*15 象牙質・歯髄疾患制圧・硬組織再生医療の未来：ユージノールやグアヤコール，水酸化カルシウム製剤，MTAは，すべて象牙芽細胞のTRPチャネルに作用することで，鎮痛・硬組織形成作用をもたらすことが明らかになりつつある．近い将来，次世代の歯内療法薬として，象牙芽細胞の細胞膜タンパク質を標的とする歯内療法薬剤が開発されることを期待したい[31～33]．

●水酸化カルシウムやMTAは象牙芽細胞のTRPチャネルで感知され，反応性象牙質を形成する

一方で，露出象牙質面へのカルシウム含有アルカリ性刺激（水酸化カルシウム製剤やMTAなど）は，象牙芽細胞のアルカリ感受性TRPチャネル（TRPA1チャネル）を活性化させる（図10）[35]．その結果，細胞内にカルシウムイオンが増加する．細胞内に増加し余剰となったカルシウムイオンは同様にCa^{2+}－排出タンパク質（NCX）で象牙質石灰化前線に排出されることで，これら製剤（水酸化カルシウム製剤やMTAなど）による第三象牙質形成（反応性象牙質形成）が生じる（図10）．きわめて興味深いことに，象牙芽細胞のTRPA1チャネルの機能を停止させると，石灰化は停止する[*15]．

歯髄炎──神経原性炎症と神経ペプチド

皮膚や粘膜下の炎症では，腫脹は外方へと拡大し，膨らむ．歯髄は皮膚同様に軟組織（結合組織）であるが，象牙質という硬い組織に囲まれているため，腫脹によって

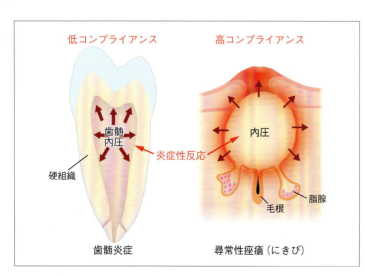

図11 歯髄は「低コンプライアンス」環境にある．
歯髄内血流増加は歯髄腔内容積の増加に働くが，硬組織に囲まれているため，「膨らむ」ことができない（低コンプライアンス）．したがって，歯髄内圧は増加し，歯髄ニューロンを刺激して，疼痛を発生させる．
一方，にきびは皮膚に生じるが，高コンプライアンスであり，膨らみやすい．

表6　歯髄における神経ペプチド

神経ペプチド	ニューロン	放出刺激	標的細胞と作用
サブスタンスP （SP）	歯髄感覚ニューロン	機械・温度・化学・電気刺激，炎症性ケミカルメディエーター（ブラジキニン・プロスタグランジン）	・「強い」血管拡張・血流量増加・血管透過性亢進作用，疼痛増強作用 ・免疫担当細胞の遊走増強作用 ・免疫「亢進」作用 ・細胞分化と象牙質の修復作用
カルシトニン遺伝子関連ペプチド （CGRP）	歯髄感覚ニューロン	機械・温度・化学・電気刺激，炎症性ケミカルメディエーター（ブラジキニン・プロスタグランジン）	・「強い」血管拡張・血流量増加・血管透過性亢進作用，疼痛増強作用 ・免疫「抑制」作用 ・細胞分化と象牙質の修復作用
ニューロキニンA （NKA）	歯髄感覚ニューロン	機械・温度・化学・電気刺激，炎症性ケミカルメディエーター（ブラジキニン・プロスタグランジン）	・「弱い」血管拡張・血流量増加・血管透過性亢進作用，疼痛作用 ・免疫担当細胞の遊走増強作用
血管作動性腸管ペプチド （VIP）	歯髄分布 副交感ニューロン	リポ多糖 サイトカイン類 就寝時など	・「弱い」血管拡張・血流量増加・血管透過性亢進作用 ・副交感神経優位時に血流を増加させる
ニューロペプチドY （NPY）	歯髄分布 交感ニューロン	精神的ストレス（緊張）など	・血管収縮・血流量低下・血管透過性低下作用 ・疼痛の抑制 ・歯科治療等による精神緊張で痛みの低減（疼痛強度の変化）

も膨らむことはできず，内部圧力（歯髄内圧）は増加する．これを「低コンプライアンス環境」という[1]（**図11**）．歯髄は一方，全身で最も神経分布の高い組織とされる．歯髄に対する刺激は，歯髄ニューロンを刺激し，血管の拡張と透過性亢進などさまざまな組織反応を誘発する神経ペプチド放出を引き起こす．これを神経原性炎症といい，歯髄炎は神経原性炎症の一種である[1]．

　歯髄の感覚CニューロンはサブスタンスP（P物質：SP），ニューロキニンA（NKA）やカルシトニン遺伝子関連ペプチド（CGRP）を，副交感神経は血管作動性腸管ペプチド（VIP）を神経ペプチドとして有している[1]（**表6**）．

*16　う蝕による細菌感染以外でも窩洞形成による発熱なども歯髄障害になり得る．

*17　副交感神経の優位状態（就寝時など）では，血管の拡張に伴い歯髄内血流は増加する．歯髄炎症時には，この血流増加が，歯髄腔内圧のさらなる増加をもたらす結果，特徴的な就寝時拍動性疼痛が生じる[31~33]．

　種々の象牙質刺激や感染により生じた歯髄障害は，細胞破壊を誘発する*16．細胞内にはアデノシン三リン酸（ATP）が豊富に存在しており，歯髄組織へATPが遊離する結果，歯髄ニューロンのATP（P2X$_3$）受容体を活性化させ，痛みが生じる（**図5・図12・図13**）．同時に，歯髄障害は炎症性化学仲介物質（ヒスタミン・ブラジキニン（BK），プロスタグランジン（PG））を生成し，血管拡張と透過性亢進により歯髄内に浮腫が生じ，歯髄内圧を増加させる（**図11・図15**）*17．歯髄内圧の増加に加えて，細菌由来リポ多糖や免疫応答で生成されるサイトカイン類は，副交感神経からVIPを放出させる．また，歯髄感覚ニューロンからサブスタンスP，ニューロキニンA，カルシトニン遺伝子関連ペプチドが放出され，さらに血管反応が増強する結

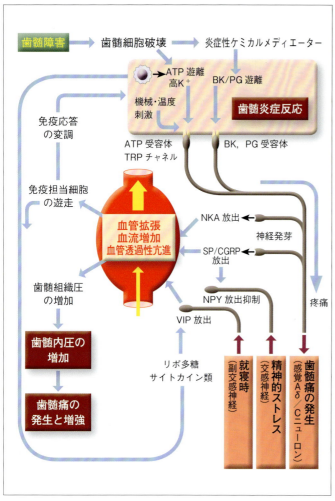

図12 歯髄の神経原性炎症のメカニズム．
中央は血管の模式図．血管は拡張している．略語は本文参照．

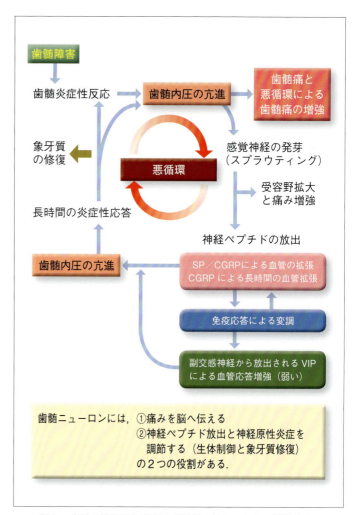

図13 歯髄の神経原性炎症は悪循環を起こすことで増悪する．

*18 抗生物質は，未治療の不可逆性歯髄炎に対して有意な痛みの軽減効果を持たない．歯髄の炎症の成り立ちを踏まえれば，象牙質・歯髄の感染に対する局所的な抗生物質投与療法に有意な治療成績が認められないことも理解できるだろう[31〜33]．

果，歯髄内圧はさらに増加し，耐えがたい持続的な自発痛としての歯髄痛が発現する．したがって，歯髄痛は，歯髄の神経原性炎症によって生じるのである[1]*18（図12・図13）．

一方，歯髄痛を担う歯髄ニューロンの活動電位（興奮）は，本来の活動電位伝導方向（中枢方向）へ向かって伝導するとともに，途中で分岐し，末梢方向（本来の伝導方向とは逆）へ向かって活動電位が伝導する．これを逆行性伝導に伴う軸索反射という（図12・図13）．

軸索反射は，歯髄ニューロンからさらにサブスタンスPやカルシトニン遺伝子関連ペプチドの放出を誘発し，神経原性炎症は悪循環を生じ増悪していく（図12・図13）．また，感覚ニューロンは新たに突起を伸ばし（発芽：sprouting，スプラウティング），神経ペプチドをさらに放出する．このような歯髄細胞・組織障害，炎症性血管応答，軸索反射に伴う炎症とその悪循環が生じることで，さらに強い歯髄痛をつくり出していく（図13〜図15）．

3．象牙質・歯髄複合体の痛みと神経原性炎症メカニズム　57

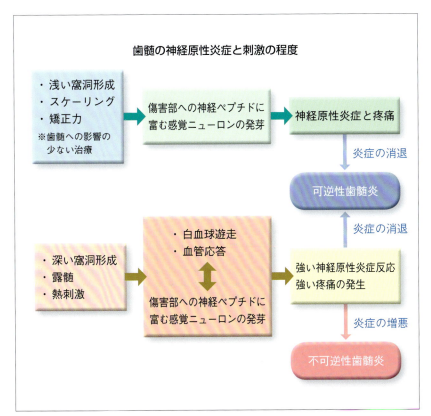

図14　歯髄の神経原性炎症とその程度．
必ずしも図のとおりとはならないことに注意．個体差なども当然存在する．

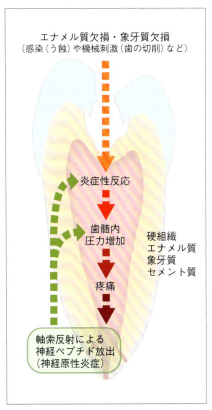

図15　歯髄の神経原性炎症．

●歯髄炎による痛み（歯髄痛）の変調

　歯髄炎では，温熱刺激を加えると痛みが増強する．これを温熱痛という．温熱刺激で歯髄血管反応（血管の拡張と透過性亢進）が促進され，歯髄内圧が増加するからである．逆に，歯髄炎の発生時に歯を冷やすと（冷たい水を口に含むなど）痛みは低減する．歯髄血管反応が抑制（血管の収縮と透過性の低下）され，歯髄内圧が低下するからである[19]．同様に，精神的緊張は交感神経の優位状態をつくり出し，血管を収縮させる．患者が来院時に，歯髄炎の痛み低減を訴えるのは，患者が診療に対して精神的緊張を抱いている証拠である[20]．

*19　患者が口に冷水を含むと痛みが軽減すると訴えることがあるが，それは歯髄炎において歯髄血管が冷水で収縮するからである．

*20　歯科医院に来ると歯髄炎の痛みが和らぐのは，患者の緊張により交感神経が優位になり，血管が収縮するからである．

*21　象牙質痛は象牙質の露出で生じる．「何かの刺激で歯が痛い」という訴えは，口腔内に必ず象牙質の露出部位があることを示唆する．

象牙質疾患・歯髄疾患・歯根膜疾患（歯周組織疾患）における痛覚の違い——臨床口腔生理学からチェアサイドへ（図16）

　最後に「歯の感覚からみた各疾患の鑑別」についてまとめる．
①象牙質痛は，エナメル質・セメント質の欠損で「露出した象牙質」に「刺激（冷水，エアー，探針擦過，甘味，酸味）」が加わると発生する「一時的（一定時間の経過で消退する）」な痛みである．う蝕等のエナメル質欠損・歯肉退縮によるセメント質欠損，充塡物の微小漏洩や象牙質知覚過敏症で生じる[21]．

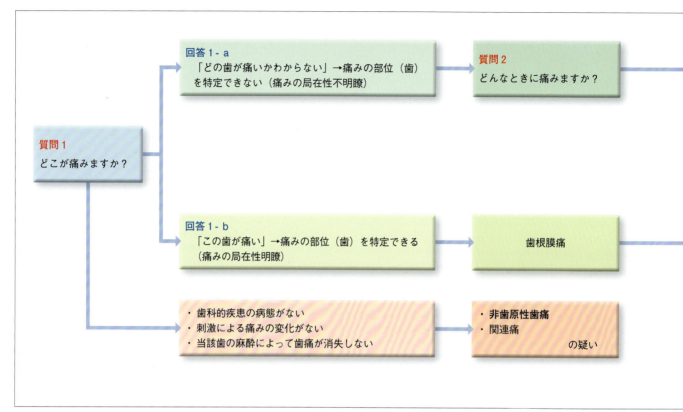

図16 歯の痛みを理解する臨床口腔生理学.

②歯髄痛は,「歯髄炎」によって発生し,「持続的」な痛み(「自発痛」)を特徴とする.
③歯根膜に生じた外傷(歯根膜炎・咬合性外傷)・炎症(辺縁性・根尖性歯周組織炎,あるいは全部性歯髄炎)で生じるのが歯根膜痛である.

＊

象牙質痛・歯髄痛・歯根膜痛の鑑別は,1)どこが,2)どんなときに,3)いつから痛いのか,どのようなときに変化するか……を問診することで評価できる(図16).フローチャートにおける鑑別のポイントは次のとおりである.

A:「どこが**痛みますか?**」という質問の回答から,象牙質・歯髄に起因する疾患と歯根膜に発生する疾患を区別できる.象牙質痛・歯髄痛を生じる疾患では痛みの局在性は不明瞭であるが,歯根膜痛を発生させる疾患では局在性が明瞭であるからである[*22].

B:「**どんなときに痛みますか?**」という質問から,象牙質痛とその他の自発痛を区別する.「冷たい(甘い・酸っぱい)もので歯が痛い」など,痛みの発生に刺激(誘発刺激と誘発痛)が伴うときは象牙質痛が生じている[*21].「何もしなくても歯が痛い」というのは「持続性の自発痛」を意味している.

C:「**いつから痛みますか?**」「数日前から」「昨晩から」など,時間経過を伴う回答から,持続性の自発痛の発生と経過がわかる.「持続的」な痛みとは刺激に関わら

*22 「痛みの局在性」とは,痛みの発生源(ありか)をいう.痛みの発生源を,自身で同定できるとき「局在性明瞭」という.「この歯が痛い」と痛みの生じている歯を特定することができるとき,「痛みの局在性明瞭」である.

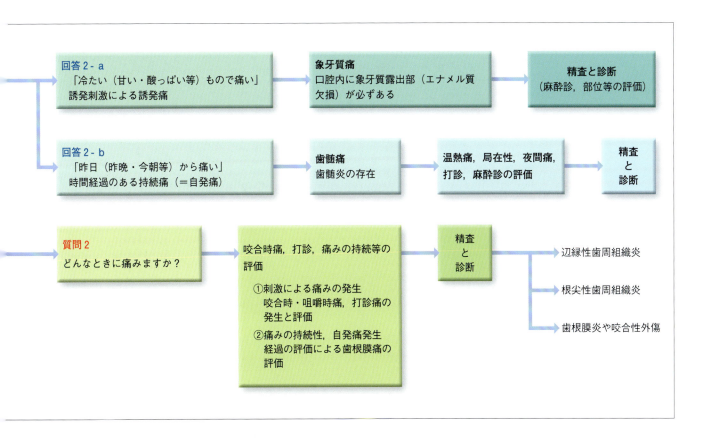

ない「自発痛」であることから，炎症が痛みの原因と考えられ，局在性不明瞭*22 なら歯髄炎が，明瞭なら歯根膜における炎症が疑われる．

D：「何かで痛みは強くなりますか？」という質問に対する回答から，歯髄炎の温熱痛，歯根膜炎症での咬合時痛を評価する．特に「夜間に痛い」と訴えるときは歯髄炎を疑う．

              *

もちろん，このフローチャートですべて診断が可能なわけではなく，エックス線検査，歯周ポケット検査等の精査のうえで診断をもたらすべきである．全部性歯髄炎では，局在性がよくなる（歯根膜痛の発生）こともあるし，急性単純性歯髄炎では，誘発痛と自発痛の両者が発生することがある．

参考文献

1) Caviedes-Bucheli J, Muñoz HR, Azuero-Holguín MM, Ulate E：Neuropeptides in dental pulp: the silent protagonists. J Endod, 34：773-788, 2008.
2) 福田謙一，一戸達也，金子 譲：歯科におけるしびれと痛みの臨床 歯科治療による神経損傷後の感覚神経障害―その対応とメカニズム．クインテッセンス出版，東京，2011．
3) Sessle BJ：The neurobiology of facial and dental pain: present knowledge, future directions. J Dent Res, 66 (5)：962-981, 1987.
4) Hildebrand C, Fried K, Tuisku F, Johansson CS：Teeth and tooth nerves. Prog Neurobiol, 45 (3)：165-222, 1998.
5) Byers MR, Närhi MV：Dental injury models: experimental tools for understanding neuroinflammatory interactions and polymodal nociceptor functions. Crit Rev Oral Biol Med, 10 (1)：4-39, 1999.
6) Magloire H, Maurin JC, Couble ML, Shibukawa Y, Tsumura M, Thivichon-Prince B, et al：Topical review. Dental pain and odontoblasts: facts and hypotheses. J Orofac Pain, 24 (4)：335-349, 2010.

7）澁川義幸：歯髄・象牙質感覚とは何か？―侵害受容感覚（痛覚）と口腔の機能. 日本歯科評論, 70（6）：127-136, 2010.

8）澁川義幸, 津村麻記, 市川秀樹, 佐藤正樹, 黒田英孝, 笠原正貴ほか：象牙質/歯髄複合体の侵害受容機構と象牙芽細胞機能. 日本歯科評論, 70（10）：103-114, 2010.

9）久保浩太郎, 別所央城, 田村洋平, 潮田高志, 加藤　隆, 澁川義幸：歯髄・象牙質感覚および口腔感覚の脳における情報処理―神経生理学から臨床歯科医学へ. 日本歯科評論, 70（11）：127-135, 2010.

10）岩田幸一, 篠田雅路, 片桐綾乃：侵害受容歯髄ニューロンと中枢機構―神経生理学的特性と痛み. 日本歯科評論, 70（9）：101-106, 2010.

11）Byers MR：Dental sensory receptors. Int Rev Neurobiol, 25：39-94, 1984.

12）若森　実, 近藤大佑, 荒木健太郎：痛覚（侵害受容）とは何か？　ユージノールはなぜ効くのか？―最近の分子薬理学から解き明かす. 日本歯科評論, 70（7）：135-142, 2010.

13）Belmonte C, Viana F：Molecular and cellular limits to somatosensory specificity. Mol Pain, 4：14, 2008.

14）Kubo K, Shibukawa Y, Shintani M, Suzuki T, Ichinohe T, Kaneko Y：Cortical representation area of human dental pulp. J Dent Res, 87（4）：358-362, 2008.

15）Abd-Elmeguid A, Yu DC：Dental pulp neurophysiology: part 1. Clinical and diagnostic implications. J Can Dent Assoc, 75（1）：55-59, 2009.

16）Abd-Elmeguid A, Yu DC：Dental pulp neurophysiology: part 2. Current diagnostic tests to assess pulp vitality. J Can Dent Assoc, 75（2）：139-143, 2009.

17）佐原資謹：侵害受容ニューロンと末梢機構―痛みは1つの独立した感覚か？. 日本歯科評論, 70（8）：127-133, 2010.

18）Charoenlarp P, Wanachantararak S, Vongsavan N, Matthews B：Pain and the rate of dentinal fluid flow produced by hydrostatic pressure stimulation of exposed dentine in man. Arch Oral Biol, 52（7）：625-631, 2007.

19）Lin M, Luo ZY, Bai BF, Xu F, Lu TJ：Fluid mechanics in dentinal microtubules provides mechanistic insights into the difference between hot and cold dental pain. PLoS ONE, 6（3）：e18068, 2011.

20）Shibukawa Y, Sato M, Tsumura M, Sobhan U, Shimada M, Nishiyama A, Kawaguchi A, Soya M, Kuroda H, Katakura A, Ichinohe T, Tazaki M：Odontoblasts as sensory receptors: Transient receptor potential channels, pannexin-1 and ionotropic ATP receptors mediate intercellular odontoblast-neuron signal transduction. Pflüger Archiv, 467（4）：843-863, 2015.

21）Okumura R, Shima K, Muramatsu T, Nakagawa K-I, Shimono M, Suzuki T, et al：The odontoblast as a sensory receptor cell? The expression of TRPV1 (VR-1) channels. Arch Histol Cytol, 68（4）：251-257, 2005.

22）Son AR, Yang YM, Hong JH, Lee SI, Shibukawa Y, Shin DM：Odontoblast TRP channels and thermo/mechanical transmission. J Dent Res, 88（11）：1014-1019, 2009.

23）Tsumura M, Sobhan U, Muramatsu T, Sato M, Ichikawa H, Sahara Y, et al：TRPV1-mediated calcium signal couples with cannabinoid receptors and sodium-calcium exchangers in rat odontoblasts. Cell Calcium, 52：124-136, 2012.

24）Ichikawa H, Kim H-J, Shuprisha A, Shikano T, Tsumura M, Shibukawa Y, et al：Voltage-dependent sodium channels and calcium-activated potassium channels in human odontoblasts *in vitro*. J Endod, 38：1355-1362, 2012.

25）Sato M, Sobhan U, Tsumura M, Kuroda H, Soya M, Masamura A, et al：Hypotonic-induced stretching of plasma membrane activates transient receptor potential vanilloid channels and sodium-calcium exchangers in mouse odontoblasts. J Endod, 39：779-787, 2013.

26）Tsumura M, Sobhan U, Sato M, Shimada M, Nishiyama A, Kawaguchi A, et al：Functional expression of TRPM8 and TRPA1 channels in rat odontoblasts. PLoS One, 8（12）：e82233, 2013.

27）Tsumura M, Okumura R, Tatsuyama S, Ichikawa H, Muramatsu T, Matsuda T, et al：Ca^{2+} extrusion via Na^+-Ca^{2+} exchangers in rat odontoblasts. J Endod, 36：668-674, 2010.

28）Shibukawa Y, Suzuki T：Ca^{2+} signaling mediated by IP3-dependent Ca^{2+} releasing and store-operated Ca^{2+} channels in rat odontoblasts. J Bone Miner Res, 18（1）：30-38, 2003.

29）Trushkowsky RD, Oquendo A：Treatment of dentin hypersensitivity. Dent Clin North Am, 55（3）：599-608, 2011.

30）Cooper JS, Bokmeyer TJ, Bowles WH：Penetration of the pulp chamber by carbamide peroxide bleaching agents. J Endod, 18：315-317, 1992.

31）澁川義幸：歯科医学の古きをたずねて新しきを知る―第1回：象牙質の痛み. 日本歯科評論, 73（1）：155-157, 2013.

32）佐藤正樹, 陽田みゆき, 津村麻記, Sobhan Ubaidus, 澁川義幸：歯科医学の古きをたずねて新しきを知る―第2回：歯内療法薬剤の作用機序. 日本歯科評論, 73（2）：149-151, 2013.

33）澁川義幸, 田﨑雅和：歯科医学の古きをたずねて新しきを知る―第3回：象牙質知覚過敏症. 日本歯科評論, 73（3）：143-145, 2013.

34）Virtanen AS, Huopaniemi T, Närhi MV, Pertovaara A, Wallgren K：The effect of temporal parameters on subjective sensations evoked by electrical tooth stimulation. Pain, 30（3）：361-371, 1987.

35）Kimura M, Sase T, Higashikawa A, Sato M, Sato T, Tazaki M, Shibukawa Y：High pH-sensitive TRPA1 activation in odontoblasts regulates mineralization. J Dent Res, 2016, *in press*.

4. 歯髄の病理
——治癒能力と治療に対する反応

村松　敬　MURAMATSU Takashi

歯髄の治癒能力

●歯髄の特殊性

歯髄の治癒能力を考える前に歯髄の特殊性を考える必要がある．

1つ目の特殊性としては，"歯髄は周囲を硬組織に囲まれた特殊な血管結合組織"ということである（図1）．これらは外界からの刺激を受けにくいという優れた面もあるが，その一方で，浮腫等の炎症性変化が起こったときには歯髄の許容量に限界があることを意味するので，"諸刃の剣"のような特殊性である．

2つ目の特殊性としては，"傍側循環路が乏しい"ということである．すなわち，歯髄に出入りする血管は根尖孔からのものがほとんどであり，わずかな小血管が側枝や副根管から供給されているが，他の組織と比較すると傍側循環路とはいいがたいほど量が少ない（図1）．

歯髄の1カ所に炎症が起こると，その際に生じた壊死組織や細胞，組織の残骸を"異物処理機転で排除することができない"ということになり，その壊死物質がさらなる炎症を引き起こし，また，さらなる壊死を生んでいく……という"負のスパイラル"が繰り返され，やがて歯髄は全部壊死に陥っていくことになる（図2）．

このため，一般的には歯髄は弱い組織と考えられがちであるが，切削やう蝕といった刺激に対して，歯髄はすぐに壊死してしまうものではない．これらは歯髄に高い治癒能力やダメージ回避機構が備わっていることに起因するものと考えられる．

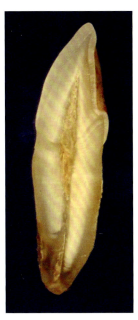

図1　歯髄は硬組織に囲まれており，外界からの刺激を受けにくいが，炎症時には許容量に限界がある．また，歯髄に出入する血管は根尖孔がほとんどである．

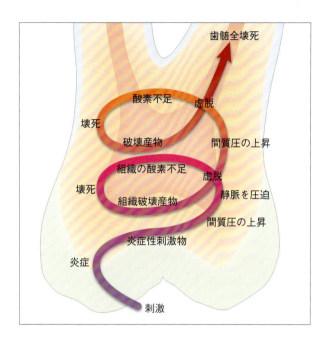
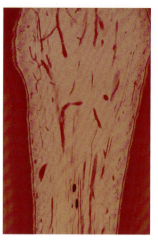

図2 歯髄の1カ所で炎症が起こると，スパイラルが繰り返され，やがて全部壊死に陥る．右図は初期の歯髄炎で，血管の拡張，充血がみられる．

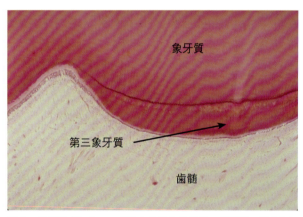
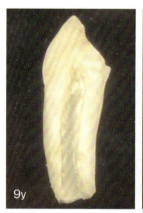
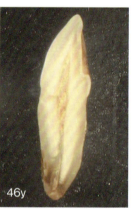

図3 窩洞形成によって刺激を受けた象牙質の歯髄面に形成された第三象牙質．

図4 加齢に伴う歯髄腔の大きさの変化．

●歯髄は硬組織を形成して身を守る？

　歯髄が象牙質や硬組織を形成しやすい性質は臨床的にも実感がある．たとえば，う蝕や切削等の刺激が加わった際には第三象牙質を形成したり（図3），高齢者の歯髄では歯髄腔の狭窄や象牙質粒がみられることがしばしばある（図4）．

　従来より病理組織学的に多くの検索がなされてきたが，これらは刺激を受けたことに対する一種のダメージ回避機構と考えられる．病理組織学的研究以外にも，これらの現象を裏付けるものとして，熱刺激（42℃，30分）を歯髄細胞に加えた際[1]や，Streptococcus mutans などの口腔内細菌の菌体成分を培養歯髄細胞で刺激すると，石灰化に関係するアルカリフォスファターゼ活性の上昇がみられる（図5）[2]．

　また，歯の移植を行った場合にも，移植後に歯髄腔が石灰化する現象が臨床的にみられるが（図6）[3]，低酸素刺激実験（通常，大気の20%くらいある酸素を2%にし

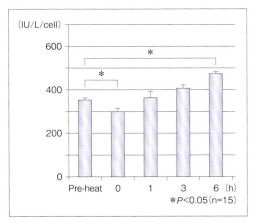

図5 熱刺激後のアルカリフォスファターゼ活性の検索．熱刺激後に上昇がみられる．

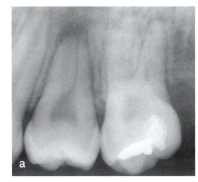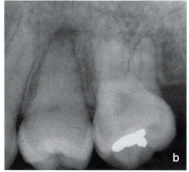

図6 移植後の歯髄腔の狭窄，石灰化は臨床的によくみられる（横浜市開業・林治幸先生のご厚意による）．a：術直後，b：1年2カ月後

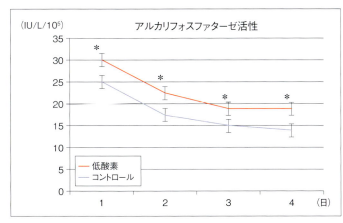

図7 低酸素刺激後のアルカリフォスファターゼ活性．低酸素環境では通常の酸素濃度で培養したときと比べてアルカリフォスファターゼ活性の上昇がみられる（文献[4]より）．

た実験）において，歯髄は低酸素環境ではアルカリフォスファターゼ活性が通常の状態より上昇することもわかっており（**図7**）[4]，種々の刺激が歯髄細胞の硬組織形成を促進していることが明らかとなってきている．

● **歯髄のダメージ回避能**

歯髄が種々の刺激に対して耐えられる機構として，硬組織を形成して身を守る以外にも，ストレスタンパクの発現や血管新生能，エネルギー温存機能などのダメージ回避機構が歯髄細胞に備わっている．

1．ストレスタンパクの発現

熱刺激を歯髄細胞に加えると，歯髄細胞は短時間でストレスタンパク[*1]であるヒートショックタンパク（HSP25やHSP70）を発現することから[1,5]，歯髄には熱刺激に対するダメージ回避システムが備わっていることがわかる（**図8**）．このタンパクの発現は低酸素刺激に対してもみられる．

*1 ストレスタンパク：細胞が種々のストレス条件下に置かれた際に発現して細胞を保護するタンパク．

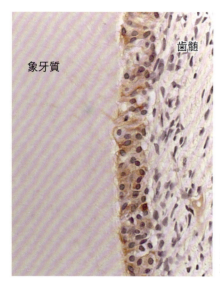

図8 歯髄でのヒートショックタンパク.
象牙芽細胞では常にヒートショックタンパクの1つである HSP25（茶色）が発現している.

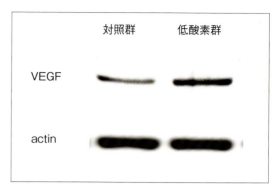

図9 低酸素刺激でのVEGF（血管内皮増殖因子）の発現.

2．血管新生能

局所麻酔中の血管収縮薬で歯髄の血流量は1/4程度にまで減少してしまうが[6]，臨床的に酸素不足や栄養不足になった環境であっても，日常の歯科臨床で歯髄が壊死に陥ることはない．低酸素環境は細胞にとって死活問題に関わることはいうまでもなく，歯髄細胞においても例外ではない．そのため，何とか生き延びようとしてさまざまな反応を起こしてくるが，その代表的なものとして低酸素誘導因子（hypoxia-inducible factor：HIF）が歯髄細胞で検索されている[4]．

HIFの発現によって影響を受けるものとして，血管内皮増殖因子（vascular endothelial growth factor：VEGF）がある．すなわち，低酸素状態が生じた場合，HIFを発現し，それにより血管を新生させ，何とか生き延びようとしていると考えられる（図9）．これらの発現により壊死に陥らず，何とか生き延びようとしていることがわかる．

3．エネルギー温存機能

近年，歯髄における AMP-activated kinase（AMPK）の発現が報告されている[7〜9]．AMPKは，細胞内のエネルギーバランスの変化を感じるセンサーであり，低血糖などの低栄養状況下で活性化される．これは，細胞内のエネルギーが欠乏し，AMP/ATPの比率が高まると活性化され，エネルギー浪費を遮断し，反対に産生経路の効率を高める方向に作用させ，全体のエネルギーバランスを調節する役割があることを示している．

また，AMPKは低酸素状態でも発現がみられる[8]．血管が収縮した状態において血流が1/4にまで減少するのであれば，その際は短時間であれ，低栄養の状態となることが推測される．特に，エネルギー産生に関与するグルコースが減少することは飢

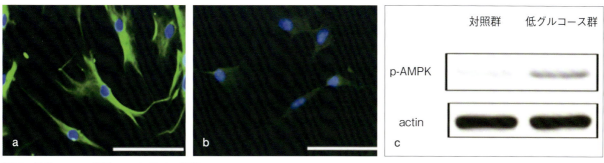

図10 低グルコース環境での AMPK の発現.
低グルコース群（a）では細胞質に AMPK（緑色）が局在しているが，通常の培養を行った対照群（b）ではみられない．細胞からタンパクを抽出して調べると対照群では発現がほとんどみられないのに対して，低グルコース群（実験群）では著明に発現している（c）.

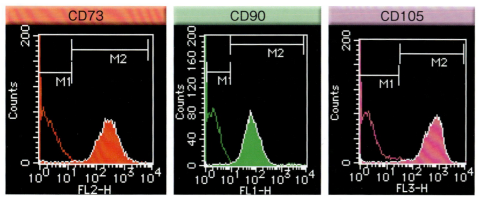

図11 培養歯髄細胞における間葉系幹細胞マーカーの発現.

餓状態に近い状態になるが，培養歯髄細胞では3時間以内に AMPK の上昇がみられ，一時的に低栄養状態を回避しようという働きがみられる（**図10**）．はたして，本当に AMPK が発現しないと細胞は危機的状態になるのだろうか．AMPK を強制的に抑制させて調べたところ，細胞活性が低下したことより，AMPK がダメージを回避していると考えられる[9]．

●歯髄には幹細胞が存在する

歯髄細胞には多くの間葉系幹細胞が含まれている．これまでにもヒト乳歯や第三大臼歯から幹細胞が分離され，それぞれ SHED, DPSC と呼ばれてきた．これらの細胞は培養条件を整えると，骨や軟骨や脂肪に分化する．

間葉系幹細胞のマーカーの1つである CD90 は，冠部歯髄において象牙芽細胞直下に多く発現がみられる[10]．また，培養した歯髄細胞の多くは間葉系幹細胞の表面マーカーである CD73, CD90, CD105 に陽性を示し（**図11**），少数ではあるが STRO-1 という間葉系幹細胞のマーカーを発現する細胞も存在しており，低酸素時に増えることも知られている．

以前から歯髄組織中に存在する「未分化間葉細胞」と呼ばれていた細胞は，現代風に捉えれば「歯髄幹細胞」となるのかもしれない．

直接覆髄の治癒機転

　直接覆髄は，う蝕除去後の窩洞形成や外傷によって偶発的な露髄（2mm以内）が生じ，まだ歯髄に感染が生じていない場合，すなわち非感染性の露髄の場合において，露髄面に薬剤を貼付して外来刺激を遮断するとともに，薬剤の作用により露髄部に第三象牙質（デンティンブリッジ）を形成させ（図12），歯髄の創傷治癒を図る治療法である．歯髄の生活力が旺盛な若年者の歯や根未完成歯に対して行うことが好ましいとされる．薬剤としては水酸化カルシウム製剤がよく用いられる（図13）．

　基本的な治癒経過は生活断髄法と同じである．すなわち，水酸化カルシウム製剤と接した露髄面表層歯髄は壊死に陥るが，やがて壊死部と生活歯髄との間に分画線が形成され，この層にカルシウムが沈着する．その下面に線維性基質や未分化間葉細胞から分化した象牙芽細胞が出現，配列し，新たに明瞭な細管構造を有しない骨様象牙質の形成を開始する．骨様象牙質の下に新生象牙芽細胞が配列し，デンティンブリッジの形を形成する（図14）．1カ月後にはデンティンブリッジの形成がエックス線写真で観察可能となる[11]．

　新生象牙芽細胞はどこから来るのかをオートラジオグラフィー[*2]を用いて調べた研究では，術後2日目に歯髄細胞と血管周囲の細胞や未分化間葉細胞が高くラベル[*3]され，デンティンブリッジが形成されると直下の象牙芽細胞が多くラベルされていたことが報告されている（図15）[11]．このことから，歯髄細胞が脱分化して未分化間葉細胞となり，これが象牙芽細胞に分化するということになる（図16）．さらに，近年の研究では，血管内皮細胞が間葉系幹細胞に分化できる（endothelial-mesenchymal transition）ことも明らかとなったため[12]，血管周囲のラベルされた細胞も間葉系幹細胞に脱分化して，その後，象牙芽細胞に分化して象牙質を形成した可能性も考えられ

＊2　オートラジオグラフィー：放射性同位元素により分裂・増殖している細胞を標識する方法．

＊3　ラベル：分裂・増殖していることを示す．

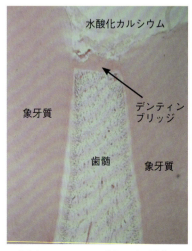

図12　デンティンブリッジの形成．

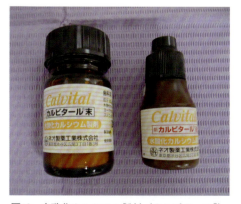

図13　水酸化カルシウム製剤（カルビタール®）．

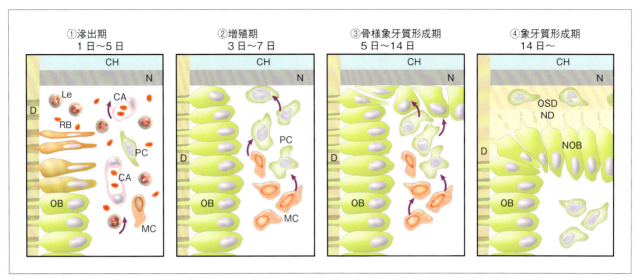

図14　デンティンブリッジの形成過程.
CH：水酸化カルシウム，N：壊死層，Le：白血球，RB：赤血球，D：象牙質，OB：象牙芽細胞，PC：歯随細胞，MC：未分化間葉細胞，CA：毛細血管，OSD：骨様象牙質，ND：新生象牙質，NOB：新生象牙芽細胞

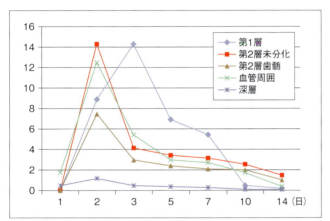

図15　オートラジオグラフィーによる増殖細胞の検索.

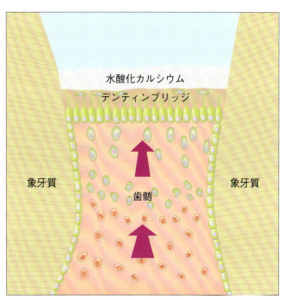

図16　歯髄細胞から象牙芽細胞に分化して，デンティンブリッジを形成していく.

る．したがって，貼薬したカルシウム製剤がデンティンブリッジに取り込まれるわけではない．

　これらの変化は非感染性歯髄ということが大前提である．このことを明らかにしたのがKakehashiらの研究[13]で，普通飼育ラットの歯髄を露髄させ，創面に何も被覆しないで放置しておくと全例が歯髄壊死もしくは歯根膿瘍を形成したが，無菌飼育ラットでは露髄歯髄に炎症はみられず，術後2週間でデンティンブリッジが形成された，という研究である．

　また，Tsujiら[14]も無菌ラットを用いた実験を行い，臼歯を一部だけ露髄させ，切

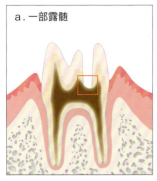
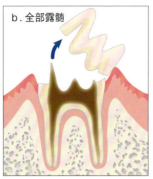

図17 無菌ラットの露髄実験（一部，全部）．
a．一部露髄：無菌ラットの臼歯を一部だけ滅菌バーを用いて露髄させ，切断面はそのままにし，滅菌ミルクのみで飼育した．
b．全部露髄：一部露髄実験と同様に歯冠部硬組織を全部除去し，滅菌ミルクのみで飼育した．

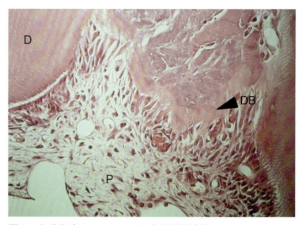

図18 無菌飼育ラットにおける象牙質形成能．
一部露髄群では5日後にデンティンブリッジ（矢尻）が形成された．

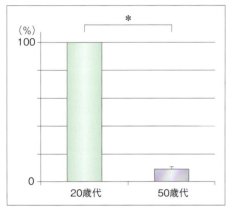

図19 年齢によるオステオカルシンの発現の差．
ヒト歯髄の骨基質タンパクの発現量が20歳代に比べて50歳代では1/10までに減少している．

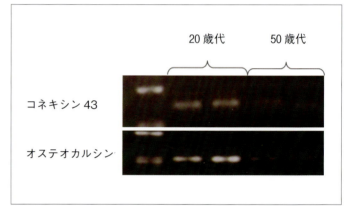

図20 年齢変化により骨形成に関係する遺伝子の発現が減少する．

断面はそのままにし，滅菌ミルクのみで飼育したところ，術後3日で象牙芽細胞が新たに形成され，術後5日ではデンティンブリッジの形成を観察することができたが，歯冠を除去する全部露髄例では骨組織が形成されたものの，細管を有する象牙質の形成はみられなかったと報告している（**図17・図18**）．歯髄細胞から象牙芽細胞へ分化するためには，象牙質基質やその中にある誘導因子，さらには微小環境が必要になると思われる．

これらの研究より，ラット歯髄自体には完全な治癒能力が備わっており，非感染歯髄であればデンティンブリッジの形成は期待できる．しかしながら，実際の臨床においては年齢という要素も加わることを忘れてはいけない．Muramatsuらの研究では，50歳代のヒト歯髄では細胞間結合組織の1つである硬組織形成に関係するギャップ結合構成タンパクであるコネキシン43と非コラーゲン性骨タンパクであるオステオカルシンの発現が，20歳代の約1/10に減少しており（**図19・図20**）[15, 16]，臨床的に年齢が高くなると生活断髄法でデンティンブリッジの形成はあまり期待できないことを裏付けている．

歯髄を根尖で切断するとどうなるか？

　抜髄は歯髄腔内の歯髄組織を除去するものであるが，厳密にどこで切断するかについては，臨床現場では，電気的根管長測定器とエックス線写真を参考に決定することが多い．実際には高位（歯冠側に近い側）で切断されていたり，根尖孔を越えて切断される場合もある．ここでは，抜髄の切断部位が異なった場合の治癒過程について述べる．

●抜髄が高位であった場合

　切断位置にもよるが，抜髄が高位であった場合，歯髄腔の閉鎖はデンティンブリッジによって行われる．これは生活断髄法や直接覆髄と同様の機転であるが，形成されるデンティンブリッジの量や程度は異なっている．すなわち，象牙芽細胞層の幅（厚さ）は歯髄腔の部位によって異なり，髄角部では3～4列，中央部では5～8列であるのに対し，根尖部では1～2列になっており，根尖部の細胞は扁平ないし平坦化しており，機能的にも活動性は低いと推測される（図21）．また，根部歯髄は細胞数も少なく，未分化間葉細胞も同様に少ないと考えられる．

　したがって，根尖部付近にわずかに存在する象牙芽細胞や歯髄細胞から通常の生活断髄法でつくられるようなデンティンブリッジが本当に形成されるかは，議論の余地がある．また，成人の根尖部は神経や血管の通り道で，象牙芽細胞が存在しない部位もあり，わずかな歯髄細胞や未分化間葉細胞が存在するに過ぎないことからも，デンティンブリッジを形成するには困難な状況にあると考えられる（図22）．

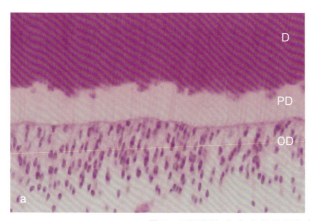 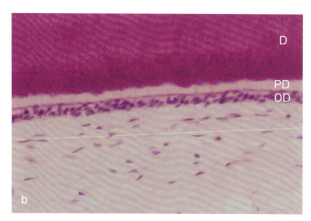

図21　冠部歯髄（a）と根部歯髄（b）．
根部では象牙芽細胞の扁平化がみられ，また細胞数も少なく，活動性は低い．
D：象牙質，PD：象牙前質，OD：象牙芽細胞

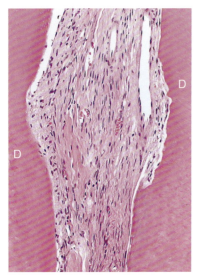
図22 根尖孔付近の組織の縦断像. 象牙質（D）に接した根尖組織では象牙芽細胞が消失している.

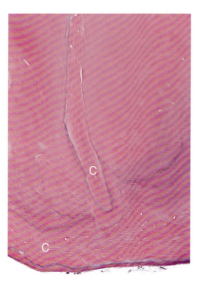
図23 セメント質（C）により根尖孔から根尖部根管に閉鎖がみられた例.

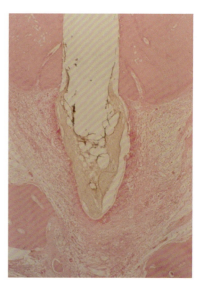
図24 過剰根管充塡後にみられた被包.

●抜髄がセメント象牙境で行われた場合

　抜髄がセメント象牙境で行われた場合，線維性瘢痕治癒が起こるか，セメント質の添加によって根尖孔が閉鎖され，骨性瘢痕治癒が起こる（図23）.

　前者は根尖孔が比較的大きい場合にみられ，切断された根管内根尖組織や根尖孔周囲の歯根膜から肉芽組織が形成され，ついで炎症の消退とともに線維芽細胞が優位となり，瘢痕組織を形成する.

　一方，後者は根尖孔の大きさが著しく拡大されていない場合の治癒様式で，周囲のセメント芽細胞がセメント質を形成して根尖孔を閉鎖する.

●抜髄時に器具が根尖孔を越えた場合

　抜髄時に器具が根尖孔を越えた場合は，根尖孔が大きく破壊されているか否かによって，治癒と大きく関係してくる.

　どちらの場合も根尖組織に創傷が生じるが，根尖孔が大きく破壊されていない場合には，根尖組織の創傷周囲から肉芽組織が増生し，感染がなく適切な根管充塡が施されれば，瘢痕組織で塡塞されるかセメント質で閉鎖される. しかし，根尖孔が大きく破壊されてしまった場合，根管内物質や切削硬組織が根尖孔から押し出されたり，根管充塡材や根管シーラーが根尖孔外に突出してしまうと，根尖部では異物処理機転が働くことになる. 感染がなければガッタパーチャポイントは線維性組織で被包される（図24）が，ガッタパーチャポイントの滅菌や消毒がなされていないと，予後不良となることがある.

深部う蝕と歯髄腔の感染と感染根管の境界

う蝕が深部まで及んでしまうと，やがて歯髄腔内にまで感染が及び，歯髄炎になる．一般的には，う蝕が深部にまで及んでいたり，露髄しているが，歯髄に生活反応がみられる場合には歯髄炎が生じていると考え，抜髄が適応となる．この際には，根管自体は感染していないと考えて処置にあたる．

しかしながら，う蝕が進行し，歯髄腔と交通しており，歯髄に生活反応がみられない場合には，細菌は根管歯質にまで入り込んでいると考え，感染根管処置を行うことになる．これは後述する歯髄炎の場合と同様で，臨床診断と病理組織学的診断は完全に一致しているわけではない．

歯髄の病理診断と臨床診断の関連性

以前から歯髄疾患についてさまざまな分類がされてきた．その基準としては，①病理組織学的所見，②臨床所見，③原因が主なものであるが，病理組織学的分類は抜去歯を詳細に検索した組織所見が中心となった分類であり，臨床分類は急性，慢性といった症状に肉眼所見（閉鎖性，潰瘍性など）を加えたものである．結果として，病理組織学的分類と臨床的分類が用いられることが多い．

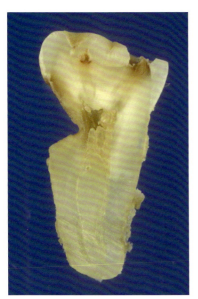

図25 抜去された第三大臼歯．
急性化膿性歯髄炎の症状が出ていた．う窩が歯髄腔に近接しており，歯髄内には膿瘍のため空洞化したと思われる部分がみられる．標本を作製できれば，臨床所見と病理組織学的所見が一致するか否かが検討できるが，実際にはできない．

多くの歯科医師は学生時代に病理学や歯内療法学の講義において，歯髄の臨床症状と病理組織所見があたかも一致しているように教わってきたのではないだろうか．しかし，臨床所見と病理組織学的所見が一致することは実際には少ない．たとえば，「歯髄充血」と「急性単純性歯髄炎」では臨床症状と病理組織所見に完全一致があるとは考えにくい（抜歯して標本を作製することができないので仕方がない）（図25）．臨床所見（肉眼的な）と病理組織学的所見が比較的一致しているのは，慢性潰瘍性歯髄炎や慢性増殖性歯髄炎くらいである（図26）．

また，今日までに臨床症状から病理組織所見を特定する方法はないため，症状に基づいた臨床的分類が広く用いられている．診断に基づく治療方針が明確になるため，歯髄保存が可能か否かで可逆性歯髄炎と不可逆性歯髄炎に分類することもあるが，この分類では移行期にある疾患を適切に鑑別できるかどうかの判断が問題である，といわれている．詳しくは，「5．歯髄の検査法」および「6．歯髄の診断」の項を参照されたい．

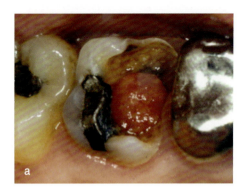
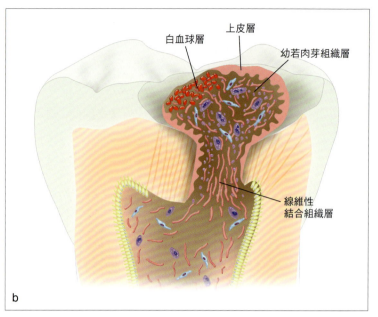

図26 慢性増殖性歯髄炎.
a：う窩に鮮紅色を呈した歯髄ポリープがみられる.
b：病理組織学的には歯髄が外側に向かってポリープ上に増殖している．ポリープの表層には上皮による被覆がみられることがある．

参考文献

1) Amano T, Muramatsu T, Amemiya K, Kubo K, Shimono M：Response of rat pulp cells to heat stress *in vitro*. J Dent Res, 85：432-435, 2006.
2) Abe S, Imaizumi M, Mikami Y, Wada Y, Tsuchiya S, Irie S, Suzuki S, Satomura K, Ishihara K, Honda MJ：Oral bacterial extracts facilitate early osteogenic/dentinogenic differentiation in human dental pulp-derived cells. Oral Surg Oral Med Oral Pathol Oral Radiol Endod, 109：149-154, 2010.
3) 林 治幸，村松 敬：包括的歯科治療のなかでどう生かす？．歯牙移動による歯周組織再生療法．砂書房，東京，2009.
4) Amemiya K, Kaneko Y, Muramatsu T, Shimono M, Inoue T：Pulp cell responses during hypoxia and reoxygenation *in vitro*. Eur J Oral Sci, 111：332-338, 2003.
5) Lee MW, Muramatsu T, Uekusa T, Lee JH, Shimono M：Heat stress induces alkaline phosphatase activity and heat shock protein25 expression in cultured pulp cells. Int Endod J, 41：158-162, 2008.
6) Kim S, Edwall L, Trowbridge H, Chien S：Effects of local anesthetics on pulpal blood flow in dogs. J Dent Res, 63：650-652, 1984.
7) Fukuyama Y, Ohta K, Okoshi R, Kizaki H, Nakagawa K：Hydrogen peroxide induces expression and activation of AMP-activated protein kinase in a dental pulp cell line. Int Endod J, 41：197-203, 2008.
8) Fukuyama Y, Ohta K, Okoshi R, Suehara M, Kizaki H, Nakagawa K：Hypoxia induces expression and activation of AMPK in rat dental pulp cells. J Dent Res, 86：903-907, 2007.
9) Muramatsu T, Yuasa K, Ebihara K, Shibukawa Y, Ohta K, Furusawa M, Shimono M：Glucose-free conditions induce the expression of AMPK in dental pulp cells. Arch Oral Biol, 58：1603-1608, 2013.
10) Hosoya A, Hiraga T, Ninomiya T, Yukita A, Yoshiba K, Yoshiba N, Takahashi M, Ito S, Nakamura H：Thy-1-positive cells in the subodontoblastic layer possess high potential to differentiate into hard tissue-forming cells. Histochem Cell Biol, 137：733-742, 2012.
11) 陳肇華：生活歯髄切断後，歯髄の創傷治癒に関する実験的研究―特に3H-thymidine autoradiographyによる検索．歯科学報，78：287-309，1978.
12) Medici D, Shore EM, Lounev VY, Kaplan FS, Kalluri R, Olsen BR：Conversion of vascular endothelial cells into multipotent stem-like cells. Nat Med, 16：1400-1406, 2010.
13) Kakehashi S, Stanley HR, Fitzgerald RJ：The effects of surgical exposures of dental pulps in germfree and conventional laboratory rats. Oral Surg Oral Med Oral Pathol, 20：340-349, 1965.
14) Tsuji T, Takei K, Inoue T, Shimono M, Yamamura T：An experimental study on wound healing of surgically exposed dental pulps in germ-free rats. Bull Tokyo Dent Coll, 28：35-38, 1987.
15) Muramatsu T, Hamano H, Ogami K, Ohta K, Inoue T, Shimono M：Reduction of connexin 43 expression in aged human dental pulp. Int Endod J, 37：814-818, 2004.
16) Muramatsu T, Hamano H, Ogami K, Ohta K, Inoue T, Shimono M：Reduction of osteocalcin expression in aged human dental pulp. Int Endod J, 38：817-821, 2005.

5. 歯髄の検査法

五十嵐 勝 *IGARASHI Masaru* 　　北島佳代子 *KITAJIMA Kayoko*
新井恭子 *ARAI Kyoko*

病態把握のための情報収集

　歯髄はエナメル質と象牙質という硬組織に囲まれ，直視できないため，歯髄の状態を直接観察することはできない．組織に理化学的あるいは細菌的刺激が加わると，防御反応として炎症が起き，充血や鬱血による局所の発赤，血管壁からの血液成分の漏出による腫脹，化学反応による発熱が起こり，疼痛と機能障害が生じる．歯髄診断を正確に行うには，患者自身の訴えである主観的症状と，術者が検査を通して得る客観的症状とを総合して診断する必要がある．

　本項では，客観的症状（objective symptoms）を得るために行う歯髄検査[1～4]について解説する．原理を理解して歯髄検査を行うことは，病態や病状変化を把握するうえで重要である．必要となる検査は，主観的症状（subjective symptoms）に応じて選択され，歯髄診断の後，治療方針が決定される．

歯髄の検査

　患者の主観的症状を問診で収集した後，視診から検査を開始する．さらに拡大鏡やマイクロスコープを併用し直視と鏡視を行い，触診では探針などの器具や指頭での触知を行う．特に歯髄電気診（電気歯髄診）や温度診での生活試験は重要で，インピーダンス測定では露髄の有無を電気抵抗値で客観的に判定できる．複数枚のエックス線写真からは3次元的な解析も行うことができ，その他，必要に応じて麻酔診，咬合のチェック，嗅診や化学診などを行う（**表1**）．

問診（inquiry）

　まず，患者の「主訴」と，患者が訴える「自覚症状」を確認する．原因歯を特定で

表1　歯髄の検査
●問診
●歯髄検査
・視診（直視と鏡視，透照診，マイクロスコープ観察）
・触診（手指，器具，打診，歯の動揺度，歯周ポケット）
・生活試験（歯髄電気診，温度診，切削診，歯髄の生活力）
・インピーダンス測定検査
・エックス線検査（デンタルエックス線，CBCT）
・麻酔診
・咬合検査
・嗅診
・化学診

表2　歯髄に関する疼痛の問診	
期　　間	：いつから
誘発原因	：冷熱，温熱，甘味，酸味
時　　間	：常時，断続的，一瞬，数十秒持続
性　　状	：鋭い，鈍い，拍動性，牽引性，電撃性
経　　過	：消失，増悪
	鎮痛剤の服用の有無
	過去に受けた処置の内容，時期，経過等
そ の 他	

きるか，いつから自覚しているか，突然起きたか，徐々に起きたかなど，経過を聴取することが大切である．疼痛は患者にしかわからないため，その程度を0から100までのスケール（visual analog scale：VAS）上で，どの程度かを示してもらうことも，後に経過を判定するうえで重要となる．

疼痛の発現については，誘発原因が冷熱，温熱，甘味，酸味なのか，自発的に生じるのかが大切である．そして，常時なのか，断続的なのか，一瞬なのか，時折なのか，あるいは痛みの性状が鋭いか，鈍いか，拍動性，索引性，電撃性かも重要である．痛みがどのようなときに消失するかや増悪するかも，病態の診断に欠かすことはできない．咀嚼時や喰いしばり時の疼痛の有無，周囲歯肉の状態，横になったときの痛みの変化も特徴的な所見となる．その他にも，既往歴，口腔衛生状態や習癖などを問診で聞き取ったうえで，妥当性のある必要な客観的検査を選択する（**表2**）．

歯髄検査（pulp test）

●視診（inspection）

視診では，顔貌全体の観察から，徐々に患歯周囲に移っていく．まずは裸眼で行い，次にルーペ，マイクロスコープを用いていく．患部を照明で照らし，明るい環境で鏡視することが情報収集に重要となるが，透照診ではあえて照明を落とし，暗視野で光の透過性を観察することもある．

1．何を視るか？

部位，形，大きさ，範囲，色，つやなどを観察する．いずれも初診時に限らず，診療日ごとに観察と記録を行い，先回からどのように変化したかを経時的に把握することが病態の診断につながる．デジタル画像撮影を行うことにより，視診の結果を静止画や動画で，ただちに患者に提示することもできる．

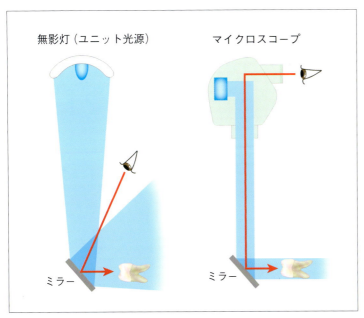

図1 鏡視における光軸と視軸の関係.

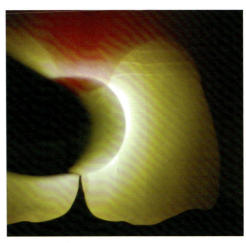

図2 上顎前歯の透照診時所見.
運動中の衝突により上顎前歯を強打した外傷の既往がある．受傷時には自覚症状はなかったが，半年後から軽度の冷水痛を自覚するようになった．

2．術式

①直視と鏡視

口腔内には，直視可能な面と，鏡視でしか視ることのできない面とがある．歯科用ユニットのライトで照らすことのできる面が直視可能面である．それ以外は，無影灯の照明をミラーに向け，その光を患部に反射させて観察する（図1）．ミラーで反射した光で患部を照らしながら観察する技術のマスターは，ルーペやマイクロスコープを活用して治療するための基本的スキルであり，鏡視の第一歩でもある．

②透照診（transillumination test）

前歯の唇側面の観察では，光を唇側表面に直接当てて観察するのに対し，舌側面では，光軸を患歯から外し，ミラーで光を反射させて舌側面を照らして観察する．そのとき，唇側面では，舌側からの光が透過光として観察できる．透照診には，ミラーでの反射光，専用のトランスイルミネーター，切削用ハンドピースの照明などが用いられる．

【照明装置】光源にハロゲンライトやLEDライトを用い，レンズで集光した強力な光で局所を照明する（図2）．切削用ハンドピースを光源として利用することも可能で，マイクロスコープを併用すれば，口腔内の全域において観察が可能となる．

【臨床的意義】歯や患者に苦痛をかけずに多くの情報を得ることができる．歯の亀裂は，破折に移行する前に発見されれば予防で済むが，いったん破折が生じると，治療やその後の進行抑制は困難となるため，疾患の早期発見の意義は高い．痛みの原因が明らかでない場合も，時間をかけて精査すると亀裂が発見できる（図3-a・b，表3）．

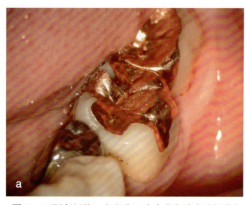 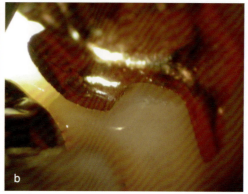

図3 下顎左側第一大臼歯の冷水痛と咬合時鋭痛を訴える症例．
6の咬合面にOBLD窩洞のゴールドアンレーが装着されており，辺縁の適合性に問題はない（a）．透照診時にマイクロスコープ観察を併用すると，近心辺縁隆線中央部に明かなエナメル質亀裂を確認することができた（b）．しかし，亀裂の深さや歯髄腔との関係は診断できない．

表3 透照診ではどのように見えるのか？

① 亀裂線や破折線では，光の屈折で暗いラインが現れる．
② コンポジットレジン修復歯でも，屈折率の違いで修復物の外形を判別できる．
③ 隣接面う蝕では，光が散乱し暗く観察される．
④ 歯肉縁下歯石の沈着部位は，遊離歯肉が黒く観察される．
⑤ 根管の発見には，唇頬側あるいは舌側の歯肉から歯根に向けて光を照射すると，根管が黒い点状に現れてくる．
⑥ 根管治療既処置歯や失活歯では，歯が黒ずんで観察される．

③マイクロスコープ（実体顕微鏡）観察（microscopic observation）

マイクロスコープは，保存分野に限らず，補綴，口腔外科，小児，矯正，予防と広く用いられる．初期の二次う蝕や充填修復物の辺縁破折などが観察できる．歯肉を軽圧のエアーで排除しながら観察すると，歯肉溝内の異常もわかる．さらに治療中に併用することで，正確で的確な治療が可能となる（図4）．

【原理】接眼レンズと対物レンズがそれぞれ双眼であることから，視野中に観察される像を立体視することができる．光軸と観察視野軸が平行なため，影が生じにくく明視野を得ることができる．狭く深い部位にも光が届くため，根管内も明示することができ，破折線の走行や根管の解剖形態を確認することができる．検査の記録が残せることも利点であり，急速に普及が進んでいる．

● 触診（palpation）

1．手指による触診

主に口腔粘膜，根尖部歯肉，リンパ節を直接触れ，その状態を検査する．指先で触れたり，軽く押したり，その感触で腫脹の有無，硬さ，範囲，形状，圧痛の有無などを調べる．

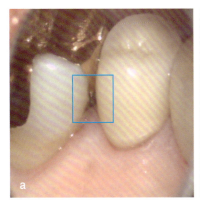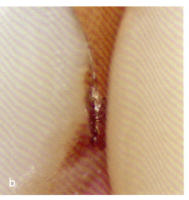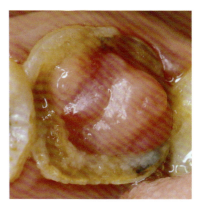

図4 2級インレーの二次う蝕（b：拡大像）．
近心側室のマージン部に二次う蝕による着色と実質欠損がみられる．

図5 歯髄ポリープ所見（15歳，女子）．
6⏌にみられた歯髄ポリープ．

片手，あるいは両手（双手診）で行い，根尖部の触診には双手診を用いる．垂直双手診は患歯を唇（頰）舌側から挟んで歯槽骨内部の状態を調べ，水平双手診では唇（頰）側あるいは舌側のどちらかに2本の指を置き，波動の有無等を検査する．

まずは対象となる対側の同名歯の健全部位を触診し，その後，患歯を触診する．左右両側を行うことで，解剖学的形態のわずかな差異や腫脹などがある場合に，それが炎症性や腫瘍性のものかを判断することができる．

歯内療法では，根尖部の触診が特に重要で，疼痛がある場合は根尖部の炎症を示すことが多く，炎症がどの程度波及しているかを診査することができる．また，頸部，オトガイ部，顎下部リンパ節の触診も重要で，両側を双手診で行う．歯髄炎ではリンパ節を触知しないが，根尖性歯周炎では慢性炎で硬結があり，急性炎では軟らかく圧痛を認める．

触診で異常を認めない場合でも疾患がないとは限らず，反対にフェネストレーション（開窓）がある部位やオトガイ孔部などを触診した場合は病的でなくても違和感があるため，判断には注意が必要である．

2．器具による触診

主に歯質と露髄面の状態を探針，エキスカベーター，デンタルフロスなどを用いて検査する．

歯質の触診は，う蝕の性状と進行度，摩耗，破折，修復物の状態を検査する．象牙質知覚過敏症の部位や露出象牙質を擦過すると，一過性疼痛を認める．う窩の軟化象牙質が多い場合には，不顕性露髄がないかを確認でき，化膿性歯髄炎では，軟化象牙質を除去した瞬間，排膿がみられ，続いて出血に変わる．

また，露髄面の触診は，潰瘍性歯髄炎では潰瘍面を触知すると出血と疼痛を認め，増殖性歯髄炎では歯髄ポリープに触れると出血があるが，疼痛は軽度である（図5）．マイクロスコープ下での触診は，ポリープ頸部などのさらに詳細な診査が可能となる．

3．打診（percussion）

ピンセットまたはミラーの後端で歯を叩打し，疼痛の有無，音を診査する．

打診には垂直打診と水平打診があり，どちらも打診により歯根膜が圧迫され，炎症があると疼痛を引き起こす．打診痛は歯周組織の状態を反映している．

垂直打診痛がある場合は，歯髄の炎症が根尖孔外にも波及している可能性を示し，不可逆性歯髄炎の末期や根尖部歯根膜炎，急性根尖性歯周炎が疑われる．一方，水平打診痛がある場合は，外傷性咬合や辺縁性歯周炎が疑われる．

打診音は，健康な歯（有髄歯）では清音，失活歯（無髄歯）では濁音，アンキローシスでは金属音を認めるが，打診音だけで判断するのは困難な場合が多い．

打診では対照歯となる反対側同名歯や隣接歯などの健常歯から検査を行う．特に痛みが強いときや咬合痛を自覚しているときは，患歯をいきなり強い力で打診してはならない．逆に，打診痛が弱く，患者自身で判断することが難しい場合は，打診する歯の順番を変え，患者の先入観を排除して誤診を防ぐようにする．

4．歯の動揺度検査（mobility test）

歯の動揺度を調べることで，歯根膜と歯周組織の状態を検査する．生理的動揺度は約0.2mmで，これは歯根膜の厚さと一致するものである．ピンセットを使用し，唇（頰）舌，近遠心および歯軸方向に軽い力をかけることによって検査する．

動揺度の評価には，Millerの判定基準を改変したものが一般的に用いられる．その判定基準は以下のとおりである．

- 0度：生理的動揺のみ（0.2mm以下）
- 1度：軽度な動揺で唇（頰）舌方向にわずかに動く（0.2〜1.0mm）
- 2度：中等度な動揺で近遠心方向にも動く（1.0〜2.0mm）
- 3度：高度の動揺で垂直方向にも動く（2.0mm以上）

歯周組織の支持を失うと動揺度が大きくなり，さらに沈下が起き歯周組織の欠損が著しい場合は歯内療法の予後が悪くなるといわれる．一方，急性炎症により一時的に歯の動揺度が増すケースもある．歯の保存の可否を判断するには，歯周治療を含む消炎処置の転帰を考慮する必要がある．

5．歯周ポケット検査（examination of periodontal pocket：EPP）

ポケット探針（プローブ）を用いて歯周ポケットの深さを調べる検査である．測定は全周を連続して行い（walking probing，図6），記録は唇（頰）側と舌側の各々3カ所（近心，中央，遠心）を6点法で行うことが望ましい．25g前後の一定の圧が適切とされている．

歯周組織の破壊の原因には，歯周疾患，歯髄疾患，歯内－歯周疾患の3つが考えられる．したがって，歯髄疾患においても常に行われるべき検査である．また，1カ所

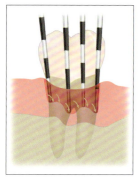

図6 walking probing.
歯周ポケット内でプローブを接合上皮に沿って静かに連続的に動かすことによって，限局した幅の細いポケットの見落としを防ぎ，正確に歯周ポケットの深さを測定する．

または2カ所だけ歯周ポケットが深い場合は，垂直性歯根破折の疑いがある．

歯周ポケット検査を行うときは，深さだけでなく，歯周ポケットの広がり方や歯石の沈着の有無なども同時に検査する．さらに，根分岐部や上顎側切歯の斜切根部，下顎第二大臼歯樋状根の舌側陥凹溝相当部なども検査を行う必要がある．

●生活試験（vital test）

歯髄の生死を判定する生活試験（vital test）には，歯髄電気診，温度診，切削診がある．そのうち歯髄電気診は，他の検査に比べ，①刺激の強さを読み取れる，②診査時期を変えても同じ刺激強さを再現できる，③刺激量を調節できる，④歯髄や硬組織に不可逆的な損傷を与えない，等の点で優れている．

1．歯髄電気診（electric pulp test：EPT）

電気歯髄診断器（pulp tester）を使用し，歯髄神経の感覚を検査するもので，疼痛の有無で歯髄の生死を鑑別する信頼性の高い検査法である[4~8]．しかし，歯髄疾患の鑑別（歯髄の病態）を詳しく診断することはできない．つまり，歯髄電気診を行った際に正常値で反応することは，歯髄が生活していることを示しているだけであり，歯髄が正常か否かを示すものではない．さらに，反応値が正常値よりもわずかに高いか低くても，歯髄が正常ではないとはいいきれない．

【原理】エナメル質表面に電極を接触させ，5~50μAほどの微弱な電流を増加させながら流し，患者の主観である違和感や疼痛を指標に歯髄の生死を判断する診断法である[6,7]．ヒト歯髄にはAβ線維が存在し，歯髄電気刺激によるプレペイン（prepain）に関与している．しかし，その機能の詳細は不明である．疼痛には個人差があること，また精神状態や身体状況，服薬等により変化が生じるなどの問題もある．電流による歯髄への刺激には，電流の強さだけでなく，流れる時間，電流密度，波形などが関連している．エナメル質は電気抵抗が大きいため，必要な電流を流すためには高い出力電圧が必要となるが，大量の電流が流れないように出力回路に内部抵抗を入れ，安全性が確保されている．

歯髄電気診は，19世紀に報告されて以来，刺激電流の種類や刺激強さの読み取り方式（電流もしくは電圧）など改良が行われてきた．現在広く使用されている電気歯髄診断器は，パルプテスター（Sybron Endo／ヨシダ）で，デジタル表示の自動歯髄診断器である（**図7**）．

本器機は，本体と細長い電極からなっており，両者はコードで接続されている．その電極は，先端が直径2mmのステンレス製の関電極（陽極）となっているのに対して，把持部の直径9.5mmの部分は細長い棒状で，不関電極（陰極）となっている[8]．両電極を一体化しているため，片手でも容易に使用することができる．関電極が被験歯に接触し，不関電極が患者の顔面皮膚や口唇粘膜，あるいは患者の手指などを介し

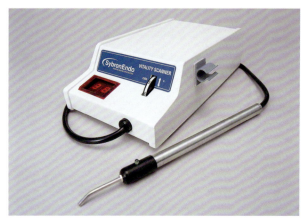

図7 電気歯髄診断器「パルプテスター」(Sybron Endo／ヨシダ).
電極は，関電極と不関電極が一体化しており，通電によりデジタル表示される．電圧の上昇スピードは正面のジグを回して5前後にセットして使用する．乾電池式のため移動や測定が楽にできる．

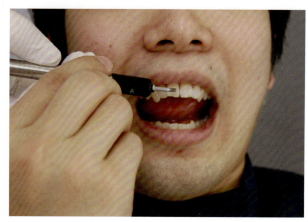

図8 測定中の伝導子の接触状態.
電気歯髄診断器の測定導子先端は，歯肉への電気漏洩を起こさないように気をつけなければならない．導子先端に流れの少ない導電性ペーストを塗り，歯面との接触を確実に行うことが重要である．患者には違和感を感じたら指を離すように指示しておく．

て電気回路が成立し，関電極と不関電極間の抵抗値が7MΩ以下になるとスイッチが自動的に作動し，歯の乾燥などで8MΩ以上のときは電極が触れていても作動しない．一度測定が終わって出力が切れると，再度接触した場合は自動的にリセットされるため，測定途中で接触不良を起こし再度刺激回路が形成されたとしても，急激に電流が流れて患者に電撃を与えたりすることはない．

出力電圧は−2.7Vから始まり最大−230Vに達しており，その最大値まで上昇するのに要する時間は最長26秒，最短5.8秒である．臨床的にはその中間で使用する．出力は10発1組の陰性パルストレイン[*1]で，10発のパルストレインの後にそのトレインの持続時間と同じ時間の休止期がある．

検査術式：（図8）

①心臓ペースメーカーの植え込みがないことを確認する．
②検査の目的と術式を説明し，不安感を抱かせないようにする．
③ロールワッテ等で簡易防湿後，被験歯とその周囲をエアーで乾燥する．
④患者が不関電極を持って検査する場合は，検査中，熱感やジリジリする感じなどの違和感が出たら，触れている不関電極を離すように指示する．離した瞬間に電気の流れが止まり，それ以上に刺激することがないことを説明しておく．術者がグローブをしていない手で把持して検査するときは，違和感が出たら，ただちに手を上げるように指示しておき，挙手があったらただちに関電極を歯面から離す．
⑤最初にコントロールとして反対側同名歯，対顎同名歯，または隣接歯から検査を行う．
⑥刺激出力上昇速度調節ダイヤルを5に合わせ，関電極の先端に歯磨剤や心電図用電導性ペーストを付着させる[9]．
⑦患者に被検歯と同側の手指で不関電極に触れてもらい，術者は関電極を被検歯唇

*1 パルストレイン：電子回路の出力波形のうち，短時間に急峻な変化を示し一定の幅を持った矩形波をパルスという．パルストレインとは，同様の特性を持ったパルスが間歇的に起きている一連の群をいう．

側または頬側の切縁，もしくは咬頭から1/2 〜 1/3に相当する健全エナメル質に接触させる．

⑧接触と同時に通電回路ができ，自動的にスイッチがオンとなるが，赤色 LED が点灯するので出力状態を確認することができる．

⑨出力値は 0 から80までデジタル表示され，電気回路が切れると最終出力値が10〜 15秒間表示される．

⑩計測は 2 〜 3回行い，平均値を検査値とする．

⑪コントロール歯の計測の後，患歯の検査を行うが，多根歯の場合には頬舌側の両側歯面や近遠心根に相当する歯面の髄角部を想定して測定を行う．

【注意事項】

・心臓ペースメーカーを装着している患者には禁忌とされ，注意を払う必要がある[10]．

・エナメル質の抵抗値は，エナメル質の亀裂，深い裂溝，う蝕の存在などにより変化するので測定は健全なエナメル質上で行う．

・関電極の接触位置をあまり歯頸部寄りにすると，電流は歯肉へリークしやすいので，歯肉から離して切縁や咬合面側1/3の歯面で行う[9]．

・コンポジットレジンやグラスアイオノマー，金属などの修復物上や露出象牙質面では結果が大きく異なるので行わない．

・測定値は計測の平均値を用い，健全歯でもエナメル質の厚さや歯の大きさ，歯種や年齢などに応じて閾値に差があるのでコントロール値±10くらいは正常範囲とする（図9）．

・重要なのは経時的変化であり，一度の検査データで診断せず，期間をおいて再検査を行うことにより正しい診断ができることが多い．臨床症状に変化があれば，それに合わせて検査を行うことが大切である．

・電気刺激には順応（adaptation）が起きるので，刺激閾値の読み取りはゆっくりではなく，素早く行うべきである．

【誤診を起こしやすいケース】

・多根歯では 1 根の歯髄が生活し，他の根が失活している場合もあるので，それぞれの根について検査する．

・歯髄が湿性壊死[*2]の場合は，生活歯髄と誤診しやすい．

・歯髄の一部が生活している場合は，生活歯とも失活歯とも診断されうる．

・第三象牙質が多量に形成され，歯髄が後退している場合は失活歯と誤診されることがある．

・萌出直後から歯根完成直後の歯では，歯髄神経の成熟度が低いことから反応がないことが多い[11]（表4）．

・鎮痛剤の服用により，閾値が高くなる．

・不眠や神経の高ぶりで閾値が低くなる．

＊2　湿性壊死：歯髄壊死には，乾性壊死（凝固壊死）と湿性壊死（液化壊死）がある．
乾性壊死は，歯髄組織が乾酪化したもので，ケイ酸セメントやレジン，フェノール類，ホルマリン類，銀製剤等の化学的刺激や熱刺激，慢性退行性変性等により，徐々に類壊死をきたし壊死状態となったものである．
一方，湿性壊死は，歯髄炎の結果，強度の鬱血により血行障害を来して起こるもので，歯髄組織内の酵素や白血球のタンパク質分解酵素により自己融解した状態をいう．
根管内は湿潤した状態になっており，通電性があるため，電気刺激が根尖歯周組織に伝わって反応を示すことにより，生活歯髄と誤診することがある．

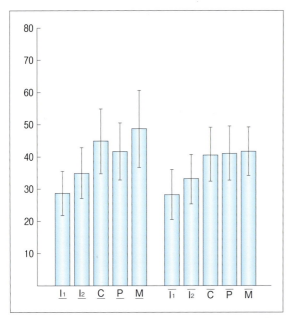

図9 健全歯における電気刺激閾値の平均値と標準偏差[8].
前歯に比べて後方歯ほど高い値となっている．読み取り数値には10以上の開きがあることから，それ以上の違いで相違と判定する必要がある．再現性が高いので期間をおいた検査で比較することが大切である．

表4 根尖未完成歯の根完成度と歯髄電気診反応の関係[11]

Burton の Vitalometer（電気歯髄診断器）を用いたときのデータである．歯根未完成歯では電気診に反応しない例が多いことがわかる．歯根長が完成しても，根尖狭窄部を形成している期間はその3割近くが反応しないことに注意すべきである．

- 金属冠やセラミック，レジンを介しての検査はできない．
- 外傷による歯髄振盪(しんとう)や矯正治療により，一過性に閾値の上昇や無反応を示すことがある．

【病態変化との関係】歯髄電気診は，あくまでも歯髄神経の疼痛を元にした生死判定検査であるが，大まかに病態との関連をみると，歯髄の不可逆的変化が生じたり，一部歯髄の壊死傾向を伴う病態では閾値が上昇傾向を示し，歯髄炎の前駆段階やAδ線維が関与しているような歯髄炎の初期のものでは閾値の低下傾向を示す（図10）．その他，自動式ではない電気歯髄診断器もある．原理や注意事項はほぼ同じであるが，電気刺激の出力上昇に注意して使用する（図11・図12）．

2．温度診（thermal test）

歯に温度刺激を与えて歯髄反応を検査する方法を温度診といい，冷熱検査（cold test）と温熱検査（heat test）がある．冷刺激，熱刺激に対して誘発痛を訴える場合，温度診でその疼痛を再現させて，誘発痛の有無，種類，疼痛発現までの時間や持続時間，刺激除去後の疼痛消退までの時間等を検査することにより，患歯の同定や病態を推測することができる．

冷刺激には冷水，冷風，氷片，ドライアイス，エチルクロライド，冷エアゾール（$C_3H_8・C_4H_{10}$）（パルパー，ジーシー，図13）などがあり，熱刺激には温水，温熱風，

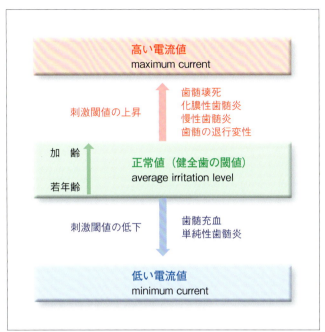

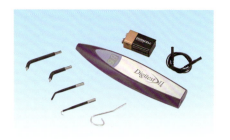

図11 自動式の電気歯髄診断器「デジテストⅡ」(Parkell／モリタ).

図10 電気診と歯髄の病態変化との関係.
歯髄電気診では正確な病態診断はできないが，コントロールの歯に比較した場合に，症状がなく経過の長い歯髄炎症例や壊死傾向に近づいた歯では，閾値が上昇する傾向を示す．一方，歯髄炎の前駆状態である歯髄充血や冷熱に敏感に反応する初期の歯髄炎では，閾値が低下する傾向にある．

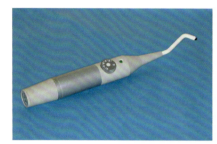

図12 ダイヤル式の電気歯髄診断器「デントテスター」(Medinale AG).

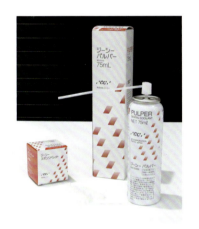

図13 パルパー（ジーシー）.

加熱ストッピング，加熱バーニッシャーなどが用いられる．

　患歯の反対側同名歯，両隣在歯，対顎同名歯を対照歯とする．まず簡易防湿後に歯面を乾燥させ，切縁（咬頭）側1/3の健全歯面に刺激を加え，対照歯と患歯の上記の反応を比較する．より正確な診断を行うため，被検歯1歯をラバーダム防湿により隔絶することもある．

　温度診における正常な反応とは，温度刺激によって少し遅れて引き起こされた痛みが，刺激除去後ただちに，または数秒以内（一過性）に消退することである．病的な反応とは，刺激直後の強い痛みの発現，あるいは刺激除去後も痛みが消退せず，しばらく持続したり増強すること，反応の欠如などである．

　特に検査日の第1回の検査が最も正確な反応を示す．温度診は歯髄電気診ほど歯髄の生死判定の精度は高くないが，一般的に冷刺激は温刺激よりも生活反応が現れやすいとされるので，冷刺激は歯髄生活検査として応用することができる．特に歯冠修復等があり歯髄電気診が行えない場合には，温度診による生死の推測が有効であるが，確定診断は困難なので，他の検査と併せて判断する必要がある．

3．切削診（test cavity）

　歯を切削し，生じる疼痛の有無により歯髄の生死を判定する．不可逆的な侵襲を加えるため，他の生活試験が終わった後に，歯髄の生死が不明確なときの最終手段として行う．無麻酔で歯を切削する．患歯に侵襲を与えるため，切削診を行う前に必ず術式と疼痛について患者に説明し，同意を得てから行わなければならない．

　第三象牙質の添加や石灰化を伴う生活歯の場合，温度診では反応が陰性になり，切削診でも反応が鈍い場合がある．そのときは，切削により象牙質を露出させ，改めて温度診で歯髄の生死を判定する．

　前歯では舌側，臼歯では咬合面から切削を行い，切削診により歯髄が生活していると判定された場合は，削った窩洞をコンポジットレジンなどで修復する．

4．歯髄の生活力診査（新概念）

　歯髄の生活力は，歯髄内における血液循環に依存しているものであり，歯髄電気診で疼痛に反応を示すような神経系の反応で測るものではなく，生理学的および病態生理学的状態が重要である．近年，歯髄の生活力を診査する方法として，二波長分光光度法（dual-wavelength spectrophotometry）を用いたレーザードップラー血流測定や脈拍酸素飽和度測定法が開発されつつある．現在，製品化されたものはまだないが，血流測定法が研究され，今後のさらなる病態検査の発展が期待される．

①レーザードップラー血流計（laser doppler flowmetry）[12〜15]

　照射されたレーザー光が赤血球から反射してくる場合，赤血球が動いているとレーザー光の周波数が異なって観測されるというドップラー効果を応用している．この反射型レーザー血流計ではノイズが多かったが，透過型レーザー血流計の開発で精度が向上している．外傷歯の血流検査，歯周外科や口腔外科手術後の血流評価などにも利用されてきている．

②パルスオキシメーター（pulse oximeter）[16〜20]

　パルスオキシメーターは，指先や耳朶を挟んで脈拍や酸素飽和度を測定する器機である．プローブは発光部と受光部のセンサーから構成され，発光された赤色光と赤外光の透過光や反射光を測定することで酸素飽和濃度を求める．この原理を応用し，改良したプローブで患歯の歯冠部を挟み，86〜100％の酸素飽和度を生活の正常値として判定を行うと，歯髄電気診，冷熱検査，温熱検査よりも正確に生死判定を行うことができることが報告されている[20]．ただし，ヘモグロビンの脱酸素化や血中酸素飽和度の変化で生じる酸性度や代謝率の上昇などが影響するなどの限界があり，また静脈拍動，ヘモグロビン障害，血管収縮，循環不良，低血圧，身体の動きが測定困難を招き，さらに今後の改良が必要である．

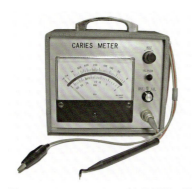

図14 カリエスメーター（小貫医器，製造販売終了）．

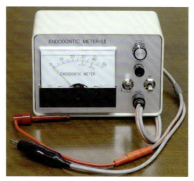

図15 エンドドンティックメーターSⅡ（小貫医器，製造販売終了）．

●インピーダンス測定検査（impedance measurement test）

露髄の有無を診断するインピーダンス測定検査では，う窩と歯髄との間の健全歯質の残存を確認することが可能であり，露髄の有無の判定に有効である．窩底象牙質と口腔粘膜間のインピーダンス（電気抵抗値）を測定することにより，非感染性歯髄炎と感染性歯髄炎との鑑別や窩洞形成中の不顕性露髄の診断にも応用できる．

検査には，カリエスメーター（小貫医器，**図14**），カリエスメーターL（モリタ），エンドドンティックメーターSⅡ（小貫医器，**図15**），などが用いられるが，製造販売が終了しているものも多く，機種により電流値や周波数が異なり，メーター指示値も異なる．

測定にあたっては，歯肉への漏電防止のためラバーダム防湿やワセリン塗布等による防湿を行い，通電を良くするために窩底部に減菌生理食塩液を数滴滴下する．

カリエスメーター（周波数400Hz，1μA）では，600kΩ以上でCO，250〜599kΩでC_1，15.1〜249kΩでC_2（露髄なし），15.0 kΩ以下でC_3（露髄あり）と診断する．

エンドドンティックメーターSⅡでは，根管内に挿入したリーマーの先端が歯根膜に接したときに40μAを示すように設計されており，30μA未満で露髄なし，30μA以上で露髄または仮性露髄と判断する．

●エックス線検査（radiographic examination）

エックス線検査は，硬組織の検査として不可欠である．特に，歯内療法においては，視診ではわからない歯根，根管，歯槽骨の状態などが判明するため，その読影がきわめて重要である（**表5**）．全顎を総覧的に調べるにはパノラマエックス線撮影が有効であるが，歯や歯周組織の状態を詳細に調べるには，デンタルエックス線撮影が基本になる．

歯科医師によるフィルム上での読影の結果を調査した論文[21]では，デンタルエックス線写真に比べてパノラマエックス線写真のほうがう蝕，歯槽骨の吸収，根尖病変における診断の一致率が低く，複数回行っても同様の結果であった．パノラマエックス

表5　エックス線写真を読影する際の注意点

①う蝕の有無，う窩と歯髄腔との位置関係
②不良修復物，不良補綴物の有無
③歯髄腔の形態，歯髄結石の有無，内部吸収の有無
④歯根と根管の数および形態（彎曲，狭窄，閉塞，根尖孔，根未完成など），複根管の有無
⑤歯根膜腔と歯槽硬線の状態，外部吸収の有無
⑥歯根周囲骨のエックス線透過像の有無と状態
⑦辺縁歯槽骨の吸収の有無
⑧根分岐部病変の有無
⑨根尖部骨硬化像の有無
⑩上顎洞，下顎管，オトガイ孔，切歯孔，大口蓋孔などの解剖学的構造と歯根，根尖病変との位置関係
⑪根管充塡の有無，根管充塡の状態，緊密度
⑫偶発事故（器具の破折，階段形成，穿孔など）の有無

線写真は，頸椎などによる障害陰影と像の拡大や歪みが生じるため，鮮明に観察することは困難である．

1．デンタルエックス線検査

　デンタルエックス線写真撮影は，一般的に二等分法または平行法を用いる．隣接面う蝕の有無を調べる場合は，咬翼法（bite-wing法，図16）を用いる．歯根や根管が重なる場合は，角度を変えて撮影した2枚以上のエックス線写真が必要で，主線の入射角度を15～20°変化させる偏心投影法を行う．

　銀塩フィルムを用いたいわゆるアナログシステムでは，現像処理の精度が診断に影響する場合もみられる．一方，フィルムの代わりにセンサーとしてCCDやイメージングプレート（IP）を使用するデジタルシステムによるエックス線検査（デジタルエックス線検査）は，現像処理が不要なため，処理液の管理や廃液による環境汚染の問題がない．また，現像処理の失敗や保管中に起きる写真の変色，劣化がないことから，より正確な読影が可能であるなどの利点がある．近年では，技術の発展により高性能のハードウエアと使用しやすいソフトウエアが登場し，デジタルエックス線検査の普及が進んでいる．

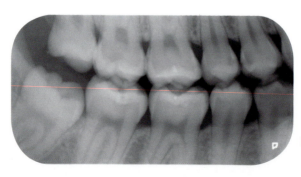

図16　右側臼歯部の咬翼法写真．

表6　医科用CTとCBCTの違い[22〜24]

	医科用 CT	CBCT
空間分解能 （ボクセルサイズ）	低い （0.35 〜 0.5mm 程度）	高い （0.08 〜 0.3mm 程度）
画素の濃度 （画素値）	絶対値 定量性があり CT 値が存在する	相対値 CT 値を求めることができない
撮影の実効線量（μSv） （ICRP1990）	363 〜 1202（下顎） 100 〜 3324（上顎）	18.18 〜 846.9
撮影範囲	広い	狭い
撮影時間	長い	短い
金属によるアーチファクト	多い	少ない （目立たない）
設置面積	大きい	小さい

2．歯科用小照射野エックス線CT（コーンビームCT：CBCT）

エックス線写真は歯内療法での計画立案や経過観察時の診断に不可欠なものであるが，3次元的な構造を2次元的に捉えるため歯と周囲の構造が重なり合って写り，画像の読影に混乱をきたす場合がある．さらに，従来のエックス線写真の画像では，解剖学的な構造の歪みがみられることがある．これらの問題を解決するため，歯と歯周組織の構造を正確に3次元画像として作りだすCBCTが利用されることがある．CBCTは医科用CTと比べて，照射野を小さくすることで被曝線量を低減し，解像度の高い小型の光電子倍増管を使用することで高い空間分解能を得ることが可能となった（**表6**）．

患者の被曝量を増やさないために，日常的にCBCTを使用するのではなく，従来のエックス線検査の補足的なものとして使用することが望ましい（ALARA の原則）[*3]．歯内療法では，主に，以下に示すような複雑な解剖学的形態や難治症例に対する検査，診断に使用される．

①根管系の異常や彎曲根管の識別

②複数根を持つ歯の各根における根尖病変の診断

③根尖病変の大きさと歯周組織への波及の状態

④器具破折，パーフォレーションなどの偶発事故の位置

⑤歯根破折の診断

⑥外部，内部吸収の診断と予後の判定

⑦根尖孔と隣接した解剖学的構造の位置関係（上顎洞や下顎管など）

⑧フェネストレーション（開窓）の診断

＊3　ALARA の 原 則：個人の被曝線量は，経済的・社会的要因を考慮しながら，合理的に達成可能な限り低く（As Low As Reasonably Achievable：ALARA）抑えるべきであるという概念．放射線防護の基本的な考え方を示す．

●麻酔診（anesthetic test）

　疼痛の原因が，どの歯であるかわからないときがある．すなわち，歯髄炎では，症状の悪化に伴って歯痛錯誤を起こすため，患歯の特定に，術者と患者がともに苦慮することがある．その場合でも，歯髄の生活試験である歯髄電気診，温度診，切削診等を行うと，他の歯とは異なる微妙な反応があり，患歯の疑いが強くなることが多い．

　患歯と考えられる歯に対して最後に麻酔を行うことにより，その痛みの消失をもとに，患歯の確認を行うことができる．この麻酔は検査・診断のための麻酔であるが，ある程度診断が固まり，治療方針が麻酔を必要とする処置の場合に行われるものであることも事実である．

　広範囲に数歯にわたって麻酔効果が現れてしまう粘膜下麻酔などは，1歯ずつ原因歯の特定を行う麻酔診には不向きである．患歯に限局して効果を発するものとしては歯根膜麻酔と歯髄腔内麻酔がある．

　麻酔診は，患歯と疑われる歯が生活歯髄を有していることが条件となる．現在生じている疼痛の原因がその生活歯であれば，その歯に限って奏効する歯根膜麻酔を行うことにより疼痛は緩和し，患歯の特定ができた証しとなる．

●咬合検査（楔応力検査）（wedging test）

　歯に亀裂が存在したり，視診で判断しにくい破折が存在する場合，上下顎の歯の間に硬い材料を挟み込ませて咬合させると，亀裂や破折が存在する部位は離開するため，鋭い痛みを生じて患歯を特定することができる．

　検査には，小さな剛球を薄いプラスチックテープの間に挟み込んだもの，インレーセッター，割り箸，綿棒，楊枝，ラバーホイールなどが用いられる．

　なお，亀裂や破折線の確認には，3％ヨード液やう蝕検知液，メチレンブルーなどの染色液の応用，ルーペやマイクロスコープによる視診や透過光を応用する透照診の併用が効果的である（図17）．

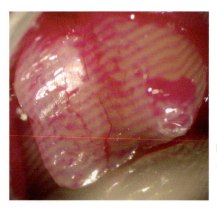

図17　咬耗面にみられた歯の亀裂．
上顎第三大臼歯の咬合面に近遠心方向に走向する亀裂を認める．う蝕検知液で明らかとなった．

●嗅診（smelling test）

歯髄の腐敗分解によって生じた硫化水素，アンモニア，メタン，メルカプタン，インドール，スカトールは，悪臭，壊疽臭（腐敗臭）を発する．これらの揮発性物質による臭気の有無やその程度，性質を嗅ぎ分ける検査法を嗅診という．

歯髄疾患や根尖性歯周疾患の診断および根管治療の奏効，経過を判定するのに有用である．特に，壊疽性歯髄炎では特有の腐敗臭を呈し，急性化膿性歯髄炎との病態鑑別に有効である．

●化学診（chemical examination）

象牙質面に無水〜50％アルコール，10％ショ糖水，10％酢酸水，5％ホルマリン水などを貼付し，その反応を観察する．化学診は浸透圧の変化で象牙細管内の液体が移動し，歯髄の疼痛を起こすことから生じる反応である．

化学診については不明な点が多く，現在はあまり使用されない．また，器質的なダメージを与えることから推奨されるものではない．

*

本項では歯髄の各種検査法について解説した．複数の検査法から，必要な検査を選択し，得られた結果を分析して正しい診断につなげていくことが大切である．次項の「**6. 歯髄の診断**」ではAAEの診断基準を中心に解説する．

参考文献

1）石橋眞澄（鈴木賢策 校閲）：I 診断と診査—2．診断の基礎，3．診査の方法，II 歯髄の臨床診査法．歯内療法学，5-49，永末書店，京都，1986.

2）Pitt Ford TR, Patel S：Technical equipment for assessment of dental pulp status. Endodontic Topics, 7：2-13, 2004.

3）Hargreaves KH, Cohen S, Berman LH：Cohen's Pathways of the pulp 10th ed. 2-39, Mosby Elsevier, Chicago, Berlin, 2011.

4）Newton CW, Hoen MM, Goodis HE, Johnson BR, McClanahan SB：Identify and determine the metrics, hierarchy, and predictive value of all the parameters and/or methods used during endodontic diagnosis. J Endod, 35：1635-1644, 2009.

5）Levin LG, Law AS, Holland GR, Abbott PV, Roda RS：Identify and define all diagnostic terms for pulpal health and disease states. J Endod, 35：1645-1657, 2009.

6）Cooley RL, Stilley J, Lubow RM：Evaluation of a digital pulp tester. Oral Surg, 58：437-442, 1984.

7）Elmeguid AA, Yu DC：Dental pulp neurophysiology: part 2. current diagnostic tests to assess pulp vitality. J Can Dent Assoc, 75：139-143, 2009.

8）北村隆行，高橋　徹，堀内　博：新しい型の自動歯髄診断器について．日歯保誌，22：592-598，1979.

9）Mickel AK, Lindquist KAD, Chogle S. Jones JJ, Curd F：Electric pulp tester conductance through various interface media. J Endod, 32：1178-1180, 2006.

10）Miller CS, Leonelli FM, Latham E：Selective interference with pacemaker activity by electrical dental devices. Oral Surg Oral Med Oral Pathol Oral Radiol Endod, 85：33-36, 1998.

11）Klein H：Pulp responses to an electric pulp stimulator in the development permanent anterior dentition. J Dent Child, 45：23-26, 1978.

12）Ebihara A, Tokita Y, Izawa T, Suda H：Pulpal blood flow assessed by laser Doppler flowmetry in a tooth with a horizontal root fracture. Oral Surg Oral Med Oral Pathol Oral Radiol Endod, 81：229-233, 1996.

13）松田恵理子，船津聖子，浅里　仁，向山賢一郎：透過型レーザー血流計による歯髄血流の観察—反射型プローブとの比較—．小児歯誌，39：1112-1120，2001.

14）Polat S, Er K, Akpinar KE, Polat NT：The sources of laser Doppler blood-flow signals recorded from vital and root canal treated teeth. Arch Oral Biol, 49：53-57, 2004.

15）Akpinar KE, Er K, Polat S, Polat NT：Effect of gingiva on laser doppler pulpal blood flow measurements. J Endod, 30：138-140, 2004.

16）Schnettler JM, Wallace JA：Pulse oximetry as a diagnostic tool of pulpal vitality. J Endod, 17：488-490, 1991.

17）Kahan RS, Gulabivala K, Snook M, Setchell DJ：Evaluation of a pulse oximeter and customized probe for pulp vitality testing. J Endod, 22：105-109, 1996.

18）Gopikrishna V, Tinagupta K, Kandaswamy D：Evaluation of efficacy of a new custom-made pulse oximeter dental probe in comparison with the electrical and thermal tests for assessing pulp vitality. J Endod, 33：411-414, 2007.

19）Gopikrishna V, Tinagupta K, Kandaswamy D：Comparison of electrical, thermal, and pulse oximetry methods for assessing pulp vitality in recently traumatized teeth. J Endod, 33：531-535, 2007.

20）Dastmalchi N, Jafarzadeh H, Moradi S：Comparison of the efficacy of a custom-made pulse oximeter probe with digital electric pulp tester, cold spray, and rubber cup for assessing pulp vitality. J Endod, 38：1182-1186, 2012.

21）Rushton MN, Rushton VE：A study to determine the added value of 740 screening panoramic radiographs compared to intraoral radiography in the management of adult（>18 years）dentate patients in a primary care setting. J Dent, 40：661-669, 2012.

22）佐野　司 編：画像撮影・診断の新たな展開. 日本歯科評論別冊／画像撮影・診断の新たな展開—デジタルエックス線・CT のたしかな画像を得るための撮影法と診断のポイント. 10-11, 15, ヒョーロン・パブリッシャーズ, 東京, 2013.

23）佐野　司, 倉林　亨 編：CT でわかること, わからないこと. 補綴臨床別冊／基本　臨床画像診断—読影の基本を知り　各種疾患をよむ, 54, 医歯薬出版, 東京, 2013.

24）柴田直樹, 中田和彦：歯科用 CBCT の歯内療法領域での活用. 日本歯科評論別冊／最新　歯内療法の器具・器材と臨床活用テクニック, 18-31, ヒョーロン・パブリッシャーズ, 東京, 2015.

6. 歯髄の診断

五十嵐 勝 *IGARASHI Masaru*　　北島佳代子 *KITAJIMA Kayoko*

新井恭子 *ARAI Kyoko*

歯髄診断

●歯髄疾患の診断

　臨床での歯髄疾患の診断は，症状の有無と歯髄が可逆性か不可逆性か，そして歯髄が失活していないかで判断する．残念ながら，歯髄の状態を直接検査する機器は存在しないのである．

　わが国で一般に用いられている「急性全部性化膿性歯髄炎」という診断名の意味していることを分解して考えてみると，

　急　性……自発痛や長く持続する誘発痛があること（痛みがある）
　全部性……打診痛を伴い根尖孔外の歯根膜まで炎症が拡延していること（打診痛
　　　　　　を伴う）
　化膿性……歯髄が細菌感染し，化膿性炎を起こしていること（冷温熱痛がある）
　歯髄炎……歯髄が生活しており，炎症があること（生活歯髄である）

を示しており，臨床症状と病理組織所見をリンクして構築した診断名であることがわかる．

　実際に病理診断のできない診療室では，概念的知識で診断を行うため，想像の域を出ないものとならざるを得ない．したがって，歯内療法の歯髄診断は明確さを欠くものになっている．ここでは，AAE[1]，Berman ら[2] による歯髄疾患の臨床診断名を，わが国の歯科医学教授要綱[3] で用いられている臨床病理診断名と対応させて表記した（表1）[*1]．

*1　歯髄充血は歯髄炎の前駆状態であり，歯髄炎ではなく，可逆性の循環系の反応状態である．

●根尖歯周組織の診断

　歯髄疾患の診断は上記のとおりであるが，Initial Treatment においても根尖部組織に炎症が波及していることもあるので，根尖歯周組織の診断名も同時に考慮することが臨床的に有益である．

表1 歯髄疾患における症状の有無に基づく臨床診断名と病理所見を加味した臨床診断名の対比

症状の有無からの臨床診断名（AAE, Pathways of the PULP より）	病理所見を加味した臨床診断名（歯科医学教授要綱より）
◎正常歯髄（normal pulp）	◎正常歯髄（normal pulp） ◎象牙質知覚過敏症（dentin hypersensitivity） ◎過剰石灰化（calcification）
	☆歯髄充血（歯髄炎の前駆状態）（hyperemia）
☆可逆性歯髄炎（reversible pulpitis）	☆初期の急性一部性単純性歯髄炎（acute partial serous pulpitis）
▲症状のある不可逆性歯髄炎（symptomatic irreversible pulpitis）	▲急性歯髄炎 ・急性全部性単純性歯髄炎（acute total serous pulpitis） ・急性一部性化膿性歯髄炎（acute partial suppurative pulpitis） ・急性全部性化膿性歯髄炎（acute total suppurative pulpitis） ・急性壊疽性歯髄炎（acute gangrenous pulpitis） ・上行性歯髄炎（ascending pulpitis） ・特発性歯髄炎（idiopathic pulpitis）
▲症状のない不可逆性歯髄炎（asymptomatic irreversible pulpitis）	▲慢性歯髄炎 △慢性開放性歯髄炎 ・慢性増殖性歯髄炎（chronic hyperplastic pulpitis） ・慢性潰瘍性歯髄炎（chronic ulcerative pulpitis） △慢性閉鎖性歯髄炎 △歯髄の退行性変化（空胞変性，硝子変性，石灰変性，網様萎縮） △内部吸収（internal resorption）
□歯髄壊死（pulp necrosis）	□歯髄壊死（pulp necrosis） □歯髄壊疽（pulp gangrene）

🔵診断名ごとの特徴

歯髄の診断は，患者の持つ自覚症状と検査結果の両方を組み合わせて行われる（図1）．

1．正常歯髄（normal pulp）

正常歯髄を有する歯では，いかなる自発的症状も起こさない．歯髄は歯髄生活試験に反応し，それらのテストでの反応は軽度で，患者に苦痛を起こすこともなく，数秒で消失する一時的な感覚である．すなわち，刺激を加えると，しばらくして痛みが発現し，刺激を取り去るとただちに痛みが消失するものをいう．エックス線的には，根管の石灰化がさまざまな程度でみられることがあるが，大きなう蝕や歯根吸収，あるいは露髄などもない．これらの歯では，便宜的必要性のある場合を除いて歯内療法は適応されない．

2．象牙質知覚過敏症（dentin hypersensitivity）

歯髄が正常な状態でも露出象牙質が存在すると，象牙質表面に加わる機械的，温度

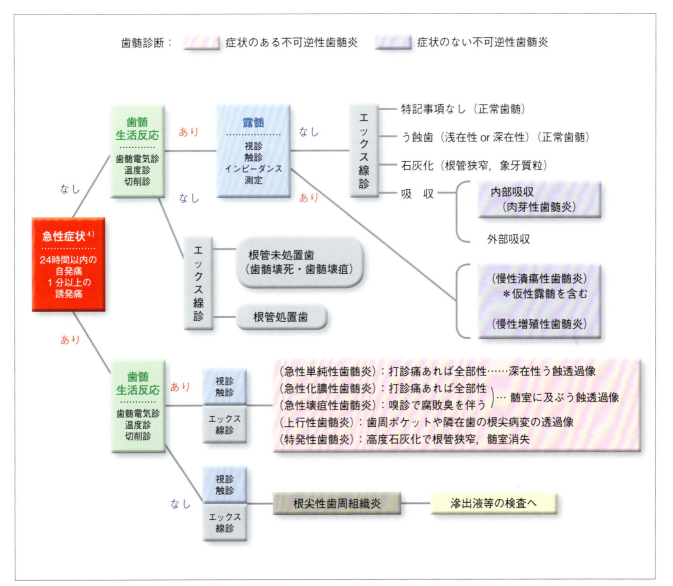

図1 歯髄疾患の診断フローチャート．
歯髄診断では，痛みの有無，歯髄の生死，露髄の有無などが特に重要となる．最終的には，正常歯髄，症状のある不可逆性歯髄炎，症状のない不可逆性歯髄炎に分類する．

　的，化学的刺激によって，象牙細管内液の蒸発，膨張，収縮が生じ，歯髄神経の興奮を導くことになる．このとき，歯髄には病的変化はなく，瞬時性かつ可逆性の鋭痛がみられる．これは，いわゆる象牙質知覚過敏症である．

　象牙質知覚過敏症は，歯髄が健康な正常状態にあるにもかかわらず，象牙細管を介した刺激伝導が原因で発現する瞬時性の疼痛である．したがって正常歯髄と同様，冷熱刺激，甘味や酸味の刺激，局所の擦過などによる象牙質面への刺激がなくなれば，痛みはただちに消失する．象牙質面の処置を行えば痛みは治療当日に消退するため，効果の判定でただちに診断することができる．

3．歯髄充血（hyperemia）

　歯髄充血は，象牙質知覚過敏症と同様の刺激で鋭痛を生じるが，その持続時間に違いがあり，刺激後の疼痛持続時間は30秒以内で自発痛はない．歯髄内に滲出性炎症はないが血管系に充血や鬱血などが生じている病態である．歯髄に対する刺激源をすべて取り去り安静を図り，さらに酸化亜鉛ユージノールセメント（ZOE）で歯髄の鎮痛消炎を施す．治療直後ただちに効果の判定はできない．約1週間の経過をもって症状の軽減や改善によって歯髄充血であったと診断できる．

4．可逆性歯髄炎（reversible pulpitis）

　軽度の間歇性自発痛があっても，歯髄が冷刺激や擦過刺激，甘味や酸味の強い食物性刺激等の誘発刺激に対して痛みが1分程度で消失するもので，ZOEによる消炎鎮痛療法が奏効するものを可逆性歯髄炎という．原因には，う蝕，露出象牙質，最近施された歯科治療などがある（図2）．

5．不可逆性歯髄炎（irreversible pulpitis）

　歯髄の病変の進展により歯髄の保存が不可能になった状態で，症状のある場合とない場合とがある．

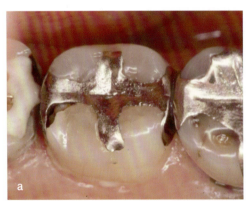
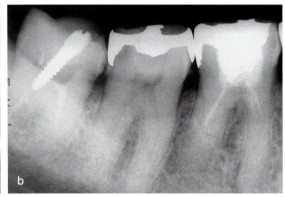
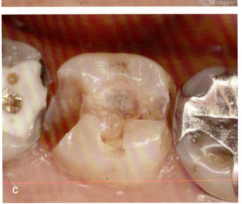

図2　診断の定型的な症例．
患者：48歳，男性．
主訴：7⏌の冷水痛．
既往歴：20年前のう蝕治療時にインレー修復を受け，症状なく経過したが，1年前に咬合面の一部が欠け，同部に食物が詰まるようになったという．疼痛がないため放置していたところ，1週前から冷水痛が発現するようになり，2日前から軽度な自発痛を断続的に自覚するようになった．
現症：冷たい飲料水の摂取時や，甘味や酸味の強い食物で痛みが発現し，30秒程度持続する．軽度な自発痛も起こるが，しばらくすると自然に消退する．インレー辺縁にう窩があり，食片が圧入されている．
検査：インレー除去後，う蝕象牙質染色液で軟化象牙質を染め出し，エキスカベーターで除去を行った．窩底部には硬い象牙質が確認され，擦過痛は認めなかった．インピーダンス値は40.0KΩで，歯周ポケット形成はなく打診痛もなかった．歯髄電気診では反応を示したが，閾値の低下がみられた．
診断：急性一部性単純性歯髄炎の疑い
処置：ZOEによる消炎鎮痛療法を施し，1週間の経過観察を行い再度検査したところ，症状は消退していた．
考察：1週前の診断名は症状のある可逆性歯髄炎（急性一部性単純性歯髄炎）と診断した．消炎鎮痛療法が奏効したことから，診断を容易にできた症例である．

①症状のある不可逆性歯髄炎（symptomatic irreversible pulpitis）

断続的・持続的自発痛を有する歯で，温度刺激などの誘発痛が長時間持続する．痛みは鋭痛や鈍痛，限局性，放散性などまちまちである．それらの痛みは炎症の進行に伴って耐えがたいものとなり，発現頻度も増し，その間隔も短くなってくる．症例によっては患歯の特定に困難をきたす場合がある（**表2**）．視診で明らかなう蝕があり，エックス線写真では歯髄腔に近接したう窩がみられることが多く，炎症範囲が根管全体に進行することによって歯根膜腔の拡大が現れるようになる．歯髄炎が慢性化，急性化を繰り返す症例では根尖部歯根膜腔の拡大が発現しやすい．ただし，肉眼では見ることのできないマイクロクラックがあり，歯髄腔に及んでいる場合には，一見健全歯にみえるため診断が困難となることがある（**図3**）．

表2 歯髄疾患において診断が困難な症例

- 患者が痛みの部位を特定できない．もしくは，痛みの部位が変化しているように訴える．
- 局所における歯科的な痛みの原因が特定できない．
- 自発痛もしくは間歇痛があるが，必ずしも初発刺激とは関係がない．
- 患歯の疑いがある歯に刺激を与えても症状を再現できない．
- 患歯の疑いがある歯に明らかな原因（う蝕，破折）がない．
- 複数の歯が関与していると考えられる．
- 症状が両側性である．
- 麻酔診で痛みの原因を特定できない．

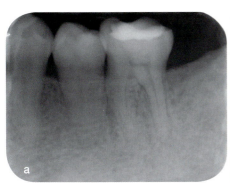 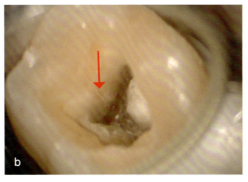

図3 診断の難しかった症例．
患者：58歳，男性．
主訴：6⏋の自発痛．
既往歴：10年前に咬合面のう蝕にコンポジットレジン修復を受けたという．ブラキシズムの既往があり，6カ月前に修復物が破損し，再修復が施された．1週前から一過性の冷水痛が発現し，次第に30秒ほど持続するようになり，咬合痛も発現した．昨晩は就寝時に拍動性自発痛が発現し，横臥位になると疼痛が増悪した．鎮痛剤を服用しても効果が乏しく，1時間ほどで再度疼痛が発現するため十分な睡眠をとることができなかった．
現症：拍動性自発痛が断続的に起こり，スリーウエイシリンジでのエアーや冷水，温水などの刺激で1分以上の持続する疼痛が発現する．
検査：打診に軽度の反応を示し，歯の動揺はみられず，歯周ポケット形成もみられなかった（**a**）．局所麻酔を施し，咬合面のコンポジットレジンを除去後，手術用実体顕微鏡で観察したところ，咬合面にマイクロクラックを確認できた．
診断：急性化膿性全部性歯髄炎
処置：ラバーダム防湿下で髄室開拡を行った．冠部歯髄を除去し手術用顕微鏡で髄室内を観察したところ，髄室の近心側壁に破折線が認められ（**b**），歯髄への細菌感染経路であったことが確認された．破折線が広がらないように歯冠周囲をリガチャーワイヤーで結紮し，さらにフロアブルレジンで固着後，通法の抜髄処置を行った．
考察：歯冠部咬合面や隣接面の破折線が歯髄腔へ到達しているか否かの診断は難しく，術中の観察で確認することが重要である．特に新鮮破折では歯周ポケット形成が起こらないため，破折の存在を検査で確定することは困難で，同時に歯髄診断も難しくなる．

②症状のない不可逆性歯髄炎（asymptomatic irreversible pulpitis）

臨床的あるいはエックス線的に歯髄腔まで進行した深在性う蝕でも，症状を伴わない場合がある．露髄が視診で確認できる場合，触診で露髄部から出血があれば歯髄は生きており，細菌感染は明らかである．

歯髄と象牙質は同じ間葉系由来組織の歯乳頭を発生起源としており，象牙細管内に歯髄組織の一部が分布するなど，組織構造や機能に関連がみられることから，一体化した組織とみなし，象牙質・歯髄複合体（dentin-pulp complex）として考えられている．歯髄腔に近接したう蝕では，象牙細管を介して細菌が感染する不顕性露髄（仮性露髄）が生じるため，症状がなくても注意が必要である．いったん感染した歯髄は感染の継続する環境下では回復能力はなく，そのまま放置すると歯髄は失活してしまうこととなる．

したがって，実際の臨床で痛みや自覚症状はないがエキスカベーターで軟化象牙質を除去している間に露髄が生じる場合は，すでに感染が歯髄に達していたことを示している．すなわち視診では判断できない露髄があり，不顕性露髄や仮性露髄として扱われる．このような潰瘍性歯髄炎，もしくは増殖性歯髄炎では感染歯髄の除去，すなわち抜髄処置が必要になる．ただし，根尖孔の形成状態が未完成にあり，根尖孔がラッパ状または根尖狭窄のない幼若永久歯では，感染歯髄だけを除去し，健康歯髄を残す一部除去療法を選択することとなる．症状がないからといって，露髄部をそのまま直接覆髄することは，歯髄の壊疽や症状のある歯髄炎に移行することとなるので避けなければならない．

また，内部吸収はほとんどの場合，原因不明の歯髄炎であり，いったん始まった吸収を停止させる方法はない．初期にはほとんど無症状に経過し，エックス線診で偶然発見されることも多い．歯髄が肉芽組織化して骨髄由来の破歯細胞が根管壁象牙質を吸収しているため，自然治癒はなく，抜髄を選択する必要がある．吸収が数カ月で急速に進む例も報告されており，早急の除去療法を行うべきである[5,6]．

6．根管の石灰化（calcification）

根管は，萌出後から一生を通じ継続して狭窄を起こす．根管の狭窄が急速に進んだり，過度の狭窄を起こすと臨床的な対応が必要となってくる．歯髄神経圧迫による疼痛発現や循環障害による歯髄の失活などがその対象となる．外傷の既往がある歯では，隣在歯や反対側同名歯と比較して，急速に石灰化が起こり根管の狭窄化が現れることが多い（図4）．

また，生活歯髄切断法は，歯髄への直接的外傷を与えるため，根管の狭窄化もしくは内部吸収などが生じやすく，根尖が完成するまで6カ月ごとの経過観察は最低でも必要である（図5）．直接覆髄やIPC（indirect pulp capping）*2なども歯髄への刺激となるため，根管の過度な，かつ急速な狭窄が生じる場合があるので要注意である．

---

*2 IPC（indirect pulp capping）：暫間的間接覆髄法と呼ばれ，軟化象牙質をすべて除去すると健全象牙質も同時に削除され，露髄が起きる危険性がある深在性う蝕に適用される[7]．
実際の臨床では窩底部にレース状の細い線状の軟化象牙質が残り，その部分だけの除去が困難な症例に用いられる．一層残存している健全象牙質とともに軟化象牙質を残し，硬組織形成促進作用のある水酸化カルシウム系薬剤を貼付し，3〜6カ月後，第三象牙質の添加や軟化象牙質第一層の再石灰化によって象牙質の厚みが増してから残しておいた軟化象牙質を除去する方法である．
十分に健全象牙質が残存する場合に行う覆髄 pulp capping や裏層 basement などとは区別されている．非侵襲性歯髄覆罩（AIPC：atraumatic indirect pulp capping），GCRP（gross caries removal procedure）[8]の同義語がある．

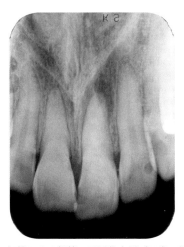 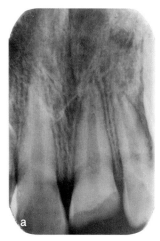 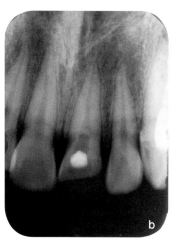

図4 打撲による根管の石灰化症例（21歳，男性）．1|1を小学6年時に強打した既往がある．|1の根尖部歯肉に膿瘍形成が発現したため来院した．1|1に疼痛や違和感など自覚症状はない．歯髄電気診にいずれも反応はなかった．|1に対し感染根管治療を施し，1|はこのまま経過観察を行うこととした．

図5 歯根未完成歯の生活歯髄切断症例（9歳，男児）．|1の破折を主訴として来院した．2時間前に友達と衝突し，患歯を強打したという．露髄を伴う複雑性破折があり，水酸化カルシウム糊剤を用いたアペキソゲネーシスが施された（a）．2年後のエックス線写真では，歯髄切断部に形成されたデンティンブリッジ（庇蓋硬組織）と根尖の継続的な成長が確認された（b）．根管は1|に比べ，狭窄傾向を示している．

その場合は，根管探索が難しくなるので，治療が困難になる前に根管処置を施すことも考慮する必要がある．

7．歯髄壊死（pulp necrosis）

歯髄に血液供給がなくなり，歯髄組織の機能を失った状態をいう．これを放置すると，根尖歯周組織に病変が拡延する．薬剤による失活や過度の石灰化，退行性変化を経て失活した歯髄は乾性を示すが，充血や歯髄炎を経た場合は湿性壊死となる．湿性壊死は歯髄電気診で高い値で生活反応を示すことがあるが，根尖歯周組織が反応しているので生活反応と誤診してはならない．

また，外傷歯では歯髄振盪により生活反応を欠くことがあるので，生活反応の欠如が必ずしも失活状態を意味するわけではない．問診時において既往歴に注意すべきである．

8．歯髄壊疽（pulp gangrene）

感染歯髄が失活した場合や壊死歯髄に細菌感染が生じた場合をいう．歯髄組織が分解され，腐敗臭を伴う場合が多い．腐敗臭はタンパク質，脂質，炭水化物の分解により産生されたインドール，スカトール，メチルメルカプタン，プトレシン，カダベリン，硫化水素，アンモニアなどが原因となっている．臨床的には腐敗臭の有無で壊死と壊疽を区別することとなる．根管内容物は歯髄の形を呈することはなく，分解されて液状になり，根尖歯周組織に化学的刺激と細菌的刺激を与える．一方，歯髄壊疽の歯が歯髄電気診や冷熱による検査には反応しないものの，長時間の温熱刺激に反応す

ることがある．この現象は，根管内残留液やガスが根尖へ拡延することと関係づけられている．

●待機的診断法（[TIPs ＃ 4] 参照）

歯髄の病態から，歯髄が可逆性か不可逆性かの診断を時間をあけて行う待機的診断法が有効なときがある．検査結果が微妙な領域にあり，診断が不可能なときは，歯髄を保存することを前提としての歯髄鎮静療法が行われる．

う蝕など歯髄を刺激している物質を除去後，酸化亜鉛ユージノールセメントを使用して1週間程度の経過観察を行う．症状の改善がみられた場合は歯髄を保存できる．近年の接着修復では，酸化亜鉛ユージノールによるレジン重合阻害のため実施されるケースは少なくなっているが，歯髄の適切な診断が優先されることに間違いはない．代わりに，カルボキシレート系セメント（ハイボンドテンポラリーセメントソフト，松風）やグラスアイオノマー系セメント（ベースセメント，松風）などを用いて経過を観察することが有効な場合も多い．

一方，歯髄鎮静の目的でフェノールカンファー（CC）を使用すると強力な鎮静作用が期待できるが，不可逆的な障害性を有するため，歯髄は徐々に壊死する．したがって，CCは抜髄処置を前提として用いる．

歯髄炎の関連痛

歯髄の痛みが強くなると，歯から歯へ，または歯のみならず口腔外へ，患者が痛みを訴える部位が広がっていく（表3）．それには正中を超えないことや，末梢から中枢側への方向に広がるなどの傾向はあるが，患者の訴えと術者の見解が一致しないこともある．再度検査結果を確認し，見落としている点や，必要な再検査，時間をおいた検査が重要となる．

歯髄炎と似た症状との鑑別法

歯髄炎は三叉神経支配にあることから近接する関連組織に疼痛を起こすこともあり，原因歯を特定することはもちろんであるが，他の疾患との鑑別を要することも少なくない．

1．象牙質知覚過敏症

露出象牙質に温度変化，空気，高張液などの刺激が加わり，象牙細管を介して象牙芽細胞やAδ線維に刺激が加わる．たとえば，象牙細管内液の移動が，歯面の乾燥，冷熱刺激，浸透圧の高い溶液などでは歯面方向へ，また温熱では歯髄腔側へ起こるた

表 3　関連痛の発現部位

	歯から歯へ（歯痛錯誤）		歯髄から口腔外へ	
上顎	上顎第二小臼歯	➡ 下顎第一・第二小臼歯	切歯	➡ 前頭部
			犬歯・第一小臼歯	➡ 鼻唇部
			第一小臼歯	➡ 側頭部・上顎骨部
			第一大臼歯	➡ 上顎骨部
			第二・第三大臼歯	➡ 下顎骨部・耳
下顎	下顎第一・第二小臼歯 ➡ 上顎第一・第二・第三大臼歯		切歯・犬歯・第一小臼歯	➡ オトガイ部
	下顎第一・第二大臼歯 ➡ 下顎第一小臼歯		第二小臼歯	➡ オトガイ部・下顎枝の中央
	下顎犬歯	➡ 上顎第一・第二小臼歯 / 上顎第一・第二大臼歯 / 下顎第一・第二小臼歯	第一・第二大臼歯	➡ 耳・下顎角部
			第三大臼歯	➡ 耳・上喉頭部

め，疼痛が生じる．歯髄は正常な状態なので，一般に象牙質露出面の治療を行えば症状は消退する．しかし，処置を行っても変わらない場合は，重篤な歯髄充血や症状のある不可逆性歯髄炎に移行したと診断する．

2．上顎洞炎

鼻性では鼻腔と上顎洞を結ぶ自然孔の大きさや開口位置等の解剖形態が関与し，一般に両側性に発現するのに対し，歯性上顎洞炎は片側性に現れる．歯性上顎洞炎の多くは歯髄失活歯や根管既処置歯に起こり，打診痛を特徴とするので診断しやすい．生活歯でも，歯周疾患が原因で上顎洞へポケットが交通することにより感染が起き，発現する．歯髄が生活していて上顎洞炎がみられるときは，歯周検査を行う必要性がある．多くの上顎洞炎の患歯は根尖性歯周炎が広く拡延したものと考え，歯髄の生死判定と歯周検査を徹底すれば上行性歯髄炎を含め鑑別診断は可能である．

3．歯根膜炎

歯根膜炎は，根尖性歯周炎のときの打診痛や修復物の過高による外傷性咬合，あるいは打撲等による咬合痛を伴う症状を表している．痛みのある根尖性歯周組織疾患を指して使用されており，病名ではなく，炎症部位を示す総称的な診断名である．う蝕や亀裂，エナメル小柱の間隙からの細菌刺激，機械的刺激，物理刺激などが関連して増悪する．

歯髄炎が全部性歯髄炎に移行して，歯髄の炎症が根尖部歯髄まで波及すると，打診に反応するようになり，歯根膜炎の症状を呈する場合がある．

4．三叉神経痛

三叉神経支配領域に発作的に現れる原因不明の電撃様疼痛をいう．急性歯髄炎でも患歯から離れた部位に原因不明の電撃痛が発現し，三叉神経痛に類似した症状を発現することがある．三叉神経痛は各枝のトリガーポイントを刺激すると激痛が起き，発作がないときには無症状である．歯髄炎では患歯以外の特定部位への刺激による疼痛発現はなく，患歯への直接刺激から生じる．

5．根尖性歯周炎

根尖性歯周炎は，歯髄が失活しており鑑別は容易につくため，歯髄の生活状態を正しく把握することが肝要である．しかし，根管歯髄全体が完全に失活したか否かの診断は十分に行えないことが多い．直接覆髄後などに歯髄電気診を行う場合，セメントが電気の不良導体であるため，測定場所を適切に選ぶ必要があり，生活歯か失活歯かを誤診することもありえる．そのときには検査結果の推移を十分に解釈することが大切である．

また，大臼歯などの複根歯は，冠部歯髄が1つであっても歯根単位で根管歯髄が存在するため，根管によって歯髄の診断が異なることも多い．たとえば，近心隣接面からのう蝕でその特定個所に第三象牙質が多量に形成されるように，歯髄の反応も障害の加わる部位により違いがみられる．すなわち，1本の歯でも口蓋根管は生活しているが，近心頬側は壊疽歯髄であるなどの複合状態も経験することが多い．したがって，大臼歯などの複根歯は歯根の数だけ歯が集合していると考え，歯髄電気診にしても舌側中央，近心頬側，遠心頬側と各歯根単位の検査が有効となる．ただし，歯髄診断は歯単位で行う必要があるので，最も重篤な臨床診断名を採用することになる．

急性歯髄炎の状態は長期間続くものではなく，急性根尖性歯周炎に移行することが多いが，その時期の診断も難しい．急性化膿性歯髄炎でも，う窩に停滞した食物残渣を患者自らが運良く取り払うことができると，急性歯髄炎は慢性歯髄炎に移行し，あたかも自然治癒した錯覚に陥ることとなる．それらの歯髄炎が良い方向に向かっているのではなく，歯髄失活に向かっていることを認識するべきである．

根尖性歯周炎と考えられる歯が，実際は歯髄炎である症例の場合もあり，根管単位での正確な診断が望まれ，エックス線写真で歯根膜腔の拡大があっても，生活歯髄を有する症例もあるという認識を持つことが大切である．

将来求められる客観的検査に基づく適確な診断

歯髄疾患の検査・診断は，主観的感覚が患者ごとに異なるため，画一化することは困難である．しかし，診断には客観的検査結果と患者主観の症状解析が重要で，多くのパターンを想定して診断を行う必要がある．歯髄炎の病態変化は根尖性歯周炎に比

較して変化が早く，刻一刻と移行するため，検査時の結果に応じた診断を行うことが大切である．その意味においても，待機的診断法の概念は重要となる．

デジタル電子器機の開発により，医科・歯科・薬科においてはさまざまな機器が採用されるようになった．以前は診断が困難であった歯髄の血流を指標とした歯髄生活力検査も，新しい診断の道を開いている．これらが適確な診断と新しい治療として発展することを望んでいる．

参考文献

1) AAE：Consensus conference recommerlded diagnostic terminology. J Endod, 35：1634, 2009.
2) Hargreaves KH, Cohen S, Berman LH：Cohen's Pathways of the pulp 10th ed. 2-39, Mosby Elsevier, Chicago, Berlin, 2011.
3) 歯科大学学長・学部長会議：歯内療法学分野. 平成19（2007）年改訂歯科医学教授要綱, 104-112, 医歯薬出版, 東京, 2008.
4) 中村　洋, 須田英明, 勝海一郎, 興地隆史 編：第6章　根尖性歯周組織疾患. 第4版 歯内治療学, 97-119, 医歯薬出版, 東京, 2012.
5) 五十嵐　勝, 北島佳代子, 田中幹久, 新井恭子, 川崎孝一：変色歯の内部吸収に関する臨床的および病理組織学的観察. 日本歯内療法学会雑誌, 27（1）：29-36, 2006.
6) 北村和夫：10. 歯根外部吸収と歯根内部吸収—その原因・メカニズムと診断，治療，予防法—. 偶発症・難症例への対応, ヒョーロン・パブリッシャーズ, 東京, 2014.
7) 日本歯科保存学会 編：う蝕治療ガイドライン. 106-108, 永末書店, 京都, 2009.
8) 小野芳明：幼若永久歯の暫間的間接覆髄法（GCRP）（Q&A）. デンタルダイヤモンド, 33（9）：129-130, 2008.

TIPs #4

時間経過を考慮した診断の重要性と市販薬

歯科医師の経験が浅い場合には，患者さんを目の前にした時に，その時点での状態から診断をつけ処置を進めてしまいがちである．つまり，現症にこだわりすぎる結果，それまでの経過により隠されてしまっているかもしれない情報を見逃してしまう恐れがある．

特に歯髄疾患の場合，急性期には症状があったものが，歯髄が壊死に陥るときには一時的に臨床症状が治まることがある．その症状が治まった状態を，正常歯髄と診断すると後で根尖性歯周炎に発展して，患者の信頼を失う原因になることも多い．

歯髄充血に対してユージノールを含有するセメント（ネオダインなど）による歯髄鎮静療法を行えれば，正常歯髄に回復する場合もある．しかし，強力な鎮静作用を有するフェノールカンファー（CC）を使用すると，症状は治まっても歯髄は徐々に壊死が進行する．CC は本来抜髄を前提に使用される薬剤である．ただし，転医してきた患者さんの場合などには，以前の治療内容が分からない場合もある．鎮静作用のある薬剤には特徴的な臭いがあるので，問診とともにそれらも参考にして判断することが重要である．

また，市販薬にも歯痛を対象としたものがあり，それらによっても歯髄の状態はもちろん影響を受ける．以下に，一般の人がよく目にする市販薬の特徴を紹介する．

●正露丸（大幸薬品）

独特の匂いのある黒茶色の丸剤．胃腸薬として知られる正露丸は，100年以上前から製造されている．「正露丸」と「セイロガン糖衣A」があるが，歯痛には「正露丸」のみ効能がある．歯痛の場合，正露丸は内服するのではなく，痛みのあるむし歯に適量を詰めて使用する．

正露丸は，ブナやマツなどの原木を乾留して得られる木（もく）タールを精製した淡黄色透明の液体である木（もく）クレオソートを主成分とする．木（もく）クレオソートは，グアヤコール，クレオソート，フェノールなどのフェノール系の化合物を含むため，歯髄に対して鎮静作用を有する．

●今治水（こんじすい）（丹平製薬）

1898年に「今，治る歯くすり」として発売が開始され，改良が加えられて現在の商品名は，「新今治水」である．液剤タイプの「新今治水」は，キャンフェニック処方（カンフル・フェノール・アルコールに配分）を応用してつくられており，CC を主成分としている．薬剤をしみ込ませた綿球を，むし歯の穴に押し込んで使用する．

また，同社からゲルタイプの「コンジスイQ」も発売されており，同じく綿球に塗布してむし歯に挿入するか，"むし歯に直接塗りこむ"とされている．

（木ノ本喜史）

＜正露丸の添付文書より歯科関係の部分の抜粋＞
・むし歯痛には，1〜1/2粒を歯窩（むし歯の穴）につめてください．
・むし歯痛に1, 2度使用しても痛みが取れない場合は使用を中止し，この添付文書（説明文書）を持って歯科医師に相談してください．
・むし歯痛に使用する場合，本剤は一時的に痛みを取るのみで治療効果はありませんので，痛みが治まってもなるべく早く歯科医師の治療を受けてください．また，痛みがやわらげば，本剤をむし歯の穴から取り除き，決してつめたまま放置しないでください．

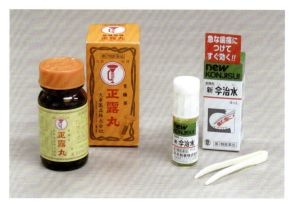

図1　正露丸（左）と新今治水（右）．

7. 歯内療法における効果的な局所麻酔および非歯原性歯痛

松浦信幸 MATSUURA Nobuyuki

無痛治療における局所麻酔の重要性

　歯内療法において局所麻酔は必要不可欠な手技であり，局所麻酔の成否は円滑な治療とその質をも決定する．歯科治療の安全性の確保と快適な歯科治療の提供のためにも無痛的治療は大前提となる．しかし，日常の臨床において急性化膿性歯髄炎や下顎臼歯部の抜髄では，局所麻酔が十分に奏効しないことをしばしば経験する．不十分な局所麻酔は，術中の疼痛を引き起こし，患者の不安や緊張を増加させ，疼痛閾値の低下により円滑な治療をも困難とさせるため，患者にとっても術者にとっても大きなストレスとなる．

　本項では，無痛的歯内療法を実現するための効果的な局所麻酔法について基本的な事項にも立ち返って再考する．また，難治性の歯痛として治療に難渋することの多い非歯原性歯痛についてもガイドラインを参考にその特徴を概説する．

局所麻酔薬の基礎

●痛みの伝導（図1）

　神経線維には髄鞘を持たない無髄神経と髄鞘に覆われた有髄神経が存在する．無髄神経ではすべての神経膜が，有髄神経では髄鞘に一定間隔で存在するランビエ絞輪部分が細胞外液と接している．神経膜外にはNa$^+$（ナトリウムイオン），神経膜内にはK$^+$（カリウムイオン）が存在しており，静止状態では膜外が陽性（＋），膜内が陰性（－）に分極している（静止電位）．神経が刺激されると神経膜上に存在するナトリウムチャネルが開きNa$^+$が細胞内に，K$^+$が細胞外に移動するため，膜電位が逆転して活動電位を発生する（過分極）．活動電位の伝導は無髄神経（遅い痛み）では神経膜に沿って連続的に起こるが，有髄神経（速い痛み）では髄鞘のないランビエ絞輪のみ生じるため，絞輪から絞輪へと髄鞘を飛び越えて伝導される（跳躍伝導）．

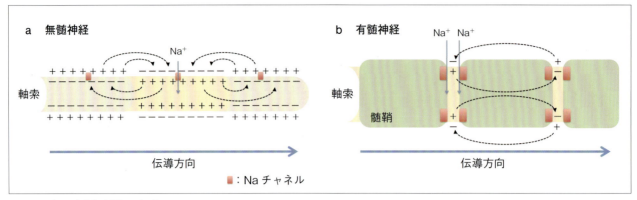

図1 痛み（活動電位）の伝導.
無髄神経（a）ではナトリウムチャネルからNa⁺の流入によって発生した活動電位が神経膜に沿って連続的に伝導する．有髄神経（b）ではナトリウムチャネルが密集しているランビエ絞輪から大量のNa⁺が流入し，活動電位は絞輪から絞輪へと跳躍伝導する．

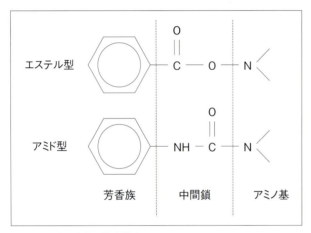

図2 局所麻酔薬の基本構造.
中間鎖の結合様式がエステル結合（-COO-）のものとアミド結合（-NHCO-）のものがあり，それぞれをエステル型局所麻酔薬，アミド型局所麻酔薬と呼ぶ．

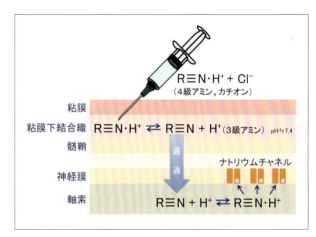

図3 局所麻酔薬の作用機序.
組織内に注射された局所麻酔薬は，3級アミン（R≡N）となり，神経膜を通過する．軸索に到達した局所麻酔薬は水素イオンと結合して4級アミン（R≡N・H⁺）となり，ナトリウムチャネルに作用（ブロック）して麻酔効果を発現する．

局所麻酔薬の化学構造と分類

局所麻酔薬は脂溶性の芳香族残基（ベンゼン環）部と親水性のアミノ基を有し，それらを連結する中間鎖の3つの基本構造から構成されており，この形を3級アミンという（図2）．芳香族残基の部分は細胞膜の通過に関与し，アミノ基の部分は神経膜上のナトリウムチャネルと結合して麻酔効果を発揮する．また，局所麻酔薬は中間鎖の結合様式によって，エステル結合（-COO-）を持つものとアミド結合（-NHCO-）を持つものがあり，それぞれをエステル型局所麻酔薬，アミド型局所麻酔薬と呼んでいる[*1]．

局所麻酔薬の作用機序（図3）

局所麻酔薬は脂溶性の3級アミン（ベース，R≡N）[*2]を塩酸と結合させた水溶性の塩酸塩（R≡N・HCl）として存在しており，これが水溶液化されて4級アミン（カチオン，R≡N・H⁺）と塩素イオン（Cl⁻）とに解離している．組織中に注射された局

*1 プロカイン（ノボカイン®）は，局所麻酔薬としてコカインから合成された最初のエステル型局所麻酔薬である．効力，持続時間はリドカインの1/2程度で，毒性が強く，組織浸透性が小さいため，表面麻酔には向いていない．エステル結合をアミド結合に置換したプロカインアミドは抗不整脈薬（アミサリン®）として用いられている．
現在，市販されている歯科用表面麻酔剤はエステル型局所麻酔薬であり，歯科用局所麻酔薬（カートリッジ製剤）はアミド型である．

表1　歯科用局所麻酔薬カートリッジの種類

製品名	添加血管収縮薬	メチルパラベン	亜硫酸塩
2％リドカイン塩酸塩製剤			
歯科用キシロカインカートリッジ®	アドレナリン	（－）	（＋）
キシレステシンA注射液（カートリッジ）®	アドレナリン	（－）	（＋）
オーラ注歯科用カートリッジ®	アドレナリン酒石酸水素塩	（－）	（＋）
エピリド配合注歯科用カートリッジ®	アドレナリン	（－）	（＋）
3％プロピトカイン塩酸塩製剤			
歯科用シタネスト - オクタプレシン®	フェリプレシン	（＋）	（－）
3％メピバカイン塩酸塩製剤			
スキャンドネストカートリッジ3％®	（－）	（－）	（－）

日本国内では歯科用局所麻酔カートリッジとしてリドカイン製剤，プロピトカイン製剤，メピバカイン製剤の3種類6製品が販売されている．メピバカイン製剤には血管収縮薬やその他の添加物は含まれていない．

*2　アミノ基の窒素原子（N）には3つのラジカルがそれぞれ結合しているので，教科書などでは3級アミン（ベース）をR≡Nと表記するが，三重結合を意味するものではない．

*3　弱アルカリ性（pH ≒ 7.4）の正常組織では，約75％が4級アミン，約25％が3級アミンである．炎症組織での状態は表4を参照．

*4　アドレナリン＝エピネフリン：アドレナリンは日本の科学者である高峰譲吉と上中啓三がウシの副腎から生成した物質で，米国の科学者 John Abel がヒツジの副腎から生成したエピネフリンよりも先であるが，米国ではこれを認めずにエピネフリンという呼称が一般的である．欧州ではアドレナリンが一般的である．日本では2006年4月から日本薬局方でエピネフリン（米名）ではなく，アドレナリン（英名）が正式名称となった．

所麻酔薬は，組織の弱アルカリ性（pH ≒ 7.4）によって4級アミンから水素イオン（H^+）の取れた3級アミンとなる*3．脂溶性の高い3級アミンは神経鞘を容易に通過し，軸索内へと移行する．そこで水素イオンと再び結合して4級アミンとなり，神経膜の内側からナトリウムチャネルにある受容体に結合してナトリウムイオン（Na^+）の取り込みを阻害し，活動電位の発生を抑制することで局所麻酔作用を発現する．

●歯科用局所麻酔薬：カートリッジ製剤

『DRUGS IN JAPAN 日本医薬品集（2014年版）』[1] に収載されている歯科用局所麻酔薬カートリッジは，リドカイン製剤，プロピトカイン製剤，メピバカイン製剤の3種6製品（**表1**）であり，すべてがアミド型の局所麻酔薬である．アミド型麻酔薬はエステル型に比べ，一般的に効力が強く，アレルギーや過敏症も少ないとされている[2]．

・リドカイン

日本で最も多く使用されている歯科用局所麻酔薬である．リドカインは他のアミド型局所麻酔薬に比べて組織浸透性が強く，麻酔の効果発現も速やかで，持続時間は中等度である．リドカイン自身は血管拡張作用を有するため，歯科用局所麻酔製剤には血管収縮薬として，アドレナリンもしくはアドレナリン酒石酸水素塩が添加されている*4．

・プロピトカイン

アミド型局所麻酔薬の中では最も毒性が低く，急速に代謝されるため蓄積しにくいが，麻酔作用はリドカインにやや劣り，麻酔の効果発現も遅い．リドカイン同様に弱い血管拡張作用を有する．歯科用局所麻酔製剤には血管収縮薬としてフェリプレシンが添加されている．

・メピバカイン

組織浸透性，麻酔効果発現時間，麻酔作用ともリドカインと同程度であるが，持続時間は短い．弱い血管収縮作用を持つため，歯科用局所麻酔製剤には血管収縮薬は添加されていない．

表2　血管収縮薬添加の目的

1. 麻酔効果に対して
   ・局所麻酔効果の増強
   ・局所麻酔作用持続時間の延長
2. 安全性に対して
   ・局所麻酔薬中毒の予防
   ・局所麻酔薬使用量の節減
3. 手術に対して
   ・出血量の減少と術野の明視化

血管収縮薬添加の目的（表2）

歯科用局所麻酔薬の特徴として，麻酔効果を高め，安全性を向上させるために血管収縮薬が添加されているものが多い．現在，日本で歯科用局所麻酔薬に添加されている血管収縮薬はアドレナリンとフェリプレシンの2種類である．

・麻酔効果に対して

局所の血管収縮作用により，注射部位の麻酔薬が血管内に吸収されにくく，麻酔薬濃度も高いままで，麻酔作用は増強される．過去の研究で4％リドカインの局所麻酔成功率は約80％であったのに対し，1％リドカインにアドレナリンを5 μg/ml（1/20万）添加で約80％，10 μg/ml（1/10万）添加で約90％の局所麻酔効果が得られた（図4）[3]．つまり，高濃度の局所麻酔薬を使用するよりも血管収縮薬を添加するほうが麻酔の成功率は高くなる．さらに，局所の血管収縮は麻酔薬を注射部位に長く停滞させるため，麻酔作用持続時間も延長する．

・安全性に対して

血管収縮薬の添加により麻酔作用が増強され，作用持続時間が延長するため，局所麻酔薬の使用量を節減できる．また，血管収縮薬によって局所麻酔薬の血管への吸収が抑制される結果，血中の局所麻酔薬濃度は血管収縮薬無添加のものと比べて約1/2

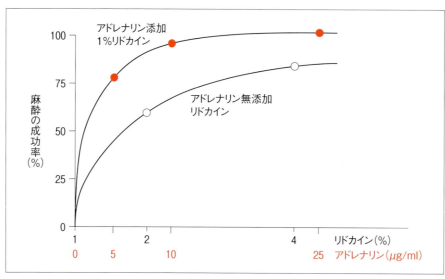

図4　局所麻酔薬と血管収縮薬の濃度が麻酔効果に及ぼす影響[3]．
ヒトの上顎側切歯歯髄に対する麻酔効果で，10μg/ml アドレナリン添加1％リドカインは4％リドカインよりも麻酔成功率が高い．

表3　局所麻酔薬の基準最高用量		
血管収縮薬	2％リドカイン	3％プロピトカイン
無添加	200mg	400mg
添　加	500mg	600mg

表4　組織中のpHの3級アミン産生に及ぼす影響			
	pH	4級アミン	3級アミン
正常組織	7.4	75％	25％
炎症組織	6.9	90％	10％

＊5　血管収縮薬添加2％リドカイン塩酸塩製剤の基準投与量は500mgである．2％リドカインの場合，1カートリッジ（1.8ml）中に36mgのリドカインが含有されているため，13.9本（500/36）が極量となる．しかし，血管収縮薬であるアドレナリン（1/8万）は1カートリッジ（1.8ml）中に22.5μg含有されており，使用許容量は健康成人で200μg，中等度循環器疾患で40μg，重度循環器疾患で20μgであるため，それぞれ約8.9本，1.8本，0.9本が使用可能である．

＊6　約30分後より歯髄血流は回復し始めるが，60分後でも75％までしか回復しない．

になり[4]，基準最高用量（中毒量）が約2倍となる（**表3**）[*5]．

・手術に対して

局所の血管収縮により，出血が減少して術野が明瞭となり，円滑な手術操作が可能となる．アドレナリンは主に毛細血管の動脈側に作用し，フェリプレシンは静脈側に作用するため，アドレナリンのほうが出血量減少効果は高い[5]．

●血管収縮薬による歯髄の血流量の変化

アドレナリン添加局所麻酔薬を使用した浸潤麻酔では，歯髄血流量は約60～75％減少し（フェリプレシン添加の場合：約30％）[6,7]，歯根膜内麻酔では，一時的ではあるが歯髄血流が完全に遮断される[*6]ことがわかっている[8]．この著しい歯髄血流量の減少とそれに伴う低酸素状態による歯髄の不可逆的なダメージが危惧されるが，局所麻酔によって歯髄壊死を生じるといった報告はみられない．また，歯髄は低酸素状態に陥ることで血管新生能が亢進し，壊死に至らないように回避しようとする働きがある[9]．しかし，虚血に陥った歯髄は外来刺激に対して抵抗性が低いと考えられるため，治療による侵襲は最小限にすべきである．

●炎症組織における局所麻酔の効果

急性の歯髄炎や根尖性歯周炎の治療で局所麻酔が奏効しにくいことをしばしば経験する．組織における炎症の有無は局所麻酔効果に影響を与える因子の1つである．炎症によって組織中のpHが低下すると神経鞘を通過できる3級アミンの産生が減少する．リドカインは正常組織中（pH≒7.4）では約75％が4級アミンであり，約25％が3級アミンである．しかし，炎症組織中（pH6.9）では4級アミンが約90％，3級アミンが約10％となる（**表4**）．つまり，同じ濃度の局所麻酔薬を投与する場合，正常組織に比べて炎症組織では約2.5倍量の局所麻酔薬が必要となる．加えて炎症組織では血管拡張や浮腫によって局所麻酔薬の血管内への吸収と希釈が増加するため，十分な麻酔効果を得るにはさらに多量の局所麻酔薬を投与する必要がある．しかし，むやみに局所麻酔薬の量を増やしても局所麻酔薬中毒の危険性が増すため，伝達麻酔などの他の麻酔方法を考慮する必要がある．

●局所麻酔薬の選択

前述したように，現在日本では歯科用局所麻酔薬カートリッジとして3種類のアミド型局所麻酔薬が販売されている（**表1**）．このうちリドカインとプロピトカインは臨床使用濃度で血管拡張作用を有するため，血管収縮薬のアドレナリンとフェリプレシンがそれぞれ添加されている．動物研究ではあるが，市販局所麻酔製剤の麻酔効果を比較した研究（**図5**）[10]では，血管収縮薬無添加の2％リドカイン塩酸塩は十分な麻酔効果は得られず，持続時間もきわめて短い．一方，アドレナリン添加2％リドカイン塩酸塩は，速やかにかつ強い麻酔効果を示し，しかも長時間にわたりその効果が持続する．フェリプレシン添加3％プロピトカイン塩酸塩はアドレナリン添加2％リドカイン塩酸塩に比べて麻酔の効果発現は遅く，麻酔効力も弱いため，使用時には十分な量を注射し，効果発現には少なくとも5分以上待つ必要がある．3％メピバカイン塩酸塩はアドレナリン添加2％リドカイン塩酸塩同様に速やかに強い麻酔効果を得ることができるが，血管収縮薬が添加されていないため，作用持続時間は短くおおむね30分程度である．

つまり，アドレナリン添加2％リドカイン塩酸塩は最も麻酔作用が強く，長時間作用性なので，通常の歯科治療はもちろん下顎臼歯部などの麻酔が奏効しにくい部位，観血処置，長時間の手術などに適している．しかし，アドレナリンは全身，特に循環器への影響が大きいため，虚血性心疾患，コントロールされていない高血圧症や甲状腺機能亢進症などの医科疾患を有する患者の歯科治療でアドレナリンの使用を避けたい場合[*5,7]には，フェリプレシン添加3％プロピトカイン塩酸塩の使用を考慮するべきである．

一方，3％メピバカイン塩酸塩は観血処置には向かないが，麻酔効果が強く，短時間作用性なので，小児の浸潤麻酔（咬傷の予防）や短時間の歯科治療，医科合併疾患を有する患者に対して比較的安全に使用できる．

アミド型局所麻酔薬

2％リドカイン塩酸塩製剤
- 歯科用キシロカインカートリッジ®
- キシレステシンA注射液（カートリッジ）®
- オーラ注歯科用カートリッジ®
- エピリド配合注歯科用カートリッジ®

3％プロピトカイン塩酸塩製剤
- 歯科用シタネストーオクタプレシン®

3％メピバカイン塩酸塩製剤
- スキャンドネストカートリッジ3％®

---

*7 アドレナリン添加2％リドカイン製剤の添付文書には，高血圧，心不全，甲状腺機能亢進症，糖尿病のある患者，および血管攣縮の既往のある患者に対する使用は「原則禁忌」となっている（原則禁忌：投与しないことを原則とするが，特に必要とする場合には慎重に投与すること）．

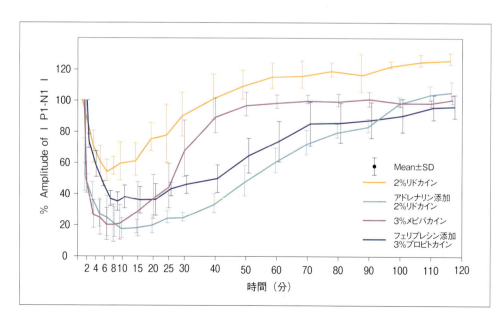

図5 局所麻酔製剤の浸潤麻酔効果（文献[10]より一部改変）．縦軸の「％ Amplitude of ｜P1-N1｜」は体性感覚誘発電位の振幅の変化率を表しており，麻酔効力を示す．0％に近いほど麻酔効力は強い．

●血管収縮薬以外の添加物について

歯科用局所麻酔薬カートリッジの多くには，血管収縮薬以外にもメチルパラベンや亜硫酸塩が添加されている（**表1**）．メチルパラベンは保存安定剤として添加されており，以前はリドカイン塩酸塩製剤にも添加されていた．また，メチルパラベンは強い抗原性を示しアレルギーの原因となるので，化粧品に対してアレルギーのある患者へのプロピトカイン塩酸塩製剤の使用は控えるべきである．亜硫酸塩はアドレナリンの抗酸化剤としてリドカイン塩酸塩製剤に添加されている．

局所麻酔法

歯内療法において多くの場合，通常の浸潤麻酔法で十分な麻酔効果を得ることが可能であるが，顎骨の解剖学的特徴や患歯の炎症の程度，術中の痛みによる疼痛閾値の低下などによっては，麻酔が効きにくく十分な効果を得ることが困難な場合もある．ここでは，有効な麻酔効果を得るための局所麻酔法について解説する．

●口腔粘膜における痛点の分布

口腔粘膜における痛点は，自由神経終末（一次侵害受容ニューロン）の存在部位である．一般に臼歯部よりも前歯部に多く，歯間乳頭部よりも付着歯肉部から歯肉頬移行部にかけて多い．口蓋部では口蓋皺襞溝部，切歯乳頭部，軟口蓋移行部で多い（**図6**）[11]．

●抜髄時の麻酔

上顎骨は頬側・口蓋側の皮質骨とも薄く，骨小孔[*8]も豊富で，根尖孔部との距離も短いため，ほとんどの場合，根尖相当部歯肉への浸潤麻酔のみで歯髄への麻酔効果を得ることができる．一方，下顎骨では前歯部に比べて臼歯部ほど皮質骨は緻密で厚

*8 骨小孔：骨の中あるいは表面に存在する小さい空間．

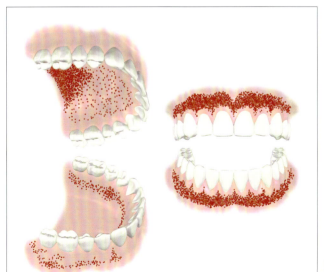

図6 口腔粘膜における痛点の分布[11]．

く（**図7**），その厚さは3～4mmもあり[12]，根尖部までの距離もあるため，局所麻酔薬がきわめて浸透しにくく麻酔効果を得ることは難しい．しかし，下顎骨臼歯部の歯間乳頭部歯槽骨縁には骨小孔が比較的多く存在するため（**図8**），乳頭部に注射された麻酔薬はこの骨小孔を通して根尖にまで到達するので，比較的麻酔効果を得やすい．つまり，下顎臼歯部の抜髄には，根尖相当部歯肉（歯肉頬移行部）にカートリッジの3/4を注入し，残りを当該歯近遠心の歯間乳頭部歯肉へ注入（**図9**）すると効果的である．それでも麻酔効果が不十分な場合には，歯根膜内麻酔または下顎孔伝達麻酔を考慮する．ただし，歯間乳頭部の麻酔で麻酔薬を強圧で注入すると，注入時痛が強くなり，術後に潰瘍を形成することもあるので注意が必要である．

　確実な局所麻酔には，麻酔薬の量と待ち時間も重要な因子である．局所麻酔薬が骨膜，皮質骨を通過して根尖部まで到達するまでに，血流の豊富な歯肉粘膜や骨髄などで分散，吸収されてしまうため，麻酔薬が少量では奏効不十分となる．しかし，十分

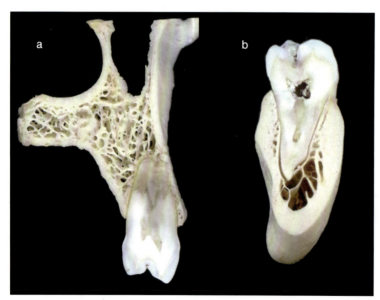

図7　臼歯部における上顎骨と下顎骨の皮質骨の厚さの比較．
上顎（**a**）は骨小孔が豊富で，頬側・口蓋側の皮質骨が薄く歯根膜・根尖までの距離が短い．一方，下顎（**b**）は皮質骨が緻密で厚く，歯根膜・根尖までの距離もある．

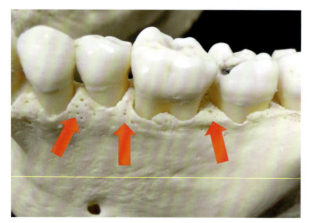

図8　歯間乳頭部の骨小孔．
下顎臼歯部歯槽骨の歯間乳頭部には骨小孔が比較的多く存在する．

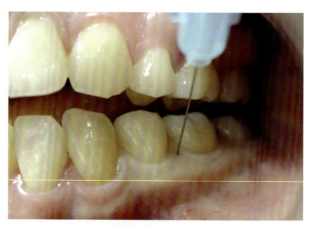

図9　歯間乳頭部への浸潤麻酔の実際．
歯間乳頭部への浸潤麻酔は強圧をかけずにゆっくりと注入する．当該歯近遠心の歯間乳頭部歯肉へ約0.4～0.6ml注入する．

な量の麻酔薬を注入したとしても，期待する麻酔効果が発現する前に治療を開始してしまうと，痛み刺激により疼痛閾値が低下し，十分な麻酔効果が得られない．局所麻酔薬の注射後，効果発現までには少なくとも 3 〜 5 分間は待つ必要がある（図 5）．

●歯根膜内麻酔（periodontal intraligamental anesthesia）

歯根膜内麻酔は針先を歯肉溝より歯根膜腔内に直接刺入し，麻酔薬を注入する麻酔法である．目的とする歯だけに麻酔することが可能なため，必要以上の歯や周囲組織にまで麻酔効果が波及することがない．また，少量の麻酔薬で確実で迅速な麻酔効果を期待できる．しかし，歯根膜腔は狭小なため31 G 〜 33 G[*9]の細い注射針が必要なことと，麻酔薬の注入には強圧が必要で注入量のコントロールも通常の注射器では困難なため，専用注射器または電動注射器などの使用が推奨される．

刺入部位は，単根歯では歯根膜腔隙の比較的広い唇・頰側近心隅角部，複根歯では唇・頰側近心隅角部や口蓋側中央部である（図10）[13]．使用する麻酔薬の量は 1 根あたり0.2ml程度であるが，効果が不十分な場合には0.2mlの追加投与を行う．下顎の大臼歯部などでは初めから0.4ml注入したほうが麻酔効果は高い．刺入部位の歯肉溝がプラークや歯石などで不潔な場合には，付着物を除去した後，遊離歯肉より歯肉組織を貫通して歯根膜腔内へ注射針を刺入する（図11）．歯根膜内麻酔では薬液の強圧注入や注射針などによる物理的な歯根膜損傷を起こしやすく，歯肉溝プラークの歯根膜腔への押し込みによる感染などのリスクもあるため，施行には十分な配慮が必要であり，通常の浸潤麻酔で十分な麻酔効果が得られない場合に施行すべきである．

歯根膜内麻酔を施行した場合，術後に歯根膜炎による咬合時痛や，歯が浮いた感じがすることを患者に事前に説明しておくとよい．

*9　注射針のゲージ：注射針の太さはG（ゲージ）で表すことが多い．現在，注射針の太さとしてのゲージはISO（国際標準化機構）規格でサイズが定められており，わが国のJIS規格においても，ISO規格にほぼ準じる形になっている．一般に，Gの数値が大きいほど細い針となる．伝達麻酔には25Gまたは27G，浸潤麻酔には27Gまたは30G，歯根膜内麻酔には31Gまたは33Gが用いられる．

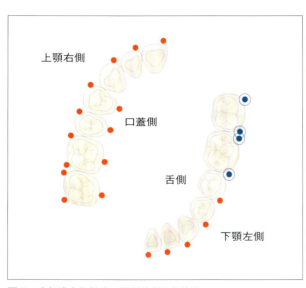

図10　歯根膜内注射時の注射針刺入部位[13]．
局所麻酔注入量（●：0.2ml，●：0.4ml）．下顎臼歯部は初めから0.4ml注入したほうが麻酔効果は高い．効果が不十分な場合には舌側への追加投与も可能であるが，術後の感染には十分注意する．

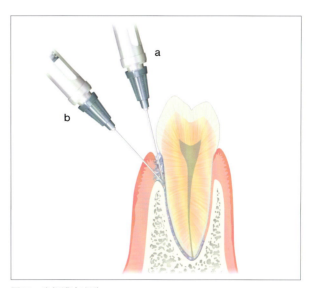

図11　歯根膜内麻酔．
歯根膜内麻酔は，歯肉溝より注射針を直接歯根膜腔へ刺入する（a）．プラークなどで歯肉溝が不潔な場合には，遊離歯肉より歯肉組織を貫通して歯根膜腔内へ注射針を刺入する（b）．

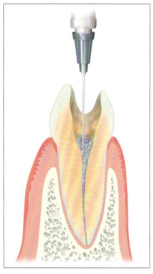

図12 髄腔内麻酔.
髄腔内麻酔では，穿刺の前に麻酔薬を露髄面に垂らし，麻酔薬を注入し圧をかけながら注射針をゆっくり進める．

● 歯髄腔内麻酔（pulpal anesthesia）

　他の麻酔法で歯髄への麻酔効果が得られないときに，最後の手段として行われる．麻酔効果は高いが，施行時にかなり強い痛みを伴い患者の負担が大きいため，第一選択の麻酔法とはならない．歯髄腔内麻酔を行う場合には，露髄面に局所麻酔薬を1～2滴垂らし，30～60秒ほど経ったところで注射針を髄腔内に刺入し，薬液を注入し圧をかけながらゆっくりと進めることで痛みを軽減することができる（図12）．歯髄腔内麻酔の効果は麻酔薬の薬理作用よりも注入時の圧力によるもので，生理食塩液でも同様の効果が得られるとの報告もある[14]．麻酔持続時間は短く15～20分程度である．

　また，根尖部歯髄の残髄では注射針が根尖部まで到達しないことも多く，根尖部歯髄表面が麻酔されるのみで，残髄部を除去するための麻酔効果はあまり期待できない．

● 骨内麻酔（intraosseous anesthesia）

　対象歯と隣在歯の間の皮質骨に専用の器具を用いて小孔を開け，そこから骨髄組織内に直接局所麻酔薬を注入し，麻酔効果を得る方法である．麻酔効果は高く，発現も速いが，持続時間は30～40分程度と短く[13]，感染のリスクも高い．また，局所麻酔薬が血管内に速やかに吸収されるため，アドレナリンの影響により頻脈となりやすい．海外では骨内麻酔用のシステムとしてStabident（Fairfax Dental，図13），X-Tip（Dentsply Maillefer，図14）などが市販されているが，日本国内では正規に販売はされていない．

● 特殊な注射器

1．歯根膜内注射器

　歯根膜内麻酔用注射器には，ペン型，ピストル型，ダイアル式などがあり，局所麻酔薬の注入圧と注入量の調節が可能なように専用設計されている．

ペン型歯根膜内麻酔用注射器（ソピラ シトジェクト，ヘレウスクルツァージャパン，図15）：レバーを1回ノックするごとに0.06mlの麻酔薬が注入される．注射器本体はコンパクトで患者に対して注射器のイメージを与えにくい．ストレートタイプと臼歯部用のアングルタイプがある．

ピストル型歯根膜内麻酔用注射器（ヘンケジェクト120，Henke／茂久田商会，図16-a）：レバーを1回引くごとに0.2mlの麻酔薬が注入される．歯根膜保護のために圧力制限装置が備わっているが，本体は重く，患者への印象も良くない．

ダイアル式歯根膜内麻酔用注射器（ソフトジェクト，Henke／茂久田商会，図16-b）：本体中央のダイアルを回すことで0.01～0.1mlの麻酔薬を注入できる．麻酔薬の注入時に歯根膜に強圧がかかりにくく，ダイアルを逆回転させることで減圧することも可能．

7．歯内療法における効果的な局所麻酔および非歯原性歯痛　113

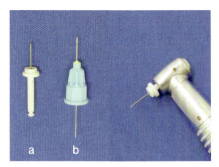

図13　Stabident（Fairfax Dental）.
パーフォレーター（a）をコントラハンドピースに装着して歯肉から顎骨内にドリリングを行う．その後，インジェクションニードル（b）にて局所麻酔薬を注入する．

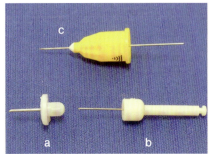

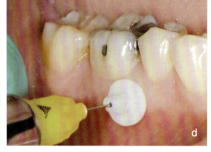

図14　X-Tip（Dentsply Maillefer）.
ドリル部分（b）と針先が歯槽骨内に固定されるガイドスリーブ（a）の2つのコンポーネントで構成されている．インジェクションニードル（c）．ガイドスリーブをガイドに専用のインジェクションニードルを顎骨内に挿入して局所麻酔薬を注入する（d）[14]．

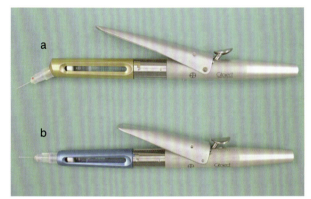

図15　ペン型歯根膜内麻酔用注射器（ソピラ シトジェクト，ヘレウスクルツァージャパン）．
a：アングルバレル，b：ストレートバレル

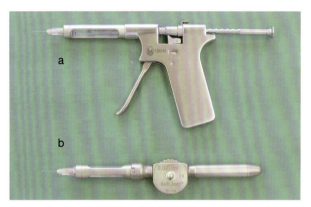

図16　ピストル型歯根膜内麻酔用注射器（a：ヘンケジェクト120，Henke／茂久田商会）とダイアル式歯根膜内麻酔用注射器（b：ソフトジェクト，Henke／茂久田商会）．

2．電動注射器

電動注射器（図17）はモーター駆動により一定の注入圧と速度で局所麻酔薬を注射することができる．注射時に強圧でプランジャーを押す必要がないため，細い注射針を使用した場合でも術者の負担は少ない．また，きわめて緩徐に麻酔薬を注入することが可能なため，患者の受ける注入時痛も少ないのが特徴で，表面麻酔により刺入時痛をコントロールできれば，患者は痛みを感じることはほとんどない．市販されているものの多くは，注射速度の調節ができ，コンピューター制御により注入モードを変更できるものや吸引機能が備わったものもある．

● 撤退も戦略

局所麻酔法の基本を十分に理解し上手に使いこなすことで，患者にとっても術者にとってもストレスのない快適で円滑な治療が可能となる．しかし，歯髄の急性炎症では，本項で解説した局所麻酔法や伝達麻酔法などを用いても十分な麻酔効果を必ずしも得られないことがある．この場合には，決して深追いをせずに，まずは歯髄の消炎・鎮静を図り，日を改めて再度局所麻酔下に抜髄処置を行うことが肝要である．

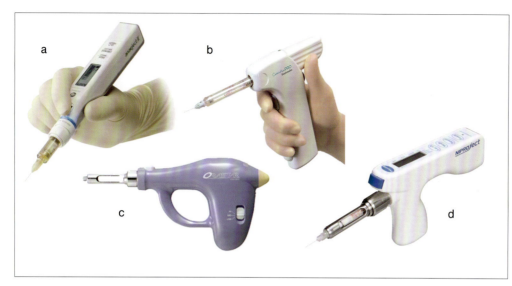

図17 電動注射器.
a：アネジェクトⅡ（日本歯科薬品）
b：カートリエース・プロ（デントロニクス）
c：オーラスター 1.8S（昭和薬品化工）
d：ニプロジェクト（ニプロ／モリタ）

非歯原性歯痛

　患者が痛みを訴えている歯やその周囲歯周組織に明らかな異常を認めず，種々の検査を行ってもその原因を認めることができない難治性の歯痛にしばしば遭遇する．しかし，歯科医師はこの歯痛をコントロールしようとするあまり，抜髄，抜歯といった過度の侵襲的（不可逆的）なエビデンスに基づかない治療を行い，その結果，歯痛が改善しないばかりか症状が悪化し，患者はその後も長期にわたって痛みに苦しむことも少なくない．このような歯髄疾患や歯周疾患に起因しない診断困難な歯痛を非歯原性歯痛という．非歯原性歯痛はこれまでの歯原性歯痛に準じた治療法では，根本的な歯の痛みを取り除くことは困難である．

　2012年に日本口腔顔面痛学会によって『非歯原性歯痛診療ガイドライン』[16]が作成され，公益財団法人日本医療機能評価機構が運営する医療情報サービス Minds に収載されたことにより，非歯原性歯痛に関する情報は歯科疾患の1つとして医療従事者のみならず，広く一般に公開された．また，最近一戸らによって『非歯原性（筋性・神経障害性・神経血管性）歯痛の診断と治療のガイドラインの立案』[17]も報告された．非歯原性歯痛は原疾患により8つに分類される（表5）．本項では非歯原歯痛の原疾患の中でも発症頻度の比較的高い，筋・筋膜性歯痛，神経障害性歯痛（神経損傷を契機とした持続性歯痛）についてこれらガイドラインを参考に概説する．

●筋・筋膜性歯痛とは

　非歯原性歯痛の中で最も多く認められる．筋・筋膜痛症患者の約11％が非歯原性歯痛を訴えており，その多くは咬筋に原因があるといわれている[18]．筋・筋膜性歯痛の臨床症状は，自発痛であり持続性の鈍痛を呈する．咬筋以外に筋・筋膜性歯痛の原因

表5　非歯原性歯痛の分類[16]

1. 筋・筋膜性歯痛（筋肉の関連痛）
2. 神経障害性歯痛
    ・発作性神経障害性歯痛：三叉神経痛など
    ・持続性神経障害性歯痛：帯状疱疹性神経痛，帯状疱疹後神経痛など
3. 神経血管性歯痛（片頭痛，群発頭痛など）
4. 上顎洞性歯痛
5. 心臓性歯痛（狭心症など）
6. 精神疾患または心理社会的要因による歯痛
    （統合失調症，うつ病，身体表現性障害など）
7. 特発性歯痛（非定型歯痛を含む）
8. その他さまざまな疾患により生じる歯痛（白血病，糖尿病など）

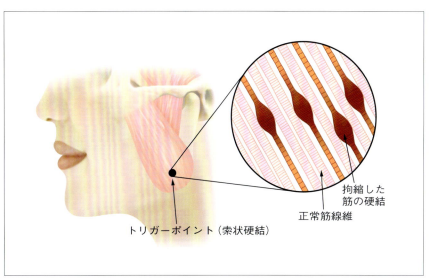

図18　トリガーポイント．
過度の収縮や持続的な緊張によって拘縮した筋線維が集まり，索状硬結（トリガーポイント）を形成する．

*10　トリガーポイント：筋肉は過度なストレスや持続的な収縮，または外傷などによって筋線維が拘縮状態となり"しこり"（索状硬結）を生じる．この索状硬結には圧痛点を認めることがあり，これをトリガーポイントという．

*11　関連痛：痛みの原因部分と異なる部位に痛みを感じるものを関連痛という．狭心症発作時に左肩や下顎に痛みを感じるのも関連痛である．

となる筋肉には側頭筋，顎二腹筋，胸鎖乳突筋などがある．筋・筋膜痛症では筋肉の触診にてトリガーポイント（圧痛点）*10と呼ばれる筋肉のしこり（索状硬結）を触れることができる（図18）．このトリガーポイントを圧迫することで異所性の歯痛（関連痛*11）が誘発される（図19-a・b）[19]．患者が原因不明の歯痛を訴え，打診，温度診，麻酔診に明確に反応しない場合には，頭頸部の筋肉を十分に触診し，索状硬結を認めた場合に5秒間圧迫することで歯痛が再現されるかを確認することが重要である．

　筋・筋膜性歯痛に対する治療法には，十分なエビデンスのあるものは少ないが，薬物療法では中枢性筋弛緩薬のジアゼパム（セルシン®）やエチゾラム（デパス®），低用量の抗うつ薬であるアミトリプチリン（トリプタノール®），NSAIDs（ロキソニン®）などが有効である[17]．理学療法では，トリガーポイント注射*12，マッサージ，ストレッ

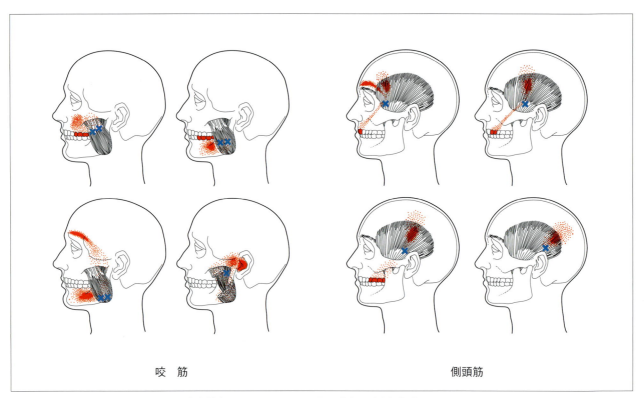

図19-a 頭頸部筋肉のトリガーポイントと関連痛の発症部位[18].
咬筋の筋・筋膜痛症では上下顎臼歯部に，側頭筋では上顎の歯に関連痛を生じる．
×：トリガーポイント，・：関連痛の発症部位

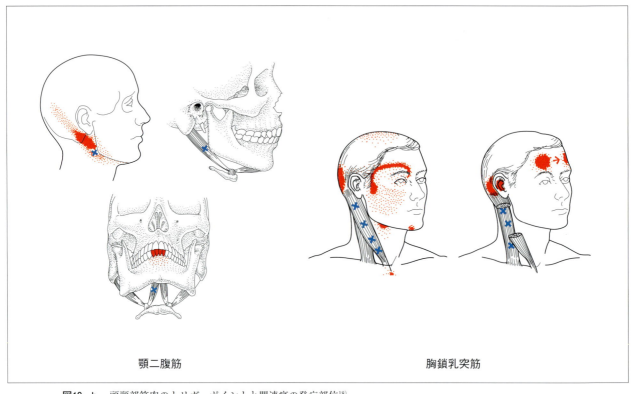

図19-b 頭頸部筋肉のトリガーポイントと関連痛の発症部位[18].
顎二腹筋の前腹では下顎前歯部に関連痛を生じる．胸鎖乳突筋では顔面頬部または臼歯部などに関連痛を生じる．
×：トリガーポイント，・：関連痛の発症部位

*12 トリガーポイント注射：トリガーポイントに局所麻酔薬などを注射することにより，拘縮した筋線維の弛緩と筋肉の血行を改善することで，索状硬結を緩和することができる．

*13 アロディニア（異痛症）：通常であれば痛みを起こすことのない微少刺激に対して痛みが発現する病態をいう．つまり，触っただけでも痛いと感じる異常感覚のこと．

*14 ジセステジア（異感覚）：自発性または誘発性に生じる不快感を伴う異常感覚をいう．

チ，疼痛発現に交感神経の緊張が関与している場合には星状神経節ブロック，咬合に異常がある場合にはスプリント療法なども有効である[16]．

持続性神経障害性歯痛とは

筋・筋膜性歯痛に次いで多いのが神経障害性歯痛である．神経障害性歯痛には三叉神経痛などによって生じる発作性神経障害性歯痛と帯状疱疹や神経損傷などによって生じる持続性神経障害性歯痛とがある．特に持続性神経障害性歯痛は，抜髄，抜歯，インプラント手術などによる神経損傷も原因となり，神経線維の途中で異所性の活動電位を発生することで生じる．根管治療後の難治性の歯痛の約6%[20]，智歯抜歯後の疼痛の約6%[21,22]は神経障害性歯痛であると報告されている．臨床症状としては，急性歯髄炎のようなズキズキとした痛み，持続性の灼熱痛（ジンジン，ヒリヒリ）や鋭い痛みを呈する．加えて，痛覚過敏やアロディニア（allodynia：異痛症）*13，またはジセステジア（dysesthesia：異感覚）*14といった異常感覚を伴うこともあるので，鈍な器具などでなぞったときに生じる当該歯周囲歯肉の感覚異常は診断に有用である．歯科治療による神経損傷の既往があり，数カ月に及ぶ持続性の灼熱痛や異常感覚を認める場合には，神経障害性歯痛が強く疑われる．

持続性神経障害性歯痛の治療は主に薬物療法であるが，英国立医療技術評価機構（NICE）[23]，国際疼痛学会（IASP）[24]，欧州神経学会（EFNS）[25]の神経障害性疼痛のガイドラインでは，末梢神経障害性疼痛治療薬のプレガバリン（リリカカプセル®）と抗うつ薬のアミトリプチリン（トリプタノール®）の単独または併用が推奨されている．他にも抗てんかん薬のカルバマゼピン（テグレトール®），クロナゼパム（リボトリール®），オピオイド鎮痛薬であるトラマドール（トラムセット®配合錠：日本ではアセトアミノフェンの合剤），SSRI（選択的セロトニン再取り込み阻害薬）のパロキセチン（パキシル®）[26]なども有効である．また，痛みに交感神経の関与が考えられる場合には星状神経節ブロックも有効である（「**8．抜髄処置に対する薬剤による疼痛抑制**」の項を参照）．

非歯原性歯痛の治療上の注意点

原因不明の歯痛に対する安易で侵襲的な治療は，痛みを改善するどころか悪化させてしまう危険性も高いため，歯科医師は非歯原性歯痛の病態を理解し，治療困難と思われる症例に対しては，早期にペインクリニックのある専門医療機関に紹介することが重要である．また，本項で紹介した非歯原性歯痛治療薬には歯科での適応のないものが多いため，医科専門医と連携して治療にあたる必要がある．

謝辞：
本項を終えるにあたり，貴重な写真（**図7**）を提供していただいた，東京歯科大学解剖学講座・阿部伸一教授に心より御礼申し上げます．

参考文献

1) DRUGS IN JAPAN 日本医薬品集フォーラム監：日本医薬品集 医療薬2014年版．じほう，東京，2014.

2) Moore PA, Hersh EV：Local anesthetics：Pharmacology and toxicity. Dent Clin North Am, 54：587-599, 2010.

3) Bjorn H, Huldt S：The efficiency of xylocaine as a dental terminal anesthetic compared to that of procaine. Sven Tandlak Tidskr, 40：831-852, 1947.

4) 伊東　哲：歯科口腔外科領域における局所麻酔薬 lidocaine 投与時の血清および血漿中の濃度変化に関する研究．日歯麻誌，7 (2)：212-234, 1979.

5) 縣　秀栄，一戸達也，金子　譲：歯科用局所麻酔薬に添加される血管収縮薬の循環作用の比較．Pharmacoanesthesiology, 11：139-140, 1998.

6) Kaneko Y, et al：The effects of hypoxia induced by vasoconstrictors contained in a local anesthetic solution on dental pulp. Bull Tokyo Dent Coll, 42：118-120, 2001.

7) Kim S, Edwall L, Trowbridge H, Chien S：Effects of local anesthetics on pulpal blood flow in dogs. J Dent Res, 63：650-652, 1984.

8) Kim S：Ligamental injection: a physiological explanation of its efficacy. J Endod, 12：486-491, 1986.

9) Amemiya K, Kaneko Y, Muramatsu T, Shimono M, Inoue T：Pulp cell responses during hypoxia and reoxygenation *in vitro*. Eur J Oral Sci, 111：332-338, 2003.

10) 笹尾真美：より良い歯科用局所麻酔薬をめざして—浸潤麻酔効果の検討—．日歯麻誌，34：126-134, 2006.

11) 山田　守：口腔領域における痛みの生理（その1）．歯界展望，31：1207-1214, 1968.

12) 上條擁彦：図解口腔解剖学　1骨学．アナトーム社，東京，1993.

13) 伊東　哲：歯根膜内麻酔法と骨内麻酔法．（金子　譲・大曽根　洋 編）最新・歯科局所麻酔ハンドブック，226-236，ヒョーロン，東京，2001.

14) Van Gheluwe J, Walton R：Intrapulpal injection - factors related to effectiveness. Oral Surg Oral Med Oral Pathol Oral Radiol Endod, 83：38-40, 1997.

15) Moore PA, Cuddy MA, Cooke MR, Sokolowski CJ：Periodontal ligament and intraosseous anesthetic injection techniques: alternatives to mandibular nerve blocks. J Am Dent Assoc, 42 (Suppl 3)：13S-18S, 2011.

16) 日本口腔顔面痛学会：非歯原性歯痛診療ガイドライン．日本口腔顔面痛学会雑誌，4 (2)：1-88, 2011.

17) 一戸達也，嶋田昌彦，小谷順一郎，丹羽　均，今村佳樹，仲西　修，瀬尾憲司，福田謙一：非歯原性（筋性・神経障害性・神経血管性）歯痛の診断と治療のガイドラインの立案．日歯医学会誌，32：59-62, 2013.

18) Kim ST：Myofascial pain and toothaches. Aust Endod J, 31：106-110, 2005.

19) Simons DG, Travell JG, Simons LS：Travell and Simons' myofascial pain and dysfunction: the trigger point manual vol.1. second ed, Williams & Wilkins, Baltimore, 1999.

20) Oshima K, Ishii T, Ogura Y, Aoyama Y, Katsuumi I：Clinical investigation of patients who develop neuropathic tooth pain after endodontic procedures. J Endod, 35：958-961, 2009.

21) Berge TI：Incidence of chronic neuropathic pain subsequent to surgical removal of impacted third molars. Acta Odontol Scand, 60 (2)：108-112, 2002.

22) Vickers ER, Cousins MJ：Neuropathic orofacial pain part 1-prevalence and pathophysiology. Aust Endod J, 26 (1)：19-26, 2000.

23) NICE clinical guideline. Neuropathic pain, 2010.

24) Dworkin RH, O'Connor AB, Backonja M, Farrar JT, Finnerup NB, Jensen TS, Kalso EA, Loeser JD, Miaskowski C, Nurmikko TJ, Portenoy RK, Rice AS, Stacey BR, Treede RD, Turk DC, Wallace MS：Pharmacologic management of neuropathic pain: evidence-based recommendations. Pain, 132：237-251, 2007.

25) Attal N, Cruccu G, Baron R, Haanpaa M, Hansson P, Jensen TS, Nurmikko T：European Federation of Neurological Societies: EFNS guideline on the pharmacological treatment of neuropathic pain: 2010 revision. Eur J Neurol, 17：1113-1188, 2010.

26) Clark GT：Persistent orodental pain, atypical odontalgia, and phantom tooth pain: when are they neuropathic disorders?. J Calif Dent Assoc, 34 (8)：599-609, 2006.

8. 抜髄処置に対する
薬剤による疼痛抑制

長谷川誠実 HASEGAWA Makoto

歯科における鎮痛薬の位置づけ

＊1 「すべての鎮痛薬は,使用するうえにおいて,その治療効果は似たり寄ったりである,という考えは万人に通じる誤解である」の意.
おそらく古い『The Merck Manual』にあった一文であると記憶するが,15年前に筆者がまとめた鎮痛薬のノートの扉に書き記してあった.現在も鎮痛薬を考えるうえでの変わらぬ戒めである.

＊2 原因療法:症状や疾患の原因となっているものを治したり,取り除いたりする治療法で,対症療法と対をなす用語である.

出典は曖昧であるが,どこかで目にした一文,「It is a common misconception that all NSAIDs are therapeutically equally efficacious and any one of them could be used for the given indication」[*1].この文言ほど鎮痛薬使用に対する示唆に富んだ言葉はない.かつて歯科における鎮痛薬の適応判断基準に『経験』の要素が存在したことは否めない.それを批判した痛烈な一文である.

歯科治療と鎮痛薬の関係はきわめて密接でありながら,これほど安易に無造作に使用されてきた薬剤も他にはない.鎮痛薬は,明確な疾患原因に対する原因療法[*2]が可能な薬理作用機序を持った薬剤である.しかし,歯科臨床における鎮痛薬の位置づけは,除痛という対症療法の枠の中にとどまり,除痛効果以外の薬理作用を期待することは少なかったのではないだろうか.

たしかに,歯痛の多くは鎮痛性効果を有するものを使用すれば,どの薬剤でもそれなりの除痛効果は得られる.一方,その除痛効果のみを期待した,痛みを現象と捉え,疾患とは捉えずに行ってきた治療計画を持たない無作為な処方姿勢の繰り返しの多くが,難治性歯痛の解決の機会を奪ってきた一面も考えられる.

現在も次々と鎮痛薬の開発が続いている.多くの薬剤開発がなされるということは,とりもなおさず,われわれ歯科医に,疾患に対する薬剤選択という重要な責任が負わされていることと同時に,歯痛という疾患の治療に関する大いなる責任を託されていることも意味している.

本項において,歯科疾患の中で最も多くの疼痛要素を持った「歯髄炎」および「抜髄」に焦点を当て,鎮痛薬を用いた歯科鎮痛療法について考えてみたい.また,その中で「抜髄」における鎮痛薬物療法の意義についても論じたいと思う.

*3 ポリモーダル受容：機械的，化学的刺激，熱刺激のいずれにも反応するだけでなく，侵害刺激にも非侵害刺激にも反応し，さらに刺激強度に対して反応性変化を生じる受容を意味する．この多様な受容性は，侵害刺激により生じた組織の傷害性を中枢に伝達する目的のために存在するといわれている．

*4 wind-up 現象：末梢に刺激が加わると，特異的侵害受容ニューロンと広作動域ニューロンが興奮する．さらに刺激の強度が増加するとAβ，AδからC線維にまで及び，その結果，広作動域ニューロンが短時間スパイクの後にもスパイクを発し，スパイクに群発の傾向が生じる．広作動域ニューロンが短潜時スパイクを群発させた場合，スパイクにスパイクが重なることで，刺激に対する応答性が増強される．
この現象を wind-up 現象といい，A 線維ではみられず，C 線維特有のものである．

*5 中枢感作：末梢での組織損傷や炎症が激しく，また長期間続くと，それらが伝達される中枢に機能的な変化が生じ，正常な伝達が中枢で誤って解釈され，痛みとして感じられるようになること．

*6 虚血性歯髄充血（ischemic pulpitis）：いわゆるクレンチングなどによる強い咬合と咬合の解放が繰り返されることで，歯髄内にカルシトニン関連ペプチド（CGRP）やサブスタンスP が増加する．これらの神経伝達物質は，歯髄内に歯髄充血や漿液性歯髄炎と同様の状態を作り上げる．その結果，臨床的に冷水痛や自発痛など，歯髄充血や歯髄炎様症状を呈するようになる．
診断が困難なことから長期間にわたり経過観察されることが多く，慢性痛領域では phantom tooth pain の原因の1つに挙げられている．

■ 抜髄に関わる歯痛難治化のポイント

●歯髄炎発症から処置に至るまでの難治化

　歯髄組織を支配する神経線維の特性は，他の組織の神経線維の特性とは大きく異なる．一般的に痛覚神経は1次疼痛を担当する有髄神経のAδ線維と2次疼痛を担当する無髄神経のC線維で，それらが痛み刺激を中枢に伝える．しかし，歯髄内ではAβ，Aδ，Cの知覚神経と自律神経（交感神経）が，神経束の状態で動静脈と並行して存在する．また，各知覚神経の中には歯髄内でその伝導速度を変えるものもある[1]．この解剖生理学的特徴が，生理学の教科書で誰しもが一度は目にした歯髄知覚の特性である「超低閾値」と「多機能受容」という機能を歯髄に与えるのである．すなわち，歯髄知覚の痛覚閾値はきわめて低く，そして，歯痛はすべての知覚神経および交感神経が同時に興奮することにより生じる．さらに，歯髄知覚の特性はこれにとどまらず，歯周組織，歯槽骨，骨膜および歯肉の知覚にまで相互にネットワークを広げているのである[2]．このネットワークが歯痛に多様性を与え，抜髄後疼痛の布石となるのである．

　これら歯髄知覚の特殊性の中で，最も重要な意味合いを持つキーワードはC線維である．歯髄炎による歯痛では，知覚神経別の応答などなくすべての神経総動員で刺激を受ける．したがって，歯痛においては，知覚過敏様症状程度の初期から常にC線維が関与する．C線維の機能は多彩である．C線維はポリモーダル侵害受容性*3を有しており，また自律神経の節後線維でもある．すなわちC線維は，無髄の痛覚神経線維であるが，その本質は侵害刺激による組織の変化を中枢に伝える役割にある．そのために，広作動域ニューロンや自律神経との関与も強く，痛み刺激を中枢に伝えつつ神経伝達物質を四方八方に放出し，血管の拡張作用により興奮を広範囲に伝えたり，また，C線維の活動そのものにも，wind-up 現象*4という痛みの過敏化や慢性化を招来する傾向を有するのである．そもそも中枢の感作*5もC線維なしでは成立しない．

　さらに，歯は噛むという強い力学的ストレスの及ぶ部分である．そのため，歯髄は歯髄炎という爆発的な痛み反応だけではなく，日常的に生じる長期かつ軽度な痛みを持つ可能性がある．亀裂による継続的歯髄刺激やクレンチング（clenching）による虚血性歯髄充血*6などが，それに相当する[3]．前述の歯髄知覚の特性を鑑みれば，歯髄に微弱な疼痛刺激が長期にわたって繰り返されることによって，末梢のみならず中枢における疼痛感作を生じても不思議はない．

　また，歯髄刺激は末梢のみならず大脳辺縁系，中でも記憶中枢である海馬に関与することが明らかになっている[4]（図1）．歯髄刺激が海馬応答を招来するときに，疼痛関連酵素であるシクロオキシゲナーゼ（COX）-2が主たる伝達物質として働く[5]．

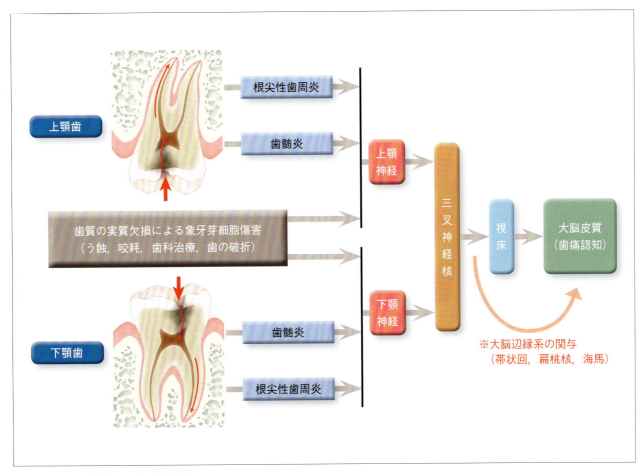

図1 歯髄炎の疼痛の投射経路．
歯髄炎も根尖性歯周炎も，痛みは同じ経路を辿り，最終的に大脳皮質に至る．この場合，視床から皮質に至る経路とは別に，視床を介さず大脳辺縁系を辿る経路が存在し，この経路が歯髄炎と歯周炎のそれぞれの特性に応じた応答性を醸し出す．歯痛は痛みの強弱にかかわらず，必ず大脳辺縁系を経由し，特に歯髄炎は海馬との関係が深く，情動という多彩な修飾因子を固定化する可能性を有する．

*7 情動記憶：人の感情の中で，快・不快は大脳辺縁系の帯状回，扁桃核および海馬で応答する．主として扁桃核で認知した不快を帯状回でコーディネートし，海馬で不快な事象として記憶する．posttraumatic stress disorder（PTSD）などが代表的情動記憶である．PTSDなどはその情動性があまりに強く，海馬萎縮を生じることが知られている．

　また，脊髄内に生じるCOX-2も中枢感作に関与することが報告されている[6]．すなわち，歯髄に急性の疼痛刺激が加わることで大脳辺縁系が応答し，その伝達にアデノシンとともに構成酵素としてのCOX-2が動員される．この働きは，脳脊髄神経を介して脊髄内にもCOX-2を遊離させる可能性を示唆する．これらのことから，歯髄に対しては，急性刺激であっても大脳辺縁系，特に海馬は常に応答し，大脳辺縁系経由での中枢感作とともに情動記憶（中枢における不快症状としての慢性化）*7の可能性も考えられるわけである．

　以上より，歯痛というものに，急性痛と慢性痛の両面が存在するということは明らかである．

　これら歯髄の痛みの特性から，歯髄組織に生じた疼痛は知覚過敏症状から激痛まで，歯痛は本質的に慢性化，換言すれば難治化する可能性があると考えられる．抜髄は，その歯痛のピークに行われる，神経線維の挫滅切断という行為なのである．

*8 痛みの感作（過敏化）:
反応の閾値の低下，あるい
は同じ刺激に対する反応が
増強される現象.

●抜髄処置中における痛みの感作*8

　失活抜髄以外，抜髄処置を無麻酔下で行うことはほとんど考えられない．したがっ
て，局所麻酔下で無痛下に行われることが前提である抜髄処置中の疼痛刺激，という
表現に何かしら矛盾を感じられる先生方もおられるのではないだろうか．しかし，抜
髄中の痛みは，抜髄に関わる疼痛コントロールを考えるうえで重要な意味を持つ．局
所麻酔は痛覚を抑えているだけで，侵害刺激を抑えているわけではない．**図2**に示す
模式図は，手術中における刺激の問題を示したDahlらの報告である[7]．実は，抜髄
中に歯髄および歯周組織は強く刺激を受けている．

　たとえば，血管には自律神経だけではなく求心伝導性の知覚があることも知られて
おり，また歯髄内に交感神経系の自律神経が存在することはすでに述べた．そして，
歯槽骨内には広範囲にわたる神経経路があり，さらに骨膜は血管と知覚神経の分布が
著しい．それらの中には麻酔抵抗性の高い神経線維も多く含まれている．C線維が慢
性痛発現の立役者であることも前述したが，このC線維は麻酔の奏効が早く，回復も
早い．この早期の回復は，ポリモーダルな応答性を持つC線維にとって，組織の状態
変化を中枢に伝える役割上必要で，いち早く侵害性情報を伝える合目的的な現象とも
いえる．さらに自律神経と密接に関係したC線維の自律的応答は局所麻酔と無関係に
継続される．回復の比較的遅い痛覚に先立って伝えられる組織の侵害性情報は，麻酔
では抑制しきれない自律的応答と相まって広作動域ニューロンと協同し，局所麻酔に
よる除痛の最中であっても多くの求心性情報が歯周知覚を賦活するのである．

　そこで抜髄という行為を分析すれば，局所麻酔の針で骨膜を傷つけ，歯肉を傷つけ
圧をかけ，ラバーダムクランプで歯を揺すり，ファイル等で血管神経もろともに歯髄
を挫滅切断，時には知覚神経と自律神経を器具に絡め引き抜くのである．すなわち，
根尖周囲組織および根尖に関わる広範な歯槽骨，骨膜，歯肉の組織とともに分布する
神経線維の最末梢端において行う求心路遮断を意味するのである．

　その抜髄中の歯周部刺激の徴候をわれわれは日常臨床の中で経験している．たとえ
ば，それほど難症例の考えもなく抜髄処置を開始し，何の問題もなく処置が進み，多
くの場合は処置がまさに終了する間際になって，麻酔奏効中にもかかわらず患者が強
い歯痛を訴えるといった経験はないであろうか．歯髄組織は完全に除去されているは
ずなのに，患者が強い歯痛を訴え困惑した経験がおそらく一度や二度はあるものと考
える．このような症状を呈する歯は，いわゆるtooth contacting habit（TCH）やク
レンチングにより激しい咬耗のある下顎の第二大臼歯か，あるいはブラキシズムによ
り切端を失っている犬歯か，または多くの亀裂を持っているような前歯である．筆者
が経験した症例はすべてこの条件に当てはまった．これは，抜髄時にすでに咬合によ
る刺激が原因で，三叉神経そのものや歯肉および骨膜を支配する末梢神経が過敏化し
ていた可能性を示唆する．

　浸潤麻酔が歯周組織を傷害し，そこに圧をかけ，抜髄による刺激が加わる．このこ

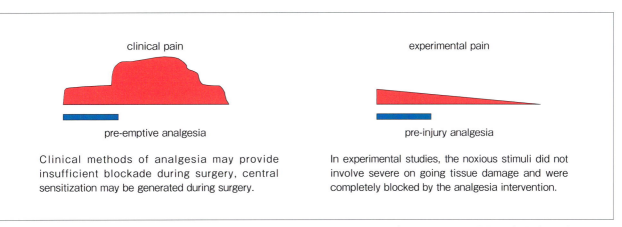

図2 実験的な先制（先取り）鎮痛は効果的なのに，なぜ臨床的には無効な場合が多いのかを示した模式図（文献[7]より）．文中にあるように，実験は術中の刺激はほとんどなく，また術中の麻酔も完全であるが（pre-injury analgesia，右図），臨床で無効な場合があるのは術前に痛みがあり，不確実な麻酔で，しかも手術という強烈な刺激が続く（pre-emptive analgesia，左図）からだ，と述べられている[7]．すなわち，これは術中の管理の重要性を示したものである．

とは，組織的ストレスは当然のことながら，患者にとっては精神的肉体的ストレスを受けることにもなるであろう．組織的障害や組織的ストレスはブラジキニンやプロスタグランジンの遊離を招来することになろうし，精神的肉体的ストレスは視床を介しノルアドレナリンやACTH分泌を生じることにもなる．ブラジキニンやプロスタグランジンは有名な発痛物質であり，ノルアドレナリンは発痛を促しACTHは交感神経を刺激する．そして，広範囲にネットワークを有するC線維が順次周囲へと各刺激（麻酔によって遮断される痛覚は侵害刺激のほんの一部に過ぎず，ほとんどの刺激は麻酔では抑制されていない）を伝えていくことにより，一次求心神経からサブスタンスPやカルシトニン関連ペプチドを遊離させる．これらも神経原性に痛みを生み出す．さらに早々に麻酔による痛覚抑制を終えたC線維が痛覚刺激に対する応答性を回復し始めると，明確な疼痛表現が開始される．すなわち，抜髄というものは，これだけ疼痛に関わる影響を与える可能性のある行為なのである．ただし，これらの現象は抜髄処置には必ず伴うものではあるが，多くの場合は生体の日常的炎症応答として自制内の疼痛で終結し許容される．しかしながら，末梢の感作や過敏化など通常ではない状況が伴うと，それが強い痛みとなって出現する．それが故に，このような歯痛に遭遇した場合，発痛物質を抑制する力のない麻酔薬を追加しても痛みは消失しないが，発痛物質を抑制する効果を持つ鎮痛薬を服用すると，痛みが消失するのではないかと考えている．繰り返すと，局所麻酔は，侵害刺激の中のほんの一部である痛覚を遮断しているに過ぎず，麻酔による除痛中であっても，組織は残る多くの刺激に対してダイナミックな応答をしていることを忘れてはならない．

　抜髄処置そのものが，痛み中枢の脳幹に関わり，歯根膜組織の感覚閾値を低下させることも明らかとなっており[8]，抜髄による歯周組織の感覚閾値低下は歯根膜感覚を論じるうえでの定説として確立されている[9]．すなわち，抜髄による歯髄知覚神経の

*9 機能局在（somatotopic organization）：脳幹の特に尾側亜核や吻側亜核では歯種や組織別に応答部位が定まっている状態のことをいう．中枢における末梢刺激の応答再現地図（somatotopy）と解釈すれば理解しやすい．
機能局在の崩壊とは被刺激部位と脳幹内の応答部位の関係が崩壊すること，また再現地図の機能再構築を意味する．

求心路遮断の結果，脳幹における吻側亜核や尾側亜核の機能局在*9が崩壊し，刺激と応答という特異的関係がなくなり，非特異的応答性に変化することから歯根膜感覚に閾値低下を生じるのである．

脳幹における機能局在の崩壊は脊髄後角にも生じている．そして，抜髄という求心路遮断は，脊髄後角における機能局在の崩壊だけではなく，知覚を担当する層別分類にも影響する．本来はAδやC線維に関与する5層に分かれる脊髄後角内のⅠ，Ⅱ，Ⅴ（一説ではⅢも）層に，Aβ線維が本来のテリトリーであるⅣ層からの枝を出し，Ⅰ，ⅡおよびⅤ層にまで延長する（allodynia：アロディニア）．また，抜髄という求心路遮断は，神経線維自体のショート（ephapse：エファプス）や広作動域ニューロンの知覚関与（neuropathic pain：神経障害性疼痛）をも作り出すのである．

すなわち，抜髄は本質的に末梢の観点からも中枢の観点からも，慢性痛を生み出す可能性のある処置なのである（「10. 抜髄と神経障害性疼痛」の項を参照）．

●抜髄後の痛み

筆者が1995年に行った抜髄後疼痛調査について解説したい[10]．その調査では，抜髄後疼痛は抜髄前に無痛であった慢性潰瘍性歯髄炎において9％の出現率であったのに対して，抜髄前に自発痛の認められた急性歯髄炎においては約30％と高率であった．これは，Dahlらの術後痛に関する報告（**図2**）[7]と合致した結果である．すなわち，術前の痛みはそのまま記憶され，術後の炎症性の痛みに加算されることになる．さらに，抜髄後疼痛の調査において，抜髄後疼痛は，**図3**に示すように直後に生じるのではなく，約6時間後から開始し，25.4時間でピークに達し，43時間かけて自然に軽快するが，約10％は長期持続し，約4％は1カ月以上持続した[10]．

抜髄に関わる歯痛，それは歯髄炎発症とともにすでに開始され，抜髄中そして抜髄後にまでつながる．すなわち，抜髄後疼痛を回避するためには，厳密な疼痛管理が抜髄処置全過程にわたり必要となる．

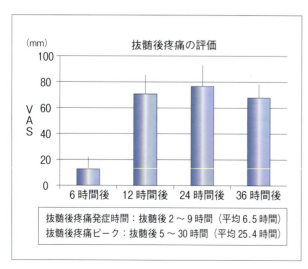

図3 抜髄後疼痛は，図に示すように直後から発症するのではなく，一定のパターンを経過する．外傷的刺激とそれに伴う炎症のパターンが抜髄後疼痛のパターンと解釈できる．すなわち，抜髄中の刺激と抜髄後の炎症が重なり抜髄後疼痛となる，と考えられる．

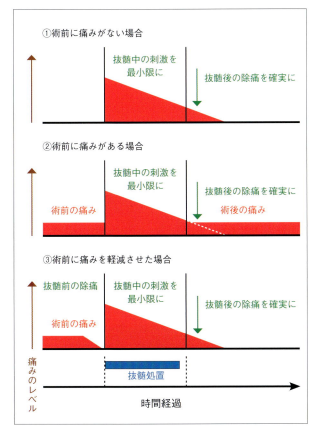

図4 抜髄に伴う一連の痛みの経過を示す模式図．
模式図①は，抜髄における痛みの経過の理想である．模式図②は，抜髄前の歯髄炎の痛みは抜髄中の刺激と抜髄後炎症が漸減していっても残存することを示したものである．したがって，模式図③のように，抜髄に至るまでに，薬剤および処置により術前の痛みを軽減させることが術後の疼痛緩和に有効である．どのような抜髄処置でも，模式図①の流れとなるように処置および痛みをマネージメントすることが，抜髄時の疼痛管理となる．

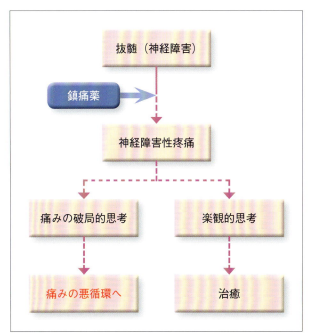

図5 鎮痛薬は，抜髄後疼痛の難治化を早期に解決する有効な薬剤である．いったん痛みの悪循環に入ってしまうと，もはや完治は望みにくい．

以上の抜髄における除痛ポイントについて図4にまとめた．しかし，前項まで抜髄に関わる疼痛の重篤化，慢性化，難治化の可能性を主張しつつ，実態調査となれば3日で治癒する抜髄後疼痛の提示では論理のつながりに違和感を持たれる方もおられるかもしれない．この抜髄後疼痛の調査報告は，リサーチの中の限られた症例により得られた統計であり，論文という性格上，特殊な例は除かれている．

筆者がこれまでに経験した抜髄後疼痛の症例には，想像を絶する重篤なものも少なからず存在した．たった一歯の抜髄後疼痛の重篤化のために休職に追い込まれた方，家庭を失った方，そして自殺を選ばれた方とも出会った．このような抜髄後疼痛は決して他人事ではなく，われわれが最終的に根絶を目指す抜髄後疼痛は，これら統計から排除されるような重篤化したものに他ならないのではないかと考えている．そして，重篤な抜髄後疼痛の症例も，抜髄における処置後疼痛の発症の延長線上にあるものと考えれば，この実態調査は重要な意味合いを持ってくる．すなわち筆者は，このように普遍的にみられる小さな抜髄後疼痛を確実に対処していくことの積み重ねおよび努力が，慢性痛に対する基本的予防策につながると考えている．

そして，この除痛のポイントに対する治療上の配慮を怠ると，抜髄後疼痛は痛みの慢性化という悪循環に入り込んでいく可能性を有するのである．鎮痛薬は，その使用法の工夫により抜髄における除痛のポイントをすべて網羅することが可能である．慢

性化に交感神経の関与があるからといって，抜髄症例全例に交感神経ブロックなどが行えるわけではない．したがって鎮痛薬使用こそが，抜髄後に痛みの悪循環に入り込むことを未然に防ぐ有効な方策の筆頭として挙げられるのである（図5）．

そこで，抜髄時の疼痛コントロールを目的とした鎮痛薬の使用法に関して次項以降にまとめる．

鎮痛薬使用の基本理念

NSAIDs（非ステロイド性抗炎症薬）

NSAIDs（non-steroidal anti-inflammatory drugs）を使用するにあたっての基本として，各鎮痛薬の阻害対象がCOX-1，COX-2あるいは両者か，作用発現時間，作用持続時間，中枢作用を有するか末梢作用のみか，COX阻害による副作用，特異的なあるいは非特異的な副作用について整理しておかなければならない（**コラム参照**）．

まず，NSAIDsは消炎剤としての観点からCOX-1とCOX-2の阻害選択性を把握しなければならない．**図6**にその選択性に応じた鎮痛薬を整理した．そして，作用発現時間と半減期を**表1**にまとめた．代表的副作用を**表2**に，併用禁忌を**表3**にまとめた．

また，ある麻酔医の先生が講演中に述べられた言葉なので引用文献はないが，「5種類は自在に使用できる鎮痛薬がなければ，鎮痛薬による疼痛管理はできない」という発言はまさにけだし至言であると思う．筆者も全く同感で，鎮痛薬を5種類は特性に関して整理して常にアップデートし持っていないと，歯痛の薬物療法は不可能であると考える．最新の情報をまとめた薬剤特性，副作用，禁忌などの知識が，疾患に対する鎮痛薬選択の基準となる．

アセトアミノフェン

次に，アセトアミノフェンの特性を述べる．アセトアミノフェンはNSAIDsと異なり，抗炎症作用をほとんど持たない鎮痛薬であり，中枢に作用して解熱鎮痛作用を

*10 オピオイド鎮痛経路：オピオイドとはアヘン類縁物質で，末梢性および中枢性に強い鎮痛作用を有する．鎮痛薬として使用されるが麻薬の一種でもある．特異的オピオイド受容体は，末梢および中枢の両方にδ，μおよびκの3種類が存在する．
アセトアミノフェンはこのオピオイド鎮痛経路に関わり鎮痛作用を示す．アセトアミノフェンはこれらの受容体と結合するわけではなく，中枢性に内因性オピオイドを放出させ，その鎮痛効果を発揮する．

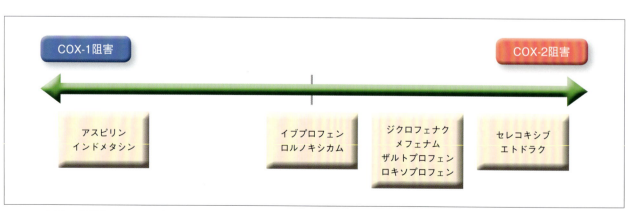

図6　代表的NSAIDsにおいて，シクロオキシゲナーゼ（COX）1あるいは2のいずれを強く抑制するかを示した図．疼痛原因の主体に応じての選択基準となる．

表1　代表的鎮痛薬における作用ピークおよび半減期

分　類		一般名	代表的な製品名	血中濃度ピーク	半減期
酸　性	サリチル酸系	アスピリン・ダイアルミネート	バファリン	1 時間	2 ～ 5 時間
	アリール酢酸系	インドメタシン	インダシン	1 時間	3 時間
		エトドラク	ハイペン	1.4時間	6 時間
		ジクロフェナクナトリウム	ボルタレン	2.72時間	1.3時間
	アントラニル酸系	メフェナム酸	ポンタール	2 時間	2 時間
	プロピオン酸系	ロキソプロフェンナトリウム	ロキソニン	0.79時間	1.3時間
		ザルトプロフェン	ペオン	1.17時間	α 0.9時間 β 　9時間
	フェニルプロピオン系	イブプロフェン	ブルフェン	2 時間	2 時間
	オキシカム系	ロルノキシカム	ロルカム	0.63時間	2.3時間
中　性	コキシブ系	セレコキシブ	セレコックス	2 時間	7 時間
塩基性		チアラミド	ソランタール	1 時間	4 時間以内
		アセトアミノフェン	カロナール	0.46時間	2.36時間

患者の状態，抑制したい疼痛の種類，治療上の疼痛管理目標に応じて選択する場合の基準となる.

表2　代表的NSAIDsの副作用

薬　剤特異的副作用	アスピリン	耳鳴り，結膜炎
	メフェナム酸	溶血性貧血
	インドメタシン	頭痛，ふらつき
	イブプロフェン	髄膜刺激症状
非特異的副作用	NSAIDs 全般	消化管障害（COX-1阻害）
		腎機能障害（COX-1阻害）
		血小板凝集抑制（COX-1阻害）
		アスピリン喘息（COX-1阻害）
		肝機能障害
		皮膚症状
		ショック

鎮痛薬は危険であるという概念は決して忘れてはならない.
"大抵は大丈夫"という発想は危険である.

表3　NSAIDsと併用注意ないし禁忌の代表薬剤

薬効分類	薬剤名	相互作用
神経系薬剤	SSRI	消化管出血
降圧剤	すべての降圧剤	降圧剤効果減弱
	ACE 阻害薬	腎機能障害
抗菌薬	ニューキノロン系	痙攣発作
抗凝固薬	ワルファリン	出血傾向
免疫抑制剤	シクロスポリン	腎機能障害
	副腎皮質ステロイド	消化管出血
骨代謝薬	ビスフォスフォネート	消化管出血

昨今の患者は，何か薬を常用しているという前提で処方を考えなくてはならない. これらはほんの一例であり，使用前の併用薬の聴取は必須である.

示す. すなわち，アセトアミノフェンは中枢性 COX には作用するが，末梢性 COX には無効である. しかし，鎮痛作用は多彩で，オピオイド鎮痛経路[*10]に作用すること，下行性疼痛抑制系のうち5-HT 系のみを選択的に活性化すること，またカプサイシン受容体の TRPV1を介した鎮痛性を有することが挙げられる. さらに，N-methyl-D-asparatate（NMDA）受容体に関与した抗侵害性も特記すべき特性である. NMDA 受容体は，C 線維に関わる wind-up 現象を誘導する機能が知られている.

コラム：NSAIDs（非ステロイド性抗炎症薬）の作用機序と副作用について

細胞が種々の刺激を受けると細胞膜のリン脂質にホスホリパーゼA_2によりアラキドン酸を遊離する．アラキドン酸はリポオキシゲナーゼ経路とシクロオキシゲナーゼの経路に分かれ，シクロオキシゲナーゼ経路ではプロスタグランジンが産生される．またプロスタグランジンはトロンボキサンも産生し炎症状態が確立される．このアラキドン酸からプロスタグランジンやトロンボキサンに至る経路がいわゆるアラキドン酸カスケードである（図7）．NSAIDsは，アラキドン酸カスケードのシクロオキシゲナーゼ経路の初期，すなわちプロスタグランジン産生をシクロオキシゲナーゼ（COX）の阻害により抑制することで解熱消炎鎮痛薬としての薬理作用を示す．また，プロスタグランジンの産生抑制は結果的にトロンボキサン作用も抑制し，鎮痛および抗炎症効果につながる．その薬理作用は，NSAIDsの三大薬理作用と表現され，解熱，鎮痛，抗炎症作用が相当する．

NSAIDsの作用の中で最もよく知られているものが，COXの活性の抑制と，炎症初期に活性化されるケミカルメディエーター中の発痛物質との拮抗である．この両者の作用による痛覚神経の興奮の抑制が，代表的な鎮痛作用の機序である．COXにはCOX-1とCOX-2のアイソザイムが存在し，このどちらの酵素抑制を主に考えるかということが一般的なNSAIDsの選択基準として知られている．COX-1は通常時からほとんどの細胞で発現しているが，COX-2は炎症が生じたときに誘導される．したがって，COX-1阻害に伴う副作用を抑えながら抗炎症作用や鎮痛作用を発揮するためには，COX-2を選択的に阻害することが好都合である．また，ブラジキニンB_2受容体拮抗作用を与え，発痛物質の抑制を期待したものもある．さらに，その後もNSAIDsの抗炎症鎮痛作用は検討されており，NSAIDsがサイトカイン遺伝子の発現を誘導し，抗炎症効果を示すことが発見された．これらのことからも，今後NSAIDsの適応がさらに広がる可能性が期待されるものである．

また，NSAIDsは，大きく酸性と塩基性に分類される．塩基性NSAIDsはプロスタグランジン合成阻害効果がないために，プロスタグランジン抑制に関わる副作用が少なく安全性は高いが鎮痛効果は酸性に劣る．鎮痛薬はやはり鎮痛作用を最優先させるため，歯科では酸性のNSAIDsが頻用されている．

しかし，NSAIDsは決して安全な薬剤ではなく，多くの副作用を持つ．代表的なものを表2に示した．副作用の代表格は，胃腸粘膜保護作用を有するプロスタグランジン抑制により生じる胃腸障害である．その他のものとしては，COX阻害はプロスタグランジンの減少を招来し血流に影響し，その結果，腎炎の原因となり腎濾過機能を低下させ，浮腫や高カリウム血症に至る．すなわち腎疾患を有する患者では処方要注意となる．さらに妊婦であれば胎児の血流にも影響を与える．COXの抑制による副作用として忘れてはならないものとして，喘息，蕁麻疹またショック等のアレルギーも押さえておきたい．このことは死亡事故の要因になる．その他には，COX-1阻害やトロンボキサン作用抑制による血小板凝集能の低下も見逃せないものである．それ以外にも，脳内のγ-aminobutylic acid（GABA）受容体結合阻害によるめまい，痙攣，頭痛なども挙げられる．併せて併用禁忌も表3に示した．

NSAIDsは，鎮痛にとって最重要な薬剤である．しかし，同時に危険な薬剤であるということを前提に使用する薬剤であることを銘記するべきである．鎮痛薬を知ることは鎮痛薬の危険を知ることでもある．

現在も一酸化窒素を結合させたものや受容体そのものに作用するものなど多くのNSAIDsが開発中である．NSAIDsはますます目の離せない薬剤になってきたといえよう．

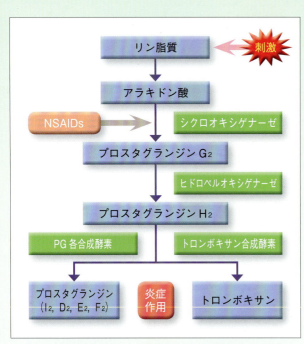

図7　アラキドン酸カスケードの模式図．

すなわち，中枢性にCOX抑制，カプサイシン受容体への作用，NMDA受容体への作用などがアセトアミノフェンの作用の主たるものとして挙げられることを考えると，これらはC線維が関わる問題に直結している．まさに歯髄神経の感作という観点に立ったときに，その有効性が発揮される薬剤であると考えられる．

アセトアミノフェンの用量特性[*11]を表4に示した[11]．何より特筆すべきは，アセトアミノフェンはNSAIDsとの併用が可能で，また併用NSAIDsの作用に影響を与えず自身の持つ薬効を示す．さらにはアセトアミノフェンの中枢性作用が併用薬剤の

*11 アセトアミノフェンの投与量：解熱鎮痛作用発現目的の経口量は10～15 mg/kgである．現在，歯痛・歯科治療後の疼痛に対して，薬用量の設定は成人1回量を300～1,000mgまでと定めている．これは，1,000mgで天井効果（ceiling effect）に至ることから得られたものである．そして，1日量は4,000mgが限度とされている．また容量とともに使用回数限度も重要で，4,000mgの上限は1日4回までの使用限度を意味している．現行本邦ではこの使用容量としているが，米国FDAは2009年に使用回数限度を3回とし，3,000mg上限と変更した．
アセトアミノフェンはCOXの阻害がなく，胃腸障害や血小板凝集阻害が起きにくいとされているが，長期の投与や大量投与時（1回1,000mg以上）では，肝機能の精査は必須である．
アセトアミノフェンが，さらにNSAIDsと比較して使用しやすい点は，投与方法（頓用，2回分服，3回分服など）の工夫や200mg錠と300mg錠，500mg錠の錠剤の存在，NSAIDsとの併用も可能であるという使用上の広いバリエーションにある．

表4　代表的NSAIDsとアセトアミノフェンの比較

鎮痛薬	NNT
アセトアミノフェン300mg＋コデイン30mg	6.9
アセトアミノフェン500mg	3.5
アセトアミノフェン1,000mg	3.6
イブプロフェン400mg	2.5
ジクロフェナク50mg	2.7
エトドラク200mg	3.3

代表的NSAIDsとアセトアミノフェンにおける経口後4～5時間以内に50％以上疼痛緩和されるnumber need to treat（NNT）比較である．
アセトアミノフェンの鎮痛効果は，NSAIDsに劣るように受け止められている．一般的に鎮痛療法の概念としてアセトアミノフェン300mgはコデイン30mgと併用用量なので単剤のデータはないが，たとえコデイン30mgと併用しても，アセトアミノフェン300mgではNNTは約7（数値は大きくなるほど鎮痛効果が低い）であるのに対し，500mgを超えると表に示した結果となる．数値上，アセトアミノフェンが500mg以上の投与であっても，NSAIDsよりややNNTは大きい．しかし，表中の差は臨床上，評価不可能な程度の差である．この比較から，500mg以上の投与では決してNSAIDsに劣ることはなく，1,000mgとの大きな差はないという鎮痛効果を示す（文献[11]よりデータ引用）．

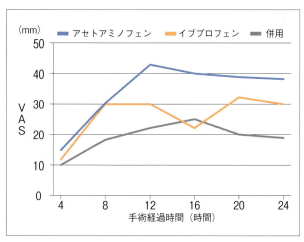

図8　抜歯に伴う処置後痛に対する術前からの服用効果を比較したグラフ．
イブプロフェンやアセトアミノフェン単独の使用より，併用の効果が示されている（文献[12]より改変）．

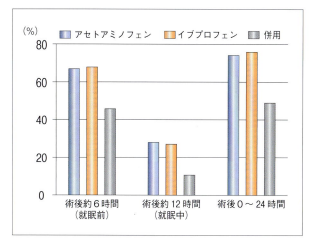

図9　小児のアデノイド手術後に，追加の鎮痛薬を要求した率を示したグラフ．
何より注目すべきは，術後24時間までの経過におけるイブプロフェンとアセトアミノフェンの併用効果である（文献[13]より改変）．ここに，NSAIDsとアセトアミノフェンの併用の意義がある．

欠点を補うことも考えられる．たとえば，NSAIDs と併用すれば，アセトアミノフェンの中枢効果による長時間作用と NSAIDs の消炎作用が重なり，NSAIDs の半減期を超えての疼痛閾値上昇効果の持続が期待できる[12, 13]（**図 8・図 9**）．

抜髄時の鎮痛薬使用に対する概念

歯髄に関わる痛みの特性と歯痛の難治化のポイント，および鎮痛薬の効果特性について述べた．すなわち，歯痛難治化のポイントと鎮痛薬の効果特性を統合すれば，それがそのまま抜髄における鎮痛療法を意味することになる．

●先制（先取り）鎮痛（pre-emptive analgesia）の意義

抜髄開始から術後炎症が治まるまでの歯痛の末梢および中枢感作と疼痛を除外することができれば，術後の歯痛の難治化はどう変化するであろうか．「鎮痛薬や麻酔による手術開始時および術中除痛により，術後疼痛を発症させない」．これが先制鎮痛という概念である．先制鎮痛は，いわゆる疼痛制御学部門では古くからある概念である．しかし，現在に至るまで推進する報告と否定する報告が交錯し，未だに定まった見解が得られていない．これは，各報告の手技の非統一に由来したもので，決して先制鎮痛効果の不安定を意味するものではない[14]．

●先制鎮痛を考慮した抜髄処置における鎮痛療法

先制鎮痛と称せられるものの，先制鎮痛は「抜髄前」「抜髄中」「抜髄直後」「抜髄後」すべてに有効な鎮痛手順をすべて含んでこそ，その意義が確立される．

まず，先制鎮痛は**図 4** に示した痛みの加算を予防する抜髄前除痛を前提と考えたい．先制鎮痛は，抜髄前の完全除痛があって初めて成立するものであることを銘記すべきである*12．

図 4 にも示したように，抜髄前に自発痛があれば，その痛みが抜髄後にも残り，処置後疼痛として表現されてしまう（抜髄前の完全除痛方法は後述する）．抜髄処置は，抜髄前に自発痛があってもほとんど斟酌されることなく処置に入るか，むしろ自発痛が強いほど即座に処置を計画する．しかし，この局所麻酔によって得られた無痛を，抜髄前の除痛と同義に解釈して処置に進むことに問題がある．これは，前述した抜髄の痛みの難治化におけるすべての項目に相当することになる．他の外科処置（抜髄は神経切断という立派な外科処置）が，はたして炎症の最も強い最中に行われるであろうか．抜髄は，それを平然と行っているのである．一般的な外科処置の場合は，まず消炎を図り手術に入るであろう．抜髄の場合の消炎に相当するものが，抜髄前の完全除痛であると考える．

それでは，その手順について考察する．炎症の 5 徴候（灼熱，発赤，腫脹，疼痛，

*12　抜髄前の除痛は先制鎮痛の概念には含まれない．先制鎮痛とは処置中刺激を薬剤により抑制するということであり，処置前に完全除痛していることは本来前提となっている．歯科は処置の特性上，その概念が曖昧なままであった．

*13 仮封に関して：筆者の
もとに紹介されてくる抜髄
依頼の症例の多くが，他の
歯における抜髄のトラブル
の経験を有している．その
場合，高率に心因性要素を
持った患者さんが含まれて
いる．心因性要素が関与し
た抜髄処置時の仮封という
行為に対しては注意が必要
で，初期には激しく痛みと
いう反応を示すことが多
い．しかも一度仮封後の痛
みを出現させると，その後
長く仮封ができない状況を
作り上げてしまう．心因性
要素が含まれる抜髄では，
仮封はその後の治療経過の
方向性を示す１つの大きな
関門であるといって過言で
はない．
その場合，仮封は自己撤去
が可能であるということが
重要なポイントである．自
己撤去可能ということだけ
で，仮封のトラブルは軽減
できる．したがって，筆者
は多くの症例で，感染とい
う問題もあろうが，感染よ
りも対応難解な心因性の応
答を避ける目的で軟性レジ
ンによる仮封を行ってい
る．特に，感染の問題の出
にくい冠部歯髄除去という
段階で，仮封に対する順応
を期待する目的もある．そ
れに一度仮封の痛みを発現
させれば，その後長期にわ
たり仮封ができなくなるの
で，そのほうが感染の問題
は重大なものになってく
る．
通常の何の既往もない患者
さんの冠部歯髄除去後の仮
封は厳密に行うべきであろ
うが，もし，心因性が疑わ
れる苦痛経験のある患者さ
んに出会われたら，ぜひ一
度試みられることをお勧め
する．同方法の効果が理解
されるものと考える．

*14 頓服（頓用）：薬を必
要時に単回服用すること．

*15 分服：薬を何回かに分
けて服用すること．

機能障害）は誰もが知るところではあるが，この中で痛みを緩解させる生体の最も重
要な防御機構が，「腫脹」という現象である．歯髄炎はなぜ激しく痛むのか．もちろ
ん，ケミカルメディエーターの関連もあるが，主たる要素は硬組織により体積が定め
られているために腫れることができない，という点にある．硬組織に囲まれ，炎症に
より強い内圧亢進が生じ，脈管もろとも神経線維も強い圧迫を受け痛みを生じる．そ
のため，たとえNSAIDsを服用し消炎しても，また抗菌薬を服用して病原性を抑制
しても，痛みは軽快しない．そのような場合，まず圧の解放を行い，歯髄に十分腫れ
る余裕を与えさせてやることが抜髄前除痛の開始となる．そのための最も効果的な方
法として提案したいのが冠部歯髄の除去である．

　冠部歯髄の除去は，すなわち歯髄に腫れることができる“場”の提供という意味が
ある．歯髄は神経も血管も叢状（そうじょう）を呈しており，歯髄の切断部位に関わりなく短期間
はその歯髄としての機能（いわゆる栄養，感覚，防御，象牙質形成の４機能）に影響
は出ない．冠部歯髄を除去し，思う存分歯髄を腫れさせ，冠部歯髄除去により歯髄炎
の状態把握が可能となるので，状態に応じた消炎目的の貼薬を施し，十分なスペース
を確保し，軽く綿球を置いた上で仮封*13を行っている．そして除痛目的の投薬を行
うのである．

　歯髄炎の痛みは，ある日突然生じるのではなく，ある程度の経過期間を有している
ので，できる限り歯痛の感作を視野に入れ，中枢に作用する薬剤を選択したい．すな
わち，抜髄前除痛に，まずアセトアミノフェンの頓用処方を試みる．アセトアミノフ
ェンは，1,000mgで天井効果に達することを考えると，頓用*14 600mgで無効な場合，
いたずらに１回量を増量せずに，600mgを１日３回から４回，あるいは800mgを１
日２回といった処方で対応する．

　以上の方法で，まずは確実に抜髄前除痛を果たせるはずである．冠部歯髄除去は，
人為的に慢性潰瘍性歯髄炎を作り上げることと同じで，前述したような歯髄から歯周
部の知覚を賦活するような神経学的求心性刺激を引き起す可能性が低い．ここで，い
よいよ抜髄処置となり，神経切断に伴う刺激や根尖部歯周部に影響をもたらすような
刺激を十分に配慮し，根部歯髄を注意深く除去する処置に進んで行く．

　ここで本来の意味の先制鎮痛の出番となる．抜髄処置における先制鎮痛は，抜髄開
始から図3における抜髄後6時間から24時間のピークまでを対象にする．薬剤選択
は，図10に示したアセトアミノフェンとNSAIDsの併用が適応になる．理論と論文
解釈のうえでは，抜髄30分前にイブプロフェン200mgとアセトアミノフェン600mg
を服用のうえ処置に入り，抜髄後イブプロフェン200mg分服*15で２日服用となるが，
これだけの鎮痛薬服用は，抜髄時処方としては服用期間および服用量の観点から現実
的な処方とはいえない．また，服用する患者の心理的負担も無視はできない．そこで
理論上の処方をモディファイし，抜髄処置における術中の炎症はわずかなので，C線
維を対象とした除痛にポイントを置き，アセトアミノフェンを頓用で抜髄30分前に服

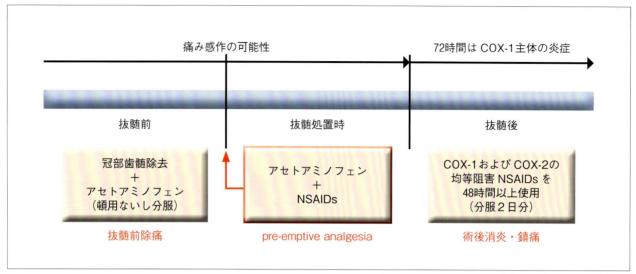

図10 抜髄における理論上の鎮痛薬使用法.
たしかに,理論上は図に示したようになるわけであるが,「薬漬け」の感は否めない.現実的にこれだけの処方は困難であるが,鎮痛薬使用の理論的概念として把握しておれば,この概念をもとに,さまざまな痛みの場面に応用できる基本となるはずである.

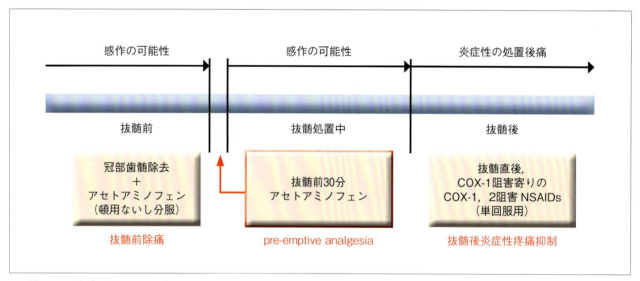

図11 この処方であれば,理論に則りつつ,しかも比較的患者の服用に対する抵抗感は少ない.外傷や根尖部歯槽骨に deficiency を認めるような歯周部の疼痛を伴う急性歯髄炎の場合に適応になると考える.

用してもらい,抜髄直後にイブプロフェン200mgを単回服用してもらうことで同効果を期待する(**図11**).

アセトアミノフェンの半減期は短いが,中枢作用のため6時間程度の疼痛抑制効果の持続がいわれている.また,抜髄処置は,根尖孔部において,歯髄の切断,挫滅あるいは引き抜きといった神経線維に対する損傷が生じる.術前の除痛を果たし,さらに術中感作を避けるべく細心の注意を払っても,この損傷による疼痛は必ず考慮に入れておかなければならない.抜髄直後の損傷による炎症性疼痛はケミカルメディエー

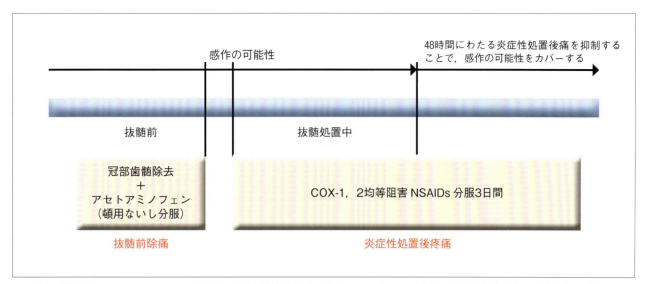

図12 抜髄前のアセトアミノフェン処方は術前の除痛が目的であり，いったんこの段階で術前処置を終え，患者負担を考えてNSAIDs処方と使用方法の説明を行い，何日か間隔をあけて抜髄処置を計画する．すなわち，このアセトアミノフェンは抜髄前除痛を目的とした処方であって，本来，処置に伴い施行される除痛を意味する先制鎮痛とは関係がない．しかしながら，抜髄処置において外科手術のように硬膜外麻酔やモルヒネの使用などができるわけはない．せいぜい鎮痛薬処方が限界である歯科治療においては，定義とは異なるが，広義の先制鎮痛と解釈してもよいのかもしれない．そして，抜髄直前（おおよそ局所麻酔注射の30分前）からNSAIDsの服用を開始してもらう．一般的に抜髄後疼痛を予防するにはこの処方法がよいと考える．何とかルーチン化したいものである．

ターとCOX-1が主体であり，COX-2は存在するが疼痛原因としての関与はこの段階では少ないので，効果発現が早く，かつCOX-1寄りの1および2均等阻害のNSAIDsにより炎症性疼痛を抑制する．この処方によりアセトアミノフェンの持続的疼痛抑制効果と相まって，NSAIDsの効果が強調されると考える．ただし，この条件を満たすNSAIDsとなるとイブプロフェンが第一選択となるが，もし一般的に使用頻度が高く使い慣れた薬剤を選択するなら，ややCOX-2寄りではあるがロキソプロフェン60mg処方で十分効果が期待できる．抜髄直後の疼痛抑制に関しては，少なくともCOX-2選択的阻害のNSAIDsは適応ではない．

もう1つの処方として，抜髄直前から3日間ロキソプロフェン60mgを1日3分服で3日間服用するという方法もある（**図12**）．もし，先制鎮痛としてNSAIDs単剤投与を望むなら，この処方方法が推奨される．また，抜髄直後からの分服であっても，**図13**に示すように，抜髄後48時間の抜髄後疼痛を効果的に抑制できるという報告もある．また，直後単回服用でもそれなりの有効性が示されている[*16]．しかし，痛みを自覚してから服用する頓用は，自然軽快との間に差はなく，抜髄後疼痛抑制効果は認められない．

以上，抜髄後疼痛の慢性化を視野に入れると，分服が最も有効な服用方法であることがわかる．ただし，直後の服用では，6時間後および24時間後で疼痛発現例の存在が示されていることから，**図13**の報告は分服の有効性を明らかにしたものと解釈し，筆者としては，先制鎮痛としての目標は抜髄後疼痛の完全解決なので，抜髄直前からの分服服用を推奨したい．

*16 処置後の疼痛反応が生じる前に未然に消炎鎮痛を行うことは意義があるが，いったん疼痛反応が生じてからは対症療法に過ぎず，疼痛の原因療法たり得ない．それゆえに原因療法すなわち治療を考えると分服服用の有効性が考えられる．

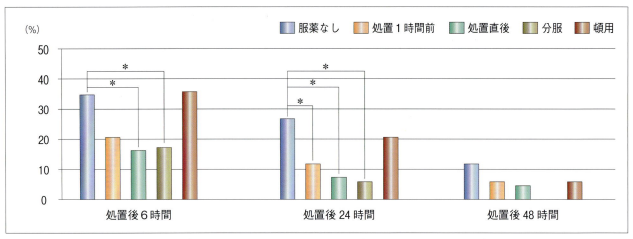

図13 ロキソプロフェン投与法別の各経過時間における処置後痛の発生率（＊：有意差あり，P＜0.01）．
VAS値が抜髄前75（mm）以上を示したものが，抜髄後においても50（mm）を超えた患者の比率を示すグラフ（鎮痛薬の効果判定の基準において，VASが50（mm）未満まで下がった場合を有効とする）．分服は処置直後から1回60mgを1日3回，2日間の服用，頓用は60mgを疼痛自覚時服用，処置1時間前および処置直後は60mgを単回服用とした（分服と頓用，さらに単回服用の力価を統一する目的で，1回の服用はすべて60mgとした）．抜髄後の分服の鎮痛効果は十分に示されている（文献10）より抜粋）．一方，痛みを自覚してからの服用では鎮痛効果は十分ではないことがわかる．

抜髄処置における鎮痛療法の特殊例

前述したように，先制鎮痛に入る前の処置前除痛に関しては，急性一部性化膿性歯髄炎などでは，歯髄の腫脹が考えられるので，冠部歯髄除去のうえアセトアミノフェン処方から入る．全部性化膿性歯髄炎では，多くの場合，冠部歯髄は融解し，歯髄内圧が緩解しつつあるため，冠部歯髄を除去しなくてもアセトアミノフェンのみの処方でも除痛可能である．それでも除痛できない場合は，未だ冠部歯髄は融解しておらず，内圧の亢進が残っていることが考えられるので，冠部歯髄除去のうえ投薬を行う．

これら基本的対応と異なり，十分に注意しなければならないのは，歯の打撲などの外傷を伴う場合である．この場合，歯周部は外傷性の損傷とともに疼痛も伴っていることから，非常に高い確率で難治性の抜髄後疼痛に移行する．筆者が対応してきた難治化した抜髄後疼痛で最も多かったのがこのような症例である．特に前歯部では根尖部歯槽骨が薄く，外傷に伴う損傷を受けやすい．また前歯という歯種は躊躇われることなく，即日に根尖孔部にまで及ぶ抜髄処置が行われることが多い．すなわち，外傷による微小な骨折等の治癒を待たずに，同部位に接した歯髄の処置が行われ，さらに前歯の根尖孔は大きく，そのために根尖孔外に抜髄の影響も出現しやすいのではないかと推測している．

筆者が経験したこれらの難治化した抜髄後疼痛は，完全に日常生活が破綻してしまうほど激しく，通常の術後炎症のレベルでは解釈できないものであった．しかし，これらの症例は，短絡的に結論付けることはできないが，痛みという部分のみ取り上げれば四肢にみられる複合性局所疼痛症候群（complex regional pain syndrome：CRPS）[17]の発生機序を参考にすると解釈できる部分も多い．したがって，このよう

＊17　CRPS：四肢の外傷等の後に生じる，侵害程度と整合性を持たない強い自発痛が長期にわたるC線維にのみ生じる疼痛性疾患である．末梢因子と中枢因子が悪循環を形成し，痛覚過敏やアロディニア症状が出現する難治性疼痛症候群である．
類似の疼痛性疾患として，自律神経との関与がない交感神経非依存性疼痛（sympathetic independent pain：SIP）と関与を有する交感神経依存性疼痛（sympathetic maintained pain：SMP）がある．SMPは一部CRPSと同義となるが，CRPSは自律神経症状と機能不全および組織変化を伴うがSMPでは必須とはしない．またSMPは，あらゆる神経障害との関わりを有し，幻歯痛の発現機構もSMPで説明できる．その疼痛構成は炎症の遷延と求心路遮断を主とした神経障害性疼痛といわれている．多くの場合，負の情動反応を生じ，さらに難治化を形成する．

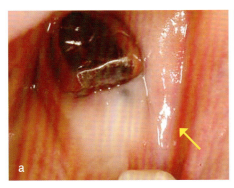
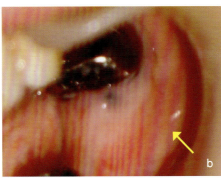

図14 急性歯髄炎の診断のもとに，⌐5，⌐6と続けて抜髄処置を受けた．その後も激しい自発痛が続き，痛みが強いときは路上であってもうずくまるほどであったという．結果的に2歯とも抜歯に至ったが，強い自発痛は持続した．紹介来科時，当該部位は抜歯後4カ月経過していたが，血流が障害され，貧血状態を呈していた（a）．同日，星状神経節ブロックを行うと，血流が良好になるとともに自発痛も軽快した（b）．いわゆる交感神経依存性疼痛を思わせる所見である．

な場合の抜髄においては，冠部歯髄除去後，歯周組織の消炎も必要であることから，消炎効果のないアセトアミノフェンだけではなく，アセトアミノフェンとNSAIDsの併用で歯周部も含め完全に疼痛が取れるまで根部歯髄除去には入らない．自発痛だけではなく，外傷性の反応（外傷部圧痛）などが消失するまでは十分に消炎に努める必要があると考える．

ここで抜髄とCRPS様の疼痛発症機序との関連を論じるのはさらに話を難解なものとしてしまうが，発症部位という根本的違いがあるものの，疼痛発症機序としてSMPやCRPSと同様のものとしか考えられない抜髄後疼痛の症例が見受けられるのも事実である（図14）．

また，亀裂から知覚過敏症状（冷水痛の持続）の既往があったり，さらに根尖部歯槽骨にdeficiency（根尖相当部の歯槽骨の薄くなった状態）やフェネストレーション（fenestration，根尖相当部の歯槽骨の開窓）がある場合は，根尖孔外刺激が感作を招来しやすいので，絶対にオーバーインスツルメンテーションしないように根尖側基準点の設定にも注意したうえで，抜髄前アセトアミノフェンと術後NSAIDs処方を行う．

●抜髄処置に鎮痛薬を処方してみて

筆者自身，急性歯髄炎だけでなく，慢性歯髄炎の抜髄においても，壊疽性歯髄炎など長期の歯髄刺激が疑われるものに対しては，ほぼ全例において術前から鎮痛薬を投与している．それが功を奏しているかどうかは不明であるが，鎮痛薬を処方するようになってから自験例における抜髄後疼痛の経験はない．制度上の問題はあろうが，抜髄は間違いなく知覚神経の求心路遮断であることを考えると，抜髄直前のアセトアミノフェンと術直後NSAIDs，あるいは抜髄直前からのNSAIDs分服は基本的投与として推進していきたい．

そもそも抜髄とは

抜髄は，疼痛という観点からは多くの問題を抱えた処置，ましてや慢性痛の観点か

らはこれほど危険な処置はないといえる．抜髄は神経切断という立派な手術である．

　本項でも執拗に述べてきたように，何気なく行われた抜髄によって日常を失った多くの患者さんが存在するということを忘れてはならない．そのためには，小さな抜髄後疼痛を生み出さない努力と1症例ごとの創意工夫を怠ってはならないことも繰り返し述べてきた．抜歯に関わる鎮痛薬処方は基本なのに，抜髄における処方が一般化していないのが残念である．重篤な抜髄後疼痛の種子となり得る小さな抜髄後疼痛を完全に解決するには，どうしても鎮痛薬の力を借りなければならない．抜髄後疼痛の責任は歯科医師が持たなければならない以上，使用方法も含め歯科適応薬剤の拡大と充実が望まれるところである．

　根尖側基準点の設定から抜髄そして根管充填に至るまで機械任せや薬剤使用のパターン化なども，標準化といった利点からのみではなく，抜髄後疼痛の観点からは功罪両面からの深い考察が必要であると思う．歯内療法の世界にも慢性痛の概念は定着してきた．長さ，硬さや封鎖などといった物理学的歯内療法は間違いなく分岐点に差し掛かっていると思われる．歯科界すべてが歯内療法を物理学ではなく生物学として見つめ直してこそ，重篤な症状に苦しむ不幸な抜髄後疼痛が撲滅される，と筆者は考えている．

■最後に：処方の実際に関して──

　ここで改めて注意を喚起したいのは，本項における処方例を1つの考えるヒントとして受け止めていただきたいということである．もちろん，本項の内容は十分に確信を持って主張できることであり，実際，筆者が実践しているものでもある．ただ，現行の保険診療の制度の中に抜髄に起因した慢性痛の概念は存在しないため，抜髄に関わる病名では提示した処方が認められない場合が考えられる．したがって，本項の処方の理論と方法論を参考とし，処方方法や傷病名を検討のうえ，1例でも多くの抜髄後疼痛を退治していただければと望むばかりである．

参考文献

1）Jyväsjärvi E, Kniffki KD：Cold stimulation of teeth: a comparison between the responses of cat intradental A delta and C fibres and human sensation. J Physiol, 391：193-207, 1987.
2）Sasano T, et al：Axon reflex vasodilatation in cat dental pulp elicited by noxious stimulation of the gingiva. J Dent Res, 73（12）：1797-1802, 1994.
3）Ikeda T, et al：The effect of light premature occlusal contact on tooth pain and threshold in humans. J Oral Rehabil, 25：589-595, 1998.
4）Hasegawa M, et al：Theophylline attenuates hippocampal blood flow responses induced by tooth pulp stimulation in rats. Neurosci Res, 65（2）：156-159, 1999.
5）Hasegawa M, et al：Etodolac attenuates hippocampal blood flow responses induced by tooth pulp stimulation in rats. Neuroscience & Medicine, 2（3）：295-298, 2011.
6）Kawasaki Y, et al：Ionotropic and metabotropic receptors, protein kinase A, protein kinase C, and Src contribute to C-fiber-induced ERK activation and cAMP response element-binding protein phosphorylation in dorsal horn neurons, leading to central sensitization. J Neurosci, 24（38）：8310-8321, 2004.
7）Dahl JB, Møiniche S：Pre-emptive analgesia. Br Med Bull, 71（1）：13-27, 2004.
8）長谷川誠実：顎間厚径弁別能における歯根膜感覚の役割．岐阜歯科学会誌, 14（2）：252-268, 1987.
9）Sessle BJ, Gerhard HF：Trigeminal neuralgia: current concepts regarding pathogenesis and treatment. 1st ed, Butter-Heinmann, Boston, 1991.
10）長谷川誠実ほか：抜髄後の疼痛に対するロキソプロフェン投与法の検討．岐阜歯科学会雑誌, 31（2）：96-100, 2005.
11）Moore RA, et al：Single dose oral analgesics for acute postoperative pain in adults. Cochrane Database Syst Rev, CD008659, 2001.
12）Forbes JA, et al：Evaluation of ketorolac, ibuprofen, acetaminophen, and an acetaminophen-codeine combination in postoperative oral surgery pain. Pharmacotherapy, 10（6（Pt2））：94S-105S, 1990.
13）Viitanen H, et al：Analgesic efficacy of rectal acetaminophen and ibuprofen alone or in combination for paediatric day-case adenoidectomy. Br J Anaesth, 91（3）：363-367, 2003.
14）Kelly DJ, Ahmad M, Brull SJ：Preemptive analgesia II: recent advances and current trends. Can J Anesth, 48（11）：1091-1101, 2001.

TIPs ＃5

ロキソニン（一般名：ロキソプロフェン）の鎮痛・抗炎症・解熱効果

歯科臨床において鎮痛薬としてロキソニンが処方される機会は多い．また，処方箋なしで購入できる市販薬も存在するため，患者自身が入手する機会も多い．本コラムでは，処方薬と市販薬の違いを含め，ロキソニンについて押さえておくべき点を取り上げて説明を加えたい．

効能・効果について

処方薬であるロキソニン錠60mg の効能，効果，用法，用量は**表1**のとおりである．

ロキソニンは，薬理学的にはシクロオキシゲナーゼ（COX）阻害薬であり，COX はアラキドン酸をプロスタグランジンに変換する酵素である．怪我をしたり炎症が生じると，その場所にCOX が産生され，その結果プロスタグランジンが増え，発熱や炎症といった現象が引き起こされる．また，痛みに対して敏感になるブラジキニンの作用も強まる．

ロキソニンをはじめとする非ステロイド性抗炎症薬（NSAIDs）には，鎮痛・抗炎症・解熱の3つの効果があるとされるが，ロキソニンはCOX を阻害することでプロスタグランジンの増加を防ぎ，発熱や炎症，痛みに敏感になるブラジキニンの作用増強を抑制する．これが，ロキソニンの鎮痛，抗炎症，解熱効果の正体である．

したがって歯科では，鎮痛効果を期待して処方することが多いが，整形外科において関節炎などに使用する際は，鎮痛効果と抗炎症効果の両方を目的として処方されることもある．間接リウマチや骨折後の患者などに，長期間分服のロキソニンが処方されることがあるのは，抗炎症効果も期待しているからである．

一方，ロキソニン（一般名：ロキソプロフェン）には処方薬と市販薬がある．2011年1月に市販薬として登場した「ロキソニンS」は，医師・歯科医師が処方する医療用「ロキソニン錠60mg」と成分の内容と量，添加物の内容と量，錠剤の大きさなどがいずれも同じである．ただし，効能効果の対象となる病気・疾患は医師の診断がなければ処方ができないものもあり，市販薬と処方薬では対応できる効能効果に違いがある（添付文書より，

表1　ロキソニン錠60mg の効能・効果，用法・用量（添付文書より）

効能・効果	用法・用量
①下記疾患ならびに症状の消炎・鎮痛 　関節リウマチ，変形性関節症，腰痛症，肩関節周囲炎，頚肩腕症候群，歯痛	効能・効果①・②の場合 通常，成人にロキソプロフェンナトリウム（無水物として）1回60mg，1日3回経口投与する．頓用の場合は，1回60〜120mg を経口投与する． なお，年齢，症状により適宜増減する．また，空腹時の投与は避けることが望ましい．
②手術後，外傷後ならびに抜歯後の鎮痛・消炎	
③下記疾患の解熱・鎮痛 　急性上気道炎（急性気管支炎を伴う急性上気道炎を含む）	効能・効果③の場合 通常，成人にロキソプロフェンナトリウム（無水物として）1回60mg を頓用する．なお，年齢，症状により適宜増減する．ただし，原則として1日2回までとし，1日最大180mg を限度とする．また，空腹時の投与は避けることが望ましい．

表2　ロキソニンS の効能・効果（添付文書より）

●頭痛・月経痛（生理痛）・歯痛・抜歯後の疼痛・咽喉痛・腰痛・関節痛・神経痛・筋肉痛・肩こり痛・耳痛・打撲痛・骨折痛・ねんざ痛・外傷痛の鎮痛
●悪寒・発熱時の解熱

表2).

薬物的にも外観も同じであるのに，効能効果が違うのはなぜか．それは，市販薬には鎮痛と解熱効果しか認められておらず，抗炎症効果は記載されていないのである．したがって，ロキソニンSなどの市販薬は，鎮痛，解熱のため2回までの服用が望ましいとされている（注1・注2）．歯科治療においても，抗炎症効果を期待するべき場面が多々存在すると考えられる．この場合は，屯用ではなく，分服で処方した方が理にかなうと考えられる．

患者向けのネット情報には，「痛いときにだけ飲む"頓服薬"として処方された場合や，医師から特別に指示を受けた場合を除き，痛みが治まったからといって自己判断で薬を中断しないようにしましょう」との情報が掲示されている．抗炎症効果を期待して処方する場合には，しっかりとその効能・効果を説明して服用するように指導する必要があろう．

本コラムでは，ロキソニンについてのみ言及するが，**「8．抜髄処置に対する薬剤による疼痛抑制」**の項にもあるように，「5種類は自在に使用できる鎮痛薬がなければ，鎮痛薬による疼痛管理はできない」とはまさしくそのとおりである．各種薬剤の特性，副作用，禁忌などを理解して鎮痛薬を選択することが抜髄処置に対する薬物療法として重要である．具体的に処方できる鎮痛薬を5種類以上，頭の中に整理して記憶しておくことが求められる．

注1：2015年6月に，ロキソニンSに「胃にやさしい成分（酸化マグネシム）をプラス配合」した「ロキソニンSプラス」が登場した．「ロキソニンSプラス」の添加物は医療用「ロキソニン錠60mg」とは異なり，剤型も異なるが，成分の「ロキソプロフェンナトリウム水和物」の含有量は同じである．

注2：2016年4月に，「ロキソニンSプレミアム」が発売された．胃への負担が少ないプロドラック製剤であるロキソプロフェンナトリウム水和物の配合量は60mgで，その他のロキソニンと同じである．その他に，鎮痛効果を高めるためにアリルイソプロピルアセチル尿素と無水カフェインを，さらに胃粘膜保護作用のあるメタケイ酸アルミン酸マグネシウムが配合されている．アリルイソプロピルアセチル尿素は眠気等があらわれることがあるので，服用後の車の運転などは禁止されている．

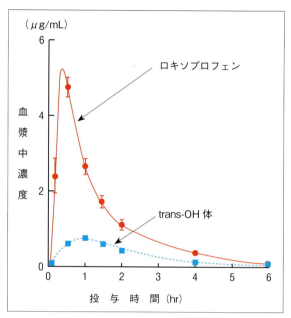

図1　ロキソニン錠60mg投与後の血漿中濃度（シミュレーションカーブ）（添付文書より）．

● ロキソニンとアスピリン喘息

アスピリン喘息またはその既往歴のある患者に対して，ロキソニン投与は禁忌とされている．これまでも実際に歯科における処方によってアスピリン喘息発作を引き起こし，患者が死に至り，裁判で争われたケースもある．喘息の患者の約1割はアスピリン喘息といわれている．術前の問診が重要である．

● ロキソニン錠60mgの用法

ロキソニン錠60mg投与後の血漿中濃度のグラフを図1に示す．これによると，血中濃度が最高値に達するまでの時間は0.79時間（約47分）で，血液中の成分が代謝されて半減するまでにかかる時間が1.31時間（約79分）となっている．

したがって，屯用の場合は4時間以上あければ基本的には問題ないと考えられ，1日3回の食後の服用も問題ないとされている．

ただし，基本的には5〜7時間は効果が持続するので，屯用として処方した場合は，前回の服用後5〜7時間以上経って症状が再度でてきてからの服用を指示することが多い．

（木ノ本喜史）

9. 歯内療法における打診痛を考察する

清水康平 SHIMIZU Kohei　　羽鳥啓介 HATORI Keisuke　　大原絹代 OHARA Kinuyo

篠田雅路 SHINODA Masamichi　　小木曾文内 OGISO Bunnai

歯科臨床の検査・診断における打診とは

　歯科臨床の検査・診断を行う場合，打診法は患歯の特定および疾患の病態把握において，簡便で，確定診断を行うための重要な情報を与える手法の1つとして頻用されている．しかしながら，打診による患歯の応答のメカニズムには，未だ不明な点が数多く残されており，治療前，治療中あるいは治療後の打診による患歯の応答および患者の反応を，どのように判断すべきか苦慮している歯科医師も少なくはないと考えられる．

　本項では，「打診痛」をその原因によって末梢組織における炎症や神経損傷による異常疼痛，あるいは関連痛など傷害を受けた領域とは異なる部位に誘導される異常疼痛として捉え，検査・診断における打診の役割について考察したい（**図1・表1**）．

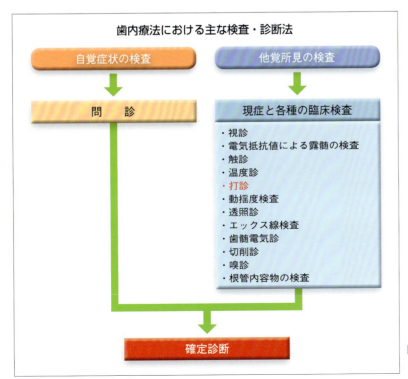

表1　各種打診痛とその原因

炎症による打診痛	全部性歯髄炎，根尖性歯周炎，上顎洞炎発症時あるいは根充直後の打診痛
神経障害性疼痛としての打診痛	抜髄処置後，根尖性歯周炎治癒後および外傷後の消失しない打診痛
関連痛としての打診痛	上顎洞炎，急性歯髄炎，筋・筋膜性歯痛発症時の複数歯での打診痛

図1　歯内療法における主な検査・診断法．

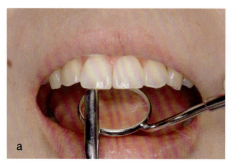 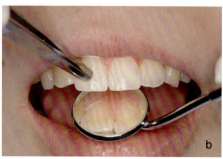

図2　垂直打診（a）と水平打診（b）．

打診の検査法

　歯の打診では「垂直打診」と「水平打診」があり，どちらも歯根周囲の歯周組織の状態把握を目的に用いられ，叩打によって誘導される痛みをはじめとした患者の反応および誘発される音から評価する（**図2**）．垂直打診に過敏な場合は，根尖部歯周組織の炎症あるいは痛覚過敏が疑われる．また，水平打診に過敏な場合は，歯周組織全体に炎症が発現している可能性が考えられるため，咬合性外傷や辺縁性歯周炎が疑われる．さらに，打診音は健全歯（有髄歯）であれば清音，失活歯（無髄歯）では濁音，アンキローシスを発症している歯では金属音を認めるが，打診音のみで鑑別を行うのは臨床上困難である．

　打診では対照歯となる反対側の同名歯や隣在歯などの健全歯から検査を行う．特に急性炎症の発症時は，激痛誘発を防止するため，患歯に強い力で打診しないことが重要である．また，打診や咬合時の反応性が乏しく痛みの定位が悪い場合には，隣在歯を含めた打診の順番を変化させることにより患者の先入観を除去することで患歯の同定を行う．

　打診は歯科臨床上きわめて簡便かつ有用な検査法であるが，患者の訴える症状に対して定量的な評価を得ることは困難である．患者が訴える打診，咬合に対する疼痛あるいは違和感が炎症性か非炎症性か，神経因性か，あるいはそれ以外に起因するものかを評価するために，今後は打診をより定量化できる器具および機器の開発が期待される．

歯の打診による感覚および打診痛のメカニズムは何か？

●歯根膜の神経分布（図3）

　「同じ歯であっても，歯を介して歯根膜組織に咬合力が加わったとき（非侵害刺激）と，過剰な咬合力が加わったとき（侵害刺激）の感覚は異なる気がする」という質問をしばしば受ける．

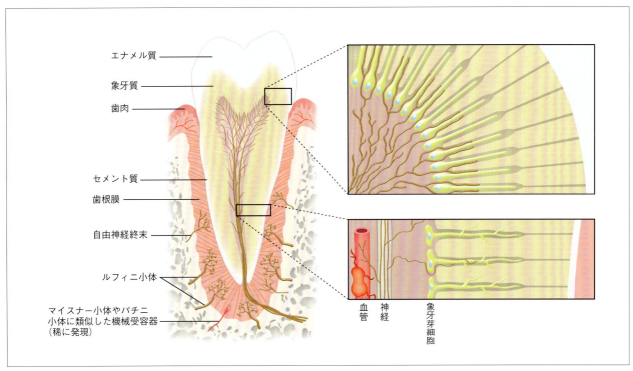

図3 成人の歯での象牙質，歯髄および歯周組織における感覚神経支配分布[2]．

＊1 遅順応型受容器：同じ強さの刺激を感覚器に持続的に与えていると，主観的感覚の強さが次第に減少し，ある一定値に近づく．これを順応といい，刺激開始後，一定値まで減少するのに要する時間を順応時間という．受容器には順応の速いものと遅いものが存在し，歯根膜のAβ線維に存在するルフィニ小体はその後者に属する．

＊2 歯に側方干渉があるときに，強く力が加わっている一部の咬頭だけに打診反応が強く出るのは，方向特異性を有するからである．

歯に加わった咬合力や打診による刺激は物理的刺激として歯根膜に伝達されるが，歯根膜には感覚を担う神経として，有髄神経であるAβ線維，Aδ線維や無髄神経であるC線維が存在する．比較的弱い物理的外力である非侵害性機械刺激には低閾値機械受容器であり，かつ遅順応型受容器＊1であるAβ線維のルフィニ小体が反応する．一方，強い物理的外力である侵害性機械刺激には高閾値機械受容器であるAδ線維やC線維の自由神経終末が反応する．こういった感覚の入力様式の違いが，さまざまな外力をそれぞれの感覚として弁別している．

歯へ機械刺激を与える場合，ゆっくり押したときと，叩打したときとでは歯根膜内の神経末梢側に存在し活性化する機械受容器が異なる．ゆっくり押したときにはC線維とルフィニ小体の活性化が強く発現し，より強く押せばC線維の活性化が増強され，ルフィニ小体の活動性は減弱する．打診や矯正治療中の歯への矯正力，およびコンタクトゲージ挿入時の刺激は，その強さによって違和感と感じたり，痛いと感じたりする．これは先述した感覚入力の様式，すなわち反応する神経線維や機械受容器の違いに由来する．

また，歯根膜受容器は，それぞれの歯根膜感覚神経線維の反応性において方向特異性を有する．各神経線維は刺激の方向に対して特異的に反応を示すことが知られており，歯をどの方向から刺激するかによってそれぞれの反応が異なる＊2．さらに，歯根膜の形状によって受容器が分布する場所が異なり，切歯では根尖部に多く受容器があるのに対して，臼歯では根分岐部および根間中隔部に多く存在する．

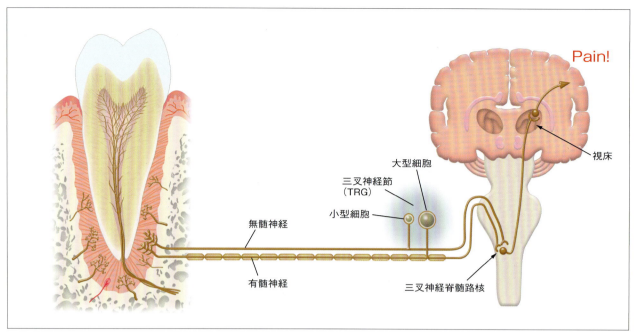

図4　正常歯における打診の感覚入力.

●正常歯での打診に対する感覚

　骨性癒着などを伴っていない歯根の周囲には「歯根膜」が存在する．歯髄炎や歯周組織の炎症を伴っていない健常歯では，歯への非侵害的な機械刺激である触および圧刺激によって，ルフィニ小体（遅順応性低閾値機械受容器）に受容器電位が発生し，閾値を超えると活動電位が発生しAβ線維が興奮する．これにより，咬合感覚や打診による触覚，圧覚などの非侵害感覚情報が中枢神経系に伝えられ，いわゆる"歯に何かが触れた"という感覚が引き起こされる．

　しかしながら，侵害的な機械刺激となるような過重な咬合圧，強い打診あるいは矯正治療中の過度な歯根膜線維への力は，その大きさにより侵害性機械刺激となり，Aδ線維に存在する高閾値機械受容器や，Aδ線維およびC線維の末梢に存在する自由神経終末を活性化させる．正常歯に加わった咬合圧あるいは打診による感覚は，歯根膜に分布するこれら感覚神経によって，正常なものか，疼痛感覚かを分別された後に中枢へ情報伝達される．したがって，正常歯においても過度な打診刺激は痛みとして認識されるため，適度な強さの叩打により刺激しなければ，打診反応を検査法として活用することはできない（図4）．

●全部性歯髄炎発症時の打診痛

　いわゆる歯髄充血や一部性歯髄炎に代表される歯髄炎の初期段階では，歯髄組織での炎症性変化は歯冠部歯髄組織に限局し，歯根部歯髄は正常であるため，臨床的には打診反応は認められない．しかしながら歯冠部歯髄組織に化学的，物理的あるいは細

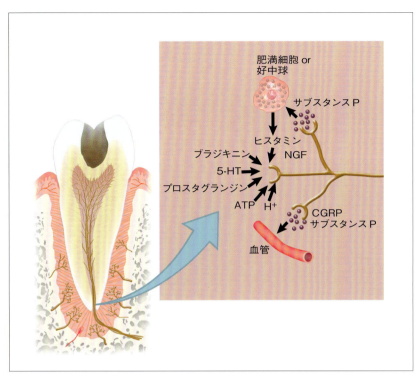

図5　全部性歯髄炎発症時に根尖部に誘導された神経原性炎症．

　菌感染による外来刺激が継続すると，髄室部に限局していた歯髄組織の炎症が時間とともに進行し，根尖部歯髄組織まで波及する．

　このとき，細菌による感染や歯髄組織の壊死は，根尖最狭窄部付近の歯髄組織には完全に到達していないが，炎症により過敏化を起こした歯髄内のC線維は，単に中枢側へ侵害情報（活動電位）を伝達するだけでなく，末梢側（歯髄側）へも活動電位を伝導する（両側性伝導）．神経末端に位置する神経終末は サブスタンス P（substance P：SP），カルシトニン遺伝子関連ペプチド（calcitonin gene-related peptide：CGRP）およびニューロキニン A 等の血管作動性物質である神経ペプチドを放出する．それら神経ペプチドにより，根尖部歯髄組織および根尖孔外付近の歯根膜組織では，たとえ一部無菌的状態であったとしても，肥満細胞の脱顆粒や血管透過性の亢進，血漿蛋白の流出といった現象が誘導され，結果として神経原性炎症が誘導される．その後，神経原性炎症が生じた領域周囲の歯髄神経においても神経ペプチドの結合により順行性および逆行性の興奮伝導が生じ，順行性の興奮伝導は脊髄の三叉神経脊髄路核に達し，痛覚を引き起こす．

　一方，逆行性の興奮伝導は神経ペプチドの遊離を促進し，さらに神経原性炎症の領域を拡散させる．結果として非感染性でありながらも，根尖孔外に存在する歯根膜組織にまで炎症が拡大し，打診やあるいは他の機械的な刺激に対する応答性が過敏化し，打診痛や咬合痛が発現する（図5）．

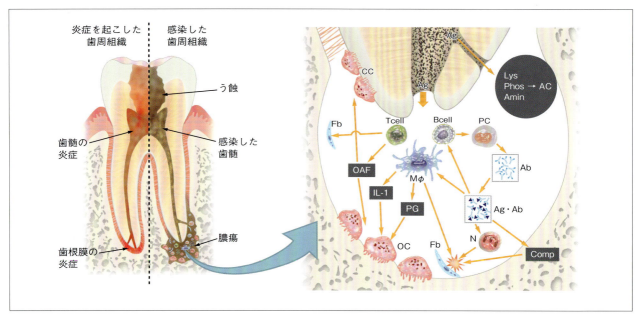

図6 根尖性歯周炎により過敏化した歯周組織.
Ab：抗体，AC：アラキドン酸カスケード，Ag：抗原，Ag・Ab：抗原抗体複合体，Amin：血管作動性アミン，B cell：Bリンパ球，CC：破歯細胞，Comp：補体，Fb：傷害を受けた線維芽細胞，IL-1：インターロイキン1，Lys：リソゾーム，MΦ：マクロファージ，N：好中球，OAF：破骨細胞活性化因子，OC：破骨細胞，PC：形質細胞，PG：プロスタグランジン，Phos L：リン脂質，T cell：Tリンパ球
※右図は，下野正基：病理からみた根尖病変．根尖病変，9-22，ヒョーロン・パブリッシャーズ，東京，2013．より．

●根尖性歯周炎発症時の打診痛

　根尖性歯周組織疾患のうち，特に強い打診痛および咬合痛が認められるものとして急性根尖性歯周炎が挙げられる．これは，根尖歯周組織における細菌感染，物理的あるいは化学的刺激により生じた急性症状に伴い発現した発痛物質や炎症性メディエーターが自由神経終末に作用することによって生じる．すなわち，神経線維の異常な興奮性上昇が引き起こされたことに起因する痛みである．通常，このような状態が長く続くと，歯髄のC線維は感作され過敏化が生じ，さまざまな刺激に対して敏感に反応し痛みが引き起こされる（図6）．

　一方，慢性根尖性歯周炎では，デンタルエックス線写真で根尖透過像がみられるにもかかわらず症状はほとんど認められず，過労時などに軽度の咬合痛や違和感を覚える程度である．これは根尖部の炎症が非常に緩除に進行することに起因すると考えられるが，根尖性歯周炎が存在すると，その炎症組織周辺あるいは内部の感覚神経線維分布は，炎症の起きていない群と比較して発現増加が認められている[1]．また，根尖性歯周炎部に存在する感覚神経は常に損傷および再生を繰り返すため，神経回路は軸索発芽（スプラウティング：sprouting）などを含む組織学的変化を起こす[2]．したがって，この感覚神経の支配分布増加が，慢性根尖性歯周炎発症時にしばしば認められる，咬合時あるいは打診時に生じる「違和感」の原因となっていると考えられる（図7）．

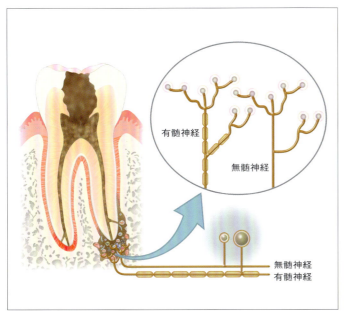
図7　根尖性歯周炎により誘導される感覚神経での軸索発芽．

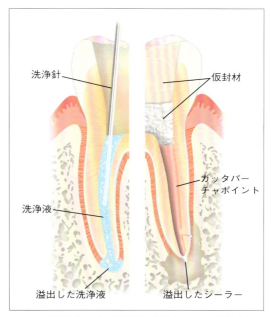
図8　根管治療により発現する根尖部での一過性炎症．

●抜髄後に残存する打診痛

1．根管充填後の術後痛としての打診痛（軽度な炎症性打診痛）

　根管充填後，軽度の打診痛が出現することがしばしばある．原因としては，根管洗浄液の刺激，あるいは根管充填時のシーラーの微少な根尖部からの溢出などが考えられる．このような疼痛は，根管充填時の操作による根尖部での一過性の可逆的な炎症と考えられ，通常7日以内に消失すること多い[3,4]（図8）．

　臨床的対応法：

　患者には術後痛発現の可能性を十分に説明することで心理的な不安を和らげ，発現した場合には経過観察を指示する．

2．抜髄処置後に発症した異常疼痛としての打診痛（神経障害性疼痛としての打診痛）

　抜髄処置後に異常疼痛を引き起こさないためには，処置中に患者が痛みを感じることのない十分な局所麻酔の使用が不可欠である．患者に疼痛を感じさせてしまう不十分な局所麻酔量で抜髄処置を継続すると，神経をファイル等で直接刺激することにより発現するインパルスを多量かつ長期間に中枢に伝達させることになる．こういった行為は二次ニューロンの感作を誘導し，中枢神経系の可塑性変化を引き起こすこともある[5]．結果として難治性の慢性疼痛に移行する可能性が非常に高くなるため，十分な麻酔は抜髄処置の絶対的な条件である．

　十分な除痛法を用いた抜髄処置後に，特に根尖部にデンタルエックス線写真による歯根膜腔の拡大所見や炎症所見が認められないにもかかわらず打診痛が発現する症例や，患歯周囲に感覚異常が発現する場合がある．そもそも抜髄処置という治療行為

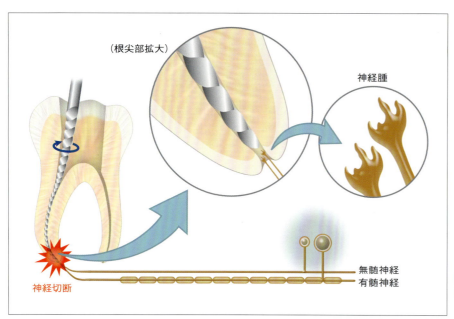

図9 抜髄処置により生じた神経終末部の神経腫.

は，神経終末を根尖最狭窄部付近で切断するという操作が含まれているため，その神経終末部における切断面は再生修復の過程上において，外傷性神経腫（traumatic neuroma）となり組織変性を発現する場合や，あるいは神経終末部で多数の枝を発芽する軸索発芽を発現することがある．

外傷性神経腫では，神経が切断された終末部でナトリウムチャネルの発現数の増加が起こり，また軸索発芽ではその周辺組織を支配する神経線維の密度増加が起こる．このような神経の異常修復過程を経た場合，通常の打診あるいは咬合による感覚入力であるにもかかわらず，神経終末部で増幅されることにより，中枢へは痛覚過敏として情報伝達される．臨床的には，非侵害刺激でも疼痛として認識されてしまうアロディニア（異痛症）やジセステジア（感覚異常）が発症するため，正常の打診時や咬合時においても患者は疼痛あるいは違和感を訴える（図9）．

臨床的対応法：

根尖部歯周組織への感染，あるいは炎症の拡大が認められない場合は非炎症性の打診痛であるため，NSAIDsや抗菌薬は奏効しない．根管充填前の長期に継続する非炎症性打診痛の発現や，根管充填後7日以上経過したにもかかわらず打診痛あるいは咬合痛が消失しない場合は，末梢性神経障害性疼痛によるものと考えられる．症状が比較的軽度の場合は経過観察を行うが，重度の場合は，その持続する末梢神経の異常興奮のため中枢神経の感作を引き起こし，さらなる慢性疼痛の発症を誘導する．したがって神経の異常興奮を抑制し，興奮性神経伝達物質の異常放出を調節するために，末梢性神経障害性疼痛治療薬であるプレガバリン（リリカ®）*3を処方する．検査・診断を厳密に行い，その薬効および副作用に留意して投薬を行う．

*3 リリカ®の歯科適応：リリカ®の適応は「末梢性神経障害性疼痛」であり，服用後には，ふらつきやめまい，眠気，吐き気，体重増加などの副作用が発現することもある．したがって十分な検査の後に歯科領域における「末梢性神経障害性疼痛」と確定診断されたものが歯科適応であり，使用の際には，その作用機序と使用上の注意に対する十分な理解が必須である．

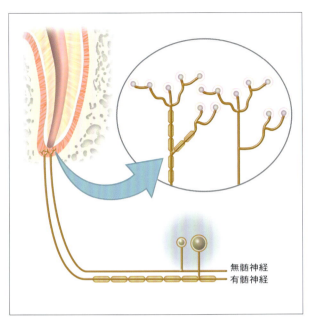

図10 軸索発芽により発現および増加した根尖部の神経分布は，根管治療が終了し根尖病変が消失した後も存在し続ける．

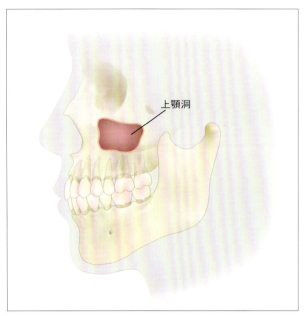

図11 上顎洞炎による上顎臼歯の打診痛．

●根尖性歯周炎治癒後あるいは歯への外傷後に残存する打診痛

　瘻孔やデンタルエックス線写真による根尖透過像が消失したにもかかわらず，打診による若干の疼痛や違和感が残存してしまう症例も存在する．これまでの報告で，慢性根尖性歯周炎が発症すると，根尖部付近の慢性炎症による持続的な刺激により，当該歯の根尖部歯周組織のみではなく，隣在歯の根尖部歯周組織にまで軸索発芽が誘導されることが明らかとなっている[2]．この軸索発芽により発現した根尖部の神経分布は，根管治療が終了し根尖病変が消失した後も存在し続けるため，通常の打診感覚が痛覚過敏として情報伝達されると考えられる．歯への外傷後においても，根尖部は一過性の炎症経過をたどっているため，破折線等を認めないにもかかわらず打診痛が残存する症例では同様のメカニズムが考えられる（**図10**）．

臨床的対応法：

　このような場合は，抜髄時のような直接的かつ機械的障害が神経に加わっていないか，あっても少ないと考えられるため，外傷性神経腫の形成は少ない．炎症や感染といった原因はないため積極的な再治療は必要ではないこと，また異常感覚の発現機構等を患者に理解しやすく説明し，心理的な不安を取り除いて経過観察を行う．

●上顎洞炎による上顎臼歯の打診痛

　上顎洞炎や術後性上顎囊胞などの上顎洞疾患が急性化すると，上顎洞（**図11**）内の内圧亢進により生じた持続的な痛みが異所性に関連痛を引き起こし，上顎歯に痛みが発現する．また，上顎臼歯の根尖は上顎洞の下方に位置しており，上顎洞炎が発症する

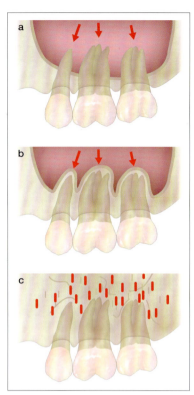

図12 鼻性上顎洞炎で上顎臼歯部に疼痛が出現しやすい上顎洞の形態パターン（保間一彦：慢性上顎洞炎と歯牙との関係に関する研究．日口外誌，17：2-12，1971．より）．
a：全体に低下する型
b：根間ロート状低下型
c：洞底線不明型

と，上顎臼歯部に加わった咬合あるいは打診による刺激は骨を介して洞内炎症部位に伝達されるため，あたかも歯原性の咬合痛および打診痛を感じることとなる．

一方，上顎臼歯の根尖が上顎洞に近接あるいは交通している場合は，炎症が間接的あるいは直接的に根尖部に波及し，歯根膜の感覚神経の閾値低下を生じる．その後，逆行性に歯根膜炎あるいは歯髄炎が発症することもあり[1]，いずれの場合においても打診痛および咬合痛が発現する（図12）．

臨床的対応法：

上顎臼歯部の多数歯にわたる打診痛あるいは咬合痛の発現時における拙速な診断は，原因を見誤る恐れが非常に高いことを十分に留意し，上顎洞炎の可能性を含めた検査・診断および治療計画を行う．エックス線検査等で上顎洞炎と診断され，またそれによる非歯原性の打診痛あるいは咬合痛の発現であれば，上顎洞炎に対する加療のみで疼痛は消失する．しかしながら，エックス線写真上で根尖透過像を有した臼歯部の上顎洞炎による歯痛は，根尖性歯周炎によるものか，上顎洞炎によるものかの鑑別が困難な場合がある．この場合は，まず上顎洞炎の加療を先行し，治癒後，歯原性の症状が存在するならば感染根管治療を行う．

●関連痛による打診痛

急性歯髄炎時の対合歯や，抜歯後の隣在歯に打診痛や違和感が発現することがあるが，これは末梢神経系あるいは中枢神経系の感作により誘導された関連痛と考えることができる．これまでの研究で，歯髄炎が発症すると三叉神経節で末梢性感作が生じ，隣在歯や舌に痛覚過敏が誘導されることが報告されている[6,7]．また，歯髄炎あるいは根尖性歯周炎発症後では，三叉神経脊髄路核で中枢性感作が生じ咀嚼筋の痛覚過敏が発症することが報告されている[8]．このように，末梢組織で発症した急性炎症は，あまりに激烈で多数のインパルスを発生させるため末梢神経系および中枢神経系で過興奮が生じ，近傍に存在する非炎症性の遠隔組織を支配する神経に対しても興奮性増強が伝播し，結果として脳がどこから来た痛みなのか正確に判別することができず，誤認を起こし正常部位の痛覚過敏が発現する（図13）．

また，歯髄炎や根尖性歯周炎は，このような感作の他にも炎症周囲組織の軸索発芽を誘導するため，健全な隣在歯や周囲組織においても感覚に対する過敏症状が発現し，打診への反応性が高まると考えられる．智歯周囲炎の有無にかかわらず智歯抜歯の経過でも同様のメカニズムが考えられ，ケースによっては隣在歯に打診痛が発現する誘因となっていると考えられる．

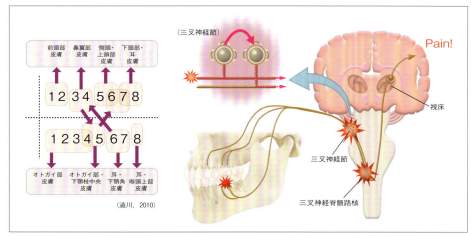

図13 関連痛による打診痛.

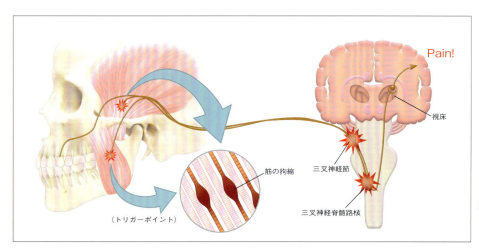

図14 咀嚼筋の筋・筋膜性歯痛による咬合痛および打診痛.

臨床的対応法：

上述したメカニズムにより，原因歯を麻酔すれば関連痛は消失するため，急性炎症による関連痛発症時に原因歯の鑑別が困難な場合は麻酔診を用いて原因歯の同定を行う[9]．治癒後の過敏症状あるいは違和感の残存に関しては，その部位における炎症や感染といった原因はないため積極的な治療は必要ではないこと，また異常感覚の発現機構等を患者に理解しやすく説明し，心理的な不安を取り除いて経過観察を行うことが重要である．

咀嚼筋の筋・筋膜性歯痛による咬合痛および打診痛

慢性疲労の状態にある咀嚼筋には索状硬結（こり）が形成され，触診による圧迫により疼痛反応を生じるトリガーポイントが形成される[10]．筋・筋膜性歯痛[*4]は，この索状硬結から比較的微弱であるが持続的な侵害入力が中枢神経系，特に三叉神経脊髄路核に存在する二次神経の感作を誘導し，同じく脊髄路核の二次神経に入力する口腔内外に存在する遠隔組織の痛覚過敏を誘導する．これが筋・筋膜性歯痛により発現する打診痛あるいは咬合痛の発症機構と考えられている（**図14**）．

[*4] 筋・筋膜性歯痛：筋・筋膜性歯痛はトリガーポイントからの関連痛により生じる．また，実際にトリガーポイントに局所麻酔を施行すると（トリガーポイント・インジェクション），歯痛が消失することも知られている[9]．

臨床的対応：

側頭筋あるいは咬筋による本疾患の関連痛は比較的高頻度に歯痛を発現し，歯原性と誤診しやすいため注意が必要である．各種検査により，筋・筋膜性歯痛による関連痛としての歯痛と診断された場合は，疼痛の発症機構を患者に十分に説明し，本疾患への認知行動療法および家庭理学療法を行うことで歯痛は消失する．

打診の注意点

打診は歯および歯周組織の状態を臨床的に把握するうえで有用な方法である．ただし，根管治療後は正常な歯と同じ感覚に戻ることが通常であるが，神経切断面あるいは根尖部歯周組織の組織学的変化や，感覚神経支配分布の変化により打診反応は過敏化することがある．したがって，打診を炎症の有無の評価のためだけと考えるのではなく，根管治療終了後もさまざまな原因で過敏化する可能性を考慮する必要がある．また，患者は，治療が終了したにもかかわらず消失しない咬合痛や違和感に対し不安や疑念を抱くことが通常であるので，その発現機構や状態を患者に十分に説明し理解させ，不安を取り除くことは歯科医師の責務と考えられる．

近年，「口腔顔面痛（orofacial pain）」が新たな歯科の一分野として確立しつつあり，その関連分野は国家試験でも出題されている．打診痛の診断に苦慮した際には，「歯科的要因を否定し，口腔顔面痛専門医と連携し加療する」あるいは「担当医が口腔顔面痛の知識および手技をもち合わせて診断，治療を行う」といった治療方針が考えられる．しかしながら，術後の痛みや違和感が持続し，日常生活や咬合機能に影響を及ぼすと考えられる場合は，大学病院等のペインクリニック科に紹介するという転院義務を遂行する決断も必要であろう．

参考文献

1）山田和彦：ラット根尖病巣の治癒過程における神経線維の分布，動態に関する免疫組織化学的研究．福岡歯科大学学会雑誌，23（3）：387-406，1996.
2）Byers MR, Närhi MV：Dental injury models: experimental tools for understanding neuroinflammatory interactions and polymodal nociceptor functions. Crit Rev Oral Biol Med, 10（1）：4-39, 1999.
3）Wang C, Xu P, Ren L, Dong G, Ye L：Comparison of post-obturation pain experience following one-visit and two-visit root canal treatment on teeth with vital pulps: a randomized controlled trial. Int Endod J, 43：692-697, 2010.
4）Albashaireh ZS, Alnegrish AS：Postobturation pain after single- and multiple-visit endodontic therapy. A prospective study. J Dent, 26（3）：227-232, 1998.
5）Iwata K, Imamura Y, Honda K, Shinoda M：Physiological mechanisms of neuropathic pain: the orofacial region. Int Rev Neurobiol, 97：227-250, 2011.
6）Matsuura S, Shimizu K, Shinoda M, Ohara K, Ogiso B, Honda K, Katagiri A, Sessle BJ, Urata K, Iwata K：Mechanisms underlying ectopic persistent tooth-pulp pain following pulpal inflammation. PLoS One, 8（1）：e52840, 2013.
7）Ohara K, Shimizu K, Matsuura S, Ogiso B, Omagari D, Asano M, Tsuboi Y, Shinoda M, Iwata K：Toll-like receptor 4 signaling in trigeminal ganglion neurons contributes tongue-referred pain associated with tooth pulp inflammation. J Neuroinflammation, 10：139, 2013.
8）Shimizu K, Matsumoto K, Noma N, Matsuura S, Ohara K, Komiya H, Watase T, Ogiso B, Tsuboi Y, Shinoda M, Hatori K, Nakaya Y, Iwata K：Involvement of trigeminal transition zone and laminated subnucleus caudalis in masseter muscle hypersensitivity associated with tooth inflammation. PLoS One, 9（10）：e109168, 2014.
9）日本口腔顔面痛学会：非歯原性歯痛診療ガイドライン．日本口腔顔面痛学会雑誌，4（2）：0-88，2011.
10）Lavelle ED, Lavelle W, Smith HS：Myofascial trigger points. Anesthesiol Clin, 25（4）：841-851, vii-iii, 2007.

10. 抜髄と神経障害性疼痛
——痛みを伴う難治性根管治療の理解のために

木ノ本喜史 KINOMOTO Yoshifumi　　松浦信幸 MATSUURA Nobuyuki

歯内療法の痛みの原因は「感染」がすべてか？

　「歯内療法は感染との戦いである」とは，よく使われるフレーズであり，筆者も常々強調している．歯内療法の失敗の原因はほとんどが感染に起因するものであり，また感染に対する処置が十分になされていないケースがこれまで多かったのも事実である．しかし，実際には歯内療法が失敗する原因は「感染」が100%ではなく，抜髄後に神経障害性疼痛が引き起こされ，痛みが持続し，治癒が得られない症例もいくらかは存在する[1,2]．

　近年の歯内療法においては，職人技であった歯内療法をエビデンスに基づきシステム化しようとする試みがなされている．作業長を設定して根管を根尖まで拡大・形成する．そして，根尖まで，ときには根尖孔外まで，緊密に根管充填を行い，根管を感染から防御する．この発想に誤りがあるわけではない．しかし，根尖まで攻めれば攻めるほど，根管という象牙質からなる硬組織ではなく，根尖部の歯髄や歯根膜，骨組織に対して処置を行う可能性が高くなる．だが，術者の理解や手技は“症状が消失しなければ根管壁を拡大する必要がある”という硬組織を処置の対象とする場合と同じであるため，必要以上のダメージを根尖孔外の歯周組織に与え続けてしまう結果になる．このような処置は，根尖周囲組織には治癒とは逆効果であり，害をもたらすのである．

　本項では，抜髄という処置が引き起こす神経損傷が原因となり生じる神経障害性疼痛と長引く痛みを訴える難治性根管治療の関連について考えてみたい．

抜髄とは神経線維の切断である

　「抜髄は根管の中に置いてある神経を取り出す処置ではなく，歯根の外からつながっている神経を切断する処置です」と患者に説明することが多い．

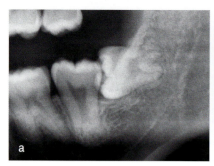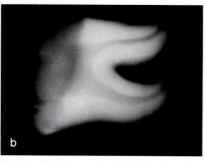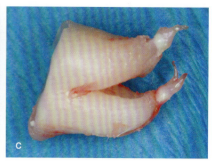

図1　抜去歯の根尖部における歯髄組織（19歳女性，8）．
抜去歯の根尖に歯髄組織がついた状態で抜歯された．

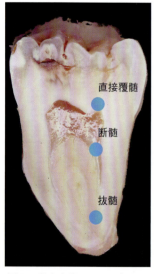

図2　歯内療法において行われる処置とその部位．
いずれも軟組織の断面が狭いところで行われる．

若い患者の智歯を抜歯した際などには，図1のような太い歯髄束を見かけることがある．この白い束の中に，神経線維や動脈，静脈などが通っているのである．もちろん，加齢により根尖孔は狭まりこの神経束は細くなっていくが，それでも歯の外である骨の中から，根尖孔の内側，つまり歯の内部へ境目なくつながっていることは間違いない．ヒトの歯髄には数千本もの神経線維が歯髄神経として根尖孔より入り込んでいる[3]．抜髄とはこのつながった歯髄線維の束を切断，挫滅させる処置である．

一方，組織を切断する処置を考えると，その断面積の小さいほうが治癒も早く予後も良好になると考えられる．実際，歯内療法において想定されている直接覆髄や断髄，抜髄などの各種治療法はいずれもその断面積が小さく設定できる部位における処置となっている（図2）．

直接覆髄を成功に導くためには，その創面にはなるべく触れず，圧をかけないように処置するというコツを聞いたことはないだろうか．また，皮膚の傷を想像すればわかるように，出血が固まりできた「かさぶた」を，強制的にめくっていると，かえって治癒が遅くなる．軟組織の創面の治癒を期待するには，なるべく触れすぎないことが大切である．抜髄という，歯髄線維を切断する処置にも同じことが考えられる．

原因による痛みの分類

痛みは原因により大きく3つに分けて考えられている（図3）．**侵害受容性疼痛**は，炎症や刺激による痛みであり，通常，う蝕や歯周組織の炎症などで感じる痛みはこれにあたる．一方，**神経障害性疼痛**は，神経自体が切断・圧迫などにより傷害されたことで生じる痛みである．もう1つは，人間関係のストレスなど**心理・社会的な要因によって起きる痛み**である．

歯科における痛みは，炎症を原因とする侵害受容性疼痛がほとんどであるため，炎症の原因となっている細菌感染を除去，防御することが，歯科医師の主な役割になっている．しかし，抜髄は上述のように，神経自体の切断処置であるため，理論的には神経障害性疼痛が生じる可能性があり，たしかに割合は多くないが，抜髄後に神経障

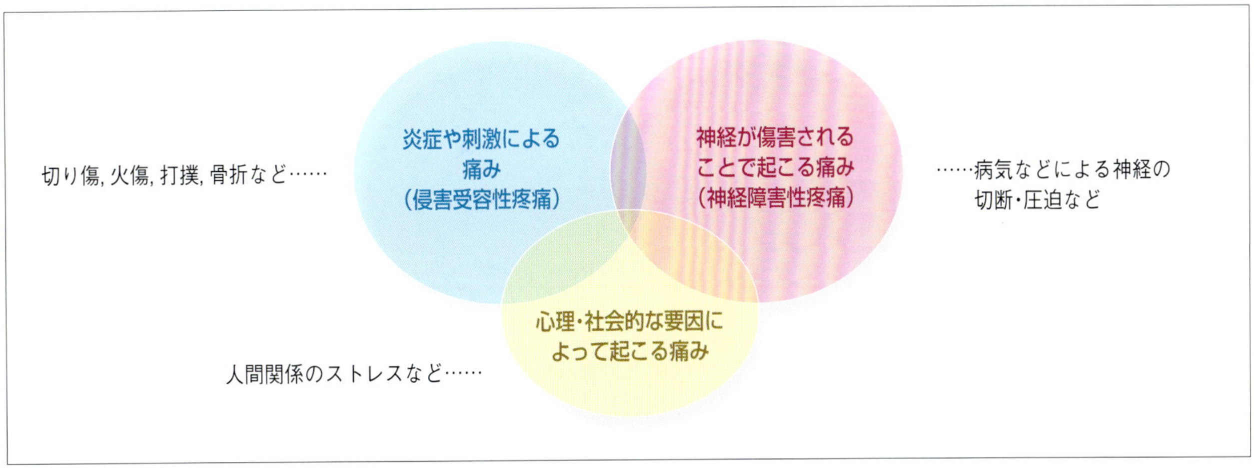

図3 痛みの種類.
痛みは原因によって大きく3つに分けられる. 長引く痛みでは, 複数の原因が関係していることが多い.

害性疼痛によると考えられる痛みに苦しむ患者を経験することもある.

　ただし, 幸いなことに多くの歯科医師は抜髄後の神経障害性疼痛に遭遇することなく, 歯科医師人生を過ごせているようである. その理由として, 口腔組織が他部位より血流が豊富であるために創傷治癒が促進される, 抜髄後に応用される薬物に神経障害性疼痛の発症を抑制する作用がある, あるいは, 歯髄神経線維そのものの何らかの特性, などが考えられている[4]. または, 持続する痛みに対して適切な処置を行えない歯科医師から患者が離れていくのかもしれない.

神経切断による変化

　根尖部において神経線維 (いわゆる末梢神経, 歯髄ニューロン) を切断・挫滅すると, どのような変化が生じるのであろうか. その変化を「末梢」と「中枢 (脊髄後角, 脳)」に分けて考えてみる (**表1**).

表1　神経切断に伴う末梢と中枢における変化

【末梢】	【中枢】
・神経線維の再生による異所性興奮 ・断端神経周囲の発芽 ・末梢の断端に生じた神経腫 ・切断周囲の発芽した神経および組織からの神経伝達物質の過剰放出 ・感覚神経のナトリウムチャネルの変化 ・エファプスの形成 ・軸索反射, 後根反射 ・侵害刺激による組織炎症と末梢感作	脊髄後角： ・神経シナプスにおける異常 ・脊髄後角内の神経線維の錯誤 ・受容野拡大を伴う中枢ニューロンの過敏化 ・脊髄後角における wind up 現象 ・グリア細胞の活性化 中枢 (大脳)： ・大脳皮質感覚野の再構築 ・下行性疼痛抑制系の機能低下 ・歯科領域における背外側前頭前野の萎縮 (？)―前頭前野の機能異常

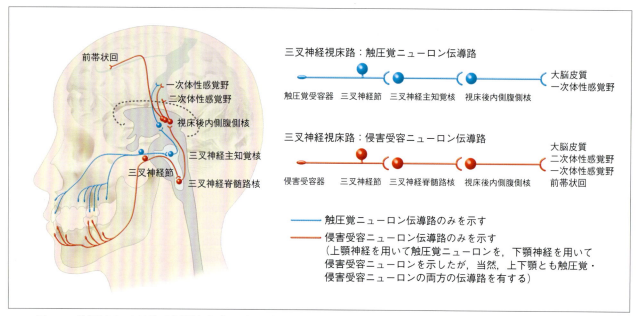

図4 口腔顎顔面の上行性（感覚性）伝導路（澁川[5]より）．
触（圧）覚（青色）および侵害受容感覚（痛覚）（赤色）の上行性（感覚性）伝導路を示す．触（圧）覚・侵害受容感覚（痛覚）ともに一次感覚ニューロンは三叉神経節ニューロンであるが，触（圧）覚はAβニューロンで，侵害受容感覚（痛覚）はAδまたはCニューロンである．橋―延髄―頸髄上部にかけて存在する三叉神経脊髄路核は，中枢側より，吻側亜核・中間亜核・尾側亜核に分類される．Cニューロンは主に尾側亜核に入力する．視床の後内側腹側核は特殊感覚中継核の一部である．

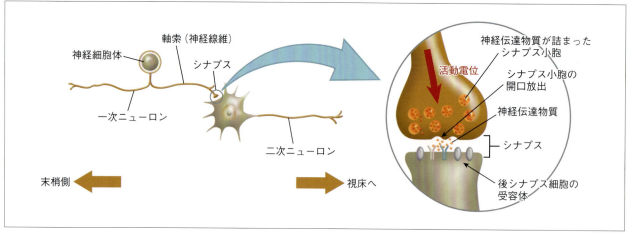

図5 神経ニューロンの接続部であるシナプス．
一次ニューロンを伝わってきた膜電位の変化が，シナプスにおいて神経伝達物質により，二次ニューロンへ伝達される．シナプスの間隙は20nm程度である．

●末梢（歯髄）から大脳皮質までの感覚の経路（図4）[5]

歯髄は一次感覚ニューロン（一次侵害受容ニューロン）であり，三叉神経節ニューロンである．この一次ニューロンは，橋―延髄―頸髄上部にかけて存在する三叉神経脊髄路核尾側亜核および上部頸髄(C1やC2)に接続(投射)する．一次ニューロン（歯髄神経線維の中枢端）と三叉神経脊髄路核尾側亜核および上部頸髄(C1やC2)はシナプスを形成し，神経伝達物質[*1]によって二次ニューロンへ情報を伝達する（図5）．二次感覚ニューロンである三叉神経主知覚核・脊髄路核ニューロンはさらに視床後内

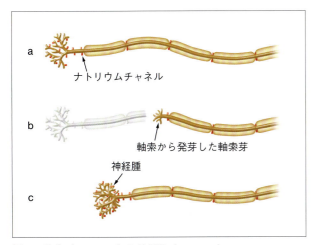

図6　発芽（sprouting）と神経腫（neuroma）．
a：正常な神経．
b：切断された神経（軸索）断端からの再生線維（軸索芽）の発芽．
c：軸索芽が絡み合い神経腫を形成．神経腫ではナトリウムチャネルが多数発現し，自発的な（異所性）興奮が惹起される．機械的，化学的，温熱刺激に対して過敏状態となっている．

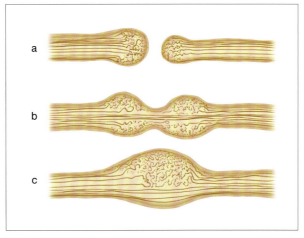

図7　神経腫の種々相．
a：切断された神経幹の断端（末梢側と中枢側）に生じた神経腫．
b：切断された神経幹における神経線維の一部再生と神経腫の形成．
c：神経幹の部分的損傷（軸索損傷）によって生じた神経腫．

＊1　神経伝達物質：一次ニューロンの中枢終末のシナプス小胞に貯蔵されており，シナプス終末に活動電位が到達すると神経伝達物質がシナプス間隙に放出される．神経伝達物質が放出されると拡散して，二次ニューロンの後シナプス細胞にある受容体と結びついて活性化し，情報が伝達される．
神経伝達物質は大きく3つに分類されている．
①アミノ酸（グルタミン酸，アスパラギン酸，グリシンなど）
②ペプチド類（バソプレシン，ソマトスタチンなど）
③モノアミン類（ノルアドレナリン，ドーパミン，セロトミン）とアセチルコリン
その他，一酸化窒素や一酸化炭素などの気体分子も神経伝達物質様の作用を示す．

＊2　神経腫（neuroma）：神経腫とは，切断された神経線維の再生過程が障害されて，シュワン細胞や結合組織と軸索が一緒になったもの．神経腫は，機械的刺激に対して興奮しやすくなっており，異所性興奮が発生するところとなる．

側腹側核（VPM核）および視床の後核（PO核）に達し，大脳皮質の感覚関連領域に接続（投射）することによって加わった刺激に対する感覚の知覚と認知が行われる．痛覚に関わる大脳皮質の領域は，①二次体性感覚野，②一次体性感覚野，③前帯状回，の3領域がある．

●末梢

1．神経線維の再生による異所性興奮（侵害受容器以外の部位から発生する興奮）

末梢神経が切断や損傷されると，その断端から新たな神経線維が伸びていき，神経線維の再生が行われるが，軸索の再生が髄鞘の再生に先行するため，新たな神経線維の先端は軸索が髄鞘に覆われておらず，むき出しの状態となる．このため，新たな神経線維の先端は，機械的刺激に対して興奮しやすくなっており，異所性興奮が発生する．

2．断端神経周囲の発芽（sprouting）（図6）

切断された神経の終末部で多数の枝を発芽する軸索発芽を発現することがある．軸索発芽により，その周囲組織を支配する神経線維の密度増加が生じて，刺激が増幅されることになる．

3．末梢の断端に生じた神経腫（neuroma）[＊2]（図6・図7）

神経が切断されると，中枢側断端に神経腫ができる．神経腫の形成に参加した再生線維では，ナトリウムチャネルの発現数の増加が起こり，刺激がなくても興奮し，自発的にチクチクした痛みを感じるようになる．

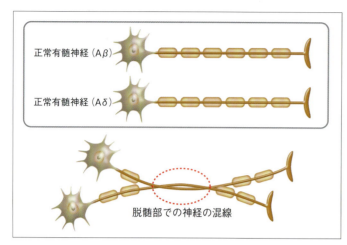

図8 エファプス（ephapse）．
通常，神経線維は絶縁されており，隣接した神経線維に興奮が伝播することはないが，損傷神経において脱髄などが起こると神経線維間の絶縁が悪くなり，一方の神経線維のインパルスが隣接した神経線維に伝播するようになる（エファプス）ことで，電気影響を受けやすくなる．

4．切断周囲の発芽した神経および組織からの神経伝達物質の過剰放出（末梢性感作）

組織の損傷に伴い，切断された神経終末からサブスタンスP，カルシトニン遺伝子関連ペプチド（CGRP）などの神経ペプチドが，損傷した周囲組織からプロスタグランジン，アデノシン三リン酸（ATP），ブラジキニンなどが，免疫細胞からはインターロイキン，セロトニン，ヒスタミンなどが放出される．これら神経伝達物質や炎症性物質が神経軸索終末に存在する受容体に結合し，損傷した神経終末ばかりでなく，健常な末梢神経終末の感作を引き起こし，興奮域値を低下させ，持続性の過興奮を引き起こす．これを末梢性感作という．

5．感覚神経のナトリウムチャネルの変化（テトロドトキシン抵抗性ナトリウムチャネルの増加による自然発火，遺伝子レベルの変化）

不可逆性歯髄炎が持続することにより，その歯に分布する感覚神経のナトリウムチャネルのタイプが変化して疼痛が増大したり，局所麻酔抵抗性が生じたりする．神経障害性疼痛に移行する可能性がある．

6．エファプス（ephapse）の形成（図8）

エファプスとは，神経損傷による脱髄によって，一方の神経線維と隣接した神経線維が正常なシナプスを形成せずに電気的に接合することにより信号が伝播するようになることである．侵害受容性線維（Aδ，C）と非侵害受容性線維（Aβ）との間でエファプスが形成されると，通常は痛くない程度の触刺激が激烈な痛みを誘発するアロディニア症状となる．

また，侵害受容性線維と交感神経遠心性線維との間にエファプスが形成されると，持続的に侵害受容性線維にインパルスが伝播され，自発的な灼熱痛が引き起こされる．さらに，脱髄部には異所性興奮が発生する．

7. 軸索反射（逆行性伝導），後根反射

一次侵害受容ニューロンは，末梢の終末部で，何本もの神経線維に枝分かれしている．痛み刺激によって生じた末梢の侵害受容器での興奮は，その分岐部に達すると，脊髄に向かって順行するだけでなく，他の分枝を伝って末梢に向かって逆行する．これは軸索反射と呼ばれている（図9）．また，一次侵害受容ニューロンを伝わって脊髄後根に達した興奮が，別の末梢神経を逆行性に興奮させることがある．これは後根反射と呼ばれる．

軸索反射や後根反射によって，興奮が末梢の神経終末に達すると，その神経終末から，カルシトニン遺伝子関連ペプチドやサブスタンスPといった化学伝達物質が放出される．これらは侵害受容器を刺激するため，痛みが損傷部周囲に広がる．また，これらの化学伝達物質は，血管拡張作用や血管透過性亢進作用があるため，末梢において発赤や腫脹が生じる．このような軸索反射や後根反射によって生じる炎症を神経原性炎症といい，感染がない状態でも炎症が生じる原因となる．そして，この神経原性炎症によっても痛みが生じる．

8. 侵害刺激による組織炎症と末梢感作

根尖周囲組織での持続的な侵害刺激や組織損傷によって，プロスタグランジン，ブラジキニン，ATP，カリウムイオン，ヒスタミン，セロトニンなどが放出され，侵害受容器が非侵害性入力に対しても応答するようになり，低閾値の刺激に対しても痛みとして感じるようになる．この侵害刺激の活性化は，軸索反射などを通じカルシトニン遺伝子関連ペプチドやサブスタンスPといった神経ペプチドを放出させる．カルシトニン遺伝子関連ペプチドは血管拡張に働き，血管透過性亢進による腫脹がブラジキニンの放出を促す．サブスタンスPは肥満細胞からヒスタミン，血小板からセロトニンを放出させる．ヒスタミンとセロトニンは侵害受容器を刺激すると同時にサブスタンスPの放出も促すため，悪循環を生じ，痛覚過敏が増強される．

●中枢

1. 脊髄後角（図10）

① 神経シナプスにおける異常（神経伝達物質の過剰放出，貯留）

シナプスでは，神経伝達物質を介して痛み情報が伝達される

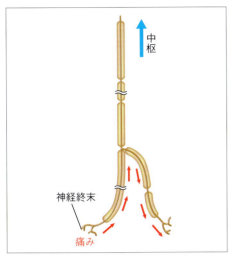

図9　軸索反射のイメージ．

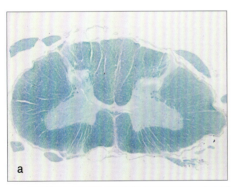

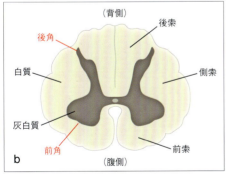

図10　脊髄後角．
一次侵害受容ニューロンは痛み刺激によって生じた興奮を脊髄に伝えるが，脊髄の中でも"後角"に接続する．"後角"は灰色の部分の背側に突き出た角のようなところである．この灰色の部分は"灰白質"と呼ばれ，神経細胞体が主に占めている．また，白い部分は"白質"と呼ばれ，神経線維が主を占めている．
a：Klüver-Barrera染色による脊髄の病理標本
　（資料提供：大阪大学大学院歯学研究科口腔病理学教室・豊澤　悟教授のご厚意による）
b：模式図

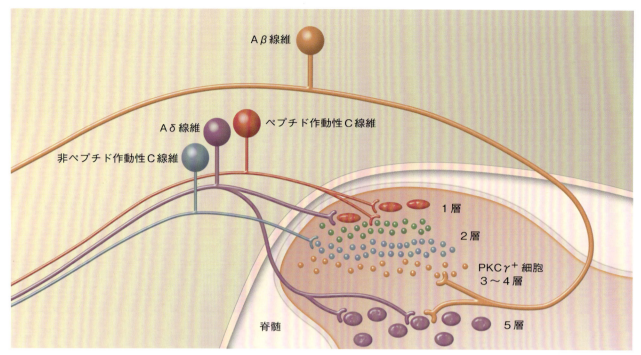

図11 一次求心性神経線維の脊髄内分泌と結合（文献6, 7）より）．
侵害刺激による信号は一次ニューロンを介して脊髄後角に投射され，二次ニューロンとシナプスを形成する．脊髄後角は解剖学的にも生理学的にも異なった5層構造を持つ．Aδ線維は1層と5層に，C線維は1層と2層に，Aβ線維は3層，4層，5層に投射する．

（図5）．末梢における痛み刺激の入力が過大であると，一次ニューロンからの神経伝達物質が過剰に放出されるようになる．この状態が続くと，神経伝達物質を放出する一次ニューロンの脊髄内終末では，神経伝達物質が生合成されやすくなり，少しの刺激でも多量の神経伝達物質を放出するようになる．

また，二次ニューロン側の神経伝達物質受容体の数も増加して，さらに強い情報が伝わるようになる．

②脊髄後角内の神経線維の錯誤（図11）[6, 7]

一次ニューロンが投射する脊髄後角は，解剖学的にも生理学的にも異なった5層構造を持ち，Aβ，AδやC線維はそれぞれに決まった層に投射している．しかし，抜髄による刺激により，圧刺激に反応するAβ線維が本来投射する層だけではなく，C線維が投射する第2層に枝を出すことがあり，弱い刺激に対して過敏に反応する結果となる．

③受容野拡大を伴う中枢ニューロンの過敏化

一次ニューロンへの持続的な侵害刺激は，脊髄後角での広作動性ニューロンの反応性の増大（wind up現象）と受容野の拡大を引き起こし，さらに刺激が長期に及ぶことで，延髄二次ニューロンが過剰興奮状態となり，弱い刺激に対しても過敏に反応す

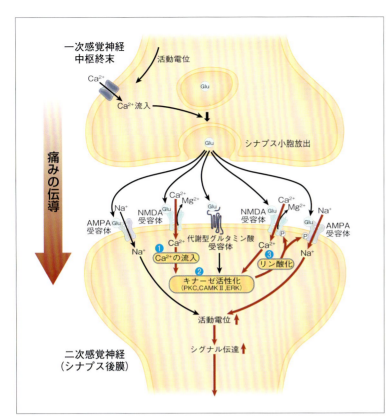

図12 脊髄後角における中枢感作（病的な痛みの伝導）．
一次感覚神経の持続的な強い侵害刺激の伝達に伴ってAMPA受容体が持続的に活性化されると，NMDA受容体からマグネシウムイオン（Mg^{2+}）がはずれ，ナトリウムイオン（Na^+）だけでなくカルシウムイオン（Ca^{2+}）の流入が生じる（❶）．細胞内Ca^{2+}濃度上昇はPKC，CAMKⅡ，ERK等のキナーゼを活性化した結果（❷），AMPAおよびNMDA受容体のリン酸化が起こり（❸），さらなるイオンの流入が生じる．
すなわち，持続する痛みの入力はGlu以外にもサブスタンスPやカルシトニン遺伝子関連ペプチド（CGRP）などの伝達物質を放出するが，GluによりAMPA受容体が活性化することでNa^+が流入し，刺激が持続することで大量のGluが放出され，NMDA受容体からMg^{2+}がはずれ，Ca^{2+}が流入する．このCa^{2+}の濃度上昇により二次ニューロンの興奮性が増強するわけだが，本図は上記の現象のみを示したものである．
このようなシグナル伝達の亢進が中枢性感作の機序の1つとして考えられている．
AMPA：α-アミノ-3-ヒドロキシ-5-メソオキサゾール-4-プロピオン酸
NMDA：N-メチル-D-アスパラギン酸
PKC：プロテインキナーゼC
CAMKⅡ：カルシウムカルモキナーゼⅡ
ERK：細胞内シグナル関連プロテインキナーゼ
Glu：グルタミン酸
P：リン酸化

るようになる．この脊髄・延髄レベルで生じる過敏化を中枢性感作という[8,9]．中枢性感作にはNMDA受容体の機能亢進も関与しており，一次ニューロンから放出されるグルタミン酸は，二次ニューロンに存在するAMPA受容体と結合し，ナトリウムイオン（Na^+）を細胞内に流入させる．それによりNMDA受容体でのマグネシウムイオン（Mg^{2+}）による抑制が解除され，細胞内へのカルシウムイオン（Ca^{2+}）流入が起こることで，二次ニューロンの興奮性が増し，過敏状態となる（**図12**）．

④脊髄後角における wind up 現象[10]

末梢神経をC線維が刺激される強度で刺激すると，脊髄後角に存在する二次侵害受容ニューロンである広作動域ニューロンの興奮数が，次第に増加する現象が生じる．

⑤グリア細胞の活性化[11,12]

末梢神経が損傷すると，脊髄後角のグリア細胞，特にミクログリア[*3]が活性化する．ミクログリアが放出するサイトカインは，一次侵害受容ニューロンの脊髄内終末からの神経伝達物質の放出を促進し，二次侵害受容ニューロンの興奮性を増大させる．

*3 ミクログリア：神経細胞を取り巻く非神経細胞で，神経の栄養や活動の調整に関与する．

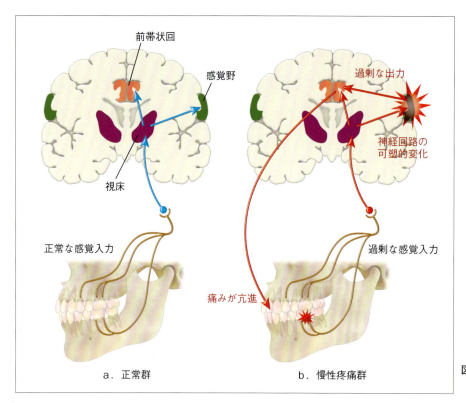

図13 慢性疼痛発症の神経回路モデル．

2．中枢（大脳）

①大脳皮質感覚野の再構築

神経障害性疼痛の発達期では，大脳皮質感覚野（一次体性感覚野）でのニューロンネットワークの組み替え（再構築）が盛んに起こり，神経回路の可塑的変化が生じることで，疼痛に対して過剰に反応するようになる．また，この感覚野での過剰反応は情動を司る帯状回（**図13-b**）に出力されるようになり，痛み感覚がさらに増強されると考えられている[13〜15]．

末梢神経損傷によって発症する幻歯痛[16,17]＊4においても同様に，大脳皮質感覚野での再構築によって，失われた歯の感覚領域に他の体部位局在の領域が拡大したことで発症すると考えられている．

②下行性疼痛抑制系の機能低下

ヒトの脳には痛みをコントロールするメカニズムが存在する．これは下行性疼痛抑制といわれるもので，視床下部からの信号が脊髄後角へ下行することで起動し，末梢組織から脊髄後角への侵害情報入力（疼痛）を抑制する神経系である．ノルアドレナリンとセロトニンを伝達物質とする2系統の抑制系が知られている（**図14**）．神経障害性疼痛では，脊髄後角細胞への下行性疼痛抑制の入力が変性（機能低下）し，末梢からの興奮性の入力に対する抑制機構が破綻するため，痛みを強く感じるようになる[18]．

＊4 幻歯痛（phantom tooth pain）：抜髄や抜歯により，感覚受容器や一次ニューロンを喪失すると，そのニューロンが投射する一次体性感覚野の歯髄・象牙質感覚再現領域はその機能を失う．しかし，抜髄あるいは抜歯後数ヵ月経つと，その機能を失った領域に他の体部位再現領域が拡張して，他の体部位からの感覚情報を投射するようになる．すると，なくなった歯の感覚があるように感じられる現象．手足の場合は，幻肢痛と呼ばれる．

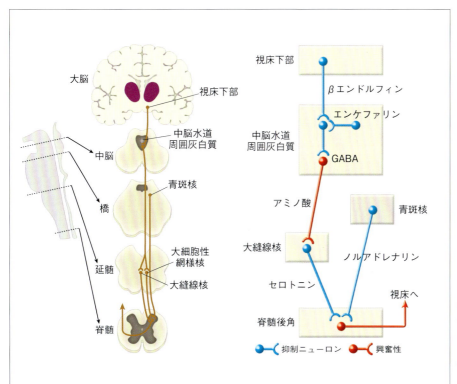

図14 ノルアドレナリンとセロトニンを伝達物質とする2系統の抑制系.
延髄大縫線核,大細胞性網様核から下行するセロトニン系と,橋外側被蓋・青斑核から下行するノルアドレナリン系.

また,大脳の情動系中枢（扁桃核,島,前帯状回,視床下部など）と下行性疼痛抑制の調節系は密接に関連しており,慢性痛などに伴う不安や恐怖,うつなどといった負の情動は下行性疼痛抑制系の機能を低下させ,痛みの増強と持続をもたらす[19].

③歯科領域における背外側前頭前野の萎縮（？）——前頭前野の機能異常

近年の研究で,背外側前頭前野（dorsolateral prefrontal cortex：DLPFC）と慢性痛との関連性が明らかとなってきた[20].前頭前野は脳機能として情動・動機づけ機能,認知・実行機能を併せ持っている.中でもDLPFCは作業記憶,計画,応答抑制,概念などを担っており,痛みを制御する部位であるとも考えられている.本来,DLPFCは脳への痛み信号が入力された場合に,活性化することで下行性疼痛抑制を介して疼痛を抑制する.しかし,前述の研究では慢性腰痛の患者の一部にDLPFCの萎縮を認めたと報告している.これは慢性的な神経障害性疼痛による負の情動やストレスがDLPFCを萎縮させ,痛みの調節機構が破綻したため,痛みを増大させた可能性を示唆するものである（**図15**）.DLPFCの萎縮が慢性痛を引き起こすのか,慢性痛（疼痛,不安,恐怖,ストレス）がDLPFCを萎縮させるのかはわかっていない.ただし,口腔領域における慢性疼痛とDLPFCの萎縮との関連を調べた報告はまだない.理論的には関連が示唆されるので,今後の研究展開が期待される分野である.

＊

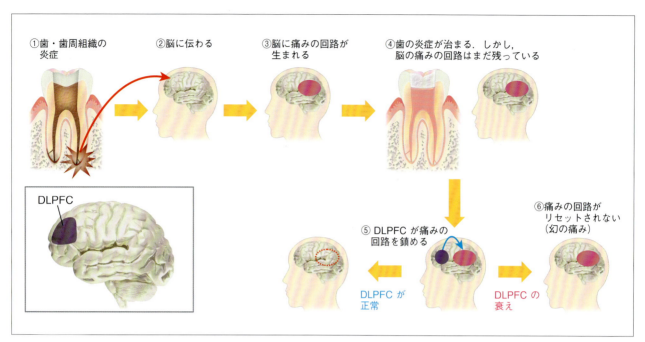

図15 歯科領域における脊外側前頭前野（DLPFC）と慢性痛との関連（仮説）.

　以上のように，抜髄により神経線維が切断された後，その創面の治癒が芳しくない場合には，正常時であれば痛みを起こすことがない刺激（非侵害刺激）で痛みが発現したり，痛み刺激に対して過剰な痛覚反応が生じたりする可能性がある．ただし，歯髄線維の切断断端に，どのような侵襲がどの程度の期間作用すると，どのような結果（症状）が生じるかについて説明できる理論は現在のところ見当たらない．

　一般に，短期間で治まる痛みは「急性の痛み」，1～3カ月以上続く痛みは「慢性の痛み」といわれることから，通常の感染による炎症を認めない状態でありながら数カ月以上痛みが続くと，慢性の痛みが確立すると推測される．

痛みを伴う難治症例に陥りやすい傾向のある治療パターン

　筆者（木ノ本）の経験から感じている，臨床的に痛みを伴う難治症例に陥りやすい傾向のある治療パターンを表2に示す．これまで数十症例の持続する痛みを伴う難治性の根管治療を経験した中で，抜髄（Initial Treatment）における処置がはじめの原因であったと推察される症例から分析したものである．いずれも初期には治療が長期化するとは術者も患者も思っておらず，結果として数カ月から数年治療を続けて，筆者の診療所にたどり着いた症例であった．

　神経障害性疼痛を疑う症例については，歯科麻酔やペインクリニックの専門医への対診が必要であるが，歯科医院においての対処法としては，患者への状況の説明とその理解を得ることが重要である．ただし，患者はこの痛みはずっと続くのか，こんな

表2　臨床的に持続的な痛みを伴う難治症例に陥りやすい傾向のある治療パターン

パターン1：外傷や知覚過敏が原因で開始した抜髄処置後に，患者の痛みの訴えにより続けて頻回（週に3回以上）の根管治療を行った症例

原因：もともと根尖周囲に非感染性の炎症状態があるうえに，物理的な刺激が繰り返されるため．

治療上の問題点：知覚過敏は症状に対する病名であり，本来の原因が存在するはずである．しかし，臨床的には咬合性外傷や微小破折などの本来の原因が不明な場合が多い．外傷の場合はもちろん，歯根膜組織に影響が及んでいる．これらは根管治療を行っても痛みがすぐには消失しない場合が多い．そして根管治療中に根尖孔外を刺激すると，局所から中枢への感作が進行する可能性がある．さらに，知覚過敏自体の診断が確実でない場合は，非歯原性疼痛に対して根管治療が開始されていることもあり，症状は複雑化しがちである．

初期の対処法：頻回の根管治療を避ける[20, 21]．抜髄とその後の神経障害性疼痛の発生の因果関係は不明であるが，無用な処置を避けることにより予防できる可能性がある．また，オーバーインスツルメンテーションは絶対に避ける．浸潤麻酔による刺激遮断，鎮痛剤の積極的な利用を考慮する．

パターン2：急性歯髄炎で初回の抜髄処置がアンダー，あるいはオーバーで痛みが持続して，患者の訴えにより続けて頻回（週に3回以上）の根管治療を行った症例

原因：初回の治療時に出血・排膿が多く，確実な作業長の設定ができない場合，歯髄に対する処置がアンダーになると残髄炎が，オーバーになると歯周組織を傷つけることによる自発痛が生じることがある．そこに物理的な刺激が繰り返されるため．

治療上の理由：患者が痛みを訴えて続けての来院になるので，痛みの原因が残髄炎と診断されて，麻酔下で根尖部を拡大する処置が行われる．これが根尖孔の破壊，オーバーインスツルメンテーションであると，それ以降さらに痛みが持続する．これを繰り返すことにより難治性の痛みに進行する．ホルマリン系の貼薬剤との関係は不明である．

初期の対処法：オーバーインスツルメンテーションの可能性を念頭に置く．頻回の根管治療を避ける．浸潤麻酔による刺激遮断，鎮痛剤の利用を考慮する．

パターン3：歯髄壊死後の根管治療で，根管への介入が遅くなった症例

原因：生活歯の修復（特に修復物が自費治療の場合に根管治療への介入が遅くなりがち）後やう蝕などによる歯髄壊死後に患者が根管治療を拒み，あるいは気づかず，根管治療への介入が遅くなった結果．

治療上の理由：歯髄壊死が持続すると根尖孔周囲の象牙質が吸収するとの報告がある．根尖孔の拡大により，各種作業長設定法の精度が落ちるため，オーバーインスツルメンテーションをしがちである．さらに主に神経原性炎症により炎症状態に陥っている根尖部を，感染による炎症と思い込み触りがちである．そこで，頻回にオーバーインスツルメンテーションが行われると，難治性の痛みが成立する．

初期の対処法：オーバーインスツルメンテーションの可能性を念頭に置く．髄腔やイスムスなどの感染源の除去を徹底的に行う．浸潤麻酔による刺激遮断，鎮痛剤の利用を考慮する．

痛みは聞いたことがない，などの理由により，軽度のパニック状態になっていることが多い．したがって，説得ではなく，痛みを共感したうえで患者自身が認知できるように導くという態度で接したほうが，良好な経過につながるようである．

また，痛みが長期（年単位）に続くと，当初は理解を示してくれていた周囲の人の意識の変化（いつまで痛いの？　本当に痛いの？　代わりをするのも限界など）や，

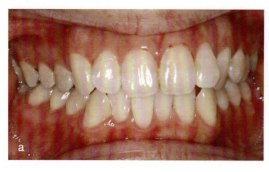
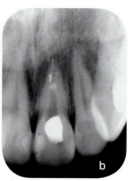
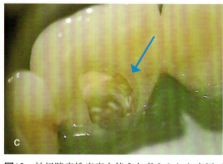
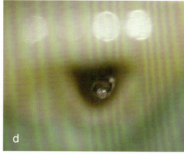
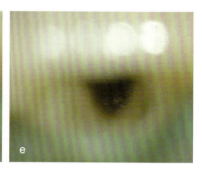

図16 神経障害性疼痛を伴うと考えられた症例（33歳女性，1｣）．
【1回目】：初診時の口腔内写真（a）とデンタルエックス線写真（b）．打診痛（＋），圧痛（－）
　2～3年前に抜髄処置を受けた．しばらく大丈夫だったが痛みが出たので，転医したところ，根が破壊されているか，溶けているといわれて根管治療を受けた．その後，さらに別の歯科医院にて根管治療中であるが，痛みが消えないとのことで，当院に来院した．妊娠5カ月．全く問題のないときと何もできず寝込むくらい痛いときがある．保育士をしているので，子供の頭でよく歯を打っていたとのこと．
【2回目】（初診より1カ月後）：打診痛（＋），圧痛（±）
　歯冠内部にう蝕の残存を認めた（c）．浸潤麻酔下で，根管内のガッタパーチャや感染源を除去した（d）．根尖の清掃が完了すると，根尖孔の先には肉芽が確認できた（e）．
　根尖の石灰化を期待してビタペックスを根尖まで仮根充した（f：3カ月の経過観察予定）．ビタペックスを根尖からオーバーさせる意図はないが，アンダーになると滲出液が入り込んでくるので，ジャストかややオーバー気味を狙って貼薬した．
【3回目】（初診より1カ月半後）：他部位のCR充填．1｣はたまに痛い程度．
【4回目】（初診より2カ月後）：打診痛（±），圧痛（±）
　昨日は眠れないくらい痛かった．全体の軽いスケーリングのみ．
　初診より3カ月後，電話にて，「かかっている産科の病院の口腔外科を紹介され診てもらったところ，非定型性歯痛ではないかといわれた」とのこと．
【5回目】（初診より4カ月目，妊娠9カ月）：打診痛（－），圧痛（－）
　3日に1回ぐらい激痛があり，とても痛い．デンタルエックス線写真を撮影（g）．不透過像により根尖は封鎖されているように見えた．本人の希望により，歯科大学の麻酔科ペインクリニックに紹介．
【6回目】（初診より6カ月後，出産済み）：打診痛（＋），圧痛（－）
　痛いときはズキズキ痛い．痛くないときもある．ペインクリニックで「リリカ®」を処方してもらっている．あまり効いている感じはしない．根尖部には石灰化物が確認できた．浸潤麻酔下にて，側方加圧法にて根管充填（h）．治療後に一時的に痛みが増す可能性を説明した．
【7回目】（初診より8カ月後）：打診痛（－），圧痛（－），リリカ®服用中．
　まだ根尖部から広がるような自発痛が出ることがある．痛みには波がある．歯冠部をCR充填（i・j）．歯科麻酔科ペインクリニックでは，根尖病変は治癒してきていると説明を受けているが，「それでは，どうして痛みが消えないのか」と訴えている．
　以降，現在は定期検診にて経過観察中．ペインクリニックは通院中．

＊

　最初はう蝕からの抜髄であったと想像されるが，軽い打撲も受けている状態で，う蝕も残存したまま初回の根管治療が終了したため，その後，根尖性歯周炎の症状が出た．その後，感染根管治療が行われたが，根尖部を触りすぎたため，根尖周囲組織の損傷が大きくなった．もともと打撲の影響もあり，歯周組織は過敏になっていたことも重なり，根尖部を中心とする痛みが慢性化した，と推察された．妊娠以前から痛みはあったが，妊娠との関係は不明である．

本人が日常生活に戻れないもどかしさなどから，医療不信や人間不信に陥る場合もある．そして，いわゆる社会的なストレスが大きくなり，心理・社会的な要因により起こる痛みと複合することがあるので，痛みがさらに難治化しがちである．

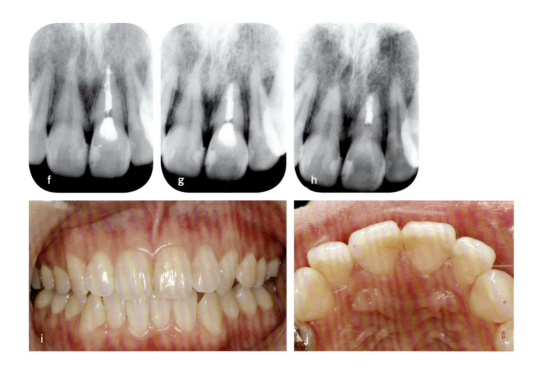

神経障害性疼痛を疑わせる痛みの表現

神経障害性疼痛が生じている場合には，通常の根管治療において患者が示す痛みとは異なる表現をされることが多い（ジンジン，ビリビリする灼熱痛，キリキリ，チクチクする刺したような痛み，疼くような深部の痛み，麻痺感，失活歯の温熱痛，触れる程度の刺激に対して強い痛みを感じる，など）．

図16に神経障害性疼痛を引き起こしていると考えられた症例を示す．

抜髄により生じる可能性がある神経障害性疼痛の理解は必須である

抜髄後の長引く自発痛に苦しむ患者（医師）からいわれたことがある．

「医科では，外科処置は外科医が行うが，疼痛管理は麻酔科医の仕事である．専門医が対応するため，痛みに対する処置が疎かにされることはない．一方，歯科治療はほとんど歯科医師1人で行うが，内容はほぼ外科処置である．したがって，歯科医師は外科医であるとともに，麻酔科医としての役割も果たす必要があるはずだ」

抜髄は確実な鎮痛処置下での処置が絶対に必要といわれるが，目に見えない痛みに対する処置は，術前も術後も，漫然と経験則により行われている可能性がある．抜髄後に通常とは異なる痛みを訴える症例に遭遇した際には，経験豊富な歯科医師や疼痛専門医に早期に相談，紹介することが重要である．

本項で述べた重篤な症状を訴える患者とは，歯科医師が一生のうちに一度も経験せずに済むかもしれない程度の確率かもしれないが，症状が出た患者にとっては長期にわたり日常の生活を揺るがす大きな問題となる．

　歯内療法において感染制御に対する注意が喚起され，根尖までの形成・拡大が提唱されていることは，治療術式の方向性として正しいであろう．しかし一方で，抜髄は歯髄を直接切断する処置であり，過大な根尖部の拡大・形成は神経障害性疼痛を引き起こす可能性があることを理解しておく必要がある．本項がより安全な抜髄処置（Initial Treatment）のために役立つことを期待したい．

参考文献

1 ）Oshima K, Ishii T, Ogura Y, Aoyama Y, Katsuumi I：Clinical investigation of patients who develop neuropathic tooth pain after endodontic procedures. J Endod, 35：958-961, 2009.

2 ）Marbach JJ, Hulbrock J, Hohn C, Segal AG：Incidence of phantom tooth pain: an atypical facial neuralgia. Oral Surg Oral Med Oral Pathol, 53：190-193, 1982.

3 ）和泉　博ほか 編：ビジュアル口腔生理学（第 1 版）．学建書院，東京，2008.

4 ）一戸達也：歯科麻酔学の立場からみた歯痛の臨床．日本歯科評論，70（12）：115-122，2010.

5 ）澁川義幸：歯髄・象牙質感覚とは何か？―侵害受容感覚（痛覚）と口腔の機能．日本歯科評論，70（6）：127-136，2010.

6 ）佐原資謹：侵害受容ニューロンと末梢機構―痛みは 1 つの独立した感覚か？．日本歯科評論，70（8）：127-134，2010.

7 ）Basbaum AI, Bautista DM, Scherrer G, Julius D：Cellular and molecular mechanisms of pain. Cell, 139：267-284, 2009.

8 ）Woolf CJ：Evidence for a central component of post-injury pain hypersensitivity. Nature, 306：686-688, 1983.

9 ）Ji RR, Kohno T, Moore KA, Woolf CJ：Central sensitization and LTP: do pain and memory share similar mechanisms?. Trends Neurosci, 26（12）：696-705, 2003.

10）Dickenson AH：A cure for wind up: NMDA receptor antagonists as potential analgesics. Trends Pharmacol Sci, 11：307-309, 1990.

11）Narita M, Yoshida T, Nakajima M, et al：Direct evidence for spinal cord microglia in the development of a neuropathic pain-like state in mice. J Neurochem, 97：1337-1348, 2006.

12）Watkins LR, Milligan ED, Maier SF：Spinal cord glia: new players in pain. Pain, 93：201-205, 2001.

13）Kim SK, Nabekura J：Rapid synaptic remodeling in the adult somatosensory cortex following peripheral nerve injury and its association with neuropathic pain. J Neurosci, 31（14）：5477-5482, 2011.

14）Eto K, Wake H, Watanabe M, Ishibashi H, Noda M, Yanagawa Y, Nabekura J：Inter-regional contribution of enhanced activity of the primary somatosensory cortex to the anterior cingulate cortex accelerates chronic pain behavior. J Neurosci, 31（21）：7631-7636, 2011.

15）Kim SK, Kato G, Ishikawa T, Nabekura J：Phase-specific plasticity of synaptic structures in the somatosensory cortex of living mice during neuropathic pain. Mol Pain, 7：87, 2011.

16）Marbach JJ, Raphael KG：Phantom tooth pain: a new look at an old dilemma. Pain Med, 1：68-77, 2000.

17）福田謙一，金子　譲：Phantom Pain 幻歯痛の臨床．ペインクリニック，25：320-327，2004.

18）小川節郎 編：神経障害性疼痛診療ガイドブック．15，南山堂，東京，2010.

19）Tracey I, Mantyh PW：The cerebral signature for pain perception and its modulation. Neuron, 55：377-391, 2007.

20）Seminowicz DA, Wideman TH, Naso L, Hatami-Khoroushahi Z, Fallatah S, Ware MA, Jarzem P, Bushnell MC, Shir Y, Ouellet JA, Stone LS：Effective treatment of chronic low back pain in humans reverses abnormal brain anatomy and function. J Neurosci, 31（20）：7540-7550, 2011.

21）別部智司：Phantom tooth pain と治療．ペインクリニック，27：54-60，2006.

22）大島克郎：症例と対応―抜髄処置後の持続性疼痛への対応．歯学，95：22-27，2007.

11. 覆髄法
——直接覆髄と間接覆髄

泉 英之 *IZUMI Hideyuki*

歯髄保存のポイントとは

上手に抜髄を行い根尖病変を防ぎ，歯を保存することはとても重要であるが，有髄歯のほうが歯の長期保存に有利であるため，抜髄を行う前に歯髄の保存を十分に検討する必要がある．

直接覆髄，間接覆髄にかかわらず，覆髄の予後を決めるのは，術前の歯髄の状態とマイクロリーケージの有無である．マイクロリーケージはわれわれの手技によりコントロールできるが，歯髄の状態はコントロールできないことに加え，歯髄の状態は臨床症状と一致しない場合があり，完全に把握することは難しい．そのような観点から，覆髄は不確実な治療と考え，抜髄を選択する歯科医師もいるかもしれないが，いくつかのポイントを押さえれば決して不確実な治療ではなくなる．

また，すべての治療にいえることだが，成功率だけで治療方針を決めることはできない．患者に情報提供をすると，成功率にかかわらず歯髄の保存を希望する場合が多い．術者の知識と技術，臨床哲学も踏まえて総合的に判断し，歯髄を保存するかどうかを決定することが重要である．

歯髄保存の原則を知る

直接覆髄，間接覆髄にかかわらず，歯髄の治癒のゴールは同じである．これを端的に示すのが，Kakehashi らの報告である[1]．彼らは，無菌ラットと通常のラットを露髄させ，何も治療を行わずに放置した．その結果，通常のラットは歯髄壊死を起こしたのに対し，無菌ラットは歯髄の治癒が生じただけでなく，デンティンブリッジの形成をも認められた．この報告からわかることは，感染がなければ歯髄は治癒するということである（**図1・図2**）．

一方，Cox らはサルの歯を露髄させ，水酸化カルシウムを貼薬し，アマルガム修復

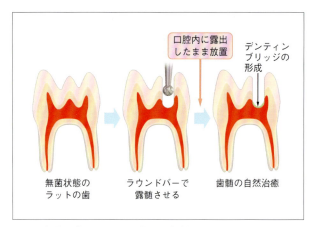

図1　無菌状態のラットの歯髄は仮封や貼薬がなくても治癒する[1].

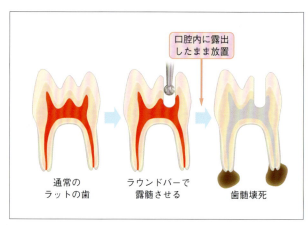

図2　通常のラットの歯は，口腔内に露出したままでは歯髄壊死する[1].

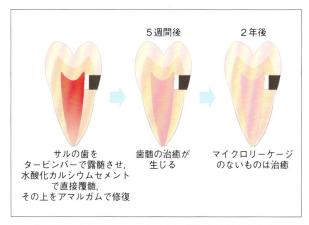

図3　マイクロリーケージのない歯髄は治癒する[2,3].

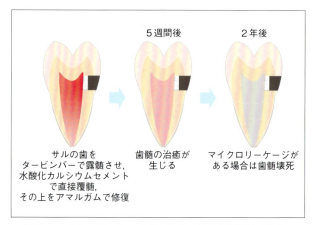

図4　マイクロリーケージがあるものは歯髄壊死する[2,3].

*1　ラボの研究は原理原則を理解するのに役立つが，臨床にそのまま当てはめるには多くのバイアスが存在するため，危険である．臨床研究のエビデンスを知ることが重要であり，臨床研究のエビデンスをなるべく引用した．

を行った．5週間後，すべての歯髄は治癒したが，2年後，歯髄壊死を生じたものにマイクロリーケージを認めた[2,3]．この報告からは，直接覆髄の長期成功のためには，マイクロリーケージによる細菌感染を防ぐ必要があることがわかる（図3・図4）．

まとめると，「感染がなければ歯髄は治癒する」となる．これがこれから解説する直接覆髄・間接覆髄のキーワードであり，よく覚えておきたい*1．

直接覆髄

●直接覆髄とは

　直接覆髄とは露髄した歯髄に薬剤を貼薬し，歯髄の保存を図ろうとするものである．直接覆髄の評価は大きく分かれ，成功率が低いと考える歯科医師もいるが，適応症を守り正しい術式を行えば，良好な予後が期待できる．

表1　複雑歯冠破折の予後（部分断髄＋水酸化カルシウム）

発表者（発表年）	成功率
Cvek（1978）	96%
Fucks ら（1982）	92%
Fucks ら（1987）	94%
Cvek（1993）	95%
Robertson A（1998）	84%
Robertson A ら（2000）	100%

外傷による露髄治療の成功率は高い.

●直接覆髄の成功率

　直接覆髄の成功率については，高いもので97.96％，低いものでは33.3％と数値に広い幅があり，都合よく解釈される場合がある[4,5]．しかし，この差は術前の歯髄の状態やマイクロリーケージの有無，術者の技術，研究期間によって左右されるため，その解釈は十分に注意しなければならない．その中でも，最も影響を及ぼすのが術前の状態であり，「外傷による露髄」「う蝕による露髄（臨床症状がない場合）」「う蝕による露髄（臨床症状がある場合）」に分けて解説する.

●外傷による露髄

　う蝕による露髄は慢性的な感染により歯髄が徐々に壊死していくが，外傷歯の場合は突然歯髄が露出するためほとんど感染していない．したがって，外傷による露髄に直接覆髄を行った臨床研究の成功率は，84％〜100％であり，非常に予後が良い（**表1**）．つまり，感染していない歯髄は治癒するのである[*2]．症例を**図5**に示す.

●う蝕による露髄（臨床症状がない場合）

　う蝕による露髄に対して直接覆髄を行った成功率を調べたシステマティックレビューによると，72.9％〜99.4％である[6]（**表2**・**表3**）（部分断髄（**表3**）は後述）.

　システマティックレビューは，ある一定の基準を満たした論文のみ採用するため，質の低い論文は除外されやすい（ただし，このシステマティックレビューは後ろ向き研究も含む）．この論文での採用基準は，①う蝕による露髄した永久歯の臨床研究，②水酸化カルシウムまたはMTAが用いられたもの，③臨床症状とエックス線写真の両方で成功の評価がされているもの，④成功率が記載されているか生データから計算できるもの，⑤少なくとも6カ月の経過があるもの，⑥英語のみの論文であり，一般的なう蝕による露髄の成功率を表していると考えられる.

　ここでのポイントは臨床症状がないことであり，冷刺激（＋），EPT（＋），自発痛（－），夜間痛（－），痛みの既往（－），打診痛（－），エックス線写真における根尖部透過像（－）などが重要である．症例を**図6**に示す.

＊2　筆者の経験ではほぼ100％に近い成功率を得ている．しかし，歯冠破折に脱臼性の外傷が加わった場合，根尖部の脈管が断裂し歯髄が貧血状態に陥り，歯髄の治癒が得られる確率が非常に下がるため，上記の研究（表1）の失敗には脱臼性外傷を併発したものが含まれている可能性がある.

症例 1：感染のない歯髄は治癒する（外傷による露髄症例）

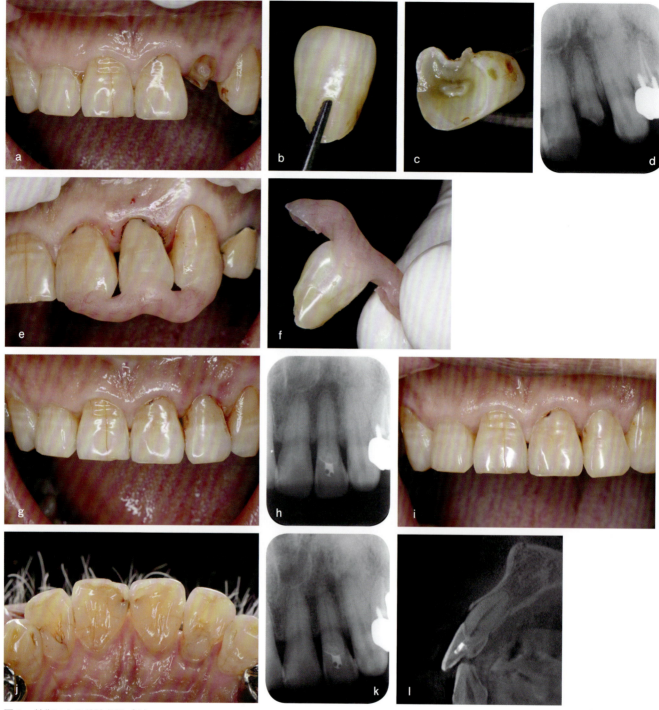

図5 外傷による露髄症例（[2]）．
a：74歳男性．歯冠破折を主訴に来院．受傷から24時間経過しており，露出した歯髄が増殖している．EPT（＋）．プローブは舌側に残っている歯質に当てた．
b：破折した歯冠部．患者に探して持ってきてもらい，再接着を行う．
c：破折片の歯髄腔．歯髄が残存している．再接着時には，これを除去する．
d：初診時のエックス線写真．歯根膜腔，根尖部に異常を認めず，EPT（＋）であることを合わせて，脱臼性外傷を併発していないと診断．
e：即時重合レジンでステントを作製．
f：このように，ステントを作ることで，元の位置に正確に接着することができる．
g：浸潤麻酔，断髄，水酸化カルシウム製剤（ダイカル，デンツプライ三金）による覆髄を行い，メガボンド（クラレノリタケデンタル）にて接着処理後，エステライトΣクイック A2（トクヤマデンタル）を用い，破折片を再接着した．詳しい術式は文献[7]を参照されたい．
h：術直後のエックス線写真．
i：1年半後，EPT（＋）であり，臨床症状は正常範囲内である．
j：同，舌側面観．
k：同，エックス線写真．問題を認めない．
l：同，CBCT像．正常な歯根膜腔を確認でき，良好に治癒していると考えられる．

表2 直接覆髄の成功率

発表者（発表年）	材料	期間	成功率(%)
Shovelton（1971）	水酸化カルシウム	6カ月～1年	82.2
Gallien（1985）	水酸化カルシウム	6カ月～1年	88.2
Fitzgerald（1991）	水酸化カルシウム	6カ月～1年	75
Matsuo（1996）	水酸化カルシウム	6カ月～1年	80
Santucci（1999）	水酸化カルシウム	6カ月～1年	75.9
Farsi（2006）	MTA	6カ月～1年	93.3
Bogen（2008）	MTA	6カ月～1年	100
weighted pooled success rate（95% CI）			87.5
Shovelton（1971）	水酸化カルシウム	1～2年	96.9
Gallien（1985）	水酸化カルシウム	1～2年	93.3
Matsuo（1996）	水酸化カルシウム	1～2年	100
Santucci（1999）	水酸化カルシウム	1～2年	72.2
Farsi（2006）	MTA	1～2年	100
Bogen（2008）	MTA	1～2年	100
Mente（2010）	水酸化カルシウム MTA	1～2年	79.6
weighted pooled success rate（95% CI）			95.4
Gallien（1985）	水酸化カルシウム	2～3年	100
Bogen（2008）	MTA	2～3年	100
Mente（2010）	水酸化カルシウム MTA	2～3年	63
weighted pooled success rate（95% CI）			87.7
Haskell（1978）	水酸化カルシウム	3年～	87.1
Barthel（2000）	水酸化カルシウム	3年～	37.6
Bogen（2008）	MTA	3年～	98
Mente（2010）	水酸化カルシウム MTA	3年～	66.7
weighted pooled success rate（95% CI）			72.9

▨：観察期間ごとの重みづけ平均成功率をまとめて記載

う蝕による露髄治療（直接覆髄）の成功率は高い.

表3 部分断髄の成功率

発表者（発表年）	材料	期間	成功率(%)
Baratieri（1989）	水酸化カルシウム	6カ月～1年	100
Mass（1993）	水酸化カルシウム	6カ月～1年	97.1
Nosrat（1998）	水酸化カルシウム	6カ月～1年	100
Barrieshi-Nusair（2006）	MTA	6カ月～1年	82.1
weighted pooled success rate（95% CI）			97.6
Baratieri（1989）	水酸化カルシウム	1～2年	100
Mejàre（1993）	水酸化カルシウム	1～2年	91.9
Mass（1993）	水酸化カルシウム	1～2年	96.9
Nosrat（1998）	水酸化カルシウム	1～2年	100
Barrieshi-Nusair（2006）	MTA	1～2年	95.2
Qudeimat（2007）	水酸化カルシウム MTA	1～2年	96
weighted pooled success rate（95% CI）			97.5
Mass（1993）	水酸化カルシウム	2～3年	95.2
Mejàre（1993）	水酸化カルシウム	2～3年	100
weighted pooled success rate（95% CI）			97.6
Mass（1993）	水酸化カルシウム	3年～	100
Mejàre（1993）	水酸化カルシウム	3年～	98.8
weighted pooled success rate（95% CI）			99.4

▨：観察期間ごとの重みづけ平均成功率をまとめて記載

う蝕による露髄治療（部分断髄）の成功率は高い.

●う蝕による露髄（臨床症状がある場合）

　臨床症状のある歯髄の保存を試みた臨床研究をみると，その成功率は45%であり，非常に低い[8]（表4）[*3]．この報告は歯髄の状態を症状の有無で分類しているが，症状のある歯では歯髄の保存が困難であることがわかる.

　しかし，若年者に限った報告では興味深い報告がある．Mejàreらは症状のあるう蝕による露髄歯に断髄を行った結果，6本中4本の歯髄を保存できたと報告している[9]（図7）[*4]．この成功率は決して高くないが，成人では難しいと考えられる条件下であり，若年者の場合は感染への抵抗力が非常に高いためと考えられる．症例を図8に示す.

*3　1958年と古い論文であるが，現在はこのような研究を行うことは倫理的に難しいため，この種の臨床研究は少ない.

*4　この報告では，6本中4本の歯髄を保存できたと報告しているが，筆者の臨床でも若年者においては7割以上の成功率があると感じている.

● 症例2：う蝕による露髄（臨床症状なし）に対する直接覆髄症例

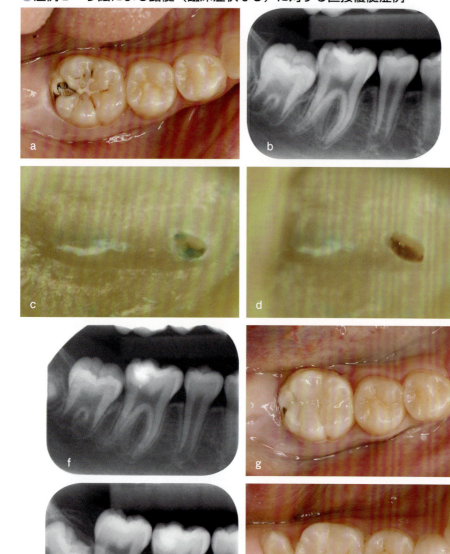

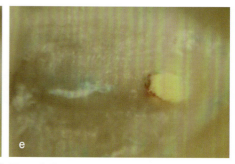

図6 う蝕による露髄（臨床症状なし）に対する直接覆髄症例.
a：10歳女子，咬合面遠心にう窩を認める.
b：同エックス線写真．6̄に歯髄に近接した大きなう窩を認める.
c：歯髄近くをスプーンエキスカベーターで除去していくと，露髄した.
d：露髄面に入り込んだ削片を注水下で削除した．露髄面は止血可能であり，血流も認めたため保存可能と判断.
e：水酸化カルシウム製剤（ビタペックス，ネオ製薬）を露髄面に貼薬し，その後グラスアイオノマーセメントで仮封した.
f：術後のエックス線写真．水酸化カルシウム製剤が貼薬されているのが確認できる.
g：コンポジットレジンで修復を行った.
h：3年後のエックス線写真．根尖部に正常な歯根膜腔を確認でき，問題を認めない.
i：同口腔内．EPT（＋），臨床症状は正常範囲内である.

表4 術前の歯髄炎症状と直接覆髄の成功率[8]

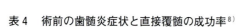

術前の 歯髄炎症状	失敗率 unsatisfactory	成功率 success
なし	14.5% （18歯）	85.5% （106歯）
あり	55% （11歯）	45% （9歯）

①疼痛あり，②歯髄壊死が全体に及ぶ，③エックス線写真で根尖部に透過像または骨硬化像を認めるもの，のいずれかがある場合を"unsatisfactory"（失敗）とし，それ以外を"success"（成功）とする.

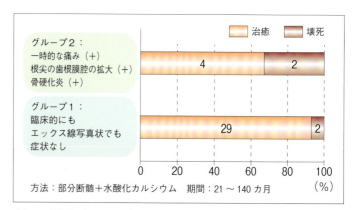

図7 若年者（6～15歳）における症状のある歯髄への部分断髄の予後．若年者の場合，グループ2のような症状のある歯髄でも，6本中4本に歯髄の治癒が生じたことに注目すべきである.

症例3：若年者（10歳）のう蝕による露髄（臨床症状あり）に対する直接覆髄症例

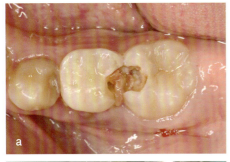
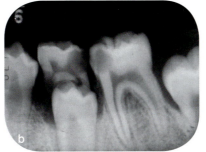
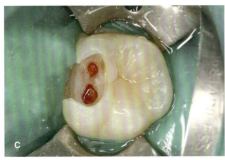
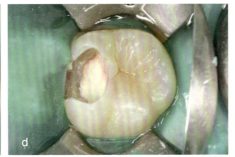
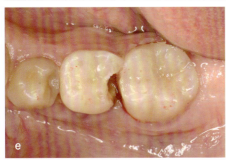
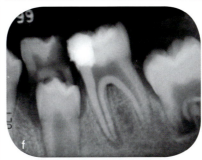
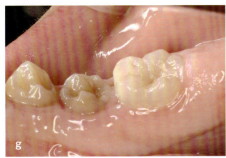
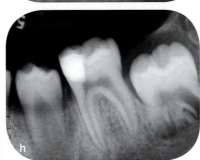
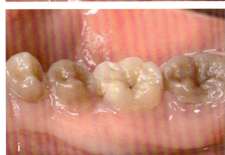
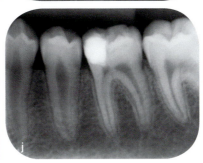

図8 若年者（10歳）のう蝕による露髄（臨床症状あり）に対する直接覆髄症例．
a：10歳男子．6⏌の軽度の自発痛，咬合痛を主訴に来院．EPT（＋）．
b：初診時エックス線写真．6⏌に，歯髄腔に達するエックス線透過像を認める．近心根に歯根膜腔の拡大を認める．
c：う蝕を除去すると，大きな露髄が2カ所生じた．止血は比較的容易であった．
d：MTAにて直接覆髄を行った．
e：術直後．コンポジットレジンにて修復を行った．
f：術直後のエックス線写真．MTAにより直接覆髄がされている．
g：3カ月後．自発痛，咬合痛ともに消失し，臨床症状は正常範囲となった．EPT（＋）．
h：3カ月後のエックス線写真．近心根周囲の透過像は改善されつつある．
i：3年後．臨床症状は正常範囲内．新たな問題は生じていない．
j：3年後のエックス線写真．近心根に正常な歯根膜腔と歯槽硬線を認める．若年者の歯髄は生活力があり，症状がある歯髄でも治癒することがある．

直接覆髄の臨床ポイント

●歯髄保存か抜髄か

　歯髄が感染しているかどうかを正確に知る方法はなく，臨床症状と歯髄の状態が必ずしも一致しないことがわかっている[10〜12]．しかし，臨床では何らかの基準が必要になり，筆者は「臨床症状」と「年齢」を合わせて臨床的に判断している（図9）．

　感染の程度は臨床症状で把握し，成人では，冷刺激（＋），EPT（＋），自発痛（−），夜間痛（−），痛みの既往（−），打診痛（−），エックス線写真における根尖部透過像（−）を歯髄の感染程度が低いと判断する基準としている．ただし，若年者（15歳以下）では，わずかな自発痛や打診痛，歯根膜腔の拡大を認めても，患者と保護者に成功率を伝えたうえで歯髄の保存を行っている（図10）．

　ここでは詳述を避けるが，温度診や電気診，エックス線写真検査における感度や特異度の問題，術者の問診技術などにより，正確に歯髄の状態を把握することは難しいうえに，歯髄自体が保存できるかどうかグレーゾーンの可能性もある．しかし，直接覆髄の場合は歯髄の状態を直接目で見て確認できるという利点がある．そこで科学的根拠は乏しいが，筆者は以下の方法で歯髄保存の可否を判断している．

　軟化象牙質をしっかりと除去し，露髄面をよく見える状態にしてから，歯髄の状態を確認する．排膿していたり，歯髄が強い炎症を起こし止血できないようであれば，歯髄がかなり感染している可能性が高いと判断している．一方，歯髄からの出血が持続的でなく止血できる場合は歯髄の保存が可能と考えている．この際，マイクロスコープや拡大鏡を用いてよく観察する必要がある＊5．

＊5　依然として現在でも歯髄炎の状態を臨床的に確実に診断する方法がない．そこで，露髄部を開拡して歯髄の状態を目で確認して判断するという臨床術式が提唱されている．この術式ではマイクロスコープとMTAを用いる．
これまでは，出血を恐れて露髄部を触ることは避けられてきたが，歯髄を露出させて，出血が止まらなければ不可逆性の歯髄炎であり，止血可能であれば可逆性であると判断する．さらに開拡していくと，すでに歯髄は溶解して歯髄腔が空洞という場合も経験する．つまり，マイクロスコープの使用により歯髄の評価がより確実に可能になったこと，覆髄剤としてのMTAの信頼度の高さなどにより，この部分断髄ともいえる術式は成り立っている．

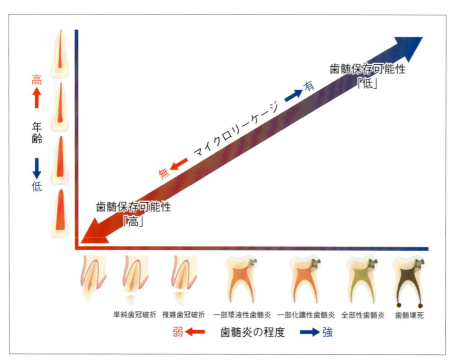

図9　露髄の予後を決める因子．
露髄の予後を決める因子は，図のような関係にあると考えられる．初期の成功は，術前の状態により決まり，それは年齢と歯髄炎の程度により左右される．そして，長期の成功は，マイクロリーケージの有無によって決まる．

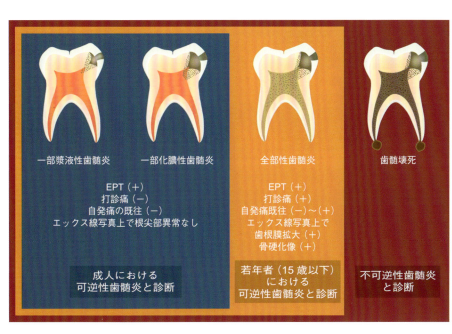

図10 臨床症状と歯髄炎の診断．
筆者の臨床における判断基準を示す．歯髄炎の程度により歯髄保存の可能性が変わる．ただし，臨床的にこれらを確実に診断する方法がないため，あくまで大まかな目安となる．

*6 水酸化カルシウムセメントや短時間で硬化するMTA（バイオMTA／モリタなど）を用いる場合はリエントリーを行わないが，硬化しない水酸化カルシウム製剤を用い硬組織の形成後に材料を除去する場合や，効果に水分と時間を必要とし，材料の上に湿潤綿球を置いて仮封を行う場合（プロルートMTA／デンツプライ三金など）は，リエントリーが必要となる．

直接覆髄か部分断髄か

直接覆髄を行う場合，露髄面を触らずに貼薬のみを行う「直接覆髄」と1～2 mmの浅い断髄を行った後に貼薬を行う「部分断髄」がある（**図11**）．これらの方法の違いが予後に影響を及ぼすかを調べた臨床研究がある．Aguilarらの行ったシステマティックレビューによると，使用する材料の違いにより，逆の結果になり矛盾している[6]（**表5**）．これは後向き研究を含むレビューのため，決して質の高い報告でないことが理由だろう．現時点ではどの方法が優れているという結論は出せないが，マイクロリーケージを確実に防ぐ目的で，筆者は1～2 mmの浅い断髄を行い，薬剤のスペースを確保するようにしている*6．

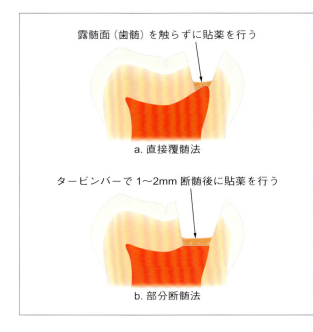

図11 直接覆髄法（a）は露髄面を触らないのに対し，部分断髄法（b）は高速タービンを用い注水下で1～2 mmの断髄を行う．

表5 直接覆髄法と部分断髄法における成功率の比較[6]

	直接覆髄法	部分断髄法	有意差
水酸化カルシウム	70.6%	94.8%	有
MTA	90.5%	87.5%	有

システマティックレビューによる直接覆髄と部分断髄の予後．ともに有意差があるが，材料により結果が逆転しており，解釈が難しい．

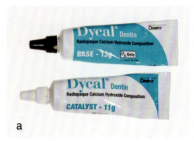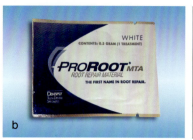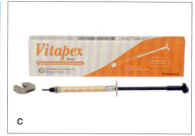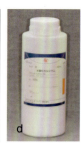

図12　覆髄剤.
a：水酸化カルシウムセメント製剤（ダイカル）
b：MTA（プロルートMTA）
c：水酸化カルシウムペースト（ビタペックス）
d：水酸化カルシウム試薬（欧米では試薬と精製水を混和して覆髄剤として使用されることもある）

●覆髄剤は何がベストか

これまで覆髄剤の候補として多くの材料が示され，歴史的にゴールドスタンダードなものとして水酸化カルシウムが，近年ではその成功率の高さからMTA（mineral trioxide aggregate）が注目されている．その一方，3 Mixやレジンを用いる方法も提案されてきたが，適切な臨床研究が存在しないことから推奨しにくく，現時点では水酸化カルシウムまたはMTAを使用すべきと考える（図12）．

1．水酸化カルシウム

水酸化カルシウムは非常に古くから直接覆髄に応用されており，歴史的にも十分に信頼できる材料である．硬化しないペーストタイプと，硬化するセメントタイプがある．セメントタイプは，水分に触れると一気に硬化し，追加の填塞が難しいため，1回で大量に貼薬し，後で余剰部を除去するとよい．

2．MTA

MTAは近年，直接覆髄だけではなく，数多くの用途で予知性の高い報告があり，数多くのメーカーから続々と発売されている．MTAが直接覆髄に応用しやすい理由は，水分に触れてもすぐに硬化しないため，余裕をもって確実に直接覆髄できることにある．また，歯髄からわずかな出血があっても，MTA自体が水分で硬化するので影響が少ない．そのため，大きな露髄でも水酸化カルシウムセメントとは異なり，ゆっくりと慌てずに治療を行うことができる．欠点としては，硬化に非常に時間がかかり，一般的な製品では約4時間かかることである．また，ほとんどのMTAは血液に触れることにより歯質を黒く変色させるため，前歯部には使いにくい[*7]（図13・図14）．

*7　MTAの最初の製品はグレー色であり，前歯部に使いにくいという理由で白いMTAが開発された．しかし，このMTAも徐々に歯質を黒変させることが報告されている．MTAが光と反応することにより歯質を黒変させることがわかっている．変色を起こす原因物質と考えられる酸化ビスマスを除去した製品（バイオMTA／モリタ）もある．

●水酸化カルシウムかMTAか

水酸化カルシウムとMTAで直接覆髄の予後が変わるだろうか．永久歯を対象とし

●症例 4：MTA により歯質の変色が生じた症例

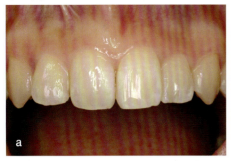
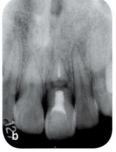
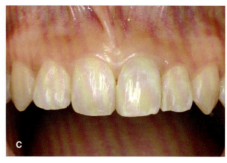
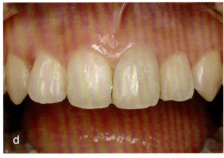

図13 |1 の外傷による歯根破折の治療に MTA を用いた症例.
a：術前. 本症例は図14に示す歯根破折の治療方針①に該当し, 歯冠側破折片のみ歯内療法を行うべきであったが, 意図せず歯根側破折片まで薬剤を押し込んでしまい, 歯根側破折片まで歯内療法を行う結果となった. 詳しくは文献[7] を参照されたい.
b：歯冠側破折片にのみ MTA（プロルート MTA）を使用した.
c：3 カ月後, 明らかな変色を認める. MTA は歯質を黒く変色させるため, 現在は前歯部に使用していない.
d：破折面以外の MTA をマイクロスコープで確認しながらロングネックのラウンドバーを用い, 可及的に除去したが, 歯質自体を変色させるため, 完全には元に戻らない.

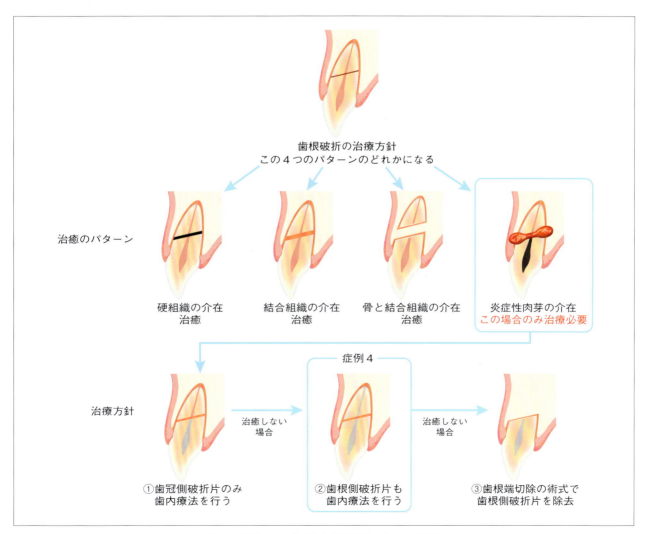

図14 症例 4 における治療方針選択のイメージ図[7].

表6　直接覆髄に用いられる貼付材料の特徴

	MTA	水酸化カルシウムセメント	水酸化カルシウムペースト	接着性レジン
硬化時間	3～4時間	数秒～数分	硬化しない	数秒～数分
操作性	○	△	△	○
歯質接着性	×	×	×	○
変色	有	無	無	無
臨床研究	有	有	有	無
費用	高価	安価	安価	安価
筆者の使い分け	臼歯 大きな露髄	前歯・臼歯 小さな露髄	前歯・臼歯 深い露髄	使用せず

筆者は貼付材料の特徴に応じて使い分けている.

た無作為化比較試験（randomized controlled trial：RCT）が2つある. 2007年にQudeimatらが報告したRCTでは，統計的有意差がなく[13]，2013年のHiltonらの報告では，MTAの予後が良かった[14]. しかし，Hiltonらの報告では，エックス線透過像を失敗としない場合，統計的有意差があるのに対し（P＝0.046），エックス線透過像を失敗とする場合，統計的有意差を認めない（P＝0.067）. なお，Qudeimatらの報告はエックス線透過像を失敗の基準に入れている.

　これらの報告は，術者や術式，対象者の年齢，研究の質（サンプルサイズなど）などの違いがあり，単純に比較することはできないが，筆者の意見としては現在のところ材料自体の違いにより明らかに予後が変わると考えていない. また，Qudeimatらの報告は大学での報告であるのに対し，Hiltonらの報告は一般臨床医が研究に参加している. そういった観点から考えると，後述する技術的な要素が予後に大きく関与する可能性があり，MTAのほうが術者の技術に左右されにくいのかもしれない（表6）.

　以上より，筆者は，臼歯部の大きな露髄には技術的要素を考慮しMTAを，前歯部にはMTAによる歯質の変色を考慮し水酸化カルシウムセメントを第一選択としている[*8]. また，断髄面が深い場合は水酸化カルシウムペーストを使う場合もある.

＊8　現在，わが国ではMTAは覆髄材料としての認可を受けているが，健康保険は適応外である.

術者の技術の重要性

　不適切な手技は成功率を下げる可能性がある. これを示す適切な臨床研究のエビデンスはないが，学生の行った直接覆髄の報告に，明らかに成功率の低いものがある（表7）. また，筆者は現在ほぼすべての治療をマイクロスコープ下で行っているが，筆者がこれまで肉眼で行ってきた治療がいかに不確実なものだったかを痛感している. 少なくとも拡大鏡，できればマイクロスコープを使用して治療することを推奨する.

マイクロリーケージが予後を決める

　前述のCoxらの報告で，マイクロリーケージの有無が予後を決める重要な要素であることを述べた[3]. しかし，これは動物実験であり，臨床研究ではない. 臨床研究

表7　学生による直接覆髄の臨床成績

発表者（発表年）	材料	術者	期間	成功率
Barthel（2000）	水酸化カルシウム	学生	5年	37％
Barthel（2000）	水酸化カルシウム	学生	10年	13％
Al-Hiyasat（2006）	水酸化カルシウム	学生	3年以上	59.3％
Miles（2010）	MTA	学生	2年	56.2％
Mente（2010）	水酸化カルシウム	学生（75％），歯科医師（25％）	平均27カ月	60％
Mente（2010）	MTA	学生（70％），歯科医師（30％）	平均27カ月	78％

歯科医師との差を示す高いエビデンスはないが，一般的に成功率は低い．表4の成績と比較されたい．

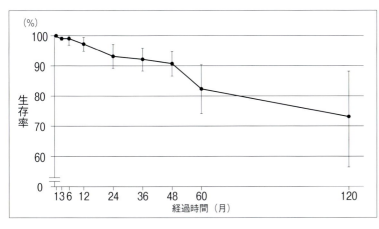

図15　直接覆髄の長期的予後．
直接覆髄の成功率が時間の経過とともに低下している．その要因の1つに，最終修復物の精度が考えられる．マイクロリーケージを防止できる修復が必要である．

ではマイクロリーケージの影響を示す適切なデザインの研究がないが，Horstedらは直接覆髄の長期予後が徐々に低下していくことを報告しており，原因がマイクロリーケージであると考察している[15]（図15）．総合的にみると，マイクロリーケージが長期予後を決定する重要な要素と考えてよいだろう．

間接覆髄

間接覆髄とは，歯髄への刺激の遮断や修復象牙質の形成，または残存したう蝕象牙質の硬化を目的とし，露髄していない歯髄までの距離が近い象牙質に，何らかの薬剤を使用する方法である．間接覆髄には，その目的や方法で数多くの呼び方や方法があるため，まずこれらを整理する．

間接覆髄に関する呼び名として，**間接覆髄**，**IPC**（indirect pulp capping，**暫間的間接覆髄法**），**ステップワイズエキスカベーション**（stepwise excavation）[*9]，**シールドレストレーション**（sealed restoration）[*10]などが挙げられる（シールドレストレーションは厳密には間接覆髄ではないが，本項を理解するうえでは重要である）．これらは，「う蝕を完全に除去するかしないか」「貼薬の有無」「リエントリー[*11]の有無」によって6つの術式に分けられる（図16）．

[*9] ステップワイズエキスカベーション：日本語に直訳すると「段階的なう蝕の除去」となり，ここで解説するIPCと同じ術式になる．英語論文ではこの表記を用いることが多い．

[*10] シールドレストレーション：露髄を避ける目的で歯髄に近いう蝕を積極的に除去せずに，それ以外の部位のう蝕を厳密に除去し，最終修復を行う方法である．リエントリーを行わないので，残存させるう蝕はごくわずかであることが前提である．

[*11] リエントリー：貼薬と同時に最終修復を行わず，1回目の治療では仮封を行い，数カ月後に再びう窩にアクセスしてう蝕の除去を試みることをいう．

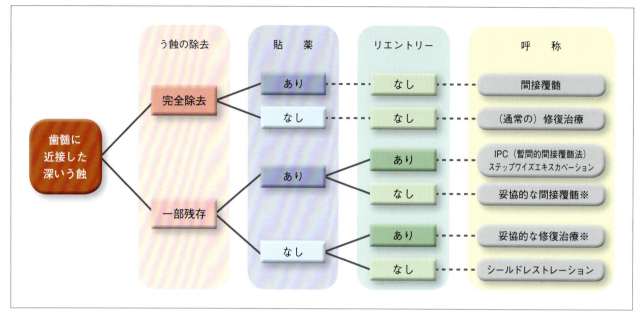

図16 間接覆髄を「う蝕除去の程度」「貼薬の有無」「リエントリーの有無」で分類すると，6パターンに分けられる．
※：臨床的にはあり得るが，学術的には考慮されない術式である

本邦の教科書では，

間接覆髄：

歯髄に近接した深い窩洞であるが，感染象牙質を徹底除去してなお露髄のない場合に，歯髄保護のために行うものである．

暫間的間接覆髄（IPC）：

若年者の永久歯の深いう蝕で感染部を完全に削除すれば露髄・抜髄に至る恐れのある症例では，たとえ感染部を若干残しても露髄を避けて，水酸化カルシウム製剤等により暫間的に覆髄を施し，殺菌や修復象牙質の形成を期待する方法．

としており[16]，本項においても，この定義に従って解説する．

●間接覆髄

間接覆髄は完全なう蝕の除去を行った後，歯髄の保護を主な目的として何らかの材料で歯髄に近い部位を被覆し，最終修復を行うものである．その材料として，水酸化カルシウムセメント，グラスアイオノマーセメント，レジン強化型グラスアイオノマーセメント，コンポジットレジンまでさまざまである．

●間接覆髄の有効性

間接覆髄が有効かどうかを示す最も適切な研究デザインは，間接覆髄を行ったものとそうでないものを比較したRCTである．覆髄剤なし，水酸化カルシウムセメント，コーパライトバーニッシュ[*12]，レジン強化型グラスアイオノマーセメント，ボンディング材，クロルヘキシジン[*13]を窩洞に用いた後，アマルガム修復を行い，術

[*12] コーパライトバーニッシュ：コーパライト（ロジン，松ヤニの一種）の薄い皮膜をつくることにより歯髄への刺激を防ごうとする材料．

[*13] クロルヘキシジン：細菌に対する消毒薬であり，主に薬用洗口液や手指消毒に用いられており，日本では覆髄や根管内の消毒を目的とした製品は販売されていない．

後疼痛の違いを調べた RCT によると，術後 2 日目には差を認めたが，90日後にはすべて疼痛が消失した[17]．コンポジットレジンの間接覆髄剤としてグラスアイオノマーセメントの有効性を調べた RCT では，間接覆髄の有無で術後疼痛に差を認めなかった[18]．しかし，これらは術後疼痛の有無を調べたもので，歯髄壊死を減らせるかを調べた研究ではないことに加え，研究期間が短い．

前述の Cox らの報告は，マイクロリーケージが術後の歯髄壊死を生じることを示しており[3]，筆者は，間接覆髄剤の有無や種類よりマイクロリーケージのない修復治療を確実に行える術者のテクニックが重要だと考えている．

●暫間的間接覆髄法（IPC）の成功率

1．露髄を減らせるか

IPC を用いることで露髄を減らせることを示す RCT のシステマティックレビューがある[19]．IPC は，一度に完全なう蝕の除去を行う場合と比較し，露髄を減らせる信頼できるエビデンスがある．

2．歯髄壊死を減らせるか

完全にう蝕を除去した場合と IPC を比較した上記のシステマティックレビューによると[19]，IPC を行ったほうが歯髄壊死は少ない傾向にあるが，統計的有意差を認めていない．ただし，この報告は乳歯も対象に含まれており，永久歯のみでのエビデンスではないことに注意しなければならない．

また，IPC を行った後に，即時最終修復を行った場合と数カ月後にリエントリーを行い最終修復を行った場合を比較した RCT によると，即時最終修復を行ったほうが歯髄壊死は少なかった[20]．数カ月後にリエントリーを行ったグループでは，来院が途絶えたグループにより多くの歯髄壊死が生じていた．仮封のままであったことから，マイクロリーケージにより歯髄壊死が生じたと考えられる（**図17**）．

つまり，IPC は露髄を減らせるが，必ずしも歯髄壊死を減らせるとは限らない．特に，治療期間が長引くことで来院が途切れるリスクを考慮しなければならない．

● IPC の臨床ポイント

1．どこまでう蝕を除去するか

これまで述べてきたように，マイクロリーケージを防ぐことが成功のポイントになる．まず最初に，よく切れるラウンドバーで歯髄に近い部位以外の軟化象牙質を徹底的に除去する．次に，歯髄に近接した軟化象牙質をスプーンエキスカベーターで除去していく．このとき，抵抗なくボロボロと取れてくるものはすべて除去する．この時点で露髄したなら直接覆髄へ移行する．抵抗なく取れてくるう蝕第一層は再石灰化の可能性が低いため，露髄を恐れて残したとしても，う蝕（罹患）象牙質の硬化は期待

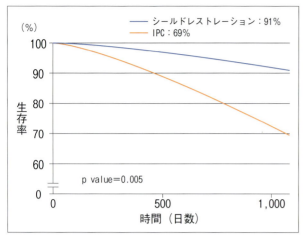

図17-a　IPCとシールドレストレーションの生存曲線[20].
1回目の治療で温存させたう蝕を2回目の治療で除去するIPCより，う蝕を残したまま最終修復するシールドレストレーションのほうが歯髄を保存できる．これは，IPCの群に仮封のまま治療が完了していない対象を含むためである．う蝕を完全除去すること以上に，マイクロリーケージを防げるかどうかが重要である．ちなみに，治療が完了したIPCとシールドレストレーションの生存率は，それぞれ88%，91%であった．

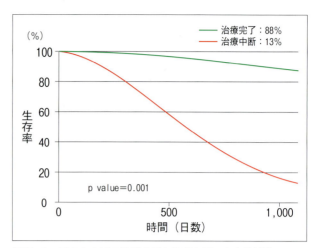

図17-b　IPCにおける治療完了と治療中断の生存曲線[20].
IPCで治療が中断した場合，歯髄壊死が多く生じる．これは，仮封に酸化亜鉛ユージノールセメントを用いているため，長期的にマイクロリーケージに耐えられないためである．マイクロリーケージを防ぐために，少なくともグラスアイオノマーセメント，場合によってはコンポジットレジンを用いることが重要である．また，患者の再来院が確約できない場合は，行うべきではない．

しにくい（**図18**）．

　う蝕検知液を使用する方法も有用である．1％アシッドレッドプロピレングリコール溶液（カリエスディテクター，クラレノリタケデンタル）や1％アシッドレッドポリプロピレングリコール溶液（カリエスチェック，日本歯科薬品）などを用い，基準となる色まで除去すれば，再石灰化を期待できる層を残すことができる．しかし，色を基準に判断するため，術者によりばらつきが出る可能性があることを考慮すると，歯髄に近い部位は除去しすぎず，歯髄から離れた部位は確実に除去するとよいだろう．

2．貼薬に何を使うか

　どの薬剤が最も効果的かを示す臨床研究はなく，貼薬がなくてもう蝕が進行しないという報告さえあるため[21]，どの薬剤を使わなければいけないということはない．筆者は，世界の臨床研究で最も使用されている水酸化カルシウム製剤を用いている（**表8**）．どの薬剤を用いるかよりも，次に述べる仮封の質と期間が重要であろう．

3．仮封方法と期間

　前述のMaltzらのRCTから，仮封のまま治療中断するより，う蝕を残したまま最終修復するほうが予後が良いことがわかっている[20]．つまり，いかに厳密な仮封ができるかがIPCの成功を決める．そのためには，仮封材として最低でもグラスアイオノマーセメントを用いたい．咬合力の負担が大きい部位には，さらにコンポジットレジンで機械的強度を確保することも必要である．

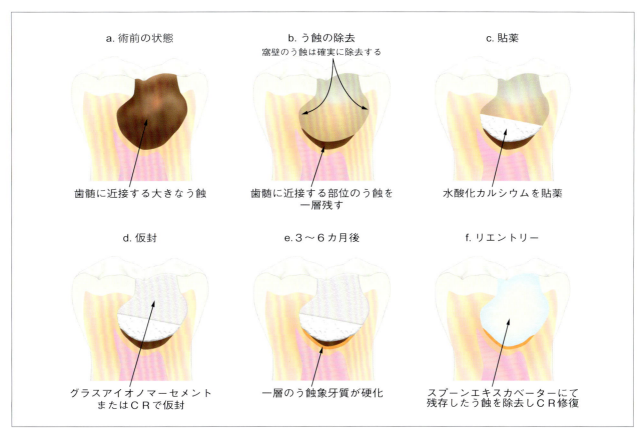

図18 IPCの術式.
a：歯髄に近接する大きなう窩で，歯髄が健康なものが適応症である．
b：露髄しそうな歯髄に近接したう蝕を残し，絶対に露髄しない，窩壁のう蝕を完全に除去する．この部位の健全度が仮封の精度に影響する．
c：水酸化カルシウムなど，適切な薬剤を貼薬．
d：長期の仮封に耐えうる，グラスアイオノマーセメントまたはコンポジットレジンを用いる．
e：3～6カ月後，歯髄側のう蝕象牙質が再石灰化により硬化する．
f：リエントリーを行い，硬化しなかったう蝕を除去し，最終修復を行う．

表8　IPCの報告と使用されている貼付薬

発表者（発表年）	国	研究デザイン	使用薬剤（製品名）
Bjorndal（2010）	デンマーク	RCT	水酸化カルシウムセメント（ダイカル）
Orhen（2010）	トルコ	RCT	水酸化カルシウムセメント（ダイカル）
Wicht（2004）	ドイツ	RCT	1％クロルヘキシジン＋1％チモール含有バーニッシュ（Cervitec），3％デメクロサイクリン・ヒドロコルチゾン含有軟膏（Ledermix）
Leksell（1996）	スウェーデン	RCT	水酸化カルシウム，酸化亜鉛ユージノール
Magnusson（1977）	スウェーデン	RCT	水酸化カルシウム
永峰（1993）	日本	CCT	タンニン・フッ化物合剤配合カルボキシネートセメント（ハイボンドテンポラリーセメントソフト）
後藤（1985）	日本	CCT	水酸化カルシウムセメント（ダイカル）
Sawusch（1982）	アメリカ	CCT	水酸化カルシウムセメント（ダイカル）
Leung（1980）	アメリカ	CCT	水酸化カルシウムセメント（ダイカル）
Fairboum（1980）	アメリカ	CCT	水酸化カルシウムセメント（ダイカル）

RCT：ランダム化比較試験，CCT：比較臨床試験

エビデンスレベルの高い研究を優先的に選択した．一般的には，水酸化カルシウムが用いられていることがわかる．

仮封期間の報告もさまざまであり，明確な基準はないが，再石灰化は薬剤よりも歯髄からのカルシウムイオンやリン酸イオンによる影響が大きいため[22]，歯髄の生活度が高いほうが再石灰化のスピードが早いと考えられる．また，残したう蝕の量が少なければ，細菌の活動性が低いため，再石灰化のスピードが早いと考えられる．筆者は，若年者で残したう蝕が少ない場合は3カ月後のリエントリーを，成人で残したう蝕が多い場合は6カ月以上を目安としている．

直接覆髄か間接覆髄か

臨床家はどちらの術式のほうが良いのかに興味があるかもしれないが，臨床では「完全なう蝕の除去」と「妥協的なう蝕の除去」のいずれかを選択することになる．

これまで述べてきたエビデンスから考察すると，露髄してもしなくてもマイクロリーケージが予後を決めるため，「完全なう蝕の除去」の場合は最終修復の精度が求められ，「妥協的なう蝕の除去」の場合は厳密な仮封と患者が必ずリエントリーに戻ってくる確証が求められ，臨床家は自身の技術と患者の背景を考慮し，術式を選択する必要がある（図19）．

筆者の臨床においては，完全なう蝕の除去を選択することが多い．完全なう蝕の除去を行い，露髄しないならばそのまま最終修復を行えばよいし，露髄したなら歯髄の状態を確認できるため，必要であれば直接覆髄や抜髄を選択できるからである．そして，歯髄を保存するのであればマイクロリーケージを防ぐことに注力すればよいからである．特に若年者で症状のあるケースは，しっかりとう蝕を除去するほうがよい（図20）[*14]．

*14 完全なう蝕の除去を行った後，露髄していないものの窩洞が非常に深い場合，歯髄への熱刺激などを考慮して水酸化カルシウムを用いた間接覆髄を行う場合があるが，筆者は行っていない．なぜなら，最終修復物の下に経年劣化のリスクがある材料を置くことで，徐々にマイクロリーケージが起きることを避けたいからである．筆者が窩洞の深い部位に何らかの材料を用いるなら，グラスアイオノマーセメントやコンポジットレジンなど，機械的強度があるものを用いる．しかし，これを行うことによって，歯髄への刺激を防ぎ，歯髄炎が減らせるという良いエビデンスはない．

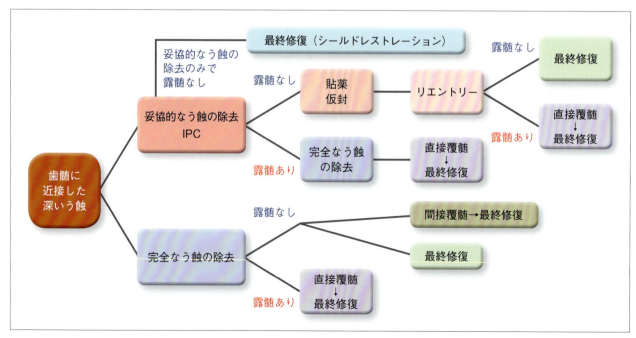

図19 歯髄に近接した深いう蝕で歯髄を保存する場合のIPCと直接覆髄の位置づけ．
すべての歯がIPCで問題を解決できるわけではない．直接覆髄も大切な治療方法である．

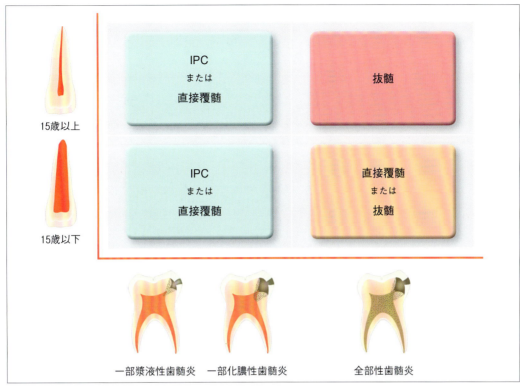

図20 適応症の選択.
筆者はこのように判断している．しかし，歯髄診断の絶対的基準がないため，あくまで大まかな目安であることに注意したい．

表9 IPCと完全なう蝕の除去の位置づけ

	IPC（妥協的なう蝕の除去）	完全なう蝕の除去
適応症	正常歯髄 一部漿液性歯髄炎 一部化膿性歯髄炎	一部漿液性歯髄炎 一部化膿性歯髄炎 全部歯髄炎（若年者）
露髄の可能性	低い	高い
歯髄の視診	不可	可
技術的要素	影響を及ぼす	非常に影響を及ぼす
マイクロリーケージのリスク	高い（仮封期間が長いため）	低い（最終修復を行うため）
う蝕の質	白く軟らかいう蝕	黒くて硬いう蝕

それぞれの特徴に応じて使い分けることが重要である．

しかし，筆者は直接覆髄の予後はテクニックセンシティブであると考えている．直接覆髄に自信がない場合は，妥協的なう蝕の除去を選択してもよいかもしれない（**表9**）．

直接覆髄も間接覆髄も必要条件は同じ

これまで直接覆髄と間接覆髄について述べてきたが，本質は同じである（**図21**）．したがって，他の歯科治療と同じく，適確な診断と確実な手技が歯髄保存のために重要であることは間違いない．

図21 直接覆髄と間接覆髄の意義.
直接覆髄と間接覆髄の必要条件は同じである．言い換えれば，本質は同じであり，適確な診断と確実な手技が求められるといえる．

参考文献

1) Kakehashi S, Stanley HR, Fitzgerald RJ：The effects of surgical exposures of dental pulp in germ-free and conventional laboratory rats. Oral Surg Oral Med Oral Pathol, 20：340-349, 1965.
2) Cox CF, Bergenholtz G, Fitzgerald M, Heys DR, Heys RJ, Avery JK, Baker JA：Capping of the dental pulp mechanically exposed to the oral microflora -- a 5 week observation of wound healing in the monkey. J Oral Pathol, 11：327-339, 1982.
3) Cox CF, Bergenholtz G, Heys DR, Syed SA, Fitzgerald M, Heys RJ：Pulp capping of dental pulp mechanically exposed to oral microflora: a 1-2 year observation of wound healing in the monkey. J Oral Pathol, 14：156-168, 1985.
4) Al-Hiyasat AS, Barrieshi-Nusair KM, Al-Omari MA：The radiographic outcomes of direct pulp-capping procedures performed by dental students: a retrospective study. J Am Dent Assoc, 137：1699-1705, 2006.
5) Bogen G, Kim JS, Bakland LK：Direct pulp capping with mineral trioxide aggregate: an observational study. J Am Dent Assoc, 139：305-315, 2008.
6) Aguilar P, Linsuwanont P：Vital pulp therapy in vital permanent teeth with cariously exposed pulp: a systematic review. J Endod, 37：581-587, 2011.
7) 月星光博：外傷歯の診断と治療（増補新版）．クインテッセンス出版，東京，2009.
8) Nyborg H：Capping of the pulp. Odontol Tidskr, 66：296-364, 1958.
9) Mejàre I, Cvek M：Partial pulpotomy in young permanent teeth with deep carious lesions. Endod Dent Traumatol, 9：238-242, 1993.
10) Seltzer S, Bender IB, Ziontz M：The dynamics of pulp inflammation: correlations between diagnostic data and actual histologic findings in the pulp. Oral Surg Oral Med Oral Pathol, 16：969-977, 1963.
11) Baume LJ：Diagnosis of diseases of the pulp. Oral Surg Oral Med Oral Pathol, 29：102-116, 1970.
12) Lin L, Shovlin F, Skribner J, Langeland K：Pulp biopsies from the teeth associated with periapical radiolucency. J Endod, 10：436-448, 1984.
13) Qudeimat MA, Barrieshi-Nusair KM, Owais AI：Calcium hydroxide vs mineral trioxide aggregates for partial pulpotomy of permanent molars with deep caries. Eur Arch Paediatr Dent, 8：99-104, 2007.
14) Hilton TJ, Ferracane JL, Mancl L：Comparison of CaOH with MTA for direct pulp capping: a PBRN randomized clinical trial. J Dent Res, 92：16S-22S, 2013.
15) Horsted P, Sandergaard B, Thylstrup A, El Attar K, Fejerskov O：A retrospective study of direct pulp capping with calcium hydroxide compounds. Endod Dent Traumatol, 1：29-34, 1985.
16) 岩久正明，河野 篤，千田 彰，田上順次 監：保存修復学21（第3刷）．115-176, 永末書店，京都，2001.
17) Al-Omari WM, Al-Omari QD, Omar R：Effect of cavity disinfection on postoperative sensitivity associated with amalgam restorations. Oper Dent, 31：165-170, 2006.
18) Burrow MF, Banomyong D, Harnirattisai C, Messer HH：Effect of glass-ionomer cement lining on postoperative sensitivity in occlusal cavities restored with resin composite--a randomized clinical trial. Oper Dent, 34：648-655, 2009.
19) Ricketts D, Lamont T, Innes NP, Kidd E, Clarkson JE：Operative caries management in adults and children. Cochrane Database Syst Rev, 3：CD003808, 2013.
20) Maltz M, Garcia R, Jardim JJ, de Paula LM, Yamaguti PM, Moura MS, Garcia F, Nascimento C, Oliveira A, Mestrinho HD：Randomized Trial of Partial vs. Stepwise Caries Removal: 3-year Follow-up. J Dent Res, 91：1026-1031, 2012.
21) Mertz-Fairhurst EJ, Curtis JW Jr, Ergle JW, Rueggeberg FA, Adair SM：Ultraconservative and cariostatic sealed restorations: results at year 10. J Am Dent Assoc, 129：55-66, 1998.
22) Kato S, Fusayama T：Recalcification of artificially decalcified dentin *in vivo*. J Dent Res, 49：1060-1067, 1970.

12. 根管治療における感染制御
——感染の機会と各種制御法

木ノ本喜史 *KINOMOTO Yoshifumi*

■ 根管への感染を制御する意味

Initial Treatment, 特に抜髄処置においては, 根管内の感染はそれほど重篤ではないはずであるが, 抜髄処置の成功率は100%には届かない. 1965年のKakehashiらの報告[1]に示されているように, 無菌状態であれば歯髄にはある程度の修復能力がある. したがって, 処置のどこかの段階で根管内に細菌感染が生じるため成功率が100%にならない, と考えられる.

感染根管治療においては, 根管内の感染除去が目的であることは誰もが意識することであるが, 根管内から感染を取り除くのみならず, 新たな感染の防止を意識しながら処置することが, 歯内療法において何より重要である. 根管治療においては根管拡大や充填などの手技が注目されることが多く, 新たな感染が意識されることは少ないが, 実は根管系への新たな感染の防止が成功率を高めるために必須の項目であることは間違いない.

具体的にどのような機会に根管に新たな感染が生じるかを**表1**に示す. 以下にこれらの感染がどのように生じ, どう対処するかについて述べていく.

なお, 本項では通常の根管治療中に生じる根管の感染を対象とするので, 根管口以外の経路で根管に感染が生じる, 穿孔や歯内−歯周病変, 歯根破折については取り上げない. これらは通常, それぞれの病態に適した診断や処置が必要とされるので, 既刊の『歯内療法 成功への道 偶発症・難症例への対応—病態・メカニズムから考える予防と治療戦略』（当社刊）において解説した[2]. ぜひ, 参考にされたい.

表1 根管に新たな感染が生じる機会

・感染した歯髄の残存
・う蝕の残存
・仮封の不良
・汚染物の侵入
　　防湿の不良
　　器具・材料の汚染
・根管開放
・歯冠側からの漏洩
　　コロナルリーケージ

新たな感染とは, 抜髄の原因となったう蝕だけではなく, 根管治療の術中・術後に根管系に感染源が侵入して感染することを意味する. もちろん, 外傷などによって抜髄を行う場合や感染根管治療の場合も同じ表現を用いることができる.

根管に新たな感染が生じる機会

●感染した歯髄の残存

　はじめに，抜髄治療における感染の波及状態を確認しよう．抜髄治療という言葉が感染根管治療と対比してわが国ではよく使われるが，抜髄治療において歯髄は感染していないのであろうか．

　現実的に考えると，う蝕により露髄している症例では，やはり歯髄は細菌に感染していると考えられる．また，器具が入る程度の露髄はなくても，う蝕病巣が歯髄に近接している場合は，象牙細管を通じて歯髄へ細菌の侵入が生じているとの報告もある．したがって，外傷による偶発的な露髄が原因の抜髄治療以外では，歯髄は細菌に感染していると考えるのが妥当である．

　そのため，抜髄治療中に髄角や髄床底に歯髄組織を取り残した場合，その残した組織が感染源となりうる．髄腔開拡を小さくとどめようとした場合などに，髄角や天蓋の端の部分の除去が不十分になり，軟組織が残存している場合がある（図1）．根管を拡大・清掃しても，仮封の下に感染した軟組織を残存させると，根管が再び感染する状態を放置することになる．髄腔開拡の際には，根管口だけでなく髄角など開拡の内面も注意して観察する必要がある．

　根管壁に関しては，器具が挿入される前の状態（いわゆる Initial Treatment）においては，炎症による変化により根管壁の象牙前質の変性は生じているかもしれないが，象牙細管は開口していないと考えられる．したがって，Initial Treatment においては細菌感染あるいは炎症により変性した歯髄を機械的に除去したうえで，十分量の洗浄を行うことにより，根管内から感染が除去できると考える．この場合，洗浄液としては，根管壁の溶解を目的とするのではなく，細菌や変性した歯髄組織の溶解を期待するため，有機質溶解作用を有する次亜塩素酸ナトリウム（NaClO）液の使用が望ましい（図2）．

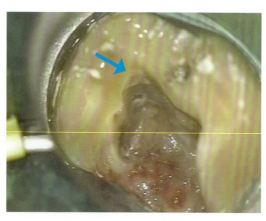

図1　6̲抜髄の途中（50歳，男性）．
近心頰側の髄角の下に歯髄軟組織が残存している．根管口に意識を集中していると，この部位の歯髄を見逃してしまい，感染源を残す結果になる．

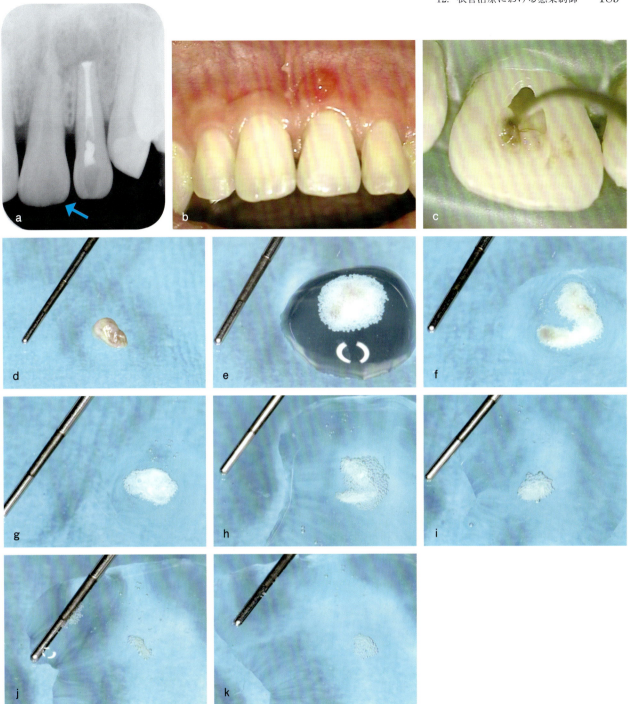

図 2 次亜塩素酸ナトリウム（NaClO）液による有機質溶解作用（23歳，男性，|1 ）．
a：打撲による歯髄壊死に継発した歯根吸収を認めた．|2 は以前にビタペックスを貼薬済み．
b：唇側に瘻孔が出現していた．
c：髄腔開拡を行うと，歯髄組織は変性していた．
d：［12：56］ 摘出した歯髄組織をガラス練板上に置いたところ（［ ］内は撮影時間．以下同じ）．
e：［12：59］ 歯髄組織に，3％次亜塩素酸ナトリウム液をかけたところ，溶解し始めて，発泡している．
f：［13：03］ 丸まっていた組織が伸びてきた．5分ごとに新しい液と交換している．
g：［13：15］ この時間まで患歯の処置を行っていた．
h：［13：17］ 診療が終わったので，プローブで液を撹拌し始めた．
i：［13：18］ みるみる組織は小さくなっていった．
j：［13：20］ 撹拌を始めて3分で明らかに組織は小さくなった．
k：［13：21］ 溶解してほぼ形がなくなった．歯髄組織はNaClO液により溶解することが確認できた．

＊

抜髄根管の拡大・形成後にNaClO液を入れて数十分待つ，という話を聞くこともあるが，根管内の器具が当たらなかった部分に残存するであろう歯髄組織の溶解が期待できる．また，液は静置するより，撹拌あるいは超音波装置によりアクチベートしたほうが効果が高いと考えられる．以上を考えると，根管治療中，特に抜髄根管において用いる薬液はNaClO液が第一選択となる．

● う蝕の残存

レジン充塡などの修復処置においては，う蝕の除去を修復前に徹底的に行うことが当然とされており，卒前教育においても必ず指導される．そして，う蝕検知液などによるう蝕除去の確認が推奨されている．

一方，歯内療法においては，根管における器具の操作に意識が集中することが多く，その前の当然ともいえるう蝕の除去について強調されることが少ない．また，実際の臨床においても，根管口を見つけることができるだろうか，あるいは根尖まで器具が届くだろうかなどに意識が集中して，根管口より歯冠側のう蝕を見逃している症例に遭遇することが多い．

ダイヤモンドポイントで髄腔開拡を行い，ラウンドバーで天蓋をかきあげ，ゲイツドリルなどで根管口を明示するという一連の根管治療の中で，エキスカベーターやう蝕検知液などによりう蝕の有無の確認を必ず行う習慣をつけておかねばならない（図3）．若年者に多い急性う蝕は，見た目は白色であり，脱灰したう蝕象牙質は実際に器具で触れるか検知液で染め出さないと気づかないことも多い．

また，支台築造を装着後に冠形成を行う際に，初めて切削した隣接側にう蝕を見つけることもある．しかし，そのときにう蝕を除去するのは治療上好ましくなく，根管治療中に象牙細管を通じた感染が生じていた可能性がある．

歯頸部や根面にう蝕，穿孔，不良修復物が存在すると，気づかない間に根管に感染が生じるので，常に注意が必要である（図4〜図6）．審美的な理由でう蝕の完全な除去を行わない場合は，器具の操作中だけでなく，次に述べる仮封にも配慮する必要がある．

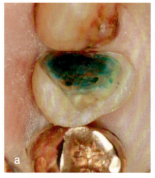
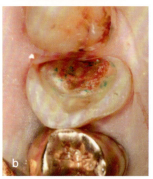
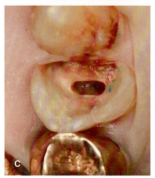

図3　抜髄症例のう蝕除去（52歳，男性，4┘）．術前の診断により，抜髄が決定していた症例．
a：う蝕検知液によるう蝕の明示化（シーイット，茂久田商会）．髄角が染まっているのが確認できる．
b：う蝕除去後．まだ露髄はしていない．
c：根管口を明示した状態．露髄するまでにう蝕除去を完了しておくのが鉄則である．

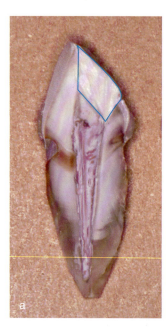
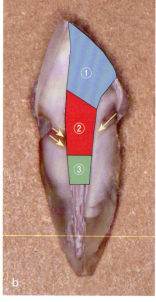

図4　歯頸部の充塡からの象牙細管を通じた漏洩．
a：抜去歯に根管充塡を行った歯の半切試料．
b：唇側のレジン充塡を通じた漏洩が明らかである．このような歯に仮封を行う場合は，aのような歯冠部だけの仮封では不十分であり，仮封の精度と除去のしやすさを兼ね備えた三重仮封（トリプルシール）が有効である．
①咬合力に耐える強度のあるセメント
②取りやすい材料（ストッピングや綿球）
③封鎖力のあるセメント

12. 根管治療における感染制御   191

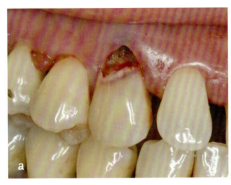
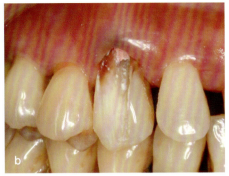

図5　上顎犬歯唇側歯頸部に大きなう蝕を有する抜髄症例.
a：歯頸部に深いう蝕を認めた．露髄が確実に予測されたので抜髄が必要になるが，唇側からう蝕を除去した後に，仮封を確実に行える見込みがなかった．そこで唇側からう蝕除去とともに髄腔開拡を行う計画を立て，患者に説明した．
b：抜髄即日根管充填後．仮封が白いと目立つので，仮封にレジンを使用するなど審美性に考慮した．

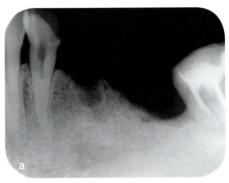
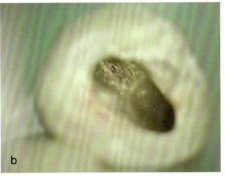
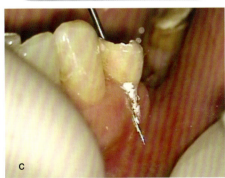
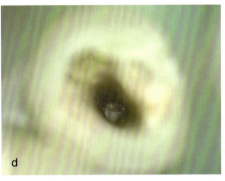
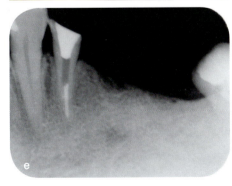

図6　頰側への穿孔症例（53歳，男性，|4|）．
a：術前のデンタルエックス線写真．髄腔開拡がやや近心に寄っている感がある．
b：髄腔内の状態．唇側寄りに小さな穴がある．2根管性の下顎小臼歯かと考えて器具を挿入し拡大し始めた．
c：浸麻をしていないので，患者は違和感を訴えた．ラバーダムを外して器具を入れて確認したところ，頰側への穿孔が確認された．
d：穿孔部を封鎖後に根管拡大を終了した状態．
e：根管充填後のデンタルエックス線写真．ポスト孔の形成を特別に行ったわけではないが，軟らかい根管壁を除去した結果，根管は広くなっている．

　さらに，長期に根管治療を行っている症例では，根管口付近や髄腔側壁の象牙質が感染して軟化した状態になっていても，色調が白あるいはクリーム色のため気がつかずに根管治療を続けている場合がある（図7）．もともとの治療が長引いている理由のうえに，新たな感染が加わっているため，治癒はさらに困難になる．ポスト付きテンポラリークラウンやストッピングの仮封を使用している場合は，特に注意が必要である．

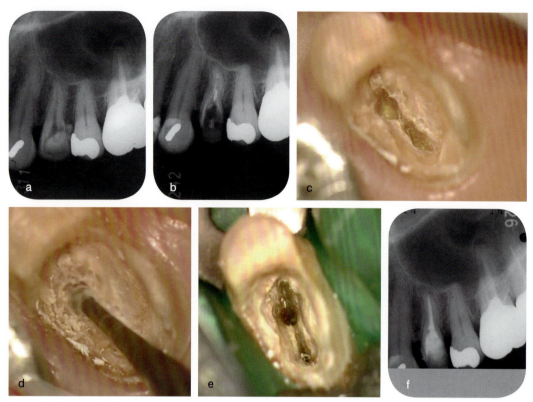

図7 抜髄後1年間根管治療を行っているが，打診痛が消失しないと紹介された症例（50歳，女性，⎿4）．根管口付近にう蝕が生じていた．
a：当院に紹介される1年前に抜髄を開始したときのデンタルエックス線写真．
b：当院紹介時のデンタルエックス線写真．歯冠部の歯質が崩壊してきている．
c：ストッピングの仮封をはずしたところ．根管口付近がもろもろに見え，軟化していた．
d：ラウンドバーで削除すると，象牙質がめくれるように剝離してきた．
e：根管の清掃が完了したところ．
f：根管充填後のデンタルエックス線写真．う蝕除去を行い，イスムスやフィンの清掃を行うと，数回の根管治療で症状は消失して根管充填が可能になった．

●仮封の不良

　米国の歯内療法専門医を対象に調べたアンケートでは，仮封材としては水硬性セメントが広く使用されていた[3]．ただし，米国ではSingle visitによるいわゆる1回治療が主流である．彼らは，浸潤麻酔をして，ラバーダムを装着し，髄腔開拡，根管拡大・形成，洗浄，充填までを1回の来院で済ませることが多い．そして，その後はしっかりと4mm程度の仮封をすれば，彼らの治療分担は終了になる．したがって，仮封に関する報告はそれほど多くなく，注目されることは少ない[4]．

　一方，わが国では保険制度や1日当たりの患者数などの関係で，歯内療法の1回治療は多くなく，複数回にわたる治療が主流であり，その治療の間には必ず仮封を行う．この仮封の状態で生じる漏洩により，根管内に感染を招いている可能性が高いのではないか，と筆者は感じている．

　一昔前までは，ストッピングで仮封という時代もあったが，ストッピングは所詮ゴムのような材質であるので，咬合力がかかると変形して高い封鎖性は期待できない．

表2　一重仮封（シングルシール）と二重仮封（ダブルシール）の特徴

	一重仮封（シングルシール）	二重仮封（ダブルシール）
長所	操作が簡単 厚さを確保しやすい	除去の際にシングルシールのような短所がない いろいろな組み合わせが使用できる
短所	下に綿球を入れることが多い タービンで除去すると綿球が絡む 仮封を除去したときに根管内が濡れる 除去時に仮封材が根管内に落ち込むことがある セメントが貼薬剤と反応する可能性がある	操作が2ステップになる 下にストッピングを用いると，封鎖に必要な厚さの確保が難しい
使用材料	水硬性セメント グラスアイオノマー系セメント カルボキシレート系セメント レジン	ストッピング＋水硬性セメント ストッピング＋酸化亜鉛ユージノール系セメント ストッピング＋グラスアイオノマー系セメント ストッピング＋カルボキシレート系セメント 水硬性セメント＋グラスアイオノマー系セメント

それぞれの特徴を理解して，使い分けるのが賢明である．

根管充塡には現在でもゴムのような材質を持つガッタパーチャを使用するが，それは咬合力などの外力が加わらない場所だからである．ストッピングや軟性レジンによる仮封は，目に見えるレベルの食渣の侵入は防げるかもしれないが，細菌レベルでの封鎖は不可能であり，現在の歯内療法においては容認されない．

1．一重仮封・二重仮封・三重仮封

仮封の方法に関しては，一重仮封（シングルシール）と二重仮封（ダブルシール）という考え方がある．どのような材料を使用するかにもよるので，一概にどちらが優れているとは言い難い．それぞれの利点と欠点を理解したうえで使い分けるのが賢明である（**表2**）．たとえば，残根状態の歯に仮封を行う場合は，二重仮封が有利である（**図8**）．その他，**図4**のように根管の奥深いところまで仮封材を入れる必要がある場合は，封鎖性と除去のしやすさを考慮して三重仮封（トリプルシール）が有効な場合もある．また，一重仮封の場合は，セメントの下層に綿球を置くことが多いが，綿球を指で触れると不潔であるので，注意を要する[5]．

2．厚さと界面の状態

仮封を考えるにあたっては，厚さと歯質との界面の状態が重要である．

仮封材の厚さに関しては，水硬性セメントを使用した抜去歯の研究では3.5mmが必要とされ[6]，動物実験では2mmで漏洩が生じた[7]と報告されている．また，セメントの種類にかかわらず，十分な厚さが確保できなければ緊密な封鎖は達成されない．

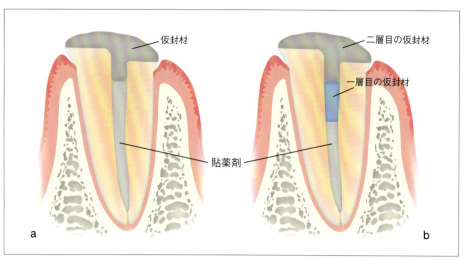

図8 残根状態の歯の仮封は，セメントの厚さだけでなく，根面のセメントが脱離したときにも根管を封鎖できるかを重視する必要がある．根面と一体化した仮封（a）ではなく，根面と根管を分けた二重仮封（b）が有効であろう．

　仮封の厚さは髄腔開拡の中央部だけでなく，漏洩が生じやすい歯質との界面においても十分な厚さを確保する必要がある．しかし，隣接面の歯肉側の象牙質の厚さはせいぜい2mm程度しかないため，この部分においては歯肉に沿った面よりさらに髄腔の根尖側まで仮封材を充填する必要がある（図9）．

　界面については，歯質にう蝕が残存していてはもちろん緊密な封鎖は得られない（図10）．また，界面に綿花の繊維が付着していると毛細管現象により，瞬時に漏洩が生じると報告されている[8]（図11・図12）．仮封用セメントの下に綿球を置く場合には，界面に繊維を巻き込むことがないように注意する．さらに根管内を綿球で乾燥したり，付着したセメントを綿球で拭いたりすると，多数の綿花の繊維が根管壁に付着する．特に根管充填後に未硬化のセメントを綿球で拭くと，繊維が根管壁に付着して完全な除去は困難になるので注意する．

3．その他の注意点

　隔壁も防湿のためには有効であるが，所詮，隔壁は接着面積の狭い薄いレジンの壁である．強度を十分に考慮した仮封をしなければ，隔壁が壊れたり漏洩を招いたりする．具体的には，仮封材は隔壁の接着界面より深いところまで充填されていることが必要で，内部を綿球で満たしたりすることがないように配慮する（図13）．

　また，水硬性セメントは，根管貼薬に使用される水酸化カルシウムと接すると硬化不全が生じる．セメントと貼薬剤が直接触れないように考慮しなければ，いつまで経ってもセメントの硬化が進展せず，仮封の脱離を招くので注意する．また，ユージノールによっても硬化不全が生じるので，根管充填後の仮封時などに注意しなくてはならない．

12. 根管治療における感染制御　195

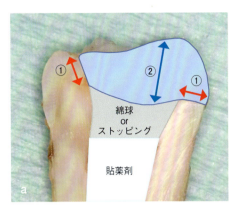
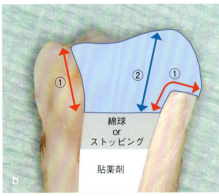

図9　仮封材の厚さについて．
仮封材の厚さは中央部の厚さ（②）だけでなく，歯質との界面の厚さ（①）も重要である．aでは十分とはいえず，bのような状態が望ましい．

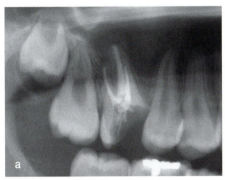
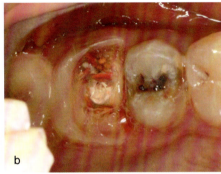

図10　仮封が脱離していた症例（16歳，男性，6⏌）．
遠方から引っ越して来たため，転医して来院した高校生．前医で6⏌の根管充塡まで終了したとのことであったが，う蝕が残存しており，仮封が脱離して3カ月ほど経過していた．一部残存しているセメントから，仮封にはグラスアイオノマー系セメントが使用されていたと想像される．しかし，う蝕が残っている状態ではどのようなセメントでも緊密な仮封は望めない．

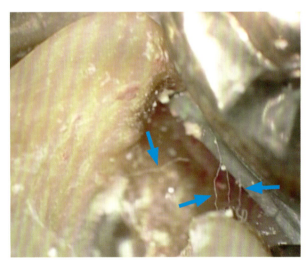

Degradation of the sealing properties of a zinc oxide-calcium sulfate-based temporary filling material by entrapped cotton fibers.
Newcomb BE, Clark SJ, Eleazer PD.
J Endod 27：789–790, 2001.

［材料と方法］
・水硬性セメント（Cavit）を3.5mmの厚さでガラスチューブに充塡
・グループ（G）1：20～40本，G2：10～15本，G3：3～5本の綿花の繊維を界面に挟んだ．G4は綿花なし（ネガティブコントロール）
・メチレンブルーが浸透する時間を測定

［結果］
・G1：1.08分，G2：2.36分，G3：7.76分で漏洩が生じた．
・G4では21日まで漏洩がなかった．

［結論］
界面に少しの綿花の繊維が入っただけでも，封鎖能力は激減する．

図11　仮封の界面に綿花の繊維が存在すると，わずかな時間で漏洩が生じることを示した研究[8]．

図12　仮封を除去した後の界面に存在していた綿花の繊維．
仮封の界面に綿花の繊維が存在すると，根管治療をしてきれいになった根管が，患者さんが受付で会計をしている間に，すでに汚れ始めている可能性がある．次の診察に来院したときは，再び感染状態になっている．そして，根管が汚れていると，さらに根管拡大をすることになる．そのような根管治療は歯を破壊しているのかもしれない．

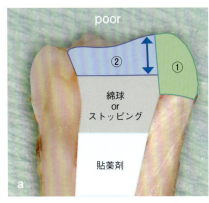 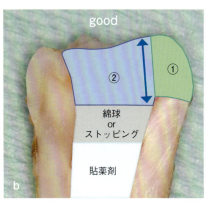 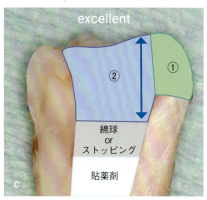

図13　隔壁を作製した際の仮封の厚さ.
隔壁（①）と歯質との接着界面より深いところまで仮封材（②）を充填しなければ，咬合力によって隔壁が破壊されてしまう恐れがある．また，隔壁と歯質との界面からの漏洩の可能性を考えると，仮封材は界面より根尖側まで充填する必要がある．

●汚染物の侵入

抜髄根管は本来感染の程度が低いので，そこに新たな感染を招いてはならない．したがって，根管の中に汚染物を入れてはいけないことは歯内療法の常識である．もちろん，根管治療中に根管口が開いたままの状態で，**患者にうがいをさせてはならない**．唾液と一緒に口腔内細菌が根管に侵入するからである．

しかし，気がつかない間に根管に汚染物が侵入する恐れがある．具体的には，防湿の不良による唾液や出血，歯肉溝滲出液の混入や滅菌されていない器具（ブローチ綿栓を含む）の根管への挿入，唾液やプラーク，歯肉に触れたファイルの根管内への挿入などがある．

1．防湿の不良

歯肉縁下までう蝕が進んだ歯を保存するために根管治療を行う場合に防湿の不良を招くことが多い．欧米のように，ラバーダム防湿ができない歯は抜歯とまで言い切ることなく，何としても歯を保存しようとする傾向が強いわが国においてしばしば問題になる．

原則的には，ラバーダムが装着できる状態に改善してから，根管治療を開始すべきである．その方法として，歯肉切除により歯肉のラインを下げる，挺出により歯根を歯肉縁より上に引き出す，隔壁を作製するなどの方法がある．しかし，歯肉切除術は健康保険に点数の設定がない，矯正的挺出は保険外である，外科的挺出も保険適用できない，そのうえ，歯根吸収の可能性もある，隔壁は根管充填後の修復において修復物のマージンが歯肉縁下に残ってしまうなど，いずれも難問があり，歯の保存を真剣に考えると乗り越えなければならない問題が多い（本項の後半でも詳述する）．

2．汚染した器具の挿入

最近のファイルなどの歯内療法器具は，ほとんどオートクレーブ滅菌に対応してい

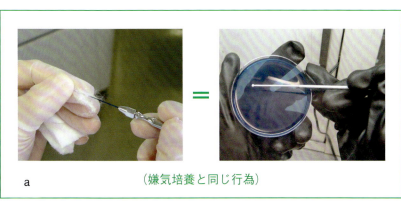
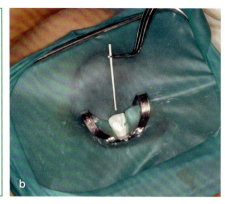

図14 ブローチ綿栓と嫌気培養.
37℃で湿潤状態の根管の中に，唾液がついた指で巻いた綿栓を入れることは，嫌気培養をするのと同じである（a）．
ラバーダムと滅菌ペーパーポイントの使用（b）が基本である．

る．しかし，目詰まりをした状態では満足な滅菌は困難なため，オートクレーブの前に洗浄をしっかり行う必要がある．また，ファイルを保管するためのスポンジもオートクレーブにより滅菌が可能との報告[9]もあるので，有効に使用したい．

わが国で長く使用されてきたブローチ綿栓は，滅菌ができない指で巻くため不潔である．術者の指は口腔内に触れているので，口腔内細菌が綿栓に付着して，それが根管内に入り病原性を発揮する恐れがある（図14）．事前にブローチ綿栓を巻いて，オートクレーブ滅菌をして保管しておくなら，もちろん問題ない．火炎滅菌や高温ビーズによる消毒もあるが，綿栓の中まで滅菌されるとは考えにくい．また，綿栓は大きさの規定が困難なので，根管乾燥の目的においても不適である．滅菌されたペーパーポイントの使用が推奨される．

また，根管充填に使用するガッタパーチャポイントに関しては，次亜塩素酸ナトリウム液に2分間浸漬すれば表面を消毒できると報告されている[10]．助手にガッタパーチャポイントを作業長の長さに合わせて切断するように依頼すると，根尖に触れるポイントの先端を指で持って操作している場合もある（図15）．助手に歯内療法は何を目的に行っているかを教育指導することも，歯科医師の職務である．

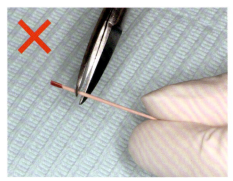

図15 ガッタパーチャポイントの先端を把持して，必要な長さに切断することは，ポイントが不潔になるので行ってはならない行為である．

ファイルの挿入が難しい部位の根管治療を行っているときに，ファイルが歯髄腔に入らず，周辺の歯肉に当たってしまい，出血したり，患者に痛いと言われることがある．そのファイルには歯肉溝滲出液やプラークが付着しているので，それをそのまま根管に挿入してはならない．また，アルコールガーゼで拭いた程度では，ファイルの刃の間に感染源が付着している可能性が高い．したがって，超音波洗浄した後にオートクレーブ滅菌へとまわす必要があるので，その治療中には使用できないと考えるべきである．歯肉溝滲出液やプラークに存在する細菌を根尖付近に運ぶ行為を，歯内療法において決して行ってはならない．

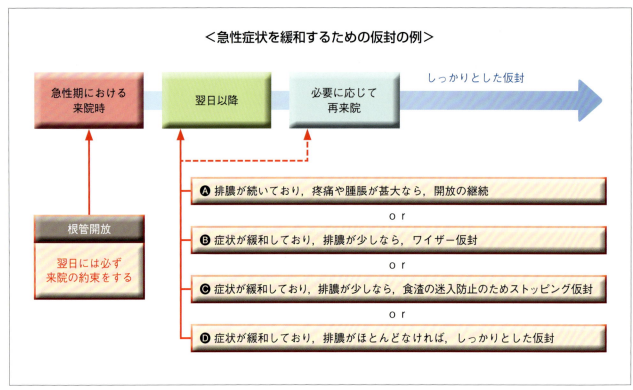

図16 急性症状を緩和するための仮封の例．
症状と根管の封鎖性のレベルを勘案して，どのような仮封を行うか考える（Ⓐ→Ⓓに行くに従って緊密な仮封となる）．歯内療法における急性期は，急性期を乗り越えるために行う行為と，歯内療法を成功に導くために行う行為が，相反する状況である．

● 根管開放

　根尖性歯周炎が原因として生じる腫脹や疼痛などの急性症状を緩和する方法として，根管開放が行われることがある．しかし，根管を開放して口腔内の環境に曝すことは，口腔内の細菌が根管に自由に入る状況をつくっているので，歯内療法の原理から考えると，治療術式として認められるものではない．

　ただし，根管を開放することで，根管が根尖部に生じた膿瘍を排膿させるための交通路となるため，症状が緩和することも事実である．

　歯内療法の教科書では，チェアー上で根管吸引を行って排膿を促し，排膿が治まれば，しっかりと仮封をして治療を終了すると書かれている場合もある．しかし，実際の臨床では，30分以上吸引を続けていても排膿が治まらないケースもあり，治療時間内に仮封に踏み切れないこともある．そこで，AAEのガイドラインにも記載されているとおり[11]，痛みや腫脹などの急性症状が激しく，排膿が著しい場合は，翌日までの根管開放を行うこともある，と考えるのが現実的であろう．ただし，開放したままにするのではなく，翌日も経過観察と洗浄のため来院を促し，症状の緩和がみられれば，なるべく早期に仮封を行うことはいうまでもない（**図16**）．もちろん，仮封は緊密であることが目標であるが，排膿の継続や圧の軽減という目的も兼ねるために，部分的に根管と口腔内の交通路を残した仮封（ワイザー仮封[*1]）を利用することも有効である．

[*1] ワイザー（Wieser）仮封：根管にブローチなどを挿入したまま仮封材で仮封した後，ブローチを引き抜くことで根管からの排膿路を確保できるようにした仮封．

歯冠側からの漏洩（coronal leakage）

　根管治療中ではないが，気がつかない間に根管が感染する機会として，歯冠側からの漏洩（coronal leakage：コロナルリーケージ）がある．これまで述べてきた根管内への感染も根管口を通って歯冠側から侵入しているわけではあるが，歯内療法における「歯冠側からの漏洩（coronal leakage）」とは，根管充塡後に充塡材が存在するにもかかわらず，歯冠側から根管を通じて感染が根尖に至る現象を意味する．いくら緊密に根管充塡を行っても，現在の材料と方法では，根管口付近が感染すると根尖部にまで感染が波及するのである．この歯冠側からの漏洩は関連する内容が多く重要なので，「22. **根管充塡後の歯冠側からの漏洩（コロナルリーケージ）**」の項において詳述する．

感染を制御するためのさまざまな処置法

ラバーダム防湿法

　いうまでもなく，歯内療法において必須の防湿法であり，感染制御法である．しかし，一般臨床での使用率が低いことは，わが国だけでなく多くの国でも指摘されている[12]．使用しない理由はいろいろと考えられるが，いずれも歯内療法を行うにあたって容認できる理由ではないため，医療を行う者として考え行動することが求められる（**表3**）．

　ラバーダム防湿法の意義を**表4**に示す．防湿だけでなくさまざまな意義があるため，日常臨床で実際に使用することが重要である．

　簡単な練習としては，歯列模型を用いて複数本の歯を明示するようにラバーダムを装着する方法がある．複数本の歯を明示することで，ラバーの緊張も少なくなり，操

表3　ラバーダム防湿を使用しない理由とその克服法

使用したことがない	大学，研修医のときの実習を復習する
使用法がわからない	同上
使用が難しい	講習会を受ける，模型で練習する
患者受けの心配	患者は実は望んでいる
装着する時間の問題	慣れると速くなる
器具・材料費	それほど高価なものではない，事故や失敗したときの損失を考慮すると安いもの
治療費の安さ	これ自体に治療費を求めるのではなく，治療全体の中で考えると治療費の問題ではない

表4　ラバーダム防湿法の意義

・無菌的な術野の確保
・唾液などによる術野の汚染の防止
・口腔内環境（湿度や温度）からの隔離
・薬剤や薬液などの漏洩の防止
・誤飲や誤嚥の防止
・軟組織の圧排・保護
・術野の隔離による操作性の向上
・ミラーの曇りにくさや保持しやすさによる視認性の向上
・開口状態の維持による患者負担の軽減
・患者の閉口および会話防止
・口腔内微生物の飛散防止（院内感染の防止）

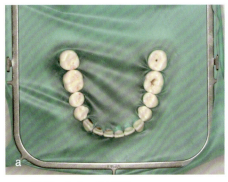 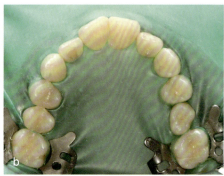 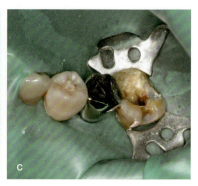

図17　ラバーダム装着.
　a：模型の上でラバーに開ける穴の位置や装着の練習を行う．これはいつでもどこでも一人でもできるので，まずやってみることが大切である．
　b：知り合いやスタッフなどと練習して，ラバーダムが全歯に装着できるようになると，部分に装着することはきわめて容易になる．技術を習得するための練習は必要である．
　c：実際の治療においては，複数歯をラバーから出すことで，作業空間が広がり，治療操作が楽になる．

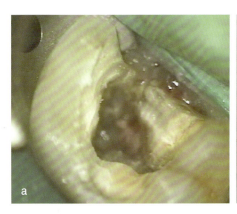 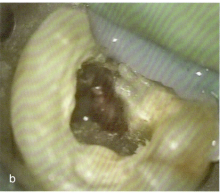

図18　ラバーダムシートと歯質との隙間を埋める方法．
歯の形状によってラバーダムシートと歯質の縁が適合しない場合がある．その隙間は光重合型歯肉保護用レジンで手軽に封鎖することができる（レジーナマルチ，ビーエスエーサクライ）．

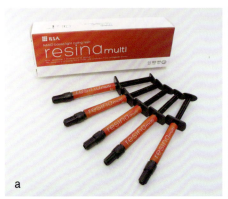 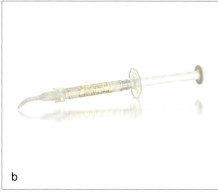

図19　ブロックアウト用材料．
　a：レジーナマルチ（ビーエスエーサクライ）
　b：オラシールJコーキング（ウルトラデントジャパン）

作空間も広くとれる（図17）．スムーズに装着できるようになると，術者側のラバーダム使用に対する抵抗も少なくなる．ラバーダム防湿に特化した書籍[13]もあるので参考にして，まずは練習することが大切である．

　歯の形態によっては，ラバーダムクランプが適合せず，ラバーシートと歯質の間に隙間が生じる場合もある．そのような場合は，水硬性セメントや光重合型歯肉保護用レジンなどで封鎖するとよい（図18・図19）．

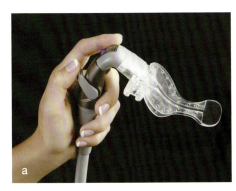
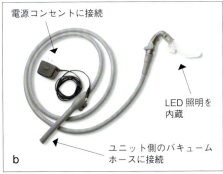

図20 イソライト・プラス（クロスフィールド）.

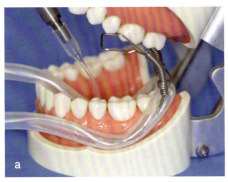
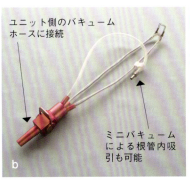
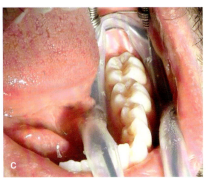

図21 c-ZOOミニα（シーズーミニアルファ，アプト）（写真提供：英保武志先生（大阪府開業）のご厚意による）．

・簡易防湿

　残念ながらラバーダムの使用が100％でない状況は先述したとおり世界的に共通であるが，その代わりの防湿としてはやはりコットンロールかガーゼによる簡易防湿が多いとの報告がある[14]．もちろん，簡易防湿と呼ばれる方法では，ラバーダム防湿の意義（**表4**）の一部しか全うできず，代わりになりえるものではない．ラバーダムの使用が歯内療法において必須であることは，これまでの歴史を振り返ってみても確実であり，Initial Treatmentの生存率にも差があるとの報告もある[15]．

　ただし，わが国では健康保険による診療が主であり，残根状態であっても根面板などとして使用できる限りは保存していく傾向があるため，ラバーダムが装着困難という状況も起こりえる．その場合は，徹底的な防湿と誤嚥などに注意を払って処置を行うことが重要である．

　また，その他の簡易防湿としては，開口器と一体化したイソライト（クロスフィールド，図20）やZOO（アプト，図21）なども有効であろう．

隔壁・歯肉切除・歯の挺出

　抜髄に至る状況の歯では，う蝕除去後に残存歯質が歯肉縁下に位置することも多い．このような状況では，歯肉溝滲出液や出血が髄腔に侵入しやすく，また確実な仮封も困難になる．髄腔を歯周組織より隔離する方法として，隔壁の作製，歯肉切除，歯の挺出が考えられる．

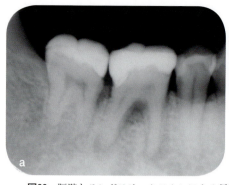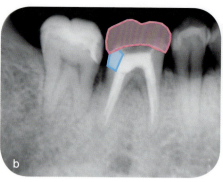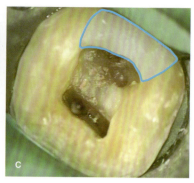

図22 隔壁とテンポラリークラウンによる暫間修復.
a：初診時のデンタルエックス線写真．遠心歯頸部からの漏洩か髄角への露髄により，歯髄壊死から根尖性歯周炎を継発していた．
b：初診より1年後のデンタルエックス線写真．隔壁を作製し，テンポラリークラウンをカルボキシレートセメントで仮着して暫間修復を行っている．根管充填は終了しているが，来院が途絶えがちであったため，まだ支台築造まで進んでいない．赤がテンポラリークラウン，青が隔壁．
c：隔壁の部位を示す．

1．隔壁

　歯質への接着技術の進歩により，隔壁の作製は容易で信頼性の高い方法になってきた．マトリックスなどにより歯肉から歯質を隔離した後，接着処理を行い，流れのよいフロアブルレジンなどで隔壁を築盛する（図22）．ただし，隔壁の材料がレジンだけでは咬合力に耐えられない場合もある（図23）．カッパーバンドや矯正用バンドを使用した隔壁も紹介されている[16]．残存歯質の量と隔壁の割合を考慮して，隔壁に必要な強度を考えることも重要である．

　隔壁を作製した場合は仮封にも注意する．隔壁と歯質との界面からの漏洩の可能性を考えて，仮封も隔壁と歯質の界面より下の部分にしっかりと充填することが必要である（図13）．

　また，隔壁は防湿が困難な状況で作製されるものであるが，見た目のきれいさからそのまま支台築造の一部として流用されることもある．隔壁の接着が本当に信頼できるものであるかどうか，最終修復の一部として使用してよいかを修復前に再考する必要がある．

2．歯肉切除（図24）

　歯肉切除には，外科用メスや電気メス，レーザーなどで歯質周囲の歯肉を切除する方法と，歯肉を剥離して（フラップを開けて）歯質が歯肉縁上にくるように歯肉を縫合する方法がある．いずれも長所と短所があるので，症例により見極めて適用する．いずれの場合も，単に歯肉を切除しただけでは時間の経過とともに歯肉が増殖して，歯質が歯肉縁下に戻ってしまうことも多い．歯槽骨整形も併用するなどして，生物学的幅径（biological width）を考慮した歯周組織と歯質の位置関係を理解して，歯肉切除を行うことが重要である．

12. 根管治療における感染制御　203

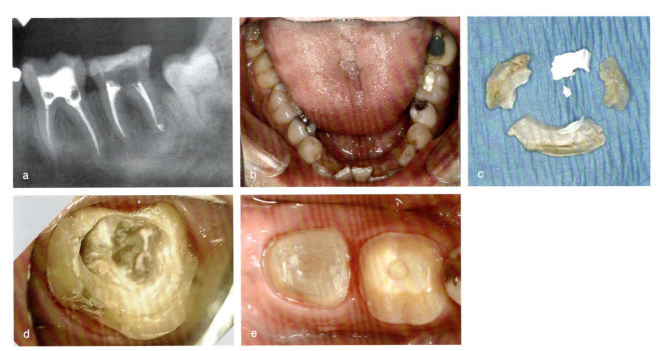

図23 遠方の先生から引越しのため紹介された患者の7┐根管治療中に生じた隔壁の崩壊（50歳男性）.
a：初診時のパノラマエックス線写真の一部．7┐の仮封のセメントが薄く，その下にエックス線不透過性の材料を認めない．
b：口腔内写真．仮封材はグラスアイオノマーセメントであろうと想像された．
c：次回来院時に，歯が欠けたと持ってきた破片．隔壁がバラバラになっていた．隔壁が咬合力に耐えられなかったと考えられた．
d：隔壁が崩壊した状態の歯冠部．この後，歯肉切除を行い，歯質が歯肉縁上に位置するようにした．
e：根管充填を行い，支台築造を行った後の状態．

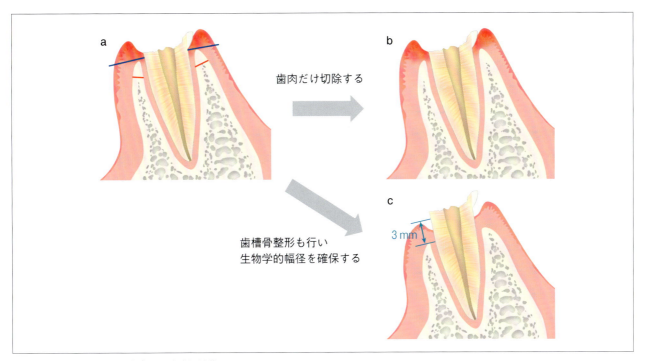

図24 生物学的幅径を考慮した歯肉切除術.
う蝕は歯質があれば進行するので，歯槽骨の位置に関係なく歯根方向に進行する．そして，歯槽骨縁の高さ，あるいはそれより根尖側までう蝕が進んでいると，歯肉切除術の言葉どおりに歯肉のみを切除しても，傷が治るとまた歯肉が盛り上ってくることになる（b）．歯肉の傷が治ると，生物学的幅径といわれる生理的な状態に復元しようとするのである．したがって，歯肉の切除とともに歯槽骨整形が必要である（c）．aの青線が歯肉切除の位置，赤線が歯槽骨整形の位置．

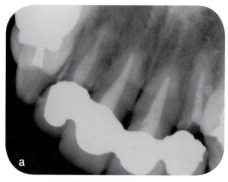
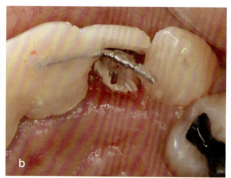
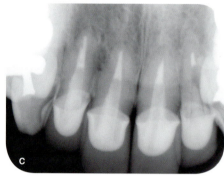

図25 歯肉縁下う蝕の歯を矯正的挺出により保存した症例（47歳，女性，|2）．
a：|2の歯冠修復の下に一部骨縁下に至るう蝕を認める．
b：矯正的挺出の途中．
c：挺出終了後，歯冠修復を行った．2年経過時のデンタルエックス線写真．

3．歯の挺出

歯の挺出には，矯正的挺出と外科的挺出がある．それぞれの長所と短所を理解したうえで，施術することが重要である．歯の挺出を行うことで，他の施設では保存が困難と告げられた歯を救えることもある（図25）．歯の保存のために会得しておきたい術式である．

●歯周基本治療

当然のことであるが，プラークの付着量が多く，歯周組織の炎症が重篤であればあるほど，歯肉からの出血や滲出液は多い．このような状況では，防湿も仮封も適切に行うことが困難である．筆者が大学病院に勤務していた頃，保存科とは別に歯周病科があり，別々に診療を行っていたため，歯周治療を行う前に歯内療法や修復処置を開始することもあり，歯肉からの出血に困ったこともあった．しかし，開業後は歯周治療を先行させることで炎症を抑えた後の歯肉の状態で歯内療法を行えるので，無用な出血との戦いは皆無となった．歯周基本治療の重要性を再認識した次第である．

新たな感染を防ぎながら行う根管治療

歯内療法の三大要諦は「拡大・形成」「洗浄」「充填」とされるが，その基本には根管を感染させないという前提があっての三大要諦である．しかし，通常行っている根

管治療において，予想外のところで根管に感染を招いていることが多い．今回は，根管に感染が生じる可能性のある状況別に，その現象と防止法を考えた．

歯内療法における感染との戦いは，想定外のところから現れる感染の可能性を常に意識しながら，目の前の感染を防止することが重要である．筆者は常々，新たな感染を防ぎながら行う根管治療においては，「モグラたたき」のような感覚を持って望むべきであると感じている．見えているモグラや手近なモグラだけを退治して，気づかないモグラがいたり，あるいは"少しくらいいいか"とモグラを見逃していると，歯内療法は成功から遠ざかっていくのである．

本項で挙げた項目はもちろん，その他の根管が感染する機会の可能性を常に考えながら，歯内療法を行うことが重要である．本項によって，いくつかでも新たな気づきがあれば，明日からの臨床にぜひ取り入れていただきたい．少しでも高点数を目指して行う歯内療法（保険点数ではなく，「モグラたたき」の点数である）は，術者に喜びを，患者に利益をもたらす，と筆者は信じている．

参考文献

1）Kakehashi S, Stanley HR, Fitzgerald RJ：The effects of surgical exposures of dental pulps in germfree and conventional laboratory rats. Oral Surg Oral Med Oral Pathol, 20：340-349, 1965.
2）木ノ本喜史 編：歯内療法 成功への道 偶発症・難症例への対応—病態・メカニズムから考える予防と治療戦略．ヒョーロン・パブリッシャーズ，東京，2014.
3）Lee M, Winkler J, Hartwell G, Stewart J, Caine R. Current trends in endodontic practice: emergency treatments and technological armamentarium. J Endod, 35：35-39, 2009.
4）Naoum HJ, Chandler NP：Temporization for endodontics. Int Endod J, 35：964-978, 2002.
5）和達礼子，須田英明：最新の仮封材の種類とその使用法—①歯内療法における仮封材．日本歯科評論，70（7）：69-76, 2010.
6）Webber RT, del Rio CE, Brady JM, Segall RO：Sealing quality of a temporary filling material. Oral Surg Oral Med Oral Pathol, 46：123-130, 1978.
7）Lamers AC, Simon M, van Mullem PJ：Microleakage of Cavit temporary filling material in endodontic access cavities in monkey teeth. Oral Surg Oral Med Oral Pathol, 49：541-543, 1980.
8）Newcomb BE, Clark SJ, Eleazer PD：Degradation of the sealing properties of a zinc oxide-calcium sulfate-based temporary filling material by entrapped cotton fibers. J Endod, 27：789-790, 2001.
9）Vélez AE1, Thomas DD, del Río CE：An evaluation of sterilization of endodontic instruments in artificial sponges. J Endod, 24：51-53, 1998.
10）Senia ES, Marraro RV, Mitchell JL, Lewis AG, Thomas L：Rapid sterilization of gutta-percha cones with 5.25% sodium hypochlorite. J Endod, 1：136-140, 1975.
11）American Association of Endodontists：Antibiotics and the treatment of endodontic infections. Endodontics Colleagues for excellence, Summer 2006.
12）Ahmad IA：Rubber dam usage for endodontic treatment: a review. Int Endod J, 42：963-972, 2009.
13）井澤常泰，三橋 純：写真でわかるラバーダム防湿法．医歯薬出版，東京，2008.
14）Anabtawi MF, Gilbert GH, Bauer MR, Reams G, Makhija SK, Benjamin PL, Dale Williams O：Rubber dam use during root canal treatment: findings from The Dental Practice-Based Research Network. J Am Dent Assoc, 144：179-186, 2013.
15）Lin PY, Huang SH, Chang HJ, Chi LY：The effect of rubber dam usage on the survival rate of teeth receiving initial root canal treatment: a nationwide population-based study. J Endod, 40：1733-1737, 2014.
16）Jensen AL, Abbott PV, Castro Salgado J：Interim and temporary restoration of teeth during endodontic treatment. Aust Dent J, 52：83-99, 2007.

TIPs #6

水硬性仮封材「キャビトン EX」

　欧米の歯内療法において，水硬性仮封材が頻用されていることもあり，わが国でも水硬性仮封材が主流になっている．アメリカにおいては，「Cavit」（3M ESPE）というメジャーな製品が存在するが，正規輸入されておらず，わが国にはキャビトンやルミコンなどの製品があり，これらが使用されている．

　その中でも，ジーシー社の「キャビトン EX」（図1）は，仮封中に硬くなりすぎず，耐摩耗性がよく，良好な辺縁封鎖性を有しているので，筆者も使用している製品である．ただし，水硬性仮封材はその名のとおり，水分と反応して硬化反応が進行する．したがって，水分が内部まで浸透する必要があるため，硬化に時間がかかることや，水酸化カルシウムやユージノールと接触すると硬化不良が生じることに注意が必要である．

　メーカーの説明によると，填入後1時間程度は食事等により強く咬合しないように患者に指導することや，ユージノール系製品や水酸化カルシウム製剤の上に填入する場合は，硬化不良を防ぐために綿球またはワセリンを介在させることが示されている．練和が不要で手軽に使用できる材料であるが，製品の特徴をよく理解して使用することが重要である（図2・図3）．

（木ノ本喜史）

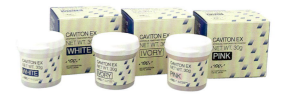

図1　キャビトン EX（ジーシー）．

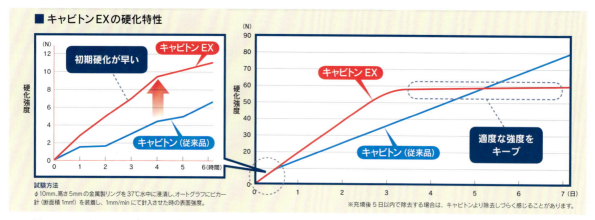

図2　キャビトン EX（ジーシー）の硬化特性（メーカーパンフレットより）．
患者には，填入後1時間程度は食事等により強く咬合しないようにとの指示をするが，1時間ではまだ最終硬化の1/30程度の強度であることに注目．

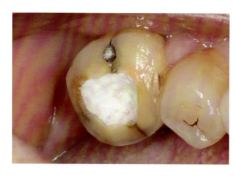

図3　ユージノールを含有するシーラーを使用して根管充填を行い，キャビトン EX で一重仮封した症例．翌日に「ふたがボロボロ減ってくる」と患者が急患で来院した．仮封に用いたキャビトン EX が完全に硬化しておらず凹んでいた．シーラーが窩壁に付着した状態でキャビトン EX を填入したため，ユージノール成分との接触による硬化不良が生じていたと考えられた．

13. 歯内療法におけるう蝕除去の重要性

阿部　修 ABE Shu

う蝕は本当に除去できているのか？

　日常の歯内療法臨床の中には，AAEのガイドライン[1]によって分類される難症例とは異なるが，痛みや違和感が消えない等のいわゆる「治りにくい症例」が数多く存在している．そうした治りにくい症例には，必ずやその原因が存在し，それに対応することで多くの場合に改善が得られる（非歯原性歯痛等の特殊症例を除く）．筆者の臨床実感としては，この治りにくい症例の原因の多くが感染源の残存であり，その中で最も多いものが残存した「う蝕」であると感じている（**図1～図3**）．

　う蝕の除去は，その後の覆髄または抜髄へと直接つながる処置であるが，覆髄法については「**11. 覆髄法**」の項に，抜髄については他項にそれぞれ適切にまとめられているため，本項では最初に基本的なう蝕の病理について触れ，そしてあくまでも臨床的観点から「抜髄（Initial Treatment）におけるう蝕除去」に焦点を絞って解説したい．

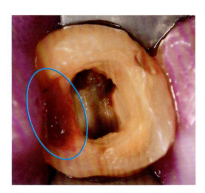

図1 抜髄後に痛みが消えないという治療中の転医症例．歯冠部に多量のう蝕象牙質が残存していた（図16参照）．

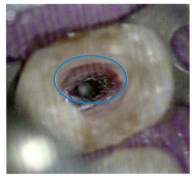

図2 抜髄後に痛みが消えないという治療中の転医症例．根管内壁に感染象牙質の残存が認められた．

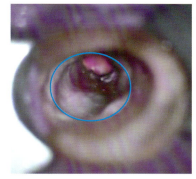

図3 抜髄して根管充塡を行ったものの違和感が消えないという紹介症例．根管口付近内壁に感染象牙質の残存が認められた．

う蝕の病理

　象牙質う蝕は，一般に「う蝕象牙質外層（第一層：多菌層，寡菌層，先駆菌層）」と「う蝕象牙質内層（第二層：混濁層，透明層，生活反応層）」に分けられ，後者には細菌感染がなく，痛覚が存在するとされているが（図4-a）[2]，国際的には表現が少し異なり，外層から崩壊層，脱灰層，透明象牙質（象牙細管の硬化），修復象牙質とされ，脱灰層までが細菌感染層とされている（図4-b）[3]．う蝕がエナメル象牙境に到達すると象牙質の最表層が脱灰され，臨床的に黄褐色に変色した軟化象牙質となる．その下部における象牙質は，う蝕の進行に対する防御反応として象牙細管内に無機質の添加が起こり，徐々に細管を閉鎖するが[4,5]，これは細管内にアパタイト結晶やウイトロカイト結晶などが沈着した結果であり[6,7]，光学顕微鏡で透明に見えることから，透明象牙質と名付けられている（図5）．同時に，象牙質う蝕はエナメル質う蝕と異なり，病変の形成と同時に細菌の侵襲を受け，象牙細管内にも細菌が侵入する[8〜10]．

　また，緩徐に進行する慢性う蝕病変では，エナメル象牙境に沿って広がりながら，象牙細管の閉鎖や修復象牙質としては細管構造を有する象牙質の添加が認められるが，急速進行性のう蝕では，象牙芽細胞は破壊されて掘削性に進み，修復象牙質としては無細管構造の象牙質か，全く修復象牙質が形成されないことが示されている（表1，図9・図10）[11]．

　このようなう蝕象牙質の変化やその進行状態を臨床的にどう識別し，具体的にどこまで除去してどの層を保存するのか，どのような理論的背景を持って何を用いて除去することが安全なのか等が，われわれ臨床医にとって大きな問題となる．根拠となり

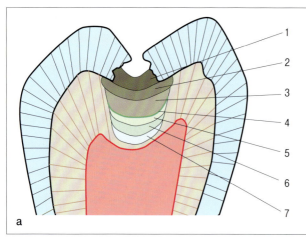 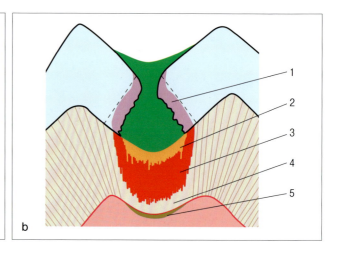

図4　う蝕の進行段階を示す模式図．
　a：日本の歯学教育で用いられている構造（1：表層，2：多菌層，3：寡菌層，4：先駆菌層，5：混濁層，6：透明層，7：生活反応層）[2]．
　b：海外文献において提示されている構造（1：病変に含まれるエナメル小柱の範囲，2：細菌侵入と崩壊層，3：脱灰層，4：象牙細管の硬化あるいは透明象牙質，5：修復象牙質）[3]．
　先駆菌層または脱灰層までを除去し，混濁層または透明象牙質は非感染象牙質であるため保存する．

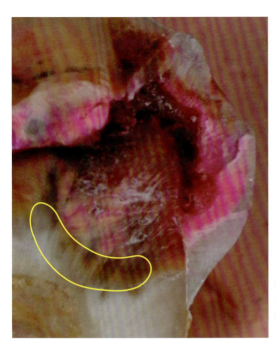

表1 急性う蝕と慢性う蝕

	急性う蝕	慢性う蝕
好発時期	若年者（学童期）	壮年・中年期
好発部位	小窩裂溝	小窩裂溝・隣接面
進行速度・形態	早い・穿通性	遅い・穿下性
軟化象牙質	多い （黄灰色・淡黄色）	少ない （茶褐色・黒褐色）
硬化象牙質	少ない	多い
象牙細管内防御反応	ほとんどない	明瞭
修復象牙質形成	少ない	多い

図5 透明象牙質．
透明象牙質は、う蝕の進行に対する防御反応として象牙細管内に無機質の添加が起こることで形成される．

得る研究論文は溢れているが，コンセンサスが得られた確たる方法は存在するようで存在しない．わが国においては，日本歯科保存学会が作成した『う蝕治療ガイドライン（第2版）』[12] が存在し，それは EBM の手法を用いて高いレベルでまとめられており，大変参考になる．しかしながら，こうした論文で示された内容を幅広く学んだとしても，実際の臨床ではどこまでう蝕を除去すべきなのかの判断に迷う場面は少なくない．歯科医師であればほぼ毎日行っている一見簡単な処置である「う蝕の除去」というものが，いかに困難な判断を求められる処置であるかを改めて実感している．

う蝕はどこまで除去すべきなのか——う蝕検知液の活用

● う蝕の検出

歯内療法の目的は，感染源の除去による歯内病変の治療と再発防止であるが，う蝕除去の目的もまた感染源の除去である．現在の「う蝕学」におけるう蝕除去の基本的な考え方は，触診によって硬い象牙質（非感染象牙質）が得られるまで除去すべきというものであるが[13]，前述のう蝕の構造（図4）から考えるとすれば，細菌感染層であるう蝕象牙質外層（または脱灰層）までを除去するということになる．

しかし，臨床的にはどこまでがう蝕象牙質外層（または脱灰層）で，どこからがう蝕象牙質内層表層の混濁層（または透明象牙質）であるかを，どのように見分けるかが大きな問題となる．わが国で開発されたう蝕検知液は，その有効性について国際的な議論はあるが，明らかに軟化した感染歯質をはっきりと染め出してくれる．それは，う蝕の有無をしっかりと確認しているつもりであっても，意外と認識できていな

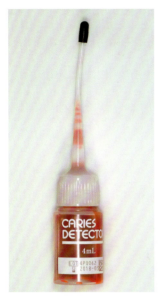

図6 カリエスディテクター（クラレノリタケデンタル）．
わが国で開発された画期的なう蝕検知液で，う蝕象牙質外層が濃い色，内層が淡い色に染色される．無菌層とされるう蝕象牙質内層を淡ピンク色に染色することから，それを切削することにより過剰切削を誘発する可能性が問題視された[15]．

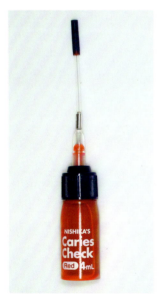

図7 カリエスチェック（日本歯科薬品）．
色はピンクとブルーが販売されている．カリエスディテクターの弱点を克服すべく，分子量を大きくすることによって，無菌層であるう蝕象牙質内層を染色せず，細菌感染層（外層）のみを染色可能としたう蝕検知液[17]．

い場合がある人間の目によるう蝕の取り残し等のヒューマンエラーを少なからず補正してくれるため，その有効性は決して低くないと筆者は考えている（図9・図10）．そこで本項では，「う蝕検知液」に焦点を当てて検討したい．

●う蝕検知液の活用とその問題点

最初に開発されたう蝕検知液である「カリエスディテクター」（クラレノリタケデンタル，図6）は，う蝕象牙質外層を染色し，内層は染色しないと考えられていたが，実際にはその分子量が小さいことから内層にまで浸透し，それによって象牙質の過剰切削となりやすいことが問題視された[14, 15]．臨床的にはカリエスディテクターによって染色された濃いピンク層は，う蝕象牙質外層の細菌感染層であると判断して除去し，淡いピンク色に染色された層はう蝕象牙質内層（無菌層）として保存することが推奨されている．特に有髄歯においては，歯髄の温存と再石灰化を期待して，この層を積極的に残すことが望まれる．

しかし，その淡いピンク色という判断基準が曖昧であったことから，現在では分子量を大きくすることによってう蝕象牙質外層のみを選択的に染色するう蝕検知液「カリエスチェック」（日本歯科薬品，図7）が開発され，応用可能である．カリエスチェックは細菌感染のないう蝕象牙質内層を染色しないことが実験的に明らかにされており[16]，筆者は日々臨床で多用している（図8〜図10）．

日本歯科保存学会のガイドライン[12]もう蝕検知液の使用を推奨しているが，世界的には細菌感染の有無を明確に区別できないこと[17]や，歯髄に近接した象牙質の不必要な切削や細菌の存在しないエナメル象牙境の過剰切削を助長する可能性があることが示されているため[18]，その応用はあくまでも術者のう蝕診断における判断材料の1つとして捉えるべきであろう．

有髄歯のう蝕，つまり歯髄温存を目的とした場合は，徹底したう蝕除去を試みつつも，除去中の露髄を回避できるような慎重な操作と配慮が必要である．そのための視覚的指標としては，分子量の大きいう蝕検知液を使用し，歯髄に近接した部位にう蝕象牙質内層が存在する場合は，積極的にそれを保存することが望ましいと考えられる．症例によってはstepwise excavationの応用から，明らかな感染う蝕象牙質であっても，それを一層残すという判断が必要な場合もあるだろう．

●Initial Treatmentにおけるう蝕除去の2つの目的

はたして象牙質内の細菌感染を完全に除去することは可能だろうか．前述

13. 歯内療法におけるう蝕除去の重要性　211

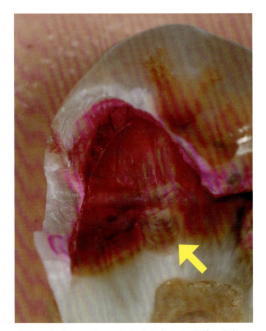

図8 カリエスチェックによるう蝕象牙質の染色．
抜去歯のう蝕について一部透明象牙質を露出してカリエスチェックを使用したところ，う窩の軟化象牙質は濃く染色されているが，透明象牙質の部分だけは染色されていない．カリエスチェックはう蝕象牙質内層の保存に有効な材料であると感じている．

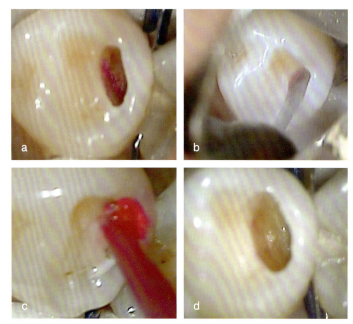

図9 う蝕検知液を応用したう蝕除去（急性う蝕，35歳，女性）．
a：う窩内部は穿通性に大きく欠損し，着色の少ない多量の軟化象牙質が認められた．歯髄方向のう蝕象牙質がカリエスチェックで染色されている．
b：染色部を慎重に除去していく．
c：カリエスチェックによる染色と染色部の除去を繰り返しながら，染色されなくなるところまでう蝕の除去を行う．
d：着色の少ない象牙質が一層残り，露髄することなく歯髄は保存された．

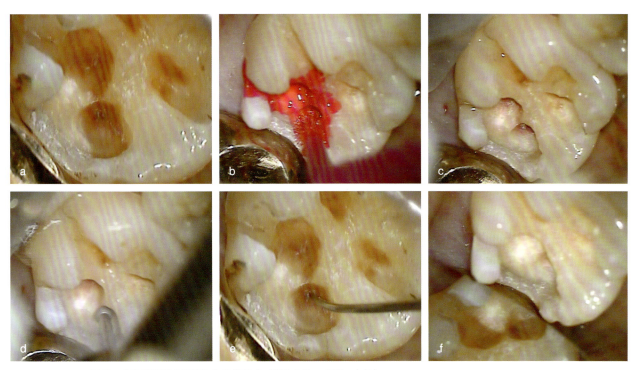

図10 う蝕検知液を応用したう蝕除去（慢性う蝕，47歳，女性）．
a：インレー除去後の咬合面．穿下性で茶褐色に着色した軟化象牙質が認められた．
b：カリエスチェックで染色．
c：う蝕象牙質が染色される．
d：染色部位を切削．
e：染色状態と歯質の硬さを確認しながら，う蝕を除去する．
f：硬く，染色されない層までう蝕を除去する．茶褐色の透明象牙質が一層残り，露髄は回避された．

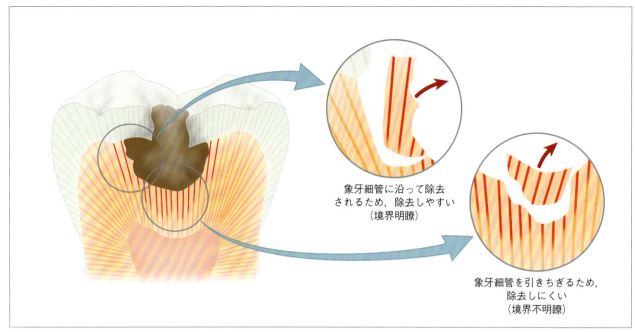

図11 象牙質う蝕のう窩側壁部と窩底部.
う窩側壁部は象牙細管構造と平行に進行するう蝕を剝がすように除去できるため，操作は容易であり，不染状態も得られやすい．一方，窩底部はう蝕が垂直方向にさまざまな深度で進むため，その除去も細管を垂直方向に引きちぎりながらの除去となるため，臨床的に除去しにくく，その後の染色状態も不明瞭となりやすい．

のとおり，細菌は象牙細管内にも侵入していることから，臨床的に軟化象牙質が除去されても必ずや一部の細菌は残存していると考えられる．つまり，実際にすべての感染を厳密に除去することは不可能である．しかし，象牙細管に侵入した微量の細菌がその後必ずや経過不良を引き起こすというわけではなく，修復物によって象牙細管内に埋葬（entomb）されることで，臨床的に多くの症例が問題なく経過している（シールドレストレーションの概念[*1]）．そのため，歯髄保存が可能な症例においては，より保存的なアプローチとして最深部の着色歯質を残すというアプローチは妥当であると考えられる[36]．

以上より，Initial Treatmentにおけるう蝕除去は，そこにあるう蝕の除去だけが目的ではなく，まずは歯髄の温存を目的としたう蝕除去（stepwise excavationなどの保存的なう蝕除去を含む）であり，そして抜髄となった場合には根尖性歯周炎の予防を目的としたう蝕除去（可能な限り取り去ることを目的としたう蝕除去）にシフトするという，2つの目的があることを念頭において操作することが重要である．

う蝕除去の実際

う蝕はエナメル質においては小柱構造に沿って進行し，やがて象牙質に到達すれば象牙細管に沿って進行する（**図4**）．すなわち，う窩の側壁部は象牙細管構造に沿っ

[*1] シールドレストレーション：露髄を避ける目的で歯髄に近いう蝕を積極的に除去せずに，それ以外の部位のう蝕を厳密に除去し，最終修復を行う方法である．リエントリーを行わないので，残存させるう蝕はごくわずかであることが前提である．

13. 歯内療法におけるう蝕除去の重要性　213

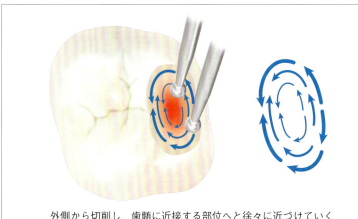

外側から切削し，歯髄に近接する部位へと徐々に近づけていく

図12　露髄のリスクがある場合のう蝕除去イメージ．露髄のリスクが少ないう蝕の外側から切削除去し，徐々に歯髄に近接する部位へ近づけていく．万が一，露髄した場合の歯髄へのダメージを最小限にするため，周囲の感染源ができる限り除去されている環境を作りながら切削する．

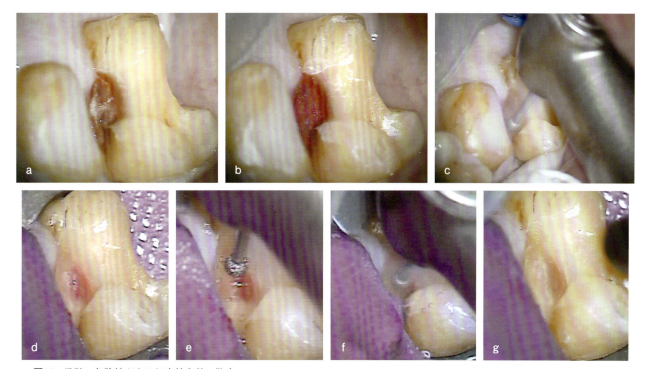

図13　露髄の危険性がある深在性う蝕の除去．
a：隣接面に軟化象牙質が認められた．
b：カリエスチェックにより濃く染色され，中央付近は軟らかく凹んで深いことから，歯髄に近接していると予想された．
c：露髄の危険性がある中心付近は触らずに，う蝕象牙質の外側から除去を開始する．
d～g：外側から中心に向けて円を描くようにう蝕を除去し，中心部は特に慎重な操作で行う．歯髄が近接していると判断したならば，バーを滅菌されたものに交換し（筆者はダイヤモンドラウンドバーを5倍速コントラアングルで使用している），中心部に残存したう蝕象牙質をフェザータッチで除去する．

てう蝕を剝がすように除去できるため，う蝕の境界が明瞭で，臨床的に除去が容易であり，その後の不染状態も得られやすい（図11）．しかし，う窩の窩底部はう蝕が象牙細管に沿って垂直方向にさまざまな深度で進んでおり，その除去も細管を垂直に引きちぎりながらの除去となるため，臨床的に除去がしにくい．その後の染色状態も不明瞭となりやすく，淡いピンク色の象牙質と飴色や亜麻色の透明象牙質が混在するこ

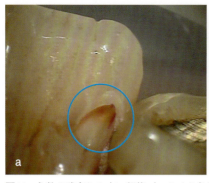 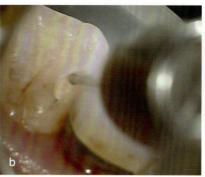 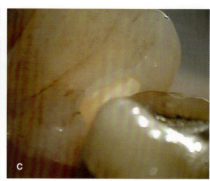

図14 う蝕の残存しやすい部位（エナメル象牙境）．
a：エナメル象牙境に沿ってう蝕が残存している．
b：除去と染色を繰り返す．
c：う蝕除去後．

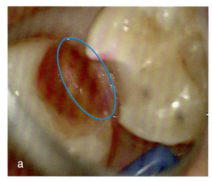 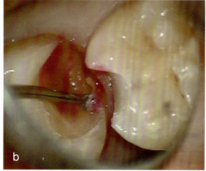 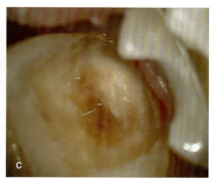

図15 う蝕の残存しやすい部位（歯肉マージン部）．
a：歯肉マージン部に多量のう蝕が残存している．
b：除去と染色を繰り返す．
c：う蝕除去後．

とで，どこまで切削すべきか悩まされることが多い（**図11**）．臨床的な判断としてはう蝕検知液に淡く染まっていたとしても，周囲の健全象牙質と同等の硬さを有している場合にはその層は保存してもよいと考えられる．

　実際の臨床におけるう蝕除去は，万が一露髄した場合に歯髄腔への感染を最小限にするため，まずは髄角等の歯髄から距離の近い部分を避けて，エナメル象牙境などその周囲の安全な部分から確実に行う．その際にはスプーンエキスカベーターやステンレスラウンドバー，そしてダイヤモンドラウンドバー等が有効である．露髄の可能性が低い安全な部位を，まず外側から内側にかけて除去し，それから徐々に髄腔に近接する最深部へ近づけていく（**図12・図13**）．周囲のう蝕象牙質が除去されたら，最後に最も歯髄に近い部位（露髄の危険性がある部分）のう蝕象牙質を慎重に除去する．繰り返しになるが，この手順を踏めば，もし露髄して抜髄を行うことになっても感染歯質の除去は完了しているので，歯髄腔への感染が防止できるのである．

　う蝕を取り残しやすい部位として，特にエナメル象牙境や歯肉マージン部，そして根管口部から根管内壁には注意が必要である（**図14・図15，図2・図3**）．

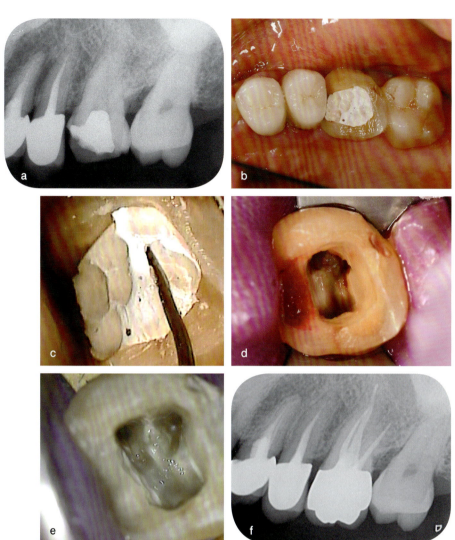

図16 抜髄後の経過不良症例（他院処置，51歳，男性）．
主訴：左上奥歯の神経を抜いたが，痛みが消えない．
現症：6̲ は治療途中であり，抜髄が行われた状態であった．
既往歴：出張先で激痛に見舞われ，滞在先の近くで治療を受けたが，痛みが消えない．
a：初診時のデンタルエックス線写真．
b：初診時の口腔内写真．6̲ に仮封が施され，咬合調整がなされていた．
c：マイクロスコープで確認すると，仮封は実際には歯質と分離しており，短針で押すと浮き沈みする状態であった．
d：仮封を除去した状態（図1）．近心歯肉側にう蝕象牙質の残存が認められた．本来は抜髄根管であるはずだが，う蝕の残存と仮封の問題により，すでに感染根管となっていた．
e：残存したう蝕を除去し，感染根管治療に準じて歯内療法を行ったところ，症状は消失した．
f：術後3年経過時のデンタルエックス線写真．症状や根尖病変の発現はなく，安定した状態が得られている．

Initial Treatment に求められるう蝕除去の重要性

「抜髄」とは，歯内療法における Initial Treatment としての大きな主要テーマである．それゆえにわれわれ歯科医師は，この「抜髄」時にはどうしても髄腔開拡から根管拡大形成という，まさに根管治療の手技的な部分に意識が集中しやすい．抜髄処置を成功させるために，質の高い根管治療を行うために，どのような器具を使い，どの薬剤で消毒し，どのような根管充填法を採用すべきなのか……というテクニカルなことに集中しがちである．そうした情報は当然，大切な情報であるが，その前にその症例がなぜ抜髄をしなければならない状態にまで悪化したのか，その原因は何であったのかということについて考えなければならない．

その原因がう蝕の進行であったならば，根管治療として髄腔にアクセスする前に，

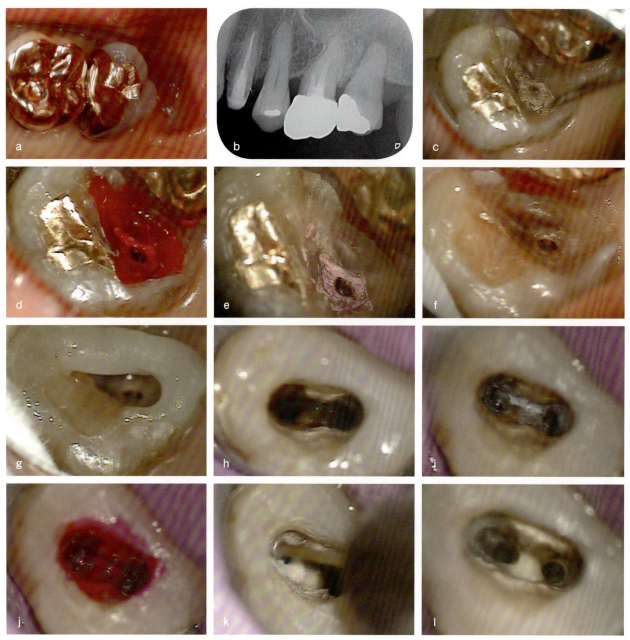

図17 直接覆髄後の経過不良症例（他院処置，68歳，女性）．
主訴：左上の奥歯で咬むと痛い
現症：|7 の自発痛 −，冷温水痛 −，EPT −，打診痛 ＋＋
　a：初診時の口腔内写真．
　b：初診時のデンタルエックス線写真．根尖病変が認められた．
　c：インレーを除去すると，内部には直接覆髄と思われるセメントが認められた．
　d：う蝕検知液を使用．
　e：歯肉マージン部にう蝕が認められたため除去．
　f：その後，慎重にセメントのみを除去したところ，露髄が認められた．
　g：十分な厚みを持たせた隔壁を形成する．
　h：初回治療（Initial Treatment）であり，容易に根尖孔へのアクセスが可能であった．通法で歯内療法を行い，水酸化カルシウムを貼薬したが，打診痛は消失しなかった．
　i：水酸化カルシウムを除去後．根管内の感染象牙質の存在を疑った．
　j：根管内にう蝕検知液を使用．
　k：う蝕検知液で不染状態が得られるまで感染源を除去した．不染状態が得られたならば，たとえ象牙細管内にわずかな細菌が残ったとしても，entomb することができれば感染は制御されると考えられる．
　l：感染象牙質除去後，水酸化カルシウムを貼薬した．その後の来院時には症状が完全に消失していた．本症例の症状が消えない原因は，根管内の感染象牙質の存在であったと考えられる（根管内壁に存在する感染象牙質については，う蝕としての明確な定義がなく，その成り立ちや細菌学的背景にも差があると考えられ，不明な点が多い．今後，こうした歯質への適切な処置について研究がなされることを期待したい）．

この莫大な細菌が宿るう蝕の本体を除去するということが，その治療の過程におい
て，その質を高める重要な鍵として，最も重要なステップとなるのである．前述した
歯冠部のう蝕，特にエナメル象牙境や歯肉側のマージン部という，取り残しの起こり
やすい部位について，さまざまな材料を駆使して確実なう蝕除去を行い，髄腔周囲の
細菌数を限りなく減少させた後に初めて，最も重要な髄腔にアクセスすることが可能
になるということを，われわれは改めて認識する必要があると感じている．

　最後に，Initial Treatment の2症例を供覧する．**図16・図17**ともに感染源の残存
が原因であったと考えられた症例である．Initial Treatment における「無菌化」を
目指した処置の成否が予後に大きな影響を与えることを考えると，日常臨床で特に意
識せず行われているう蝕除去について見直すことで，それまで気づかなかった感染源
の残存や見落としがみつかるかもしれない．本項がその一助となれば幸いである．

参考文献

1 ）American Association of Endodontists：Endodontic Case Difficulty Assessment Form and Guidelines. http://www.aae.org/caseassessment/
2 ）福地芳則，長田　保，砂田今男 編：歯内治療学．43, 医歯薬出版，東京，1996.
3 ）Fejerskov O：Pathology of dental caries. in Fejerskov O, Nyvard B, Kidd E (eds)：Dental Caries. The Disease and Its Clinical Management, 3rd edn. 49-81, Wiley Blackwell, Oxford, 2015.
4 ）Levine RS：The microradiographic features of dentine caries. Observations on 200 lesions. Br Dent J, 137：301-306, 1974.
5 ）Stanley HR, Pereira JC, Spiegel E, Broom C, Schultz M：The detection and prevalence of reactive and physiologic sclerotic dentin, reparative dentin and dead tracts beneath various types of dental lesions according to tooth surface and age. J Oral Pathol, 12(4)：257-289, 1983.
6 ）Frank RM, Voegel JC：Ultrastructure of the human odontoblast process and its mineralisation during dental caries. Caries Res, 14(6)：367-380, 1980.
7 ）Daculsi G, LeGeros RZ, Jean A, Kerebel B：Possible physico-chemical processes in human dentin caries. J Dent Res, 66(8)：1356-1359, 1987.
8 ）Haapasalo M, Orstavik D：In vitro infection and disinfection of dentinal tubules. J Dent Res, 66(8)：1375-1379, 1987.
9 ）Safavi KE, Spangberg LS, Langeland K：Root canal dentinal tubule disinfection. J Endod, 16：207-210, 1990.
10）Perez F, Rochd T, Lodter JP, Calas P, Michel G：In vitro study of the penetration of three bacterial strains into root dentine. Oral Surg Oral Med Oral Pathol, 76(1)：97-103, 1993.
11）Bjørndal L, Darvann T：A light microscopic study of odontoblastic and non-odontoblastic cells involved in tertiary dentinogenesis in well-defined cavitated carious lesions. Caries Res, 33(1)：50-60, 1999.
12）日本歯科保存学会 編：う蝕治療ガイドライン（第2版）．永末書店，京都，2015.
13）Kidd E, Bjorndal L, Fejerskov O, et al：Caries removal and the pulpo-dentinal complex. in Fejerskov O, Nyvard B, Kidd E (eds)：Dental Caries. The Disease and Its Clinical Management, 3rd edn. 375-386, Wiley Blackwell, Oxford, 2015.
14）Kidd EA, Joyston-Bechal S, Beighton D：The use of a caries detector dye during cavity preparation: a microbiological assessment. Br Dent J, 174(7)：245-248, 1993.
15）Banerjee A, Kidd EA, Watson TF：In vitro validation of carious dentin removed using different excavation criteria. Am J Dent, 16(4)：228-230, 2003.
16）Itoh K, Kusunoki M, Oikawa M, Tani C, Hisamitsu H：In vitro comparison of three caries dyes. Am J Dent, 22：195-199, 2009.
17）Boston DW, Graver HT：Histological study of an acid red caries-disclosing dye. Oper Dent, 14(4)：186-192, 1989.
18）Yip HK, Stevenson AG, Beeley JA：The specificity of caries detector dyes in cavity preparation. Br Dent J, 176(11)：417-421, 1994.

コラム：う蝕検知液の根管内への応用について

　う蝕検知液は，そのノズルを汚染させないように，滅菌されたダッペンディッシュやトレー等に数滴出し，マイクロブラシやスポンジ等で患歯に塗布して使用する（**図A～図C**）．う蝕検知液は医薬品として厳密に衛生管理された環境で生産されているため，その製造過程において病原性細菌の混入は考えられないとのことである（日本歯科薬品株式会社・担当者より）．う蝕検知液は莫大な量の細菌が存在するう蝕層に使用するものであるが，厳密な無菌操作を希望するのであれば容器を変えてオートクレーブをすることも可能である．プロピレングリコール，ポリプロピレングリコールはともに100℃以上の加熱によっても品質が変化しないとされている（沸点：プロピレングリコール188.2℃，ポリプロピレングリコール：190～230℃（1気圧））．

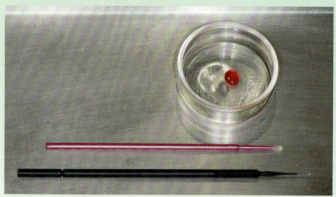

図A　う蝕検知液の使用方法．
う蝕検知液はダッペンディッシュに滴下し，マイクロブラシ等により患歯に適用する．根管内に適用する場合には，写真下の細い根管用タイプ（クラレノリタケデンタル：アプリケーターブラシ根管用＜黒＞，トクヤマデンタル：ミニブラシ＜ブラック＞等）が有効である．

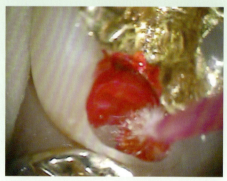

図B　歯冠部は一般に塗布しやすいため，通常の丸い形態のマイクロブラシを使用．

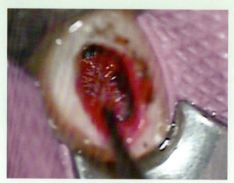

図C　根管内にはアプリケーターブラシ根管用を用いる．先端が細長いため，根尖部付近まで到達しやすく，さらに根管内壁全面にも塗布しやすい．

14. 髄室開拡・根管口明示から Coronal-Radicular Accessへ

加藤広之 KATO Hiroshi

髄室開拡の目的

　髄室開拡の目的は歯髄除去療法または根管処置に際し，根部歯髄あるいは根管に対して適切な処置を行えるように，髄室の天蓋側の歯質を切削，除去することである．髄室開拡の窩洞形成は，根管口を明視でき，根管内に処置用器具がスムースに直達できるような経路確保の切削処置（access cavity preparation）である．多くの臨床家が指摘しているように，この髄室開拡の適否は根管処置全体の成否を大きく左右する，きわめて重要なステップである[1〜3]．

　髄室開拡（coronal access）での切削操作は，根管口が明視できた時点で完了ではなく，次の切削ステップである根管上部の拡大（radicular access）と相互連携させた窩洞形態修正までを包括的に捉えて実施すべきである．連続した合理的な根尖側根管へのアクセス路（coronal-radicular access）を確保することで，根尖側領域の繊細な根管切削操作（apical instrumentation）を的確に行うことができるのである．

　本項では，根管切削処置の基本区分（図1）における髄室開拡と根管上部（根管口部）の切削について，個々の基本原則，基本手技を述べるとともに，臨床的な coronal-radicular access 確保の要点を解説したいと思う．

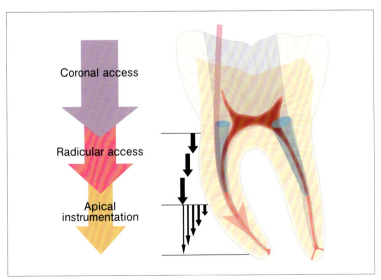

図1　根管処置の切削ステップ．

表1　髄室開拡窩洞の基本原則

1. 窩洞の基本外形は，髄室を歯軸に沿って開拡側歯面に投影した形態を基準として設計すること
2. すべての根管口が明視可能な形態であること
3. 治療機器が直線的に根管へ挿入可能な形態であること

表2　髄室開拡の形成手順

1. 初期窩洞の形成
2. 髄室への穿孔
3. 天蓋の除去
4. 窩洞外形の修正

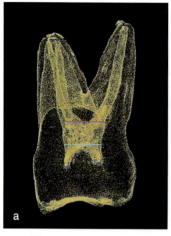
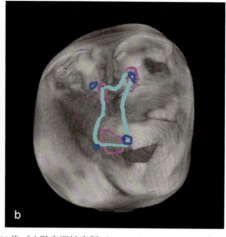
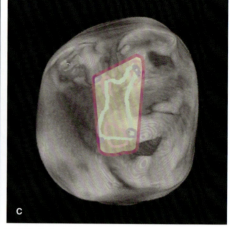

図2　micro CTによる3D-CGに基づく髄室開拡窩洞（coronal access cavity）の外形設計（6）[3]．色線で切削処置上の指標となる髄角部（青色），天蓋直下部（緑色），根管口部（ピンク色）を示す．
a：3D-CG隣接面観の透過像．
b：3D-CGサーフェスモデルの咬合面観に指標を表示．
c：指標となる構造を包含する窩洞外形の設計線．

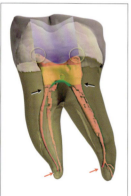

◆歯髄腔形態の主な用語
- 天蓋（髄室蓋）
- 髄角（髄室角）
- 髄室壁（髄室側壁）
- 髄床底（髄室床）
- 根管口
- 根尖孔（根端孔）
  （解剖学的，生理学的）

※歯のCGはグラフィックソフト「3D Tooth Atlas」（eHuman）による

髄室開拡窩洞の設計

髄室開拡の原則

髄室開拡の原則を表1に，形成手順を表2に示す．「髄室開拡窩洞の外形」は，髄室の3次元的形態を，歯軸方向の開拡側歯面を映写面として2次元的に投影した形が基本となる．これが達せられれば，同時に「根管口明示」の要項も満たすことができる．図2は，3D-CGの投影像から上顎第一大臼歯の髄室窩洞外形の設計を示したものである．

臨床の実際では図2-bのような咬合面への髄室投影像は得られないので，まずは標準的な窩洞外形で歯軸方向に箱形の「初期窩洞形成」を行う．次の「髄室への穿孔」のステップで初期窩洞から髄室への交通路を確保し，同部を起点として「天蓋の除去」を行う．この段階では髄室側壁を可及的に切削しないよう留意する．

天蓋除去がおおむねできた段階で，髄室の内部形態を探査する．そして個々の髄室形態に則し，初期窩洞側壁と髄室側壁とが段差なく移行的になるように「窩洞外形の修正」の切削を行う．髄角部の除去にとどまらず，根管中央部までの直線的経路（straight line access）を確保するため窩壁の切削を行う（図3・図4）．

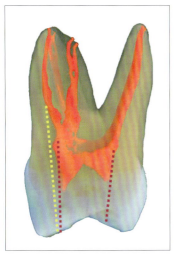
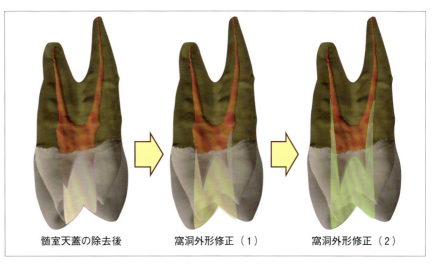

図3 上顎大臼歯での coronal-radicular access の設計イメージ．根管口が明視可能な開拡設計（赤色の点線）と，根管中央までの直線的経路の設計（黄色の点線）．

図4 髄室開拡窩洞の外形修正の手順（上顎第一小臼歯）（CG は「3D Tooth Atlas」による）．天蓋除去後の窩洞幅は頰・舌側髄角間の程度．外形修正（1）では，髄室中央の幅径に合わせアンダーカットがないように切削して根管口明示を確保．外形修正（2）では根管歯冠側 1/2 の切削処置後の経路に応じて，髄室側壁から窩洞窩縁までを切削し，スムースな coronal-radicular access とする．

最終的な「髄室開拡窩洞外形」は定型的なものではなく，歯髄腔形態と処置上の必要性に応じて最適な形態に修正する．大臼歯部では，近心窩壁に強めの外開き形態を付与することで，近心側の根管口明示が容易になる．また切歯部では，舌面から切端側に，あるいは歯頸側に切削域を拡げることで，根管彎曲や主根管分岐への適切な対応が可能となる（実践方法は後述する）．

●髄室開拡の切削指標

臨床の現場では透視できない髄室を，開拡側歯面に的確な2次元的投影像として想定するためには，切削方向の指標として「歯軸」を見定めることがきわめて重要である．仮想線である「歯軸」は，根管処置時にはあまり意識せず切削されていることも多いのではないだろうか（図5）．歯軸を判定する情報源は，歯冠の解剖学的形態情報と術前のエックス線写真情報である．これらからしっかり「歯軸」を想定し，これを拠り所に切削するのが実践上の鉄則である．頰舌的な歯軸傾斜（図6）はエックス線的な判定が困難なので注意を要する．

臼歯部では髄室形態を歯軸に沿って咬合面に投影した窩洞外形が基本となる．前歯部では審美性の観点から，切端を残すように歯軸からやや舌側傾斜投影した窩洞外形が一般的であるが，「根管へのアクセス」という目的からは，臼歯と同様に歯軸方向をしっかりと意識して切削すべきである（図7）．

実際の切削に際しては，まずハンドピースに装着したバーの方向が歯軸に沿っているかをミラー像などで確認する．さらにバーを回転させない状態で歯軸に沿って初期窩洞形成の仮想切削動作を行い，直視でどう見えるかを事前に確認する（図8）．そ

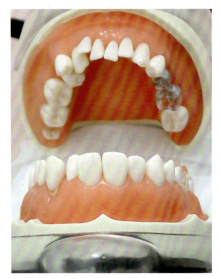
図5 さまざまな歯軸傾斜を有する歯列模型. 臨床の現場で歯軸方向は, どのような方法で確認されているだろうか？

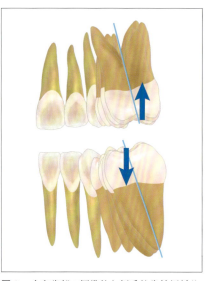
図6 大臼歯部の標準的な頰舌的歯軸傾斜[4]. エックス線的に判定不能なので矢印方向への過削去を起こしやすい.

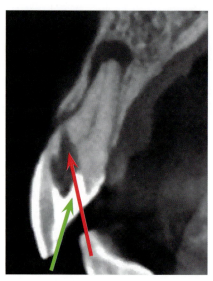
図7 前歯髄室開拡時の唇側壁穿孔（赤矢印）症例のCBCT画像（矢状断）. 臼歯部と同様に, 根管へのアクセスは歯軸に近づけて歯根中央を目指すのが原則（緑矢印）.

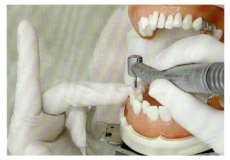
図8 切削前の「歯軸」確認[3].
12時の診療ポジションでハンドピースを位置づけ, バーの方向を歯軸と平行に揃える（指差し確認も有用）. 切削の仮想動作でハンドピース挙動範囲を直視で確認.

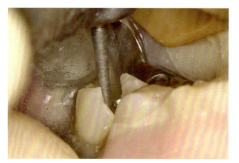
図9 髄室開拡窩洞切削時の「歯軸」確認.
切削前に, 歯軸に沿わせてハンドピースとバーの位置づけ動作を行い, 歯軸判定の歯冠構造物（咬頭頂, 頰面）との位置関係を確認し, それを切削時に再現.

の際の歯面, 咬頭頂などとの相対的なバーの見え方を再現するようにして切削を行う（**図9**）. 上顎歯では, 直視での位置づけの見え方の他に, デンタルミラー像でもチェックしておかねばならない. 歯軸方向を誤認しやすい転位歯や傾斜歯では, 歯軸方向をポケットプローブ等の器具や指差し（**図8**）などで処置前に反復確認して, 側壁穿孔や過削去のリスク軽減を図る.

なお, 臼歯部での咬頭削去は, ①咀嚼・咬合圧軽減による歯の破折防止, ②根管長測定基準点の明確化, ③根管口部への導光の容易化, などの点で効果的だが, 開拡窩洞設定前に削去するのは, 「歯軸」判定の情報源である解剖学的指標を自ら損なうことになる. また, 咬合面側削去後に窩洞形成すると, 術者自身による削去面の直交方向に切削しがちで, 歯軸とのズレも生じやすい. 咬頭削去のタイミングは天蓋除去を終えた後が合理的である（**図10**）.

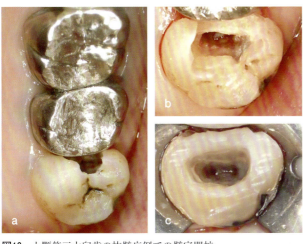
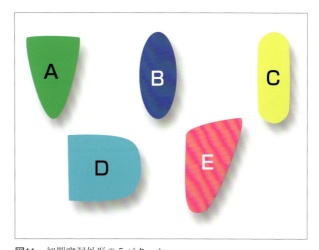

図10 上顎第三大臼歯の抜髄症例での髄室開拡.
術前（a）の歯軸遠心傾斜判定は，咬頭頂や三角隆線など咬合面構造物が指標となるため，天蓋除去完了（b）までは削去しない．本例はCR隔壁作製後に咬頭を削去（c）．

図11 初期窩洞外形の5パターン．
切歯：二等辺三角形（A），犬歯・下顎小臼歯：卵円形（B），上顎小臼歯：小判型（C），下顎大臼歯："D"字形（近心側が角形）（D），上顎大臼歯：不等辺三角形（近心側が長辺で対角が鈍角）（E）．

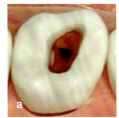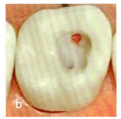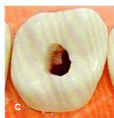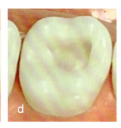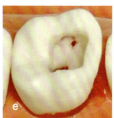

図12 上顎第一大臼歯の髄室開拡トレーニング（臨床基礎実習，マネキン装着）でみられたさまざまな開拡窩洞形態.
a：おおむね適正な窩洞設定例.
b：三角形の左右側が反転した外形.
c：狭小で上下逆の三角形態.
d：頰側が長辺のD字型外形.
e：近心側を箱形に過削去した菱形外形.

髄室開拡窩洞形成の基本

髄室開拡の初期窩洞形成

　髄室開拡の標準的な初期窩洞外形は5つのパターンに集約できる（図11）．シンプルな卵円形（図11-B）や小判型（図11-C）の外形線は，咬合面での位置づけに注意すればよいが，大臼歯部の不等辺三角形やD字型は，的確な形態イメージを持ち，咬合面内での位置と，個々の歯の幅径に応じたプロポーションの修正ができないと，不合理な切削に陥ってしまう（図12）．また，窩洞外形の窩縁位置は適正範囲でも，切削方向と「歯軸」方向とのズレは，その後の操作を困難にする．

　したがって，初期窩洞形成の最初のステップでは，術前に確認した「歯軸」を切削指標に反映することが重要である．歯軸を反映した「ガイドグルーブ」形成を行う上顎第一大臼歯の初期窩洞形成手順を図13に示した．

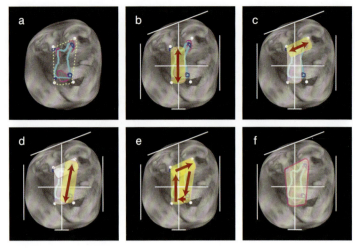

図13 上顎第一大臼歯の初期窩洞形成手順[3].
a：想定される窩洞外形（白破線）.
b：頬舌的（BL）ガイドグルーブ形成．中央窩を起点に深さ3mm程度の頬舌的な小判型窩洞を歯軸方向に形成．頬舌的な往復動作のみで切削.
c：近遠心的（MD）グルーブ形成（咬合面幅の約1/4）．バーはBLグルーブ頬側端から頬面に平行に近遠心的往復動作で切削.
d：MDグルーブ近心端とBLグルーブ舌側端を結ぶように切削.
e：窩壁に沿いバーをローテーション切削し，窩底と初期窩洞窩壁を整える.
f：初期窩洞形成の完了．適切な深さならば窩底に近心頬側髄角部が露出.

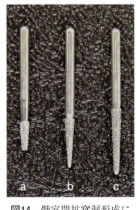

図14 髄室開拡窩洞形成に使用するダイヤモンドポイントFG.
a：テーパーシリンダー・フラットエンド（#301）
b：テーパーシリンダー・ラウンドエンド（#201R）
c：テーパーシリンダー・ラウンドエンド（#102R）

まず咬合面中央窩部に，歯軸に沿ったホール状の切削を行う．これを起点として，頬舌的中央に深さ3mm程度で窩壁が歯軸と平行な溝を形成する．この溝を近遠心的に小判型にまで拡げて「BLガイドグルーブ」とする（図13-b）．切削具にはテーパーシリンダー・フラットエンドのダイヤモンドポイント#301（図14）あるいは#202を使用する．窩壁が歯軸と平行に形成されていれば，この窩底直下には遠心根管口と口蓋根管口が位置することになる.

次に，BLガイドグルーブの頬側端から頬面に平行に，近心頬側咬頭三角隆線中央付近まで切削し，近遠心的（MD）グルーブを形成する（図13-c）．MDグルーブの近心側端の窩底直下には近心頬側根管口が位置する．この2本のグルーブ形成で，根管口明示のための切削指標が明確化されたことになる．MDグルーブの近心側端からBLガイドグルーブの舌側端に向かい，窩壁が平面的になるように窩洞を拡げる（図13-d）．さらに，窩底点角を結ぶように切削域をローテーション（図13-e）させ，窩洞をやや深くしつつ窩底を平坦にして初期窩洞形成を完了する．初期窩洞の窩底直下には，上顎第一大臼歯の3根の根管口が位置する.

全歯種のガイドグルーブ形成と初期窩洞外形を図15・図16に示した．犬歯，小臼歯にはMDグルーブはない．下顎大臼歯のガイドグルーブは近遠心的なグルーブを先行して形成する．切歯部は舌面中央に歯冠長軸方向のガイドグルーブを形成する（図17）．ガイドグルーブ形成は，基本的に頬舌的往復と近遠心的往復に分けたシンプルな切削動作で行うため，患歯に応じた不等辺三角形やD字型の窩洞外形の設定が容易となる．また，ミラーテクニックで歯軸方向を意識しながら切削操作を行ううえでも有利である.

●髄室への穿孔・天蓋の除去・根管口の明示

髄室開拡の手順は，しばしば図18のような模式図で示されている．このようなアプローチは合理的なのであろうか．まず，臼歯部での髄室穿孔から根管口明示までのア

14. 髄室開拡・根管口明示から Coronal-Radicular Access へ 225

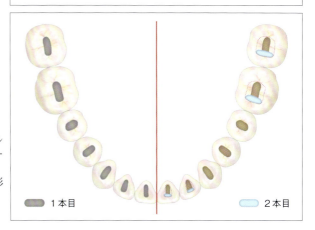

図15 上顎歯のガイドグルーブ形成と初期窩洞外形（文献[3]より）．
右側歯列に頰舌的ガイドグルーブ（BL グルーブ）形態を示す（前歯は舌面中央グルーブ）．
左側歯列には髄室開拡の標準的な初期窩洞外形を示す．切歯と大臼歯には 2 本目のガイドグルーブ（MD グルーブ）を含む．

図16 下顎歯のガイドグルーブ形成と初期窩洞外形（文献[3]より）．
右側歯列の前歯部は舌面中央グルーブ，小臼歯には頰舌的ガイドグルーブ（BL グルーブ），大臼歯は近遠心的ガイドグルーブ（MD グルーブ）を示す．
左側歯列には 2 本目のガイドグルーブを含んだ標準的な初期窩洞外形を示す．

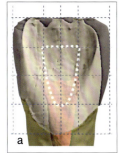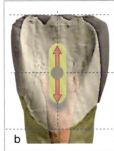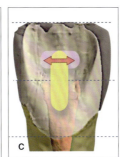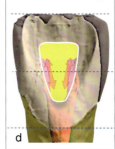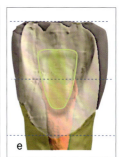

図17 上顎中切歯のガイドグルーブによる初期窩洞形成（CG は「3D Tooth Atlas」による）．
a：舌面観の外形設計．歯軸からやや舌側傾斜投影した髄室外形．歯冠幅径の1/3，歯冠長径の1/2の二等辺三角形．
b：歯冠中央を起始点（●）に切端・歯頸間（IC）ガイドグルーブを小判型に形成，窩洞の上下的長さ（歯冠長径の約1/2）を規定．
c：IC ガイドグルーブ切端側の MD グルーブを形成（歯冠幅径の約1/3）．
d：MD グルーブの近・遠心端から歯頸部に向かい切削し，窩壁を平坦化．
e：初期窩洞形成の完了．窩洞の切端側は浅めに，舌側歯頸側部は深めに切削．

プローチを再考してみよう．

　臼歯部の窩洞中央では髄室までの象牙質が最も厚い．髄室が広い歯ならばバーの切削抵抗の減弱で髄室穿孔・到達が判定可能だが，何の指標もないまま推定的に髄室に穿孔しようとするのは，髄床底の過削去や穿孔のリスクの高い操作である．さらに，髄室中央部は加齢変化や刺激象牙質添加によりスペースが狭くなる傾向にあり，髄室

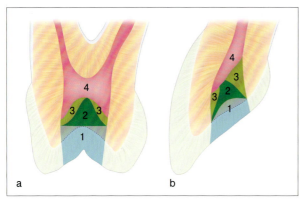
図18 成書でみられる髄室開拡の切削手順例（文献5)より）．
髄室への穿孔位置は窩洞中央が合理的なのだろうか？

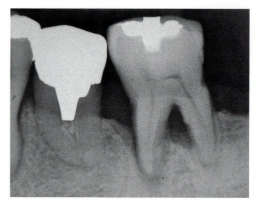
図19 根管処置を要する上行性歯髄炎症例．
顕著な髄室狭窄でH字状の歯髄腔形態を呈す．穿孔位置を髄室中央に求めるアプローチは髄床底過削去のリスクが高い．

狭窄歯では天蓋と髄床底が接していることも少なくない（図19〜図21）．

　髄室が解剖学的に咬合面に最も近接しているのは髄角部である．したがって髄室への最初の交通路は髄角に求めるのが，合理的な髄室穿孔の手順である（図22）．髄角部は，髄腔狭窄症例のエックス線写真で歯髄腔がH字状形態で観察（図19）されるように，閉塞しにくい部位であり，咬合面から髄角まで距離は他の部位よりも変化が少ない（図20・図21）．髄角部は狭窄した歯髄腔の歯においても，髄室穿孔や天蓋範囲判定の指標となり得る．

　臨床での「髄室への穿孔」のステップでは，初期窩洞形成後に窩底の髄角想定部位を歯科用探針で丹念に触診する．大臼歯部では近心頬側髄角（図23），小臼歯部では頬側髄角の直上相当部の窩底を探索する．窩底に穿孔部がない場合も，探針で窩底を加圧するように探索し，可能なら探針先端での髄角部穿孔を目指す．探針での加圧探査でも髄角部に穿孔できない場合は，初期窩洞の外形と形成方向を再確認したうえで，窩底部を切削し1〜2mm深くする．初期窩洞方向の位置にズレがあった場合は，窩底範囲の外形を補正してから探索を行う．

　窩底面に髄角露出が確認できれば，スムースに「天蓋の除去」のステップに移行できる．髄角部からの髄室への交通が確保できたら，髄角間を結ぶように切削して，天蓋を除去する（図22-e〜h）．切削具にはテーパーシリンダー・ラウンドエンドのダイヤモンドポイント＃201R（図14）を使用し，その先端を髄角穿孔部に入れ，初期窩洞の近心窩壁に沿って近心舌側髄角に向かって切削してゆく．ダイヤモンドバーは上下動作を加え，糸ノコでくり抜き作業をするようなイメージで，舌側に進める．バーの先端が髄室の中にあれば軽い圧力で切削できる．

　切削抵抗が強く，側壁過削去のリスクが高いと判断したら，ラウンドバー（図24）を用い，髄角部から切削域を徐々に拡げるようにして天蓋を除去する．ミラー像で切削域を確認しながら切削をするのには，ラウンドバーの軸部（シャンク）の部分が長

14. 髄室開拡・根管口明示から Coronal-Radicular Access へ   227

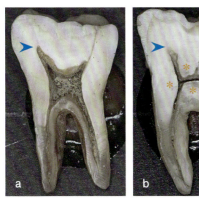

図20 下顎大臼歯の歯髄腔露出研磨標本[3]．
髄室狭窄例（b）では，象牙質添加（＊印）で天蓋と髄床底が近接しているが，髄角の位置（矢頭）は大きな髄室例（a）と大差ない．根管口は，狭窄例（b）で相対的に咬合面側に位置している．

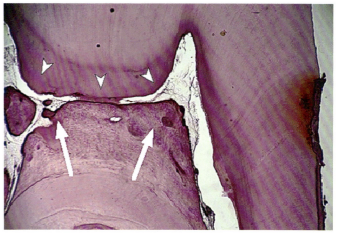

図21 髄室狭窄が著しい大臼歯の病理組織像[3]．
象牙質添加で天蓋と髄床底は接触しているが，髄角部での添加は比較的少ない．天蓋（矢頭）よりも髄床底部からの象牙質添加（矢印）が多いことに注目．

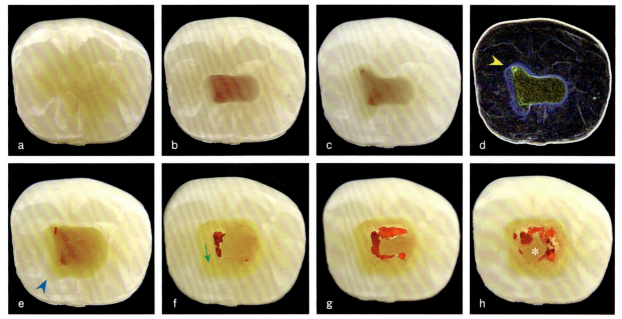

図22 下顎第一大臼歯の髄室開拡手順（髄腔付歯牙模型：ニッシン）．
　a：術前咬合面観．
　b：MDガイドグルーブ形成．
　c：BLグルーブ形成後．近心頰側（MB）髄角部が露出．
　d：MB髄角部の穿孔位置（矢頭）を明瞭にするため，図cを画像処理したもの．
　e：初期窩洞形成の完了．窩洞深さ増加でMB髄角穿孔部が拡大．近心舌側（ML）髄角部の交通も窺われる．
　f：MB髄角の穿孔部をダイヤモンドバー＃201Rで少し拡げた後，穿孔範囲をML髄角まで延伸（矢印）．
　g：初期窩洞の頰側窩壁，舌側窩壁に沿うように切削し髄角間をつなぐ．
　h：遠心窩壁に沿うよう切削して天蓋（＊）を離断除去．

　　　いタイプ（**図24-b・c**）を選択して，視野を確保する．
　　髄室を投影するような初期窩洞が適切に形成できていれば，窩洞深さ4〜5mmで髄角部が窩底に露出する場合も多い（**図25-a**）．初期窩洞を深くした段階で天蓋の大方が除去できたならば，太めのラウンドバーで髄室内から開拡側にかき上げるように

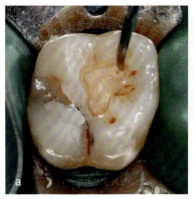
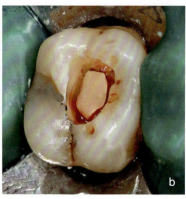

図23 上顎第一大臼歯における初期窩洞形成後の歯科用探針による髄角探索例[2]．近心頬側髄角部での穿孔が確認できた（a）．同部からダイヤモンドバー先端を挿入し，髄角間を結ぶように切削し，天蓋を離断（b）．（歯冠亀裂に起因する急性化膿性歯髄炎罹患歯）

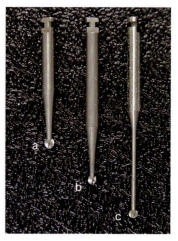

図24 長さの異なるCA用ラウンドバー．
a：標準（全長22mm）
b：ロングシャンク（28mm）
c：ロングネック・ラウンド（34mm）

して，髄角部を含む残余の天蓋とアンダーカット部の軟組織を除去する．この段階で根管口明示の初期段階はおおむね達成される（図22-h，図25-c）．

小臼歯では頬側髄角部の穿孔を確認後，ダイヤモンドポイント＃201Rを用い，やはり糸ノコを挽くような動きで舌側に進める（図26）．上顎小臼歯は髄角間をつなげるように切削すれば天蓋除去は終了で，根管口明示が可能となる（図4）．

次に切歯部での髄室穿孔のアプローチを考えてみよう．図18-bのような初期窩洞窩底中央から唇面歯頸側に向かう切削法は，髄室唇側壁過削去のリスクを包含している（図7）．切歯部では，解剖学的に唇舌幅径が近遠心幅径に比較して薄い髄室中央ではなく，歯根中央に向かって髄腔に穿孔する方法（図27）が，安全で合理的である．

切歯部では天蓋（髄室舌側壁）を除去しても，根管口部の唇舌幅径が大きいので，全景を直視できない．根管口全景を直視可能にするためには，根管口直上の舌側肩部の髄室側壁を便宜的に削去する必要がある（図27-d）．もし初期窩洞が歯頸側寄りに形成されると，開拡窩洞から根管中央までもが屈曲経路となり，根管口の明示はさらに困難である（図28-c）．この舌側肩部の側壁削去にロングネック・ラウンドバー（図24-c）を用いると，根管口部の唇側壁を過削去しかねない．先端に切削能がないゲーツグリッデンバー（以下，GG）（図29・図30）を選択し，かき上げ動作により刃部の肩口で根管口舌側上部を選択的に切削する．これにより根管口全域が明視できる．

前歯部では天蓋除去のステップからGGを使用するのも，髄室唇側壁の穿孔リスク軽減に有効である．髄室穿孔部を少し拡げ，探針やKファイルで根管口への経路が触知できたら，太めのGG（＃5あるいは＃4）を穿孔部に挿入し，髄室内からかき上げ切削する．ただし，GG使用時においても唇側壁を過削去しないよう注意する．

なお，切歯の髄角は唇舌幅径が薄いため，取り残しやすい．窩底部の切端側を探針で加圧探索し，確実に削去する．

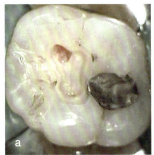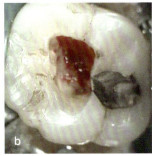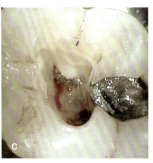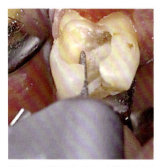

図25 上顎第一大臼歯の髄室開拡において初期窩洞形成段階で髄角部歯髄が露出した症例．初期窩洞形成だけで近心頬側髄角部が大きく露髄（a）．天蓋除去は容易（b）だが，髄室が広いため，頬側と近心側にアンダーカット域が残存（c）．外形修正が必要（上昇性歯髄炎の罹患歯）．

図26 上顎小臼歯の天蓋除去例．う蝕除去後に髄角間を結ぶように切削．

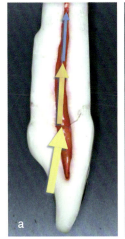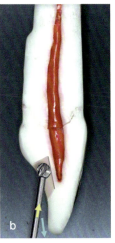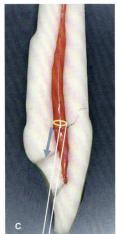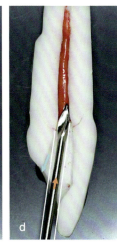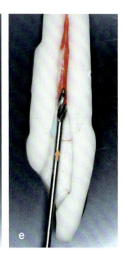

図27 上顎中切歯の coronal-radicular access の形成手順．
a：基本設計は髄室を歯軸からわずかに舌側傾斜投影した形．
b：初期窩洞形成後，窩底の歯頸側線角付近から歯根中央に向かい，ラウンドバーでかき上げ操作を加えながら切削し，髄室に穿孔．
c：開拡直後は根管口部（楕円）が，舌側肩部の歯質で明視できないので，髄室舌側壁の削去（矢印）が必要．
d：GG #5 を髄室から舌側歯頸側へのかき上げ（矢印），根管口上部の髄室舌側壁を削去．根尖方向へ押し込まないこと．
e：根管口明示後，GG #4 を 2 mm ほど進められれば，coronal-radicular access の設定が完了．

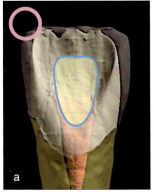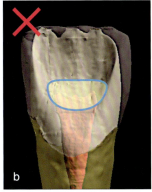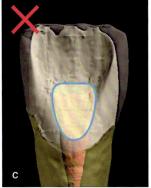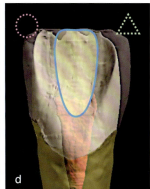

図28 上顎中切歯の窩洞外形（舌面観）の適否（CG は「3D Tooth Atlas」による）．
a：図27の coronal-radicular access に合致する適切な標準的窩洞外形．
b：保存すべき辺縁隆線を切削した不合理な外形．根管口明示も困難．
c：髄室を歯軸に直交するように舌面投影し，歯頸側寄りに設定された不適切な外形．根管口明示は困難．
d：図27とは合致しないが，根尖側根管への straight-line access としては合理的．ただし，歯面〜髄室間距離が長くなり，初期窩洞としては適切な切削は難しい場合がある．

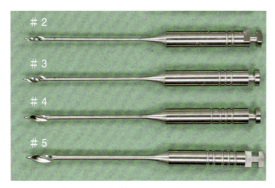

図29 GG（32mm）．根管形成には主に＃2～4を使用．＃5は主に根管口直上の髄室側壁切削に使用．

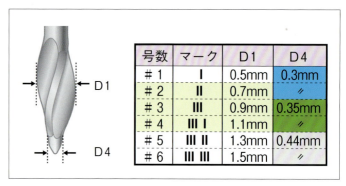

図30 GGのISO寸法規格の一部．刃部の最大幅径（D1）とノンカッティング・チップ部の幅径（D4）が根管形成の実践上では重要な規格．

●窩洞外形の修正

髄室が開いて根管口が明視できたら，髄室側壁と開拡窩洞窩壁の切削を行い，外形の修正をする．最終的な「髄室開拡窩洞外形」は，根管処置上からの要求を窩洞外形に反映させるため，歯種ごとに定型的なものとはならない．

上顎前歯では，前述のステップで根管口が明視できていれば，1サイズ細いGG（多くでは＃4）で2mm程度根尖側に切削を進めて，coronal-radicular accessでの設定はおおむね完了となる（図27-e）．根管の根尖側1/2の経路，特に唇舌的彎曲状況を探索して，窩洞の切端側あるいは歯頸側を修正切削することで，さらに合理的な根尖側根管への経路，straight line accessを設定できる（図31）．

歯髄腔形態のバリエーションが多彩な下顎切歯部では，窩洞外形の修正の必要性が個々の歯によって異なる（図32）．歯根の近遠心的圧扁傾向が強いため，標準的な窩洞外形では，根管口部の舌側根管壁へのアプローチが困難なこともある．さらに主根管が2根管分岐する割合も少なくないので，舌側根管へのアプローチが必要な場合，切端から唇面にかけてU字型に開拡（図32-d）するのが合理的な場合もある．

大臼歯部では，まず根管口直上の髄室側壁を切削する（図33）．歯冠隅角方向（図34・図35）にかき上げ切削することで，3次元的な根管彎曲を考慮したアクセス路が形成できる．まず15号Kファイルで根管口位置を探索後，さらに根管に数mm挿入して根管の開口方向を確認する（図33-a）．次にGG＃5先端を根管開口方向から根管口にあてがい，その凹みから歯冠隅角の窩縁方向へかき上げ動作を反復し切削する．次に窩縁付近をやや太めのダイヤモンドバー（＃102R（図14-c）など）で移行的な外開きに修正する．

なお，上顎第一大臼歯の初期窩洞外形には，遠心舌側髄角部が含みきれていないことが多い．取り残しなく髄角部を削去し，外開きに形成すると，最終の開拡窩洞外形は台形様（図35）を呈する．

14. 髄室開拡・根管口明示から Coronal-Radicular Access へ　　231

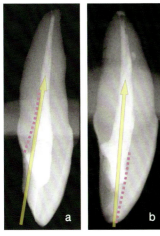

図31　上顎切歯の根管彎曲と窩洞外形修正.
根管の唇舌的彎曲の方向によって経路直線化（黄色の矢印）の切削側（赤い点線）が異なる.（図28-d参照）

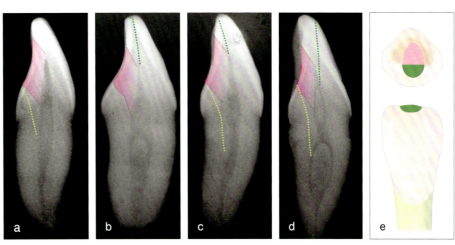

図32　下顎切歯での窩洞外形修正.
主根管経路と分岐を探索し，舌側肩部（黄破線）か切端側（緑破線）の一方（a，b），あるいは両方（c，d）の窩洞修正を行う．2根管分岐の場合，舌側根管へのアプローチを容易にするために，切端窩縁を削去して唇面U字型とするのが合理的な場合がある（d，e）．（図28-d参照）

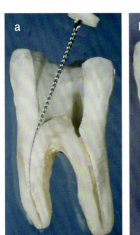
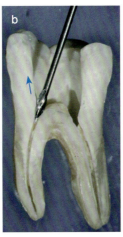

図33　根管開口方向探索（a）とGG#5による髄室側壁切削（b）[7]．根管口部からのかき上げ切削を主体に行う．

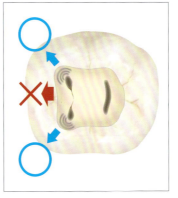

図34　下顎大臼歯の髄室側壁の切削方向．根管口から歯冠隅角方向に窩壁を切削．根管口へのハーフパイプ状のスロープを形成．

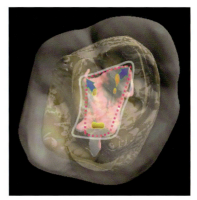

図35　上顎第一大臼歯の窩洞外形修正（CGは「3D Tooth Atlas」による）．初期窩洞（赤色の点線）と根管口上部の切削方向（矢印），修正外形（白線）を示す．

根管上部（根管口部）の拡大（radicular access）

● radicular access の基本設計

　根管処置の経路は，程度の差こそあれ彎曲域を有している．根尖側1/2の根管切削（apical instrumentation）を繊細に行うには，根管上部の彎曲外側の根管壁（根管外彎側）を主に切削して彎曲度軽減を図るフレアー形態が設計の基本となる（図1）．一連の切削処置により，髄室開拡の窩洞辺縁から根管中央部まで段差のないスムースな経路（coronal-radicular access）を整備する．

　近年，次々に登場している根管口用を含めた新しい切削器具については，今後の根

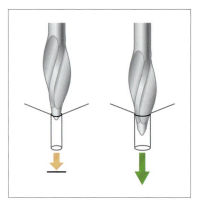
図36 GGのノンカッティング・チップ（tip）の効果[7]．tip幅径より根管幅径を大きく整備すれば，tipが根管経路をガイドしながら根管壁を切削できる．

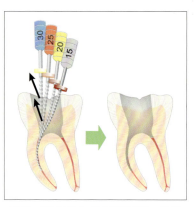
図37 GG切削のガイド形成[6]．根管口下5～6mmまでをKファイル（#15～30）でファイリング切削し，GG切削のガイド経路を確保．

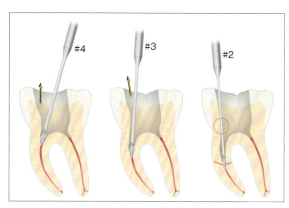
図38 GGによるクラウンダウン切削[6]．#4から2mm切削ごとに#3→#2へとサイズダウンして切削域を根尖側へ移動．#4，#3は外彎側壁をかき上げ切削し，彎曲度を軽減．#2は上部直線化の効果でシャフト部に負荷なく切削が可能．

管形成の項で触れられるので，本項では最も標準的器具であるGGを用いた切削法についてのみ述べる．

根管口部切削のためのガイド形成

GGは根管幅径が0.35mm以上なら，GGのノンカッティング・チップ（以下NC-tip）が根管経路に誘導（図36）され，刃部が根管壁に接触し，切削が開始する．根管口部の切削にあたっては，GG（#2～#4）の刃部（図30）が根管内を進むように，根管歯冠側1/2にガイド形成（チップ径の確保）を行う（図37）．

すなわち，根管口から根中央付近（根管口から5～6mm）までを手用ファイル（#15から#30まで）を用いてファイリング操作で切削する．Kファイル30号の先端2mmでの直径は0.34mm，先端5mmでは直径0.4mmなので，根管口下5mmまで挿入できれば，GG#2，3，4のNC-tip（図30）が切削のガイドとなるための根管幅径は確保できる．ガイド形成の際のKファイル操作は，強く押し込まず，引き上げ主体で無理なく行う．

ゲーツグリッデンバー（GG）による切削操作

GGによる歯冠側1/2形成は，クラウンダウンでGG#4→GG#3→GG#2の順に用いる（図38）．サイズダウンに伴い切削域を根尖側へ移動させる．先にGG#2を深く使用すると，切削域が長くなるためシャフトが窩壁に接触して破折するリスクが高まるため，GGはクラウンダウンでの応用が合理的である．

また寸法の数字上からいえば，根管口から根尖孔まで0.3mmの幅径が確保されていると，先端径（D4）が0.3mmのGG#2は根尖孔まで到達してしまう．したがって，各GGの作業長のコントロールは厳密に行わなければならない．決して根管根尖側5

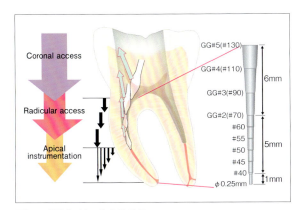

図39 根管切削の基本設計[6].
根尖側1/2の根管切削操作を的確に行えるよう，2つのアクセス形成を一体化して，直線的でスムーズな経路を設定する．右端はミニマムなフレアー形成のサイズ設計．

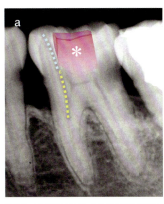 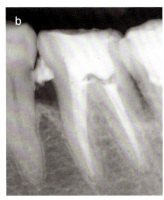

図40 下顎大臼歯での窩洞外形修正を含めた設計（a）と術後（b）.
a：術前エックス線写真での開拡プランニング．髄腔内の視野確保に便宜的修正の必要性が予測された．初期窩洞（＊）形成後に開拡窩洞近心窩壁が強めの外開き（水色の点線）となるように設計．その後の近心根根管直上の髄室側壁の直線化（黄色の点線）を実施する際も有利．
b：根管充填施術後．

mm領域にGGを応用してはならない．たとえば患歯のエックス線的歯牙長20mmで，2本目のGG＃3の挿入長が15mmまで達した場合，GGによる切削は終了し，根管長測定以降の根尖側1/2の根管形成のステップへと処置を進める．

● 髄室開拡から coronal-radicular access の設定完了まで

下顎大臼歯をモデルとした髄室窩洞から根尖側1/2形成を含めた切削基本設計を図39に，臨床想定例を図40に示した．臨床では術前エックス線写真で切削域を想定し，初期窩洞形成後に近心窩壁をやや強めの外開きに修正する．これにより根管口部への導光，視認性の向上，器具挿入を容易にする．修正は根管口部の拡大処置後にも，切削形態に応じて随時行う．ただし髄室開拡の窩洞外形を当初から広めに設定すると，窩壁に処置を妨げる段差を作りかねない（図12-e）．窩洞窩縁から根管中央に至る経路を，合理的な coronal-radicular access として設定するには，「髄室内側から窩縁方向へ」の原則に従って行うことが重要である．

髄室開拡に関する臨床実践上の注意事項

これまで髄室開拡・根管口明示から coronal-radicular access 設定に至る切削操作の基本について述べてきた．最後に臨床実践上の注意事項（表3）からいくつかのポイントについて触れておきたい．

● 髄室形態把握に有用な術前エックス線撮影

抜髄処置開始前の歯髄腔形態と歯軸傾斜の把握は，術前デンタル標準型エックス線写真による2次元的情報に頼るところが大きい．髄室の局所形態を的確に画像診断す

表3　髄室開拡に関する臨床的注意項目

1．髄室形態把握に有用な術前エックス線撮影
2．患歯の機械的清掃とう蝕除去
3．補綴修復物除去と歯面の診査
4．隔壁作製とラバーダム防湿
5．髄室開拡時の診療ポジショニング
6．髄腔狭窄時の対応
7．髄室側壁の整形，整備
8．患歯の状態に応じた開拡窩洞設定

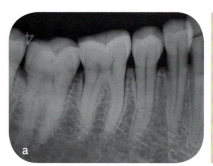 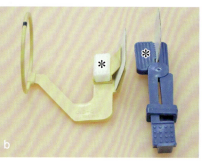 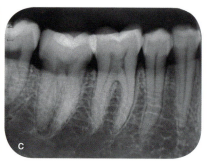

図41　撮影用インジケーターによるエックス線画像情報の違い[7]．
同一歯列の下顎大臼歯部の撮影（a，c）でも，インジケーターのバイト部（＊）に対しフィルムホルダー部分が鈍角の器材（b：左側）で撮像（a）すると，平行法撮影が可能なフィルムホルダー（b：右側）を使用した画像（c）に比較して，抽出可能な髄室内の形態情報（広さ，髄角の位置，象牙質粒など）が量，質ともに明らかに少ない．

るためには，撮影方法への配慮が重要となる．特に臼歯部では多くの情報を抽出できるよう可及的に平行法撮影を行いたい．撮影時の位置づけのために各種インジケーターやフィルムホルダーが市販されているが，上顎臼歯部で有用な器材でも，下顎臼歯部への応用は相応しくない場合がある（図41）．採用されている術前写真の撮影方法，応用器材の特性等について，再確認してほしい．

●患歯清掃と無菌的処置環境の整備

　抜髄の前処置として，徹底して行わなければならないのが，患歯の清掃である．超音波スケーラー等で歯石除去と小窩・裂溝部の機械的清掃を行う．ポリッシングブラシなどで平滑な歯面を清掃する．

　そして，う蝕を確実に除去するとともに，既存の歯冠修復物は原則としてすべて除去する．修復物除去によって，①修復物下の二次う蝕や歯冠亀裂の診査が可能，②新しい接着性材料の隔壁による辺縁封鎖向上，の効果が得られる．何らかの理由で除去しない場合は根管口部（大臼歯部なら根管単位）での仮封を実施する．

　ラバーダム防湿の設置は根管処置に必須である．隔壁作製は，ラバーダム防湿実施の補助手段に位置づけられがちだが，隣接面の歯質欠損がある場合，基本術式の一項として組み入れたい（図42）．防湿隔壁の目的だけにとどめず，シンプルな開拡窩洞外形に近い形（図10-c，図42-ⅰ）となるように歯質欠損部の補修も行えば，仮封材の脱落や損耗による辺縁漏洩のリスク減少が期待できる．

14. 髄室開拡・根管口明示から Coronal-Radicular Access へ 235

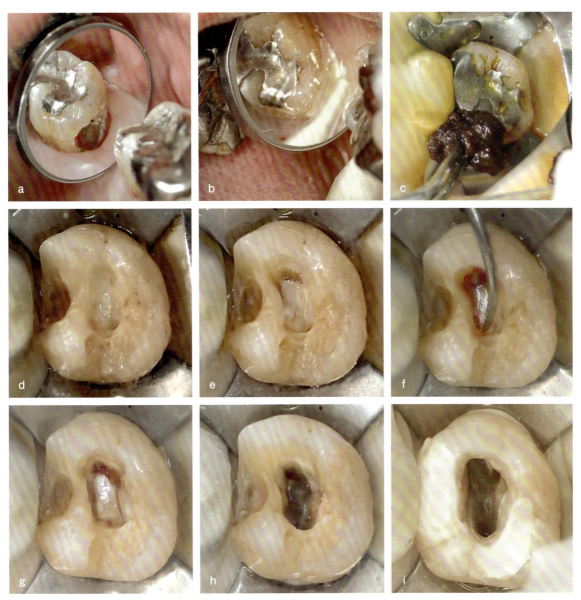

図42 上顎第一大臼歯の抜髄時の髄室開拡例.
a：歯面の機械的清掃後に歯髄炎の原因の根面う蝕を除去.
b：グラスアイオノマーセメントによる隔壁作製.
c：ラバーダム防湿野をヨードチンキで消毒.
d：修復物除去後，BL ガイドグルーブ形成.
e：MD グルーブ形成で近心頬側髄角部から遠心頬側髄角部に連なる露髄を確認.
f：探針で近心舌側髄角部の穿孔，確認.
g：窩壁に沿うように切削し，天蓋部離断.
h：天蓋の除去，冠部歯髄の除去，根管口部を確認.
i：窩洞外形の修正と欠損部への隔壁材の応用.

● **根管口部診査のポジショニング**

　髄室開拡の切削操作後の根管口部の確認では，診査に適した術者のポジショニングが重要である．根管口明示，アクセス路の確認は12時のポジション（**図43**）で行う．この際，ラバーダム防湿法の「施術野の明視」効果が，的確に局所形態

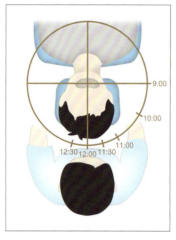

図43 診療ポジション.
歯軸の確認や髄室内の診査には12時のポジションが向いている．下顎右側大臼歯部の髄室診査には12：30のポジショニングも有効．

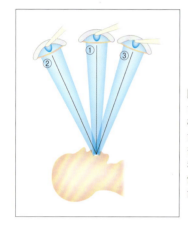

図44 髄室診査のライト位置づけ．
標準の位置づけが①．下顎歯列直視の場合や上顎臼歯部での鏡像観察には②が便利．下顎臼歯部髄室内の鏡像観察をする場合は③の位置を利用．

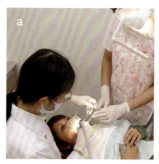
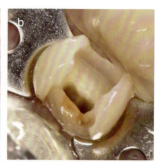
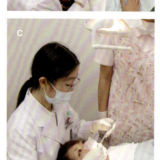
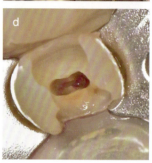

図45 髄室開拡後の根管口部を明視するためのポジショニング．
10時ポジション（a）前後で髄室開拡の切削操作が行われることも多いが，根管口直下までの目視は困難（b）．髄室開拡後のアクセス路の確認は12時前後のポジション（c）で行う．ラバーダムで口唇・頰粘膜が圧排されていれば，デンタルミラーによる導光が容易で，根管中央まで目視可能（d）．

を判定するうえで必要不可欠である．ラバーダムシートで口唇・頰粘膜がしっかり圧排されていれば，口腔直上のライティング（図44）でデンタルミラーによる口腔内への導光はきわめて容易である．切削時には10～11時のポジション（図45-a）で行っていても，開拡状況や根管口の診査をする際には，12時のポジション（図45-c）でライティングとデンタルミラーでの導光を調整することで，ほとんどの歯種で根管口から根管中央まで目視が可能（図45-d）となる．

狭窄した髄室，根管口部への対応

狭窄した髄室にはさまざまなタイプがある（図46）．髄室内の冠部歯髄とともにラウンドバーで壁面をなでる程度で，根管口が見える場合も多いが，図21のように天蓋と髄床底との間に壁着性象牙質粒が介在し，根管口明示が困難な場合もある．まずは探針での根管口探索後，硬さと部位から象牙質粒を判定しながら，超音波スケーラー用チップで除去する．根管口部で狭窄している場合は，通常のガイド形成（図37）の手順を2～3 mmの深さに短縮して行う（図47-a～c）．そして，小範囲でのGGによる根管口部の隅角方向への拡大（図47-d）と，ガイド形成手順とを反復して根管中央までのアクセスを確保する．

14. 髄室開拡・根管口明示から Coronal-Radicular Access へ　237

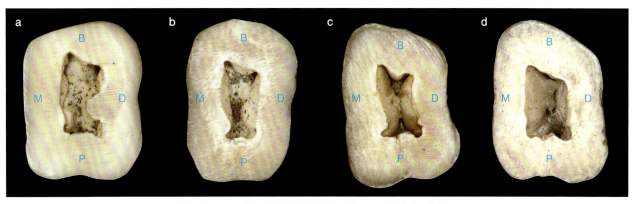

図46　上顎大臼歯のさまざまな髄室形態（髄室中央からの髄床底面観）．
　a：髄床底，根管口が明瞭．
　b：側壁添加で髄床底は狭いが，根管口部は明瞭．
　c：近・遠心側壁添加が顕著で髄床底は不明，近心頬側・遠心頬側根管口部が狭窄．
　d：髄室の幅は広いが，近心側壁からの添加象牙質で根管口は不明．

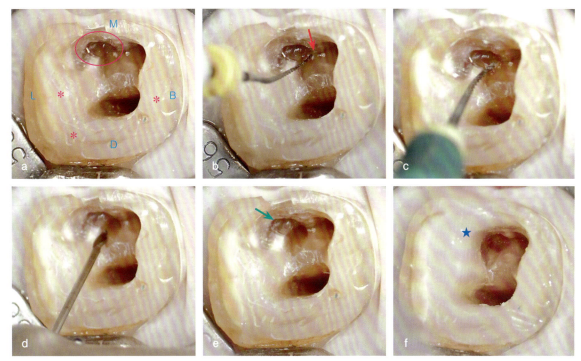

図47　 6̅ 狭窄根管口部への対処と髄室側壁のアクセス路整備．
　a：狭窄に伴い不明な近心舌側根管口部付近（円内）．同部以外の歯質欠損部に CR 隔壁（＊）を施し，ラバーダム防湿．
　b：K ファイル15号による近心舌側根管口の探索．
　c：K ファイル35号まで根管口部のガイド形成．
　d：GG での根管口部の拡大．
　e：近心舌側髄角直下の髄室側壁の凹凸面（矢印）．
　f：CR による窩壁形態修正（★）で窩縁から近心舌側根管口までスムースな壁面構成．

●髄室側壁の整備

　髄室開拡の切削操作後，**図34**で示したように根管口直上の窩洞側壁をハーフパイプ状のスロープに整備する．円滑な根管内への器具挿入を確保するには，切削での整備だけでなく，フロアブルレジンで陥凹を埋めて補修（**図47-e・f**）するほうが合理的なことも多い．

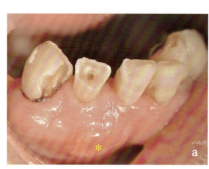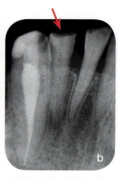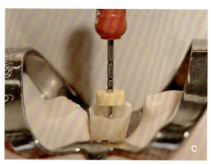

図48 咬耗症に起因する根尖性歯周炎罹患歯の髄室開拡.
a：下顎右側側切歯の切端に著しい咬耗と歯肉腫脹（＊）を認める.
b：エックス線的にも口腔内と切端部髄室との交通が窺われる（矢印）.
c：切端中央から髄室開拡し，根管長測定.

表4　髄室開拡・根管口明示の要点

1．切削の基本指標は患歯の「歯軸」	6．初期窩洞窩壁を指標とした天蓋の除去
2．髄室形態と根管口部配置を投影した窩洞外形	7．髄室内壁の歯質添加傾向を考慮した根管口明示
3．初期窩洞外形をガイドグルーブ切削で定型化	8．根管切削操作を円滑化するための窩洞外形修正
4．切削操作と髄室診断に有利なポジショニング	9．窩洞窩縁から根管中央までを一体的経路として整備
5．髄角を指標にした髄室への穿孔	10．隔壁作製による無菌的な処置環境整備

髄室開拡・根管口明示の要点

　これまで髄室開拡での切削操作について，そのステップを細分して述べてきた．むろん熟練した術者ならば，髄角に向かい一気にバーを進め露髄させて髄室開拡を行う方法も可能であろうし，効率的でもあろう．

　しかし合理的で安全な切削を行うには，解剖学的指標を明確にし，髄室開拡という診療行為全体を合理的に「設計・施工」する姿勢が重要である．基本原則を踏まえつつ，症例に応じた合理的切削を行わなければならない．たとえば，**図48**のように咬耗が著しい症例で，前掲したような典型的開拡窩洞形態にとらわれて舌面への窩洞形成を行うのは，臨床的にきわめて不合理であることは自明であろう．

　各術者の臨床経験や施術環境にかかわらず，髄室開拡で合理的な切削を実践するためのチェックリストとして，**表4**に要点事項をまとめておいた．本項が，合理的なcoronal-radicular access 設定を考えるうえでの一助となれば幸いである．

参考文献

1) Torabinejad M, Walton RE, Fouad A：Endodontics, Principles and Practice, 5th ed. 230-272, 455-469, Elsevier, St Louis, 2014.
2) Hargreaves KM, Cohen S：Cohen's Pathways of the Pulp, 10th ed. 136-222, Mosby, St Louis, 2010.
3) 加藤広之：ENDO の兵法―卒後2年目からの実践的根管処置技法. 医歯薬出版，東京，2015.
4) Burrch JG（石橋成六訳）：歯冠の機能的カントゥアー. 11-63，書林，東京，1971.
5) Serene TP（石川達也ほか訳）：歯内療法マニュアル基礎編. 33-48，医歯薬出版，東京，1977.
6) 加藤広之：根管拡大・根管形成のポイント. 日本歯科評論，71（6）：53-62，2011.
7) 加藤広之，中川寛一：根管治療でのエックス線画像診断. システマチック根管治療―安全性・効率性・確実性の追求（西田紘一ほか編），20-27，一世出版，東京，2006.

15. 根管のネゴシエーション，穿通，グライドパスの重要性

澤田則宏 *SAWADA Norihiro*

髄腔や根管内に入り込んだ細菌を取り除くことにより炎症のさらなる波及を防ぎ，炎症の起きた組織を治癒に向かわせることが根管治療の目的である．細菌感染を取り除く方法として，機械的な拡大形成と化学的な洗浄があることは今更いうまでもない．ニッケルチタン（NiTi）ファイルを使用したとしても，機械的な拡大形成で清掃できるのは根管壁の60〜80% であり[1]，残りはいくら頑張ってもファイルが当たらないために化学的な洗浄も不可欠である．

再根管治療（Retreatment）の成功率を調べた論文によれば，術前診査の時点で根管を逸脱した形成が行われている（**図1**）と成功率が落ちるという報告がある[2]．これは初期根管治療（Initial Treatment）においても本来の根管をいったん逸脱してしまうと，それをリカバーすることは難しく，根管壁にファイルが当たらない部分を増やすことになることを意味している．根管を探るネゴシエーション（negotiation）[*1]，穿通（patency）[*2]，そしてグライドパス（glide path）[*3]を形成する段階で根管を逸脱してしまえば，その後いくら NiTi ファイルを使用したとしても，本来の根管に追従した拡大形成を達成することが不可能になることは想像に難くない．したがって，初めて根管に対して操作する Initial Treatment における正しく，確実な処置は非常に重要である．

本項では，根管形成における最初のステップである根管のネゴシエーション，穿通，そしてグライドパスをどのように行うかについて考察してみる．

*1 ネゴシエーション：本来の根管を探る操作．

*2 穿通：ファイルの先端が根尖孔に到達している状態．

*3 グライドパス：NiTi ファイルによる根管形成の前段階における誘導路．

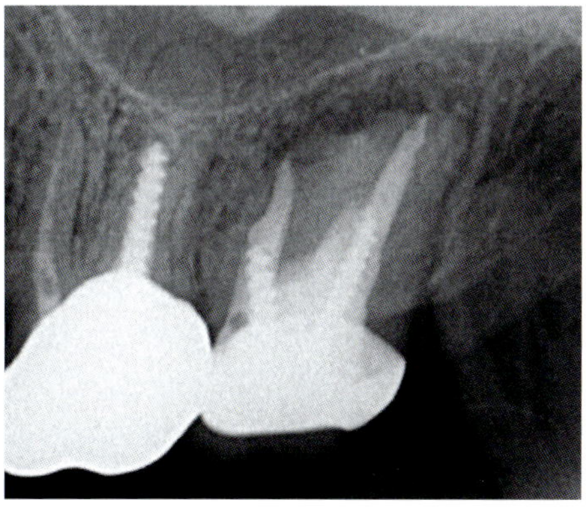

図1 本来の根管を逸脱している根管充填．
術前のエックス線写真でこのような状態であると，Retreatment の成功率は落ちてしまう．

根管のネゴシエーションと穿通（臨床のコツ）

NiTiファイルを使用する場合，根管のネゴシエーション，穿通，そしてグライドパスというステップが重要であるといわれているが，NiTiファイルを使わず従来の手用ステンレススチール（SS）ファイルで根管形成する場合でも，この「ネゴシエーションと穿通」というステップは必須となる（図2）．最も難しいと思われる狭窄した上顎第一大臼歯の近心頰側第二根管を考えながら，筆者が行っている根管のネゴシエーションと穿通の方法を解説してみよう．

まず，根管口の探索が必要なのはいうまでもない．このステップではマイクロスコープが威力を発揮する．髄床底を精査すると，近心頰側第一根管から伸びる溝などを確認することができる．ここに近心頰側第二根管が隠れていることを予想しなければならない（図3）．超音波チップなどを使い丁寧に根管口を探し，ゲーツグリッデンドリルなどを用いて根管口部分を十分に広げる．このステップを筆者は「コロナルフレア」（coronal flare）と呼んでいる．名称は違っても同様のステップをほとんどの歯内療法専門医が行っている．

コロナルフレアができたところからが，本題である「ネゴシエーションと穿通」のステップである（図2）．症例を初期根管治療（Initial Treatment）と再根管治療（Retreatment）に分けて考えてみよう．

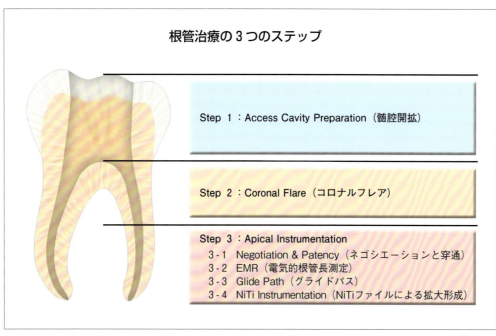

図2　根管治療の3ステップ．
ステップ3の最初に「根管のネゴシエーションと穿通」を行う．このステップが重要となる．

15. 根管のネゴシエーション，穿通，グライドパスの重要性　241

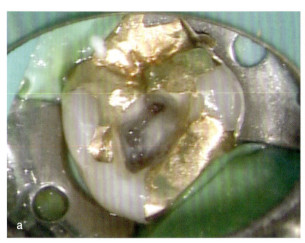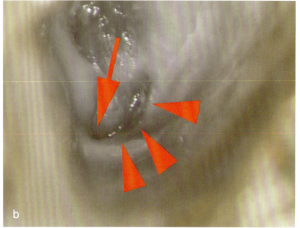

図3　近心頰側第一根管（矢印）から伸びる溝（矢頭）に近心頰側第二根管が隠れている可能性がある（b：拡大像）．

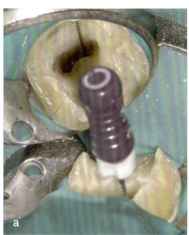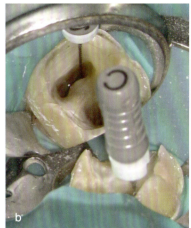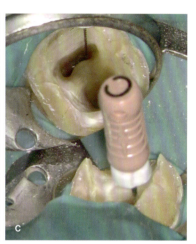

図4　#10のCファイルで根管をネゴシエーション．
根管が狭窄して穿通しない場合は，#8から#6のCファイルに順次番手を下げながら，根管のネゴシエーションを行い，穿通させる．このとき，ヘッドの「C」の字に合わせてプレカーブをつけておくと，根管のどの方向を探っているのか見失うことがない．

●初期根管治療（Initial Treatment）

まず，本書で焦点を当てているInitial Treatmentの場合である．筆者は最初に#10のCファイル（Zipperer／茂久田商会）*4を使用する．ウオッチワインディングモーション（watch-winding motion）で，#10のCファイルを根尖に向かって進めていくが，もし途中で根管が狭窄して先に進まなくなった場合には，#8のCファイル，#6のCファイルと順次ファイルの号数を下げていく（図4）．Initial Treatmentであれば，ほとんどの症例においてこの操作だけで根管のネゴシエーションと穿通が可能となる．無理に#10のCファイルで根尖を探ってしまうと，ファイルは根管を逸脱しトランスポーテーションを起こすことがある．もし，トランスポーテーションを起こしてレッジができてしまった場合には，後述のRetreatmentに準じた方法で根尖のネゴシエーションと穿通を図ることになるが，そのステップは時間を要し，非常に

*4　Cファイル：Kファイルよりコシがあるため，#10より細いファイルでは根管を探りやすい．

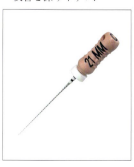

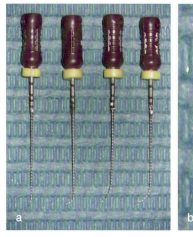
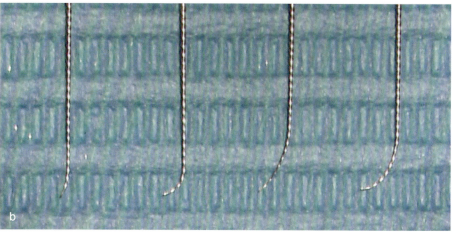

図5 根管の太さ，彎曲を考え，プレカーブの量を変化させる（b：拡大像）．
左から細い根管用の弱彎，強彎，太い根管用の弱彎，強彎というように彎曲の度合いを微調整しながら，根管のネゴシエーションを行う．ファイルが汚染されるので，くれぐれも直接指で曲げて彎曲を付けてはならない．滅菌したピンセット，もしくは専用の器具を使用する．

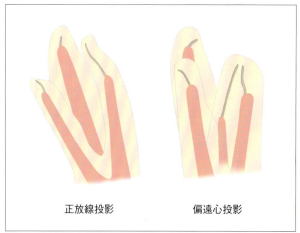

図6 上顎右側第一大臼歯のエックス線トレース像．
正放線のエックス線写真から，近心頬側根管は本来の根管の途中でレッジなどを作り逸脱し始めている可能性がある．偏遠心投影のエックス線写真から，逸脱は近心頬側第一根管が近心頬側寄り，近心頬側第二根管は根途中までしか根管充塡材が入っていないことがわかる．近心頬側第一根管は，レッジの遠心口蓋側に本来の根管があると思われるので，その方向にプレカーブをつけたファイルの先を向けてネゴシエーションを行う．

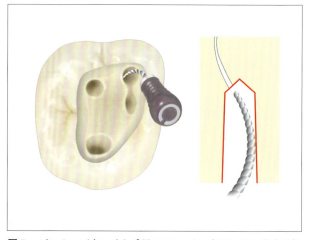

図7 プレカーブをつけた手用SSファイルを用いて，本来の根管のネゴシエーションを行う．
このとき，プレカーブの背の部分を彎曲の反対の根管に当てるようにしながらネゴシエーションを行う．

難しいステップとなるので，くれぐれも無理なファイル操作をせず，急がずに番手を下げることを優先させてほしい．

●再根管治療（Retreatment）

さて，難しいのが根尖付近でレッジを作ってしまったような場合やRetreatmentの場合である．Retreatmentでは，前医がどのような根管形成を行っているかわからず，すでに根管を逸脱している可能性がある．いったん逸脱した根管のネゴシエーションを行い穿通させるのはかなり難しく，歯内療法専門医でも時間を要するステップであ

る.根管の太さに合わせて#10のCファイルの先端にプレカーブをつける(図5).主根管の彎曲方向については,術前のエックス線写真(正放線投影と偏心投影)から3次元のイメージを作り(図6),彎曲の方向と逆の方向にプレカーブの背を当てるようにしながら,ファイルの先端で本来の根管を探っていく(図7).このステップは根気が必要であり,Retreatmentの大半の時間を占める大事なステップである.

残念ながらこのステップはNiTiファイルが活躍できず,エンジンなどの使用も難しい.現段階で推奨できるのは,SSファイルで手指の感覚を最大限発揮させながら行うことであり,術者の技量によって大きく差の出るステップである.

グライドパスとは

グライドパスという言葉を調べると,「航空機の計器着陸方式」という説明文が出てくる.着陸時に航空機を誘導するシステムの1つがグライドパスであるらしい(図8).グライドパスという言葉をPubMedで調べると,歯内療法分野では2003年頃から検索にひっかかってくる[3,4].グライドパスは「本来の根管に追従した根管形成を行うための誘導路」という意味で使われ始めたようである.

では,それ以前はグライドパスの概念がなかったのかというと,そんなことはない.グライドパスという名称こそなかったが,以前から細い10番の手用ファイルで穿通した後,NiTiファイルによる根管形成前に手用ファイルで道筋を作るべきだといわれていた.筆者は「#15の手用SSファイルが無理なく入るところまでは手用ファイルで行い,その後NiTiファイルに移行すると無理なく効率の良い根管形成ができる」と説明してきた[5].これは筆者が考えたわけではなく,世界中の歯内療法専門医がNiTiファイルを用いて効率良く根管形成するために必須である,と考えた最初のステップであった.1999年の文献でも,「Initial negotiation proceeded until a no.15 K-file or larger is to length in the canal」と記載されている[6].当時からグライドパスという概念は存在したのである.

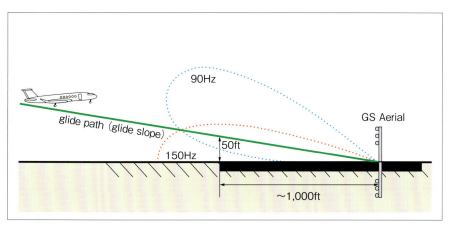

図8 航空機の計器着陸方式としてのグライドパス(Wikipediaより).

さまざまな資料を紐解くと，歯内療法で意味するグライドパスとは，「NiTi ファイルによる根管形成の前に，#10などの細いファイルで穿通後に形成する誘導路」と定義することができる．グライドパス（誘導路）を何号まで形成すべきかは，使用するNiTi ファイルによっても異なるが，「15号から20号の手用 SS ファイルが無理なく入る」というのが目安のようである．

グライドパスを形成しないと

グライドパスを作ることにより，その後の NiTi ファイルの破折頻度が減少するという報告がある[3,7,8]．グライドパスによりある程度の太さまで根管が拡大されているから，NiTi ファイルの先端が根尖部で食い込むことによるねじれ疲労破折の頻度は減少するであろう．また，彎曲がより緩やかになっていることにより，周期疲労破折も減少すると考えられる．最近の NiTi ファイルの傾向は，より少ない本数で根管形成を行う方向に向かっているが，彎曲が強く根管が狭窄しているような症例で1本の NiTi ファイルで根管形成するのは無理があるように筆者は感じている．症例に応じて，グライドパスを作り，数本の NiTi ファイルを使用しながら根管形成するのが安全であり，結果的に根管に追従する形成が可能なのではないだろうか．

グライドパスを作ることにより，NiTi ファイルによる根管の逸脱が減少するという報告もある[9]．どのような NiTi ファイルであっても，根管内で長い時間回転させていれば，レッジやトランスポーテーションが起きることを考えると，事前に適切な誘導路ができている場合とそうでない場合で，追従性に差が出てもおかしくはない．一方，グライドパスの形成が根管の逸脱には影響しないという報告もある[10,11]が，Zanette ら[10]は，根尖部のトランスポーテーションに差はなかったものの，根尖部残存象牙質の厚みには差があったと報告している．

使用する NiTi ファイルの種類や根管の彎曲にもよると思われるが，グライドパスを作ることにより悪い影響はないことを考えれば，彎曲が強く狭窄しているような根管ではグライドパスを作ったほうがよいと思われる．

グライドパス用の NiTi ファイル

グライドパスは当初，手用 SS ファイルで作っていたが，グライドパス形成用のNiTi ファイルも発売されている（図9）．グライドパスを手用ファイルで形成するのと，NiTi ファイルで形成するのではどちらがよいのであろうか．

グライドパスを NiTi ファイルで作ることにより生じる術後疼痛は，手用 SS ファイルで行った場合よりも少ないという報告がある[12]．これは，回転切削器具を使用することにより，根尖孔外への削片の押し出しが少なくなることを考えれば，当然の結

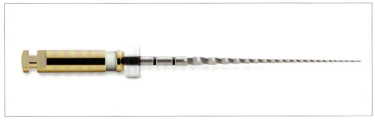

図9　グライドパス形成用のNiTiファイル「ProGlider」(デンツプライ三金).

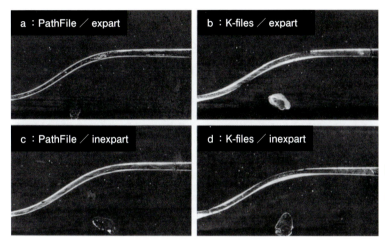

図10　エキスパートが手用Kファイルで形成したグライドパスより，非エキスパートがNiTiファイルで形成したグライドパスのほうが根管に追従している(文献[13]より).

果ともいえるだろう.

　手用SSファイルで形成したグライドパスより，NiTiファイルで形成したグライドパスのほうが根管に追従しているという報告もある[13,14]．Beruttiらは，エキスパートの歯科医師が手用SSファイルで形成したグライドパスよりも，非エキスパートの歯科医師がNiTiファイルで形成したグライドパスのほうが根管に追従していたという報告をしている(図10)[13]．歯内療法専門医である筆者にすれば，少々ショックなデータであるが，そのとおりかもしれない．最近は筆者も，難しい根管では迷うことなくNiTiファイルでグライドパスを形成するようにしている.

根管形成の成否を決める重要なステップ

　いくら最新のNiTiファイルを使用したとしても，最初の段階で根管を逸脱してしまっていれば，根管形成は上手くいかない．根管のネゴシエーション，穿通，そしてグライドパスの段階にもっと注目し，このステップを丁寧に行ってほしい．特にInitial Treatmentである抜髄の症例でここを丁寧に行っているかどうかが，その歯の将来を決めることをわれわれ歯科医師は肝に銘じなければならない.

参考文献

1) Peters OA：Current challenges and concepts in the preparation of root canal systems: a review. J Endod, 30：559-567, 2004.
2) Gorni FG, Gagliani MM：The outcome of endodontic retreatment: a 2-yr follow-up. J Endod, 30：1-4, 2004.
3) Peters OA, Peters CI, Schonenberger K, Barbakow F：ProTaper rotary root canal preparation: assessment of torque and force in relation to canal anatomy. Int Endod J, 36：93-99, 2003.
4) Blum JY, Machtou P, Ruddle C, Micallef JP：Analysis of mechanical preparations in extracted teeth using ProTaper rotary instruments: value of the safety quotient. J Endod, 29：567-575, 2009.
5) 澤田則宏：ニッケルチタンファイルとステンレススチールファイルの使い分け．日本歯科評論, 71（2）：13-15, 2011.
6) Buchanan LS：Shaping root canals, Part 3. Large-root canals with small coronal and apical diameters. Dent Today, 18（11）：76-79, 1999.
7) Berutti E, Negro AR, Lendini M, Pasqualini D：Influence of manual preflaring and torque on the failure rate of ProTaper rotary instruments. J Endod, 30：228-230, 2004.
8) Patino PV, Biedma BM, Liebana CR, Cantatore G, Bahillo JG：The influence of a manual glide path on the separation rate of NiTi rotary instruments. J Endod, 31：114-116, 2005.
9) Berutti E, Paolino DS, Chiandussi G, Alovisi M, Cantatore G, Castellucci A, et al：Root canal anatomy preservation of WaveOne reciprocating files with or without glide path. J Endod, 38：101-104, 2012.
10) Zanette F, Grazziotin-Soares R, Flores ME, Camargo Fontanella VR, Gavini G, Barletta FB：Apical root canal transportation and remaining dentin thickness associated with ProTaper Universal with and without PathFile. J Endod, 40：688-693, 2014.
11) D'Amario M, Baldi M, Petricca R, De Angelis F, El Abed R, D'Arcangelo C：Evaluation of a new nickel-titanium system to create the glide path in root canal preparation of curved canals. J Endod, 39：1581-1584, 2013.
12) Pasqualini D, Mollo L, Scotti N, Cantatore G, Castellucci A, Migliaretti G, et al：Postoperative pain after manual and mechanical glide path: a randomized clinical trial. J Endod, 38：32-36, 2012.
13) Berutti E, Cantatore G, Castellucci A, Chiandussi G, Pera F, Migliaretti G, et al：Use of nickel-titanium rotary PathFile to create the glide path: comparison with manual preflaring in simulated root canals. J Endod, 35：408-412, 2009.
14) Pasqualini D, Bianchi CC, Paolino DS, Mancini L, Cemenasco A, Cantatore G, et al：Computed micro-tomographic evaluation of glide path with nickel-titanium rotary PathFile in maxillary first molars curved canals. J Endod, 38：389-393, 2012.

16. 治癒に導く作業長の設定を考える
──作業長の「なぜ？」を問い学ぶ

佐藤暢也 SATO Nobuya　　岩波洋一 IWANAMI Yoichi

佐藤勧哉 SATO Kanya

根管治療における作業長の意義

　口腔には，特異性がある．それは，内部組織の再生（regeneration）の報告もされ，研究が進んでいるとはいえ，一度完成すると代謝活性が非常に低く，生体自身の力では修復ができない歯と，生体自身の力で修復することができる歯周組織や諸器官があるという二面性である（図1）[1]．

　歯内療法は，その両面に関わり，その境界は根尖孔である．根尖孔から先の生物学的ルールに従う歯根膜や歯槽骨などの歯周組織に炎症が波及すると，生体の抵抗力や全身状態との関係は深くなる．根管経由の歯性感染症であれば，原因歯と歯周組織の間に適切な根管治療を行い遮断することで，生物学的ルールに従う歯周組織内の病変は生体自身の力で治癒できる（the body's defenses）．その点から，境界まで処置を施

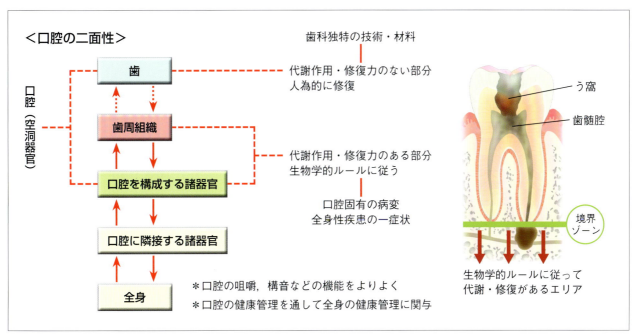

図1　口腔の特異性（文献[1]より）．

し，2つの組織を分ける「作業長」(working length)という概念に対して，厳密な知識を得て正確に理解するということは意義深い．

根管治療における作業長の位置づけ

根管治療は，主に次の3つの基本的な局面があり，その中でいくつかの項目に細分化される．

第1局面：診査・診断と治療計画の立案
第2局面：根管の形成（拡大・清掃）
第3局面：根管充塡

その後，根管上部の歯冠の修復，または補綴処置をもって根管治療が完了する．「作業長」について正確に理解をすることは，これらのすべての局面において重要な意味を持つ．

根管形成は，根管形成用器具と化学的清掃剤を用いて，歯髄，感染組織，有機質，汚物，不良肉芽組織等を除去する一種の外科処置である．根管を3分割して考え，処置を行うとわかりやすい（**図2**）．最終的には，根管治療により無菌状態を得ることが目標であるため，厳重な無菌的手段で治療を行うことが不可欠であり，ラバーダム防湿は必須である．

根管形成は，この根管の「清掃」という目的のほかに，根管の狭窄や彎曲を修正し，適切な作業長を設定して，緊密な根管充塡（obturation）が確実にできるように，ある一定の型に仕上げるという意味もある．すなわち，根管充塡のための受けとなる立体的な「器」を創り上げるシェイピング（shaping）を含んでいる．

現代の歯内療法学において求められる理想的な根管系の3次元的な塡塞封鎖を得るために，この2つの要素と複雑な根管系を踏まえて，Schilderは「Cleaning and shaping the root canal system」[2]を著した（**表1**）．

表1　CleaningとShaping（根管形成の2大目的）

Cleaning
根管内の感染源の除去
切削による機械的根管形成を主とし，不足分を化学的清掃により補完することでcleaningの目的が達成される

Shaping
根管充塡が適切に実施できる形態の付与
根管のテーパーが2.5/100～8/100
アピカルシートの付与，もしくはテーパーストップ形態の付与

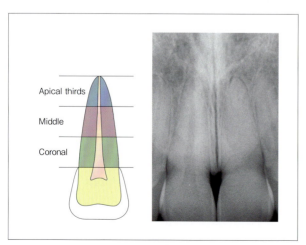

図2　3分割根管形成法．

このように3次元的な根管治療を具現するためには，作業長を長さ（縦軸）という1次元の測定のみならず，左右（横軸）・前後の幅（奥行き）という広がりも考慮した立体的な根管構造を意識して計測し，設定する必要がある（**コラム参照**）．

根管形成と作業長

正確な作業長の設定は，術後に不快症状を起こすことなく，根管治療の成功という結果を導くために最も重要なクライテリアに属する．過剰な作業長は，歯根膜損傷，歯根膜炎，根尖性歯周炎，洗浄剤の溢出，根管充填材の突き出し，骨壊死等を招く．不足の作業長は，残髄，残髄炎，未成熟の有機質の変性，根管内組織の変性・壊死，感染の足場，不足根充，死腔の形成等を招く．感染を制御することが歯内療法にとって最大の課題であるが，歯髄組織や有機質の取り残しも，術後に変性し，遅発性の問題を引き起こす因子となると考えられる．

「根管形成の終末位はどこなのか？」という歯内療法学的な論点に対して，いくつかの異なる意見がある[3]．

すなわち，根尖孔のどれほど近くまでの清掃を行い，どのような器づくりをしたらいいのか（**図3**），歯髄や残渣を残存させるという代償に対してどの程度まで根尖孔から短めにしたら歯根尖に安全なのか，それとも，根表まで穿通し，根管全体を完全に開通（patent）したほうがいいのか，疑問は尽きない．

筆者は根管全体の開通をして清掃することを支持しているが，根尖孔部の形成には，諸種の要素を勘案して慎重な対応をするようにしている．できる限り最高の結果を導くためには，作業長の設定にあたって，次の3つの要素を満たす必要がありそうである．

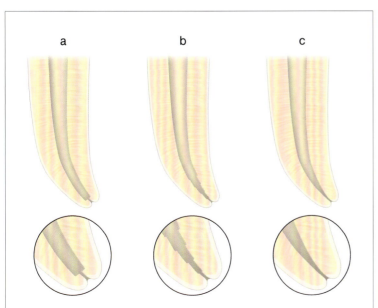

図3 根尖部根管形成のShaping 3つのパターン（文献[4]より）．
a：アピカルストップを付与．
b：ステップバック形成．
c：テーパー（≧4％）を付与し，アピカルストップは付与しない．

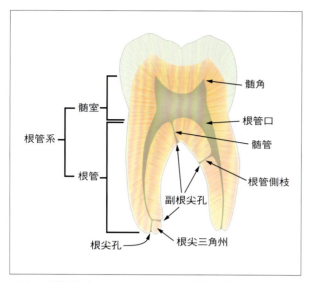

図4 根管系（root canal system）の全体図（文献4）より）.

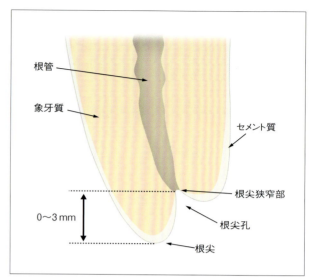

図5 根尖部の解剖学的指標を記したシェーマ.
解剖学的根尖からセメント象牙境の狭窄部までの距離は0.0～3.0mmと幅があり，加齢とともにセメント質の添加で長くなる傾向がある．

①根管の内容物を可及的に取り除く．
②根管外にファイルや洗浄剤を押し出したり，根管充填材を突き出したりしない．
③根管と根尖歯質を壊さない．

根尖の解剖を知る

　根管系の解剖学的知識は，根管治療の基礎であり，成功率に直接的な影響を及ぼす．それぞれの歯の根管系には，ある種のよくみられる特性や幾多の特徴があり，それは，治療中に生じる複雑な問題に対する解決への合理的な手がかりとなり，根管治療成功への道標なのである．

　作業長を論じるためには，歯全体の大きなイメージだけでは確度が低い．歯と根管系（root canal system）の全体図[4]（図4），根管の中等度拡大図（図5），根尖の強拡大図（図6）の3つに分けて歯の解剖を知ることで理解が深まる．図6は根尖部の解剖学的形態を詳細に調べたKuttlerの研究[5]で，根尖と根尖孔の位置のズレや若年者と壮年者の加齢変化についても報告している．

　歯根尖と解剖学的根尖孔が必ずしも一致するわけではなく，根尖孔の開口する位置は，多様である（図7）[6]．一方，日本人の永久歯の平均的な歯冠長と歯根長[7]を知ることは，主に初期の段階で根管長を推定し，作業長を求める際に役立つ（表2）．

　また，Dummerらの根尖部における根管形態の研究で，根尖狭窄部の形状は多様であることがわかっていた（図8）[8]．さらに，最近のマイクロCTによる根管の画像解析によると，根尖付近においていわゆる最大狭窄部（apical constriction）という

16. 治癒に導く作業長の設定を考える　　251

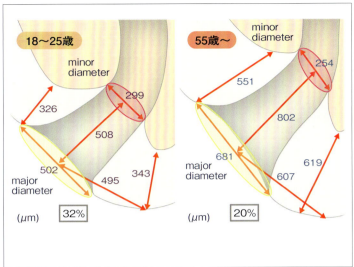

図6　Kuttler の根尖付近の調査結果（文献[5]より）.

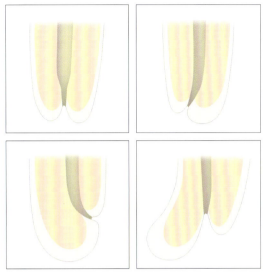

図7　根尖と根尖孔の位置の多様性（文献[6]より）.

表2　日本人の永久歯の大きさ（文献[7]より引用改変）

顎	歯	計測部位	上條 男	上條 女	古橋 男	古橋 女	奥村	河野広瀬片山	尾﨑 男	六反田	顎	歯	計測部位	上條 男	上條 女	古橋 男	古橋 女	奥村	河野広瀬片山	尾﨑 男	六反田
上顎	1	歯冠長	10.77	10.84	11.5	10.5	11.7	11.6	11.04	11.0	下顎	1	歯冠長	8.38	8.35	9.3	8.8	10.0	8.4	8.51	8.9
		歯根長	12.10	11.56	12.9	12.1	10.8	11.0	12.04	10.5			歯根長	11.29	11.10	11.2	11.0	11.1	10.8	11.42	11.5
		歯の全長	22.84	22.37	23.3	22.6	22.5	22.4	23.12	21.6			歯の全長	19.85	19.42	20.6	20.0	21.2	19.2	19.96	20.2
	2	歯冠長	9.39	9.15	10.0	9.2	10.3	10.3	9.59	9.6		2	歯冠長	8.64	8.76	9.4	9.1	10.3	9.3	8.92	9.2
		歯根長	12.50	11.73	12.2	12.2	11.4	11.2	12.06	12.0			歯根長	12.21	10.79	12.6	12.3	11.4	11.3	12.46	11.5
		歯の全長	21.91	20.87	22.1	21.5	21.7	21.5	21.84	21.6			歯の全長	21.04	20.47	21.9	21.5	21.7	20.6	21.39	20.7
	3	歯冠長	10.09	9.57	10.9	9.8	11.2	10.7	10.78	10.2		3	歯冠長	10.29	9.74	11.0	9.8	10.6	10.8	10.91	10.4
		歯根長	15.92	15.27	15.9	15.0	14.2	13.9	15.70	14.8			歯根長	14.31	13.69	14.6	14.5	13.0	13.9	14.61	13.8
		歯の全長	26.02	24.91	26.7	24.8	25.1	24.6	26.44	25.0			歯の全長	24.66	23.18	25.6	24.2	23.0	24.7	25.47	24.5
	4	歯冠長	7.99	7.74	8.7	7.6	8.4	8.4	8.32	8.2		4	歯冠長	8.15	7.77	9.0	7.9	8.7	8.6	8.38	8.7
		歯根長	12.75	11.90	12.5	12.6	11.8	11.8	12.74	12.4			歯根長	13.50	13.10	13.0	13.5	12.1	11.7	13.28	13.0
		歯の全長	20.78	19.70	21.2	20.3	20.2	20.0	21.05	20.7			歯の全長	21.66	20.72	22.1	21.2	20.8	20.3	21.67	21.7
	5	歯冠長	7.22	6.87	8.0	7.0	7.7	7.7	7.53	7.4		5	歯冠長	7.26	7.00	7.9	7.3	8.0	8.0	7.55	7.7
		歯根長	13.23	12.15	13.6	13.5	11.8	13.0	13.64	12.0			歯根長	13.16	13.11	12.9	13.2	12.6	11.5	13.51	12.8
		歯の全長	20.49	18.98	21.5	20.5	19.6	20.7	21.10	19.5			歯の全長	20.92	20.36	20.8	20.5	20.6	20.1	21.06	20.4
	6	歯冠長	6.6	6.0	7.1	6.9	7.4	7.1	6.69	6.9		6	歯冠長	6.9	6.6	7.3	6.5	7.8	7.0	6.61	7.1
		歯根長	11.9 (12.7)	11.1 (11.9)	12.6	11.6	13.0	11.6	12.36	11.9			歯根長	12.3 (12.9)	12.0 (12.7)	12.4	12.6	11.6	11.5	13.51	12.5
		歯の全長	18.7 (19.5)	17.6 (18.9)	19.8	18.2	20.4	18.8	19.03	19.0			歯の全長	19.3 (19.8)	18.6 (19.2)	19.6	19.1	19.4	18.5	20.18	19.6
	7	歯冠長	6.8	6.8	7.5	6.8	7.2	7.5	6.79	6.8		7	歯冠長	6.6	6.5	7.1	6.3	7.2	6.9	6.34	6.8
		歯根長	11.9 (12.7)	11.2 (11.8)	12.2	11.6	11.7	11.2	12.38	11.7			歯根長	12.2 (12.4)	11.6 (11.9)	12.3	12.5	11.2	11.1	13.14	11.6
		歯の全長	18.7 (19.5)	17.9 (19.6)	19.8	18.8	18.9	18.7	19.13	18.7			歯の全長	19.0 (19.5)	18.2 (18.4)	19.4	18.9	18.8	17.9	19.49	18.7

（　）内は最大長を示す　　　　　　　　　　　　　　　　　　　　　　　　　　　　　　（単位：mm）

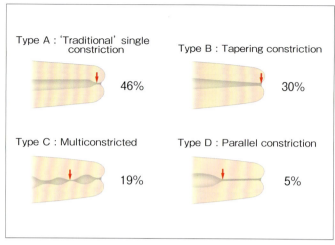

図8　根尖根管狭窄部の分類（文献[8]より）．

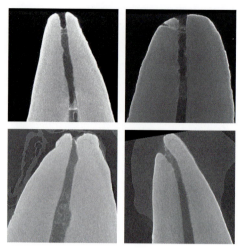

図9　根尖部のマイクロCT画像．
最大狭窄部が存在しない歯も多くみられる（写真提供：吉岡俊彦先生（広島県開業）のご厚意による）．

形状が見出せないことも多いようである（図9）．したがって，狭窄部を狙って根管形成終末位を形成するというイメージは，現実と異なる仮想の世界であるのかもしれない．ただし，本項では，根管に試適したファイルの中で最も細いファイルが適合する根尖孔の付近の根管部を"狭窄部"と表記する．

根管長と作業長の違い

どこからどこまでを「根管長」，または「作業長」というのか．これを明確に区別できていないことが，思考の混乱（chaos）に陥る原因の1つとなる．

「根管長」とは，臨床的に切縁，咬頭頂あるいは窩縁の歯冠部基準点(coronal reference point：CRP)から根管を経由した解剖学的根尖孔（根表）までの長さのことをいう（図10）．

一方，「作業長」とは，根管の拡大形成を行う長さ，つまり歯冠側基準点から根尖側基準点までの長さのことで，根尖側基準点の位置は，術者が任意に決定することができる．「根管長」は"明確に定義された長さ"であるが，「作業長」は"術者が自由に決めた長さ"となる．それゆえ，もし同じ歯を治療対象としても，作業長は，それぞれの術者の根管治療に対するフィロソフィー（philosophy）[*1]の違いにより異なることがあり得る．

理論的に望ましい根尖付近の形成終末位はセメント象牙境であることは，大方の意見の一致がある．そして臨床的に確認できる方法として，デンタルエックス線写真の根尖（歯根端）から約1.0mm手前のあたりというのが，一般的に受け入れられている．しかし，歴史的にみて，優れた治療成果を出している臨床家の作業長の設定はま

*1　根管治療に対するフィロソフィーと作業長：ここでいうフィロソフィーとは，一定の答え（決定的なエビデンス）があるものではなく，臨床現場で経験的に導き出されたそれぞれの考え方という意味合いである．
治療の一連の臨床技法を示す用語として，コンセプト，システム，メソッド等が用いられている．根管治療は，どのような器具器材を使用し，どのように拡大・形成・清掃し，最終的に根管充填に導くかを総合的に系統立てて考える必要がある．
したがって，同じ歯を治療するとしても，術者の採用する考え方により，根尖部に付与する形成形態（後述：アピカルストップ形成とテーパー形成）の違いが生じ，設定する作業長も異なる数値となる．
この違いは，エビデンスに基づいて明確に決定できるものではなく，本人が思索を深めて決めることである．

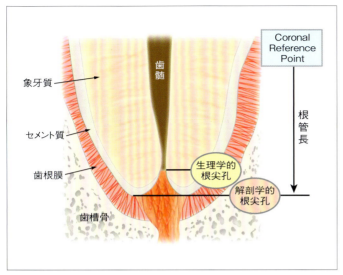

図10 根管長とは，どこからどこまでか？
生理学的根尖孔から解剖学的根尖孔までの間の部分を，根管内根尖組織という．

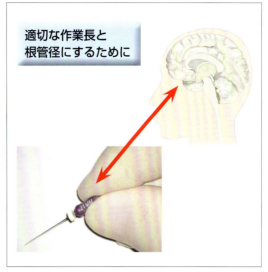

図11 診断．手指の感覚を脳にフィードバックする．

ちまちである．そして，それぞれが治癒に導いている．したがって，作業長の正解をみつける，または理想の作業長をみつける，というのではなく，作業長設定の考え方（道筋）を理解するというのが賢明である．

手用器具の機能と作業長の関わり

代表的な根管治療用器具としてファイル（KタイプとHタイプ）とリーマーがあり，1958年にIngleによって規格化された．これらの手用器具は，どのような作業を行う目的があるのだろうか（**表3**）．

1つ目の目的は，根管内を「切削する」ことである．リーミング操作による切削，ファイリングによる切削，全周ファイリングによる切削などの方法がある．他にも，穿通や探索も切削しながら実行される．これは誰もが知っていることであるが，以下に述べる他の重要な目的，あるいは機能が全く意識されていないように感じることがある．

2つ目は，「計測する」ことである．エックス線写真の情報から推定される根管長をもとに，手用器具のストッパーの位置を決めて長さをトランスファーする．ならびに，手用器具を電気的根管長測定装置につなげて根管内に挿入し，根管長を測定して，作業長の設定を行う計測器具である．さらに，根管の太さ（diameter）に応じた器具を挿入し，その号数を確認することで，根管の太さを計測する器具なのである（**コラム参照**）．

3つ目は，根管に挿入し，根管の太さや狭窄の程度，根管壁の粗糙感や硬さを手指の感覚で触知して根管内の状態を知る，すなわち，「診断する」ことである（**図11**）．

表3 手用器具の3つの目的

〈リーマー，ファイルの役割〉
Dental Scientistとして
認識しておくべき事項

1．切削（Cutting）
2．計測（Measuring）
3．診断（Diagnosis）

また，根管を切削し器具の溝に付着した削片を観察することで，根管形成（cleaning & shaping）がどの程度進行したのかを診断することにも結びつく．

現代の歯内療法においても，手用の切削器具は，このように多目的かつ有用なものであり，いかに動力を用いたニッケルチタン製ファイルが汎用化しても，欠くべからざる器具なのである．

作業長の設定方法

作業長設定には，次のようにいくつかの方法がある．
・解剖学的平均根管長を目安にする方法
・エックス線写真による方法
・電気的根管長測定装置による方法
・滅菌ペーパーポイントを使用する方法
・術者の手指感覚による方法
・患者の歯根膜知覚を触知して行う方法

根管形成時には，ファイルに付けたラバーストッパーの位置を動かして作業長で止めて操作する．歯冠部は，作業長の歯冠部基準点（CRP）として用いられることが多いので，平坦にしておくことが望ましい．

デンタルエックス線写真による歯の長さの測定と作業長の設定方法

デンタルエックス線写真を利用した作業長の設定について述べる[9]．術者が設定する根尖側基準点にファイルの先端が達したと予想される場所で，ストッパーを歯冠側基準点に合わせる．根管が彎曲している症例では，根管形態に合わせてファイルにプレカーブを与える．そこでエックス線写真を撮影し，ファイル先端とエックス線的根尖との位置関係を画像上で確認する．ファイルを取り出し，カーブを伸ばしたうえで，長さを計測する．一例として，Ingle の方法を**図12**に示す[10]．

撮影上のポイントをいくつか述べると，まず撮影の合間もラバーダムがなされていることが前提であり，絶対不可欠である．これにより，無菌状態を維持し，患者によるファイルの誤嚥・誤飲を防止できる．次に，撮影時に挿入するファイルは，計測段階で使用しているファイルの中から根管内においてやや抵抗感のある大きめのものを用いる．根管内でファイルが緩いと患者の体動ひとつでファイルが動いて違う位置になり，さらに，患者がうっかり咬みこんでしまうとファイルが根尖を越えてしまう恐れがあるからである．Torabinejad らは，ファイルの最小サイズは20号で行ったほうが画像上でファイルの先端の位置が判別しやすいとしている[9]が，一般的には10～20号が使用されている．

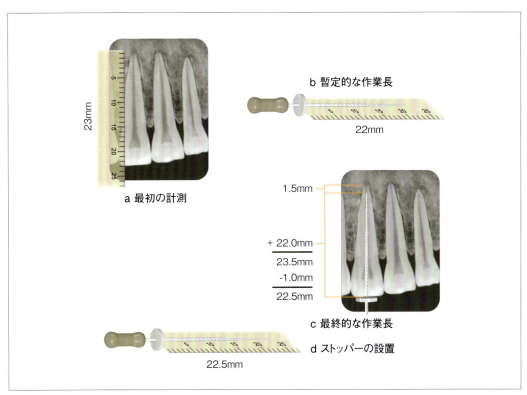

図12 Ingle の方法（文献[10] より）．
a：最初の計測．歯根が限りなく等長に撮影されたもので計測する．イラストでは歯根長23mm．
b：暫定的な作業長．安全面，画像の歪みを考慮し，1.0mm 引いた22mm の長さでストッパーを調節する．
c：最終的な作業長．b で設定したファイルを挿入し，エックス線撮影をする．ファイルの先端がエックス線的根尖より1.5mm アンダーなことから，歯根長を23.5mm に修正する．
d：ストッパーの設置．安全域として1.0mm を引いて作業長は22.5mm で設定し，ストッパーを再度調節する．

　エックス線撮影法について，いま一度確認してみる．平行法ではフィルムを歯軸に平行となるように設置することで，エックス線の主線がフィルムに対して90°で照射される．画像上の歯の長さは実長に近い等長法のため信頼性が高いが，どの患者に対しても適用できる方法ではない．実用的な二等分法は歯軸とフィルムがなす角度の二等分線に対して，エックス線の主線が90°で照射される．主線が根尖を通る場合，等長法になるが，垂直的入射角度の違いにより画像上の歯の長さが実長より長くなったり短くなったりするため，較正（calibration）が必要となることがある．

　デンタルエックス線写真による作業長の設定は，Kuttler が多数の抜去歯を材料として根尖部の解剖学的状態を詳細に研究調査したおかげもあって，近代の歯内療法において長年にわたり，通法として用いられ，普遍的に受け入れられてきた．もとより，デンタルエックス線写真による画像診断は，歯根の形態や根管の彎曲具合を初期の段階で確実に把握するための手段としても重要である．

　デンタルエックス線写真が示す根尖は，作業長設定において限界の終末位置となる．解剖学的根尖孔と生理学的根尖孔（セメント象牙境）は0.0 〜 1.0mm の差があるという．したがって，ファイルを試適し撮影した際，ファイルの先端が根尖と一致し

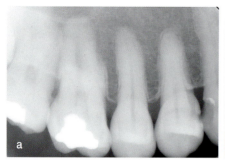 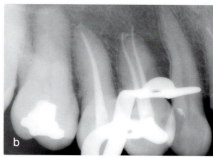

図14　上顎小臼歯の症例.
a：術前．抜髄根管．
b：術後．5⏌はエックス線写真的には不足根管充填にみえるが適切であろう．4⏌は完全に過剰根管充填となっている．

ている場合，根管の終末位置に達したと判断し，その位置より手前の任意の位置に，術者の考える根尖側基準点を設定する．また，根尖より長い位置で写った場合は，間違いなくファイルの突き出しを意味する．一方，ファイルの先端が根尖より短い位置に写った場合であっても，解剖学的根尖と根尖孔の位置の違い（図7）から，ファイルは根尖孔を穿通している可能性が十分に考えられる．このようにデンタルエックス線写真による方法は，必ずしも正確に作業長を設定できる方法とはいえないことも事実である（図14）．

電気的根管長測定装置による作業長の設定

現在，電気的根管長測定装置が，作業長を決定する際に精度の高い機器として世界的に認められている[4]．電流を流した際のインピーダンスを測定し，根尖開口部の位置を検出することで，根管長を測定する方法である（図15）．砂田らが報告した，口腔粘膜と歯根膜との間の電気抵抗値がほぼ一定であるという原理を利用し，1969年，わが国でルートキャナルメーターとして製品化された．しかし，測定時の疼痛や，エックス線写真から推測される作業長に比べて極端にずれることがあり，十分に信頼できるものではなかった．その後，抵抗値の代わりにインピーダンスを測定する第2世代の装置が登場した．単一周波数が用いられた第2世代の装置は，治療中の根管内容物や洗浄液に対して過敏であり，測定誤差が大きいことが欠点であった．

1990年代になると，2つの異なる周波数の電流を流し，インピーダンスの相対的変化から根尖開口部の位置を測る相対値法が開発され，いわゆる第3世代の装置が登場した．この世代の製品では，生活歯髄やさまざまな電解質溶液が根管内に存在していても測定できるようになり，世界中に普及するようになった．現在では，第4，第5世代とうたわれる製品も登場している（表4）．測定精度は研究により異なるが，必ずしも最新世代のほうが高いわけではなく[11,12]，第3世代の製品のほうが高精度であるという報告も見受けられる[13]．したがって，第3世代以降の製品であれば，臨床的に十分正確であると考えられる（図16〜図18）[14]．

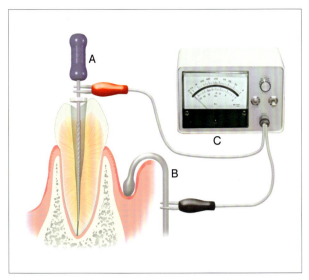

図15 根管と電気的根管長測定装置の接続模式図.
A：根尖孔に到達したファイルに設置した電極.
B：口腔粘膜に設置した電極.
C：電気的根管長測定装置.

表4 各世代の代表的な根管長測定装置

第1世代	Root canal meter Endodontic meter
第2世代	Sono-Explorer Endocater Endodontic Meter SII
第3世代	Apit Root ZX Justy II
第4世代	Bingo1020 Raypex4 Apex Locator

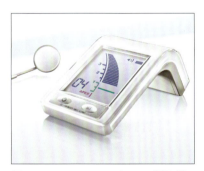

図16 ルートZX mini（モリタ製作所）.

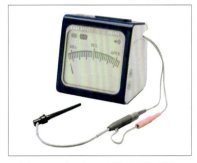

図17 アピット11（長田電機工業）.

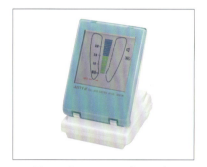

図18 ジャスティⅢ（ヨシダ）.

　しかしながら，さまざまな要因により必ずしも装置は完璧ではないことも知られている．たとえば，根未完成歯では問題が出ることがある．これは，根尖孔が開いていると正確に測定できないためである．一方，根尖部の成熟に伴い，ファイルが根管壁に沿えるようになると測定の正確性が増すため，アペキシフィケーション治療における根尖閉鎖の評価に使用可能である．その他に，根尖吸収は根管長の正確性に著しい影響は与えない，生活歯髄と壊死歯髄根管との間で有意差はないなどが，いくつかの研究で報告されている．また，穿孔（パーフォレーション）の検出に大変有効であるが，水平・垂直歯根破折の検出能力に関しては未だ研究途上である．

　電気的根管長測定装置は健常者にとっては安全性があるが，製造元は，ペースメーカー使用患者で循環器病専門医との連携が取れていない場合には，使用すべきでないとしている．ペースメーカーと装置を直接つないだ実験では，5つの装置のうち1つがペースメーカーに影響を及ぼした[15] という．

電気的根管長測定装置は，作業長を設定するにあたって最も正確であり，信頼性の高い機器であるが，一方で，機械であるがゆえに使用方法を誤ると混乱を招くことになる．大事なことは，基本的な原理と根尖部解剖との関連を熟知して，自信を持って使いこなす要領を習得しておくことである．

電気的根管長測定装置の表示値と根尖孔の関係

電気的根管長測定装置は，原理的に，根管内に挿入したファイルの先端が根尖狭窄部を越え歯根膜に達したときの測定位置が最も正確で信頼できる．たとえば，広く普及している第3世代製品であるRoot ZX module，またはRoot ZX mini（モリタ製作所）においては，APEXの表示位置は解剖学的根尖孔にほぼ一致しているが，表示値0.5はインピーダンス実測値から補正計算された位置であり，生理学的根尖孔を越えた根尖寄りの位置を示している[16]こと（図19）に注意が必要である．つまり，この0.5の表示位置で拡大形成を行うと，生理学的根尖孔を破壊する可能性がある．したがって，作業長は0.5表示位置より少し短めの位置にとどめることが推奨される．そして，狭窄部から根表に達するわずかな部分は，細いファイルで削片を除去し，開通を確認しながら清掃する根管再帰清掃法（recapitulation）（図20）を欠かさずに行うようにする．

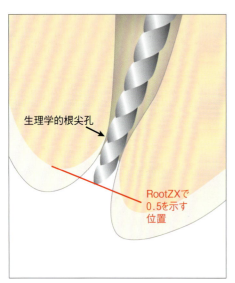

図19 電気的根管長測定装置の表示値とファイルの位置関係．
最も正確に計測できるのは，生理学的根尖孔を越えた位置から根表の位置である．Root ZXでは，狭窄部から根尖側方向にわずかに（0.2～0.3mm）越えた位置で，メーター値が0.5を示す．

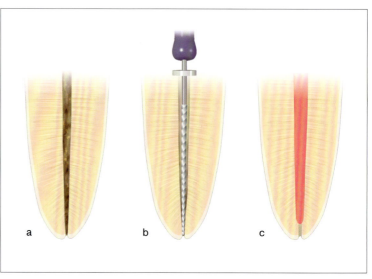

図20 根管再帰清掃法（recapitulation）．
根管形成途上で，細いファイルに戻って根尖孔部を清掃する操作を繰り返し，根尖部根管の目詰まりを防止する．根管充填の後，根充材の先にわずかにスペースが残っていても，感染物質や残渣等がなく，そこまでの根管形成が適切で封鎖性が良好になっていれば，治癒する．

作業長と根管の拡大・形成——臨床現場の方法論

　作業長に焦点を当てた根管形成の術式を記載する.

①術前に撮影したデンタルエックス線写真を用いて根管長を推定する. その際, 歯種
　ごとの解剖学的な平均歯根長(**表2**)に比べて, 長めか短めかを診断する.

②根管の歯冠部から中央部にかけて漏斗状形成を終え, さらに, 根管内の歯髄組織を
　おおむね除去した後, 電気的根管長測定装置（以下, EMR）にファイルをつなぎ,
　①で推定した長さを目安に根管内に挿入する. 所望の EMR 値の得られる位置で,
　ファイルのストッパーの位置を調整する.

③そこで得られたファイルの長さを計測し記録する. 複数の根管の場合は, それぞれ
　歯冠部基準点（CRP）が異なる場合があるので, CRP の位置も記録しておく.

④ファイルの長さと術前のデンタルエックス線写真を比べて, EMR の表示目盛りの
　振れの異常や違和感を持つ場合は, 根管内の湿潤状態や薬液の種類と量を調整して
　再度行う. それでも解消しない場合には, ファイルを試適したデンタルエックス線
　写真を撮影して確認する.

⑤作業長を設定し, 機械的根管形成を行う. 随時, 化学的清掃剤による根管洗浄を併
　用する. このとき, 彎曲がきつい根管では, 形成が進むにつれて根管が直線化し,
　実際に形成している根管の長さが当初の作業長より短くなることがある. そこで,
　初期の細いファイルを反復挿入する際, ファイルに EMR をつなぎ, 作業長の短縮
　化が生じていないかを確認する. 短縮化に気づかずに, 初期に設定した長さを保っ
　たまま根管形成を続けると, 根尖部を越えてしまう恐れがある.

　　なお, 細いファイルの反復挿入は根尖孔を清掃する目的もある. 根尖狭窄部に削
　片を詰めないようにするためには, ファイルの拡大号数を上げて形成した後, この
　根管再帰清掃操作（**図20**）を行うことが非常に効果的である.

⑥最終形成号数のファイルが, 根尖方向に多少の力を加えて押してみても所定の長さ
　でとどまり, それ以上進まないことを確認する.

複数の作業長設定方法の組み合わせ

　歯内療法における作業長の設定は科学テクノロジーの進歩により, 現代では EMR
が主, エックス線写真は従と考えられる. 日本歯内療法学会での専門医等の審査症例
においても, EMR を使用している場合, ファイルを試適したエックス線写真は必須
ではない（ラバーダム防湿の証明写真は必須である）.

　しかしながら, 術前のエックス線写真による画像診断は, きわめて重要である. 歯
と歯根の形態, 根管の形態, 彎曲, 根管数, 根管の太さといった情報を得る唯一の方

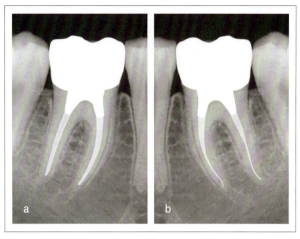
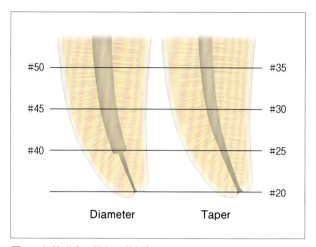

図21 下顎大臼歯におけるシェイピングの極端に異なる2つの治療例のイメージ（文献17)より引用改変).
a：ProFileとLightspeedのロータリーインスツルメントの組み合わせで#55以上で形成を終え根管充填した.
b：近遠心根両方の根管系で根尖が急彎曲している根管にGTロータリーファイルを用いて細い号数でテーパー形成を終え根管充填した.

図22 根管形成の異なる考え方.
根管径を適切な大きさに形成するやり方と根尖部を細くテーパー形成するやり方. 根管形成の作業長の位置も変わってくる.

法であり，エックス線写真撮影を行わずに進められた治療において，根管の見落としによって治癒しなかった症例が多く論証されていることにも留意すべきである．さらに，作業長の決定を電子機器のEMRのみに過剰に頼ってしまうと思わぬミスをおかす可能性もあるため，術中であってもファイルを試適し，エックス線写真を撮影してEMRと照らし合わせて作業長を確認するというやり方も，常に念頭に置いておくべきである．個々の歯根によって多様な根管形態と根尖孔の位置を示すので，術者は，歯種による解剖学的特徴を知り，適切な画像検査で診断をし，既述した確認の各種方法をいくつか組み合わせて，作業長を正確に決定することが求められる．

体系化して構築された各種の根管治療システム

体系化して構築された一連の根管治療システムによる根尖付近へのアプローチは，文化芸能芸術の流派に似て，それぞれに決まった流儀があり（図21），作業長の設定や形成する号数に違いがある[17]．その根本に存在するのは，根管治療に対するフィロソフィーである．フィロソフィーの違いから，根尖部の形成方法を大別すると，次の2つになる（図22）．

1．アピカルストップ形成

単一作業長（シングルレングス）で根尖部の根管径を治療前と比べ数段階太く拡大形成するやり方．結果的に，明確にアピカルストップを付与することにつながる．作業長は，狭窄部の手前にとどめる．

2．アピカルテーパー形成

根尖部の根管拡大号数を最小限にとどめて，ステップバック（段階的作業長短縮）形成やニッケルチタン製ファイルを使用し連続的なテーパー形成を行うやり方．アピカルストップを付与する意識はない．根尖狭窄部を越えて根管形成を行うこともある[*2]．

根尖部の歯質損傷と作業長の関係，および注意点

作業長の根尖側基準点を狭窄部手前に設定して根管形成した場合，根管内にレッジ，ジップ，エルボーといった根管内のトランスポーテーション（transportation）が生じる可能性がある．手用ステンレススチール製ファイルは剛性が高いため，根尖部の形成号数を大きくしてアピカルストップの形成を意図すると，このような偶発症の発生リスクが大きくなる点に注意が必要である（**図23**）．

また，ニッケルチタン製回転切削ファイルによる根管形成システムにおいて，細い根管の予備拡大としてグライドパス操作（手用ファイル＃8，＃10から＃15〜＃20まで）を行うことがある．手用ステンレススチール製ファイルで根尖孔を越えて穿通し（**図24**），その際の作業長は，根管長から1mm過剰に設定するという[18]．ただし，小さい号数のファイルであっても，根尖孔の切削移動がきたしやすい[19]ため，慎重な操作が求められる．過剰な作業長では，ファイルの号数が大きくなると（＞＃25），根尖孔を切削拡大し，根尖孔周囲の象牙質欠損をきたし，アピカルパーフォレーション（apical perforation）といえるような決定的な医原性損傷（**図25**）をきたす．将来的に難治化する大きな要因である．

[*2] 作業長と形成終末位：作業長の設定にあたっては，術者が根尖側基準点を決め，根管形成が終了した時点の終末位は，その根尖側基準点と一致することを期している．しかし，根管の彎曲，器具の剛性，器具の操作等により，現実には，術者の意図とは異なり，根尖側基準点と形成終末位にズレが生じることが多い．この誤差の取り扱いについても，さまざまな考えがあり，作業長について統一した見解が存在しない1つの理由となっている．

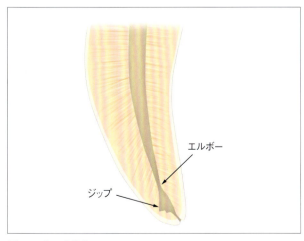

図23 ジップ形成．
ステンレススチール製ファイルの場合，根尖部の形成後，ジップのようになっている可能性が高い．

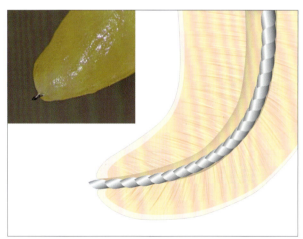

図24 作業長の過剰．
根尖孔穿通によるファイルの突き出しやグライドパス．

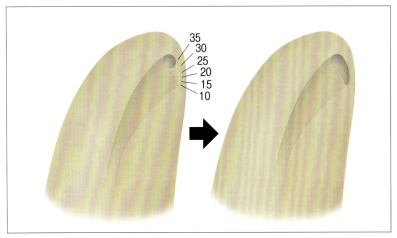

図25 アピカルパーフォレーション．
根尖孔周囲の象牙質欠損により根尖孔が涙滴状となり，歯根膜への穿孔をきたす．

　もう1つ注意すべきことは，根尖部歯質の亀裂，すなわちアピカルクラック（apical crack）である．細いファイルでの根尖孔穿通やグライドパスの操作だけでも，アピカルクラックが生じる懸念がある[20]ため，注意が必要である．ニッケルチタン製回転切削ファイルでの根管形成でもクラックの発生がいくつか報告されている[21,22]．アピカルクラックを予防するためには，作業長を根表から1mm程度短めで控えめな位置に設定するのがよい．

　どのような金属素材のファイルで形成しても，根尖部の歯質はきわめて繊細で脆弱である．その点を認識し，根尖付近でのファイルの操作は，慎重に施すことが鉄則である．

作業長設定の違いとそれぞれの治癒像

　なぜ，作業長が異なるのにいずれも治癒するのか．それは，術者により作業長の終末位に違いがあっても，生体の治癒力（the body's defenses）に許容する幅が存在するからである．ただし，条件があり，根管内や根表に炎症を惹起させるほどの感染がないこと，変性をきたす有機質や汚物が残存しないように適切な根管径に機械的形成をすること（**コラム参照**）[23]，同時に，薬剤による消毒，洗浄と清掃を補完的に併用することが必須である．その条件を満たせば，各治療システム（流儀）によって根管形成方法が違っていても，生物学的ルールに従って代謝をきたす生体組織は治癒に向かう．

　セメント象牙境に対して，作業長が短く高位で根管充塡を行った場合，ちょうど良い適合根管形成をして根管充塡を行った場合，作業長が長く過剰根管形成となり根管充塡を行った場合，それぞれの抜髄における根管充塡後の治癒像[24]を考察する．

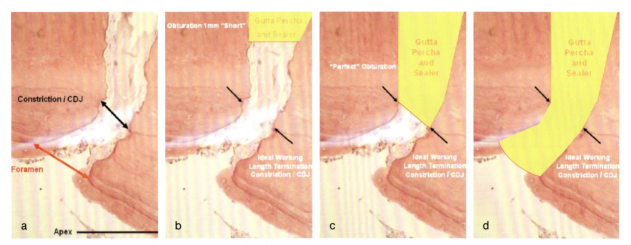

図26 作業長の終末位と根管充填のイメージ（文献[23]より引用改変）.
a：根尖孔（根管長の終末位）と狭窄部（≒セメント象牙境≒生理学的根尖孔）.
b：セメント象牙境の位置より高位（under）で根管充填を行った場合．適切に根管形成を終えていれば，治癒は良好である．
c：セメント象牙境の位置（ideal）に根管充填を行った場合．理想的な適合根管充填における作業長である．
d：セメント象牙境を越えて（over）根管充填を行った場合．治癒を導く範囲の過剰（over）とは，ファイルを根尖孔外に突き出すのではなく，わずかに狭窄部を越えて形成し，根表，もしくは，その先まで根管充填材を膨らますように填塞した（apical puff）状態をいう．

①**根尖部の組織破壊リスクを最小限に抑えるために，根管長を計測して，そこから1.0〜2.0mm程度短め（根管狭窄部の手前）の作業長で根管形成を行うやり方**

抜髄時の作業長がセメント象牙境より高位に設定され，根管内に健全な歯髄組織が存在し，不足根管充填された場合，理想的にはデンティンブリッジによる閉鎖が期待できる（図26-b）．

②**根管狭窄部（セメント象牙境に近似した位置）までを作業長として根管形成を行うやり方**

作業長の終末位がセメント象牙境に設定され適合根管充填が行われた場合，セメント質の添加により根尖孔が閉鎖され，いわゆる生物学的治癒が期待できる．あるいは，線維性の瘢痕治癒となる（図26-c）．

③**根管狭窄部を越えた位置で根管形成を行うやり方**

作業長の終末位が根尖孔を越えて設定される根管形成法では，多くの場合，垂直加圧充填法が用いられる．その場合，充填は過剰根管充填となるが，充填材は肉芽組織に被包，もしくは器質化される．骨まで形成充填が及んだ場合は，骨で被包される．根尖孔をわずかに越えた緊密な充填は，根尖孔の硬組織による封鎖は期待できないものの，確実に根尖孔を封鎖するという意味では生体に許容される方法である．このような根管充填は，多くの場合，加熱ガッタパーチャ法でみられる（図26-d）．

生体の治癒力の理解とフィロソフィーの確立

　作業長について執筆するにあたり，当初はわずかなページ数で事足りると考えていたが，それは大きな間違いであった．この項目について，深く調べて考察してみると，実に奥深い内容であることに気づいた．

　歯内療法領域において，根管の根尖孔（側枝や分枝の孔を含む）を境に生体自身の力では修復ができない歯と，生体自身の修復機転が働く歯周組織の二面性を有している．歯と歯周組織の間を根管充塡により遮断することで生体自身の力で治癒に導くのであるが，その境界を設定するのは，作業長にかかっている．にもかかわらず，作業長の根尖側基準点の設定には，決定的な論拠がなく，ある限定した範囲内とはいえ，術者が考えて付与する任意の位置なのである．

　日本歯内療法学会（JEA）が主催するJEA研修会の受講後のアンケート調査によると，受講生は歯内療法の臨床においてさまざまな苦悩を抱えていることがわかっている．さまざまな概念が交錯し混乱しており，その結果，臨床家の思考を苦しめ，出口が見当たらない．その状態はまさにカオス（chaos：混沌）のようである．これを解消するには，個々の歯内療法に関する「フィロソフィーを確立する」ことが最も重要なことである．すなわち，行動（歯内療法治療）を起こすにあたって，自らの考え方と立場を明確にして，一貫した態度で歯科臨床に挑むことである．そういう視点を重視して，本項では作業長の整理を試みた．読者の歯科臨床にとって一助となれば幸いである．

参考文献

1）富田喜内, 河村正昭, 福田　博：口腔病変と患者の診かた　第1版. 1-3, 医歯薬出版, 東京, 1989.
2）Schilder H：Cleaning and shaping the root canal. Dent Clin North Am, 18：269-296, 1974.
3）Ingle JI, Bakland LK, Baumgartner JC：Ingle's ENDODONTICS 6. 925-936, PMPH-USA, Shelton, 2008.
4）Cohen S, Hargreaves KM：Pathways of the pulp, 9th Edition. 254-256, Mosby, St Louis, 2006.
5）Kuttler Y：Microscopic investigation of root apexes. J Am Dent Assoc, 50：544-552, 1955.
6）大谷　満, 小宮徳次郎 監訳：エンドドンティックスの実際　第1版. 163-166, クインテッセンス出版, 東京, 1983.
7）赤井三千男, 織田正豊, 栗栖浩二郎, 前田憲彦, 和田　薫, 尾﨑　公, 久米川正好, 東　義景, 六反田　篤：歯の解剖学入門　第1版. 157-159, 医歯薬出版, 東京, 1990.
8）Dummer PM, McGinn JH, Rees DG：The position and topography of the apical canal constriction and apical foramen. Int Endod J, 17：192-198, 1984.
9）Torabinejad M, Walton RE：Endodontics: principles and practice, 4th Edition. 252-257, Saunders, St Louis, 2009.
10）Ingle JI：Pretty darned quick endodontics, second edition. 155-158, PMPH-USA, Shelton, 2009.
11）Stober EK, Duran-Sindreu F, Mercade M, Vera J, Bueno R, Roig M：An evaluation of root ZX and iPex apex locators: An *in vivo* study. J Endod, 37：608-610, 2011.
12）Silveira LF, Petry FV, Martos J, Neto JB：*In vivo* comparison of the accuracy of two electronic apex locators. Aust Endod J, 37：70-72, 2011.
13）Guise GM, Goodell GG, Imamura GM：*In vitro* comparison of three electronic apex locators. J Endod, 36：279-281, 2010.
14）Mosleh H, Khazaei S, Razavian H, Vali A, Ziaei F：Electronic apex locator: a comprehensive

literature review- part I: Different generations, comparison with other techniques and different usages. Dent Hypotheses, 5:84-97, 2014.
15) Garofalo RR, Ede EN, Dorn SO, Kuttler S: Effect of electronic apex locators on cardiac pacemaker function. J Endod, 28:831, 2002.
16) 小林千尋:抜髄後になぜ痛みが出るのか?. 日歯内療誌, 20:158-161, 1999.
17) Peters OA: Current challenges and concepts in the preparation of root canal systems: a review. J Endod, 30:559-567, 2004.
18) Ruddle CJ: Shape clean pack: canal preparation - finishing criteria, 2012, http://www.endoruddle.com/, : Advanced Endodontics (2014-10-7)
19) Cohen S, Burns RC: Pathways of the pulp, 7th Edition. 226-243, Mosby, St Louis, 1998.
20) Adorno CG, Yoshioka T, Suda H: The effect of root preparation technique and instrumentation length on the development of apical root cracks. J Endod, 35:389-392, 2009.
21) Adorno CG, Yoshioka T, Suda H: Crack initiation on the apical root surface caused by three different nickel-titanium rotary files at different working lengths. J Endod, 37:522-525, 2011.
22) Liu R, Kaiwar A, Shemesh H, Wesselink PR, Hou B, Wu MK: Incidence of apical root cracks and apical dentinal detachments after canal preparation with hand and rotary files at different instrumentation lengths. J Endod, 39:129-134, 2013.
23) Senia ES: Endodontic success and working length: thinking three-dimensionally. Roots, 5:4-10, 2009.
24) 山村武夫 監修, 下野正基, 飯島国好 編集:治癒の病理—ペリオ・エンドの臨床のために 第1版. 177-193, 医歯薬出版, 東京, 1988.

コラム:忘れて欲しくない寸法 (dimension) ── 作業径 (working width)

　根管形態は, 立体的であるため, 長さと幅, そして奥行きの3次元で根管形成を行うべきである. 英文では, 作業長を working length, 作業径を working width と記載する. 作業径というのは, 聞き慣れない用語であろう. 作業長は原型となる歯の根管長を基準として設定される. それに対して, 作業径は原型となる根管の直径 (diameter) を基準として設定するものであるが, その概念は, 忘れ去られた寸法 (the forgotten dimension) ともいわれ, 軽視されている.
　根管の断面は, およそ不正円型となっており, 代表的な断面形態として小さな楕円形を想定してもらいたい. 根管内を機械的形成により清掃するには, その楕円形の長径の号数まで根管拡大することが理想的である. 根尖部の保護を優先するためとはいえ, 最終拡大号数があまりに細い (<30号) 場合は, 根管清掃が不良となる可能性が高い.
　特に, ニッケルチタン製ファイルによる根管形成では, 作業長が過剰 (狭窄部より先) で作業径が不足と考えられるシステムもある. 作業長が不足 (狭窄部より手前) であったとしても, それぞれの根管の太さに応じた適切な作業径で根管形成を終えることで, 根管清掃がより良好となり, 予後の良い治癒につながることを念頭においていただきたい.

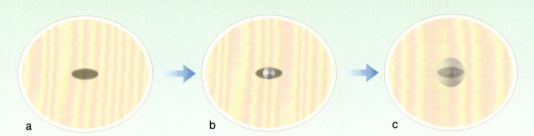

a:根尖孔から1〜3mm程度上部までの限局したエリアの歯根断面において, 根管を小さな楕円形と想定する.
b:根管口から根管中央付近までフレア形成をして, 根管上部でのファイルと根管の接触を取り除いたならば, 根管に対してファイルは短径部に接触し適合する (initial apical file または first file size to bind). これを apical gauging といい, 根尖部の根管原形の大きさを計測するステップでもある.
c:ファイルによる機械的根管形成では, このように長径の号数 (master apical file または master apical rotary) まで形成するのが理想的である.
※この模式図は, 根尖孔を過剰に拡大形成することやアピカル・パーフォレーションするまで号数を上げることを意図しているわけではない.

TIPs #7

根管形成の終末位のエックス線写真による臨床的な評価

　作業長の設定を考察した「16. 治癒に導く作業長の設定を考える」でも示されているように，作業長の設定方法はいくつかの異なる意見があるのが現状である．それらは，歯の内部（つまり根管）をきっちりと満たすことを目標とする考え方（ここでは，「攻める考え方」と呼ぶ）と，それでは歯周組織を刺激するので歯周組織のいくらか手前までを満たすことを目標とする考え方（ここでは「控えめな考え方」と呼ぶ）の２つに分かれる．別の表現をすれば，「攻める考え方」は歯周組織ぎりぎりまで緊密に充填するために，充填材が歯周組織に溢れ出ることを容認する考え方であり，「控えめな考え方」は溢れ出ることをなるべく避ける考え方となる．

　「攻める考え方」においては，根管充填後のエックス線写真において充填材が歯根周囲まで到達していれば，根管の拡大・形成・充填が良好に達成できたと評価が可能である．一方，歯周組織の少し手前までの根管の拡大・形成を目標とした「控えめな考え方」の場合は，根尖部の根の彎曲，根管の彎曲・分岐，根尖孔の開口方向・程度などにより，根管充填後のエックス線写真による絶対的な評価が困難という問題がある．解剖学的根尖まで充填材が到達していれば，充填状態はオーバーであろうという推測はできるが，では解剖学的根尖から１mm手前であればよいのか，あるいは1.5mm手前ではアンダーなのかは，個々の根管による条件が異なるため，エックス線写真だけでは判断できないのである．

　そういう意味において，「攻める考え方」で根尖周囲に花火のように充填材が出ている状態を目標にすれば，目標が達成されているかどうかの判断が容易であるという利点はある．ただし，それが生体との関係を考えるといかがかという問題もある．逆に，充填後のエックス線写真による評価が困難である「控えめな考え方」では，作業長の設定から根管の拡大・形成・充填までを高い精度を持って達成させる必要があるといえる．

（木ノ本喜史）

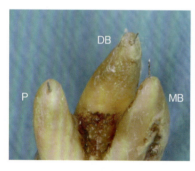
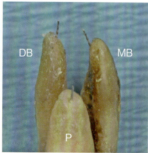

図１　ファイルの状態は同じで，違う角度から撮った２枚の写真．実際に根尖部を見ても，角度によって根尖孔とファイルとの位置関係はさまざまに見える．

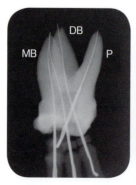
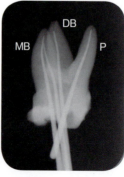

図２　左のエックス線写真が図１の状態である．右のエックス線写真は，肉眼で解剖学的根尖孔までファイルを戻し，そこから「控えめな考え方」により1.0mm手前に根尖側基準点を設定して根管拡大・形成後にガッタパーチャポイントを試適した状態である．２次元のエックス線写真で見ると，同じ1.0mmでも根管により見え方はかなり異なっている．

17. ステンレススチール製ファイルの特徴と根管形成
——Return to basics

木ノ本喜史 KINOMOTO Yoshifumi

ステンレススチール製ファイルについて

　大学における歯内療法の講義において，リーマーやファイルの名称や規格は必ず習う項目である．白，黄，赤，青，緑，黒と，はじめは何の脈絡もない色の順番に戸惑うも，時間が経つと慣れてくる．しかし，このような色や15号などの名称が，どうして決まっているのかについての説明まで講義されることはあまりない．また，通常使用されているISO規格のファイル以外にも，実はさまざまなファイルが考案され，使用されている．それらは，術前の彎曲した根管にトランスポーテーション（transportation：偏位）を生じさせることなく，拡大・形成を達成するために考えられているのである．

　ステンレススチール（SS）製の手用ファイルは，1970年代から2000年代にかけてその形態とともに使用方法のさまざまな改良が行われてきた．近年はニッケルチタン（NiTi）製ファイルが主流になってきているが，わが国においては依然SSファイルが日常臨床で使用されている頻度は高いと思われる（図1）．そこで，本項では手用SSファイルの歴史を振り返りながら，その効果的な使用法について考察していきたい．

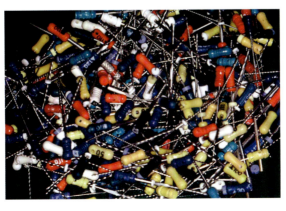

図1　臨床で使用されるさまざまな手用SSファイル．

SSファイルの歴史 （表1）

　歯内療法に用いる器具としては，1904年 Kerr 社から手用器具が発売されたのがはじまりとされている[1]．そして，1950年代に器具の規格化が提案されるまで，器具の形や大きさに統一した決まりはなく，器具の呼び名も「1，2，3……」と数字で呼ばれており，同じメーカーの中でも規則性はなかった．当時の失活根充や糊剤根充，シルバーポイント根充であれば，根管の拡大は単に穴を開けることが目的とされていたのかもしれない．

　しかし，ガッタパーチャを用いて根管を緊密に充塡するという治療方法を採用するためには，根管を拡大する器具にも充塡材料にも規格化が必要になり，Ingle らによる提案（1958年）につながったと考えられる．現在はその恩恵を受けて，違うメーカーの製品でも形態や大きさが統一されており，それに対応した根管充塡材料も使用できるのである．

●リーマー，K ファイル，H ファイルの特徴 （図2・図3）

　臨床において頻用されている手用 SS ファイルとして，リーマー，K ファイル，H ファイルがある．以下にそれぞれの器具の特徴を示す．

表 1　歯内療法に使用する器具の歴史

●1904 年：
Kerr 社より歯内療法用の手用器具が発売される．当時は，「K-type reamer」や「K-type file」と呼ばれていた（その後，一般に K ファイルと呼ばれるようになる）．当時はカーボンスチール（炭素鋼）製．

●1950 年代まで：
器具の名前は 1 ～ 6 までの数字．大きさの規定はなく，メーカーによりばらばら．充塡用材料との関連もなかった．

●1958 年：
Ingle らが歯内療法の器具の規格の必要性を提唱．

●1959 年：
初めて規格化された器具が発売される（メーカー共通の規格になるのは 17 年後）．

●1976 年：
初めて ADA no.28 規格が設定される（器具と充塡材料のサイズとテーパー，カラーコード，サイズの増加程度と許容範囲，器具の直径を使用した名称など）．その後，ANSI（米国規格協会）や ISO（国際標準化機構）の規格となり，定期的に改訂されている．

●1980 年代：
オリジナルの K ファイルを改良したさまざまなファイルが発売される（横断面形態や先端形態など）．

●1990 年代：
NiTi 製の器具が発売され始める．

17. ステンレススチール製ファイルの特徴と根管形成

種　類	先端の形状	サイズ	横断面形状	サイズ	横断面形状	特　徴
リーマー		06～40	■	45～140	▲	ISO 規格に基づいて造られている．細いサイズの横断面は正方形
K ファイル		06～40	■	45～140	▲	ISO 規格に基づいて造られている．リーマーとの違いは捻りの回数
H ファイル		08～140	●	—	—	ISO 規格に基づいて造られている．切削して造られている
SEC O ファイル K タイプ		08～40	■	45～80	▲	先端を丸くしてレッジが生じにくいようにしてある，テーパー 0.02
フレアーファイル		15～60	▲	—	—	テーパー 0.05，テーパーは大きいが横断面を三角にすることで柔軟性を高めている
フレキシルファイル		15～40	▲	—	—	横断面を三角にした K ファイル．柔軟性が向上，テーパー 0.02
RT ファイル		15～25	▮	30～80	▮	横断面長方形，K ファイルより柔軟性に富み．切削能力大きい，テーパー 0.02
D ファインダー		08～15	Ｄ	—	—	穿通専用ファイル，横断面 D 型，テーパー 0.02

図 2　各種手用歯内療法器具（マニー・製品カタログより）．
　すべて SS 製．そして，D ファインダー以外にはすべて中間リーマーや中間 K ファイル，中間フレアーファイルなど，通常の 5 刻みのサイズの中間の製品がある．横断面の形態，先端の形状，テーパー等の工夫が読み取れる．そして，さらに違う材質として NiTi が採用されるようになった（同社の製品ラインナップとして，NiTi の H ファイルやフレアーファイルがある）．NiTi は柔軟性がある分，硬さが SS に比べて劣るため，0.02 テーパーの K ファイルの形状では切削能力が弱い．したがって，H ファイルやフレアーファイルの形状が NiTi ファイルとして採用されている．

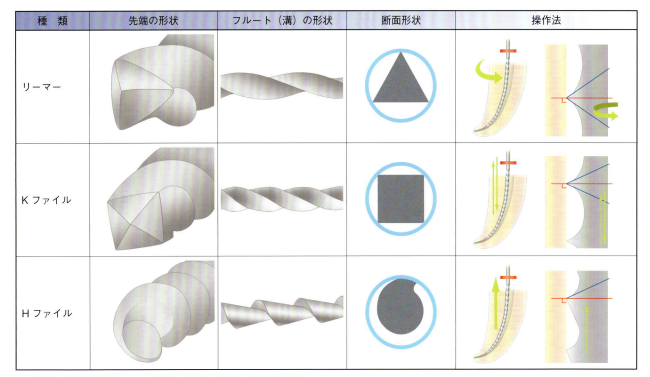

図 3　古典的なリーマー，K ファイル，H ファイルの形状．
　昔の Kerr 社の製品は，「Kerr K-type reamer」「Kerr K-type file」「Kerr Hedstrom file」などと呼ばれていた．現在では，三角形の横断面を持つリーマーは少ない．

①リーマー：横断面が三角形あるいは正方形のテーパーのついたワイヤーを捻って製作することにより，全長にわたって0.5～1.0 mmごとに鋭利な刃が形成されている．メーカーごとに横断面の形態は異なるが，小さいサイズでは正方形，大きいサイズでは三角形が多い．長軸に対する刃の角度は約10～30°である．記号は▲．

②Kファイル：リーマーと同じく，横断面が三角形あるいは正方形のテーパーのついたワイヤーを捻って製作する．ただし，捻りが多いため，螺旋のピッチがリーマーに比べると細かい．器具の長軸に対する刃の角度は約25～40°である．記号は■．

③Hファイル：横断面が円形のテーパーのついたワイヤーを切削加工して製作される．切削加工により，螺旋状にテーパーのついた円錐が形成され，それぞれの円錐の付け根の部分に刃が付与される．器具の長軸に対する刃の角度は約60～65°である．記号は●．

*

刃の角度の違いによって，器具の操作法も異なる（図3）．リーマーは象牙質に切り込んで削除する回転操作（リーミング）で用いられるが，Kファイルはピッチが細かい分，回転操作では象牙質を切削するよりも食い込む傾向にある（木工用のねじ釘をイメージするとわかりやすい）ため，上下動（ファイリング）で使用される．Hファイルは根管壁に対する刃の角度が急であるため，上下動で使用される設計になっており，根管から引き抜くときに切削力を示す．もし回転操作で使用すると，芯材の径が小さく，刃の角度が急であることから，比較的容易に破折する．

表2 手用器具の改良点

・断面形状
・金属の材質
・先端形状
・サイズ
・テーパー

🔵 手用器具のさまざまな改良の歴史（表2）

手用器具の規格が制定された後に，さまざまな改良が加えられた器具が発売された．次に，代表的な改良について解説する．

①断面形状（cross-section design）

記号としては，リーマーやKファイルの記号は，▲と■と決まっているが，横断面の形態は必ずしも三角形と正方形でなければならないと決まっているわけではない．実際はメーカーの設計思想によってさまざまである（図4～図6）[*1]．基本的に，横断面が三角形の方が断面積に占める金属の割合が少ないので，柔軟性があるが，ピッチが少なくなるので切削効率は低くなる．一方，正方形の方が断面積に占める金属の割合が三角形より多いので，柔軟性に劣るが，ピッチが多くなるので切削効率は高くなり，根管壁に食い込みやすくなる（図7）．

その後，ダイヤモンド型（菱形）やS型，長方形，U型と呼ばれる断面形態を持つ器具が開発されてきた（図8）．U型とは，横断面の金属の形態を示すのではなく，横断面の形態の基本は三角形である．その三角形の各頂点が平らになっており，頂点の間の形態がU字型をしているため，このように呼ばれている．この平らな部分は，

*1 形態だけでなく使用する金属の違いも器具の性質に大きく影響する．硬い金属を使用するか，軟らかい金属を使用するかであるが，メーカーによっては小さいサイズのファイルと大きいサイズのファイルで異なる金属を使用している例もある．

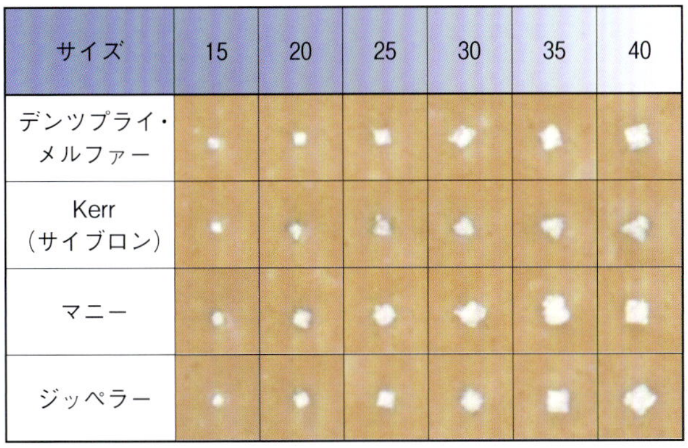

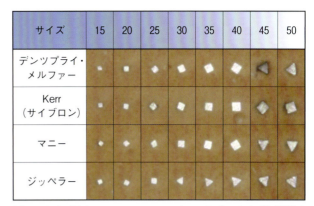

図5 さまざまなメーカーのKファイルにおけるサイズと横断面形態の関係①.
先端から2 mmの横断面. Kファイルを石膏に立てて先端から削りだした状態. 横断面がすべて四角形のものや途中から三角形をしているものなど, メーカーによりさまざまである.

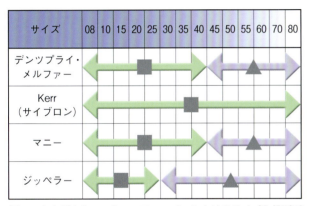

図4 さまざまなメーカーのリーマーにおけるサイズと横断面形態の関係.
先端から2 mmの横断面. リーマーを石膏に立てて先端から削り出した状態. 横断面が三角形であるのは, Kerr社だけである. その他の断面は四角形である.

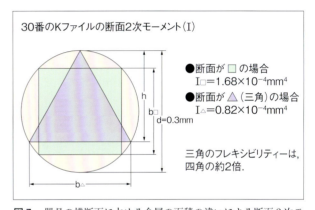

図7 器具の横断面に占める金属の面積の違いによる断面2次モーメントの比較（マニー・製品カタログより）.
横断面に占める金属の面積が小さい三角のフレキシビリティーは四角の約2倍である.

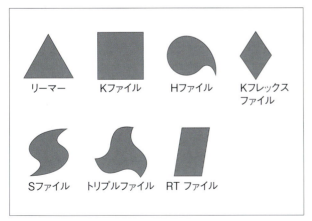

図6 さまざまなメーカーのKファイルにおけるサイズと横断面形態の関係②（マニー・製品カタログより）.

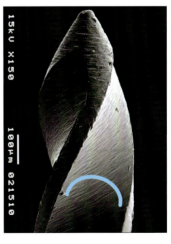

図9 Uファイルと呼ばれる形態のファイルの例. NiTi製ファイルの「プロファイル」（デンツプライ三金）.
横断面のランドとランドの間の部分がU型をしているので, この名がある. ランドは根管壁と接する平面の部分を指し, 根管壁への食い込みを予防する. しかし, 切削能力は小さくなる.

図8 器具に採用されているさまざまな横断面の形態.

ラジアル・ランドと呼ばれファイルの側方への食い込みを防止する役目を果たす（図9）. さらに, 切削加工技術の向上とともにNiTiファイルにおいてはさまざまな横断面を持つファイルが開発されている.

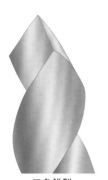 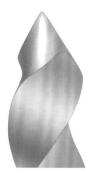 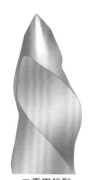

三角錐型　　　　　円錐型　　　　　二重円錐型
(pyramidal tip)　(conical-shaped tip)　(biconical tip)
Flex-O-files　　　Mor-Flex files　　　Flex-R-file
(Dentsply Maillefer)　(Union Broach)　(Union Broach)

図10 ファイルのさまざまな先端形状[3].
三角錐型は角ばっており，根管壁の象牙質に食い込みそうな予感がする．また，単なる円錐型では刃への移行部に鋭利な部位が存在するのがわかる．この鋭利な部位が彎曲根管においては根管壁に食い込むきっかけになる．二重円錐というとイメージしにくいかもしれないが，要するに先端から刃の部分にかけて鋭角な部位をなくした丸みのある形態のことである．
※2003年当時のもので，現在は販売されていないファイルもある．

②金属の材質（metal alloy）

以前はカーボンスチール（炭素鋼）が使用されていたが，カーボンスチールは滅菌操作や薬液により腐食や劣化が生じるため，歯内療法用の器具の材質として使用されなくなった．そして，現在はSSが主に使用されている．ただし，SSにはさまざまな種類があるため，一概にSS製の器具といっても曲げ弾性や破壊強度などの性質は同じでない．また，同じメーカーの器具においても，意図的に細いサイズと太いサイズで使用する材質を変えている場合もある．

同サイズの同テーパーのファイルを触っても，メーカーが異なると，柔らかい器具であるとか，硬い器具であるとかの差を感じる．その理由は横断面の形態とともに，使用されている材質の違いが影響するからである．

そして，1990年代から素材としてNiTiが使用されるようになってきた[2]．柔軟性が高く，彎曲した根管に追随しやすいという性質の反面，切削効率が低いため，手用ではなく低速回転エンジンで使用されることが多い．

③先端形状（tip design）

初期のKファイルの先端は，削りだしたままのピラミッドのような三角錐の形状をしており，角ばっていた．そして，彎曲した根管においては，その角が根管壁に食い込んでレッジやジップのきっかけになる，と報告された（**図10**）[3]．そして，ノンカッティングチップやセイフティチップと呼ばれる製品が登場した．

④サイズ（size）

ISO規格は，器具の先端径をもってその器具の名称としたわかりやすい命名法である．しかし，細いサイズにおける0.05 mm刻みのサイズの増加は数値的には一定であるが，増加の割合では一定ではなく，細いサイズにおいて1つ上のサイズに拡大する

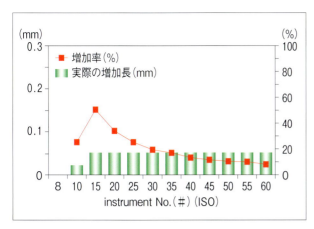

図11　ファイルの径と増加率の関係.
ファイルの8号から10号への増加率は25%であるが，10号から15号への増加率は50%であり最大である.

サイズ	先端径 (mm)	
12	0.12	
17	0.17	
22	0.22	
27	0.27	
32	0.32	
37	0.37	

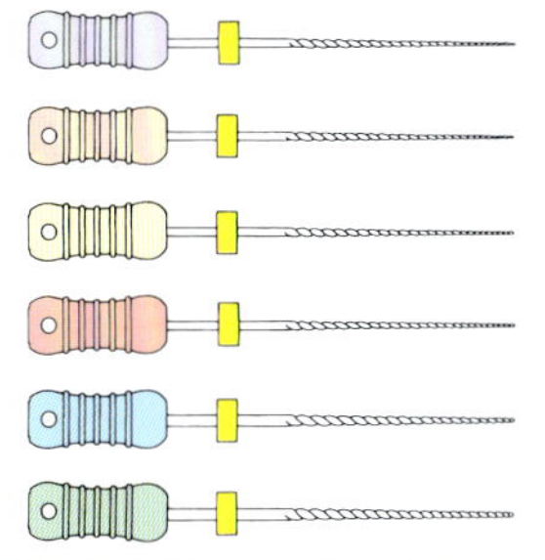

図12　中間Kファイル（12～37号，ステンレススチール，テーパー0.02，マニー）.

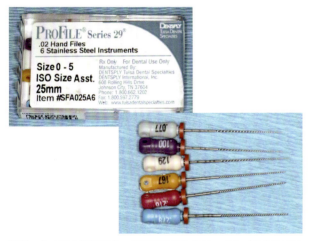

図13　サイズの増加率を一定の29%にしたファイル（タルサプロファイル シリーズ29 ハンドファイル，デンツプライ三金）. ラジアルランドを持つUファイルといわれる横断面形態である（#00，#0，#1はISO規格で，#2～#9は非ISO規格）.

テーパー	0.02	0.04	0.06	0.08
増加する直径	＋10号	＋20号	＋30号	＋40号
	#25	#35	#45	#55
5 mm上部				
先端：#15				

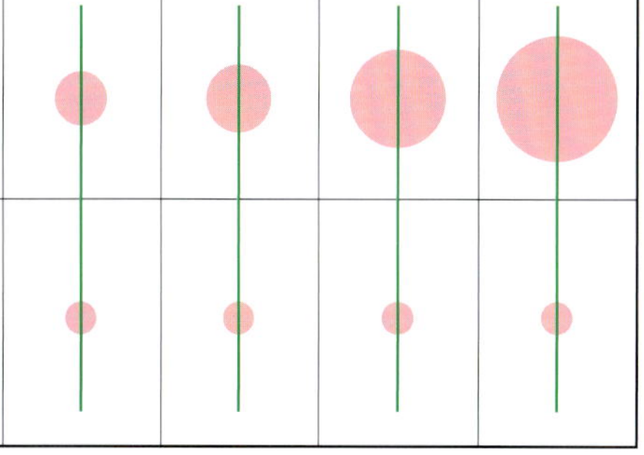

図14　各種テーパーの器具による切削面積.
テーパーが大きくなれば当然切削される根管の断面の直径も大きくなる.

ことは，太いサイズに比べると増加率が大きい（**図11**）. そこで，中間のファイルが考案されている（**図12**）. 器具や根管に加わる負担が軽減でき，より侵襲の少ない根管形成が可能になると考えられる. 一方，使用する本数が増えるので操作が煩雑になる，器具の製造誤差を考えると中間サイズの実効性は本当にあるのかという問題もある. また，数値的なサイズの増加ではなく，増加率を一定の29%にしたファイルも考案されている（**図13**）.

⑤テーパー（taper）

ISO規格が制定されたときは，手用器具は1 mmで0.02 mmサイズが大きくなる0.02テーパーと規定された. しかしその後，0.04や0.06などの大きなテーパー（グレーターテーパー）を持つファイルが考案された（**図14**）. さらに，ファイルの位置によ

ってテーパーの異なる（マルティプルテーパーデザイン）ファイルも使用されている（プロテーパーユニバーサル（デンツプライ三金）など）．

NiTiファイルが登場しても，SSファイルは必要

SSファイルに比べNiTiファイルを使用することで，トランスポーテーションの少ない形成が可能であると報告されている．しかし，SSファイルが全く必要でなくなったわけではない．臨床では，NiTiファイルではなくSSファイルが必要な状況がある．

*2 穿通ファイル（patency file）：力を加えなくても根尖孔を通過する小さいファイル．通常，10号や15号のファイル．

①**細さや彎曲の程度を探るために最初に根管に入れる器具（穿通ファイル*2，イニシャルファイル，またはパイロットファイル）としての使用**：NiTiファイルは柔らかい分"腰"がないため，細い根管を探索していく場合にはSSファイルが適している．また，根尖近くまで挿入できた後に引き抜くと，細いSSファイルでは根管の彎曲に沿ったカーブがファイルに残るので，根管の彎曲程度や方向を知ることができる．

*3 グライドパス（glide path）：NiTiロータリーファイルを使用する際に形成される誘導路．NiTiファイルで根管を穿通させながら拡大していくとファイルの破折リスクがあるため，NiTiファイルはグライドパスが形成されている部分を超えて使用すべきではない．

②**狭窄した根管の初期の拡大**：グライドパス*3の概念が紹介されており，専用のNiTiファイルも発売されているが，15号程度の大きさまで手用ファイルでまず拡大することが安全である．手指で得られる感覚は，エンジンを介しては知ることが難しい．

③**プレカーブを付与した根管探索**：NiTiファイルは柔軟性がある反面，プレカーブを付与することができない．主に根管の途中におけるレッジを突破するには，鋭角に付与したプレカーブが有効である．プレカーブは，根管探索の場合と根管形成の場合により，付与する角度や部位が異なるので注意する（**図15**）．また，プレカーブを付与するときには，ファイルを汚染させてしまうので，直接手指で持って曲げてはいけない．必ず，ガーゼやピンセットで把持して曲げるか，専用の器具（**図16**）などを使用することが必要．

④**根管径を探る器具**：根管の形成において根管長だけでなく，根管径も重要な要素である．NiTiファイルよりも，切削感が明瞭に手に伝わるSSファイルのほうが，根管に適合しているかどうかの判断がしやすい（「**16. 治癒に導く作業長の設定を考える**」の項を参照）．

⑤**全周ファイリング（circumferential filing）やアンタイカーバチャーファイリング（anti-curvature filing）による，根管壁の選択的な切削（図17）**：主にファイリング

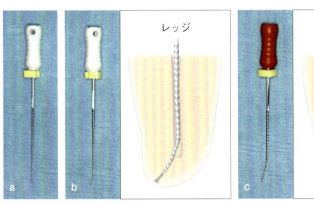
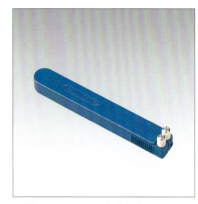

図15 ファイルに付与するプレカーブ．
a：プレカーブ付与前の15号のKファイル．
b：根尖の根管探索のためにプレカーブを付与したファイル．レッジができている場合に根管を探すには，比較的鋭角に曲がったプレカーブが有効である．
c：根管形成のためにプレカーブを付与したファイル．根管形成を行うためには実際の根管の彎曲程度に合わせたプレカーブが必要であり，鋭角なプレカーブが必要になることは少ない．

図16 プレカーブを付与するためのフレクソベント（Maillefer／モリタ）．

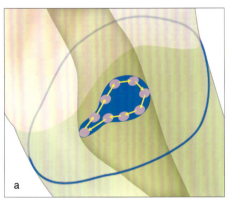
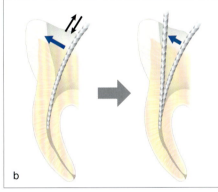

図17 全周ファイリング（circumferential filing）とアンタイカーバチャーファイリング（anti-curvature filing）．
a：形成が根管壁の全周に及んでいるか確認し，不十分な場合はその部分の根管壁を選択的に拡大形成する全周ファイリング．
b：根管口付近の彎曲の外彎部を選択的に形成して，彎曲根管の直線化をめざすアンタイカーバチャーファイリング．

操作によって根管壁を切削するこれらの使用法においては，NiTiファイルに比べ切削効率が高い手用のSSファイル（場合によってはHファイル）が効率的である．

各種の根管形成法

これまでに述べたファイルの形態の改良は，ファイルの使用方法，つまり根管形成法の変化に伴って考案されている．本項では，根管形成法の変遷について記す（図18）．

●規格形成法（スタンダード法，standardized preparation technique）[4]

Ingleらによって提唱された器具の規格化と組み合わせて考えられたのが，「規格形成法」である．細い器具から順番に，毎回作業長に到達するまで使用して根管の拡大を行う．したがって，拡大された根管の形態は，最後に使用した器具の形態に等しくなり，0.02テーパーの根管形態となる．そして，根尖付近にはアピカルシート（もしく

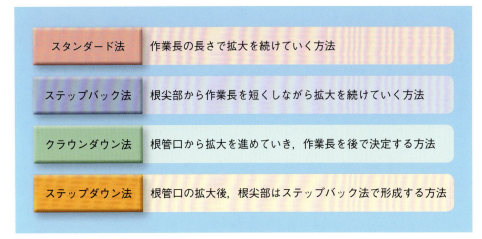

図18　各種の根管形成法.

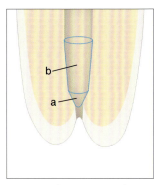

図19　アピカルシート（apical seat）またはアピカルストップ（apical stop）（**a**）とアピカルカラー（apical collar）（**b**）.

はアピカルストップ）が形成され，根尖部約3 mmにはアピカルカラーの形態が付与される（図19）．ファイルと同じく規格化されたガッタパーチャポイントを使用した側方加圧充填法に適した根管形成法である．

細い根管にファイルを進めるときは「watch-winding motion（WWM）」，そして，根管を拡大するときは「quarter-turn-and-pull motion（QTP）」が使用される（器具の操作法は後述）．1990年代頃まで，わが国の多くの大学で教えられていた形成法である．当時はリーマーとファイルを交互に使用することで，特に初心者による器具の破折やトランスポーテーションを予防しようと考えられていた．

この方法は，彎曲の比較的小さい根管を細長く形成する場合には適しているが，彎曲が強い根管では根尖付近に根管の直線化（トランスポーテーション）が生じてしまう．したがって，ほとんどの根管には彎曲が存在するので，形成後の根尖部の形態は，ガッタパーチャポイントがきれいに収まる絵に描いたアピカルシートではなく，実際はレッジが生じているとされている（図20）．

現在もなお使用されている規格化された器具，そしてこの規格形成法から近代の歯内療法における根管形成法はスタートしたといえよう．

●ステップバック法（step-back technique）[5]

根尖部に太い器具が入ると器具の剛性や切削能力により彎曲の外彎を自然と形成してしまう．そこで，根尖まで到達する器具を細い号数でとどめておき，それより手前の部分に規格の0.02より大きなテーパーを付与して根尖部の形成を達成しようと考案された術式が「ステップバック法」である（図21）．そして，根尖の数mmにはアピカルカラーではなく，アピカルテーパーが付与される．通常よく行われる1 mmにつき1サイズファイルの号数を上げるステップバックにおいては，0.05テーパーが付与されることになる[*4]．

*4　この0.05テーパーに形成された部分には段差が生じる可能性がある．ここに0.05テーパーを持つフレアーファイル（マニー）を使用すると，容易に段差を解消することができる（図22）．

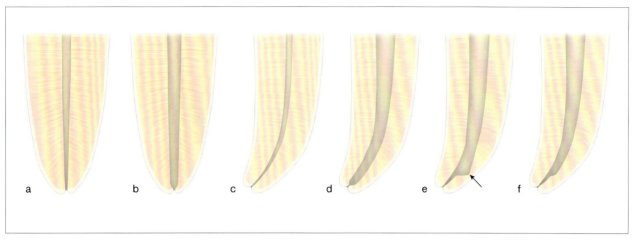

図20 アピカルシート形成の理想と現実
a：彎曲のない直線の根管の術前．
b：彎曲のない直線の根管の根尖に形成されるアピカルシート．理想的に近い形態と考えられる．
c：彎曲のある根管の術前．
d：彎曲のある根管の根尖に形成されるアピカルシートの理想型．しかし，現実にはトランスポーテーションが生じるので，このようにはならないと考えられる．
e：彎曲のある根管の根尖に形成される現実のアピカルシート1．トランスポーテーションが生じてレッジが形成されることが多い．これは，太いファイルを根尖近くまで使用することにより生じやすい．根尖孔近くまで拡大すると，アピカル・パーフォレーションが生じる恐れがあるので注意が必要である．
f：彎曲のある根管の根尖に形成される現実のアピカルシート2（許容範囲？）．ステップバック法により根尖付近の形成を細いファイルで完了させるとレッジの割合は少なく抑えられると考えられる．この場合，作業長の根尖側の基準点の前後において形成される部分とされない部分の差により生じる段差がアピカルストップになる．このレッジが根尖部を穿孔しないように作業長を設定すべきである．

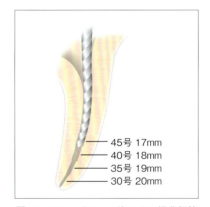

図21 ステップバック法による彎曲根管の形成法．
根尖部の形成を完了したファイルのサイズから1つ大きいサイズを1 mm 手前まで拡大していくと，0.05テーパーの根管形成になる．この図の形成の後，根尖部の穿通を確認して30号のファイルを使用して段差を取り除く．

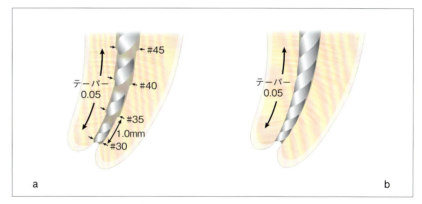

図22 フレアーファイル（マニー）による根尖部の形成．
a：ステップバックによる根尖部の形成．30号から1 mm ずつステップバック．テーパーは0.05．
b：0.05テーパーを持つフレアーファイルによる根尖部の形成．フレアーファイルは横断面の形態が三角形であり，柔軟性と切削効率を高めている．

　エックス線写真において確認できる近遠心的には細く見える根管も，頬舌的には大きいテーパーを有していることも多く，根管の術前のテーパーは規格化されたテーパーの0.02より大きいことが多い．また，規格形成法では形成されずに残る未切削の根管壁の残存や，根管の洗浄を考えると0.02テーパーでは洗浄液を根尖まで到達させるのは難しいといった問題の改善も，ステップバック法により期待できる．

しかし実際は，30号程度までの根尖部形成が完了した後に，作業長を短くして形成するステップバックを開始するため，根尖部の30号程度までの拡大・形成は規格形成法に基づき確実に行う必要がある．

●クラウンダウン法（crown-down technique）[6～9]

上記の2つの形成法においては，根尖部の拡大前における積極的な根管口付近の拡大はあまり考慮されていなかった．しかし，1980年代からゲーツグリッデン（GG）ドリルなどの回転切削器具を根管口付近に使用して，根尖部の形成に先立ち，根管の歯冠側にフレアー形成（coronal flare preparation）を行う「crown-down pressureless technique」と呼ばれる方法が考案された．ファイルも太いファイルから細いファイルの順に使用していき，順次ファイルを操作する距離を伸ばす（図23）．そして，ファイルの先端が根尖孔に到達したところで，根尖孔の穿通と作業長の決定を行う．すなわち，作業長の決定は根管の拡大後に行うことになる．

この方法は根管の歯冠側から中央部を先に拡大するため，感染源を根尖から押し出すリスクが小さい，形成中のファイルの先端に加わる負荷が小さい，根管洗浄が効率よく行える，根管の直線化が生じるとしても最後に作業長を決定するので決定した作業長の変化が少ない等の利点がある．

ただし，根管の歯冠側形成を先に行うcoronal-to-apical preparationの概念を導入した意義は大きかったが，crown-down pressureless technique自体は，術式が比較的煩雑で，太い器具から使用することによりレッジが生じがちであった．しかし，エ

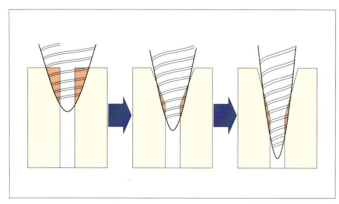

図23 クラウンダウン法の概念図．
太い器具から使用することにより，器具と根管壁が接触する部位が限られるので，切削効率が上がり，根尖への切削片や感染物質の押し出しが少ないと報告されている．

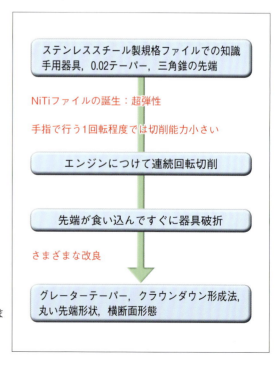

図24 NiTiファイルの出現において考えられたさまざまな改良と考えられるようになった理由．

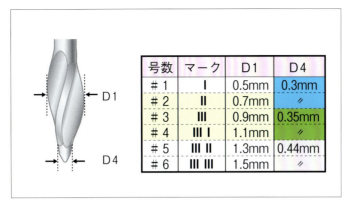

図25 ゲーツグリッデンドリルの先端の形状.

ンジンで使用するグレーターテーパーのNiTiファイルの出現により,「クラウンダウン法」は脚光を浴び,標準的な形成法とし普及していくことになる（**図24**）.

●ステップダウン法（step-down technique）[10]

この形成法もcoronal-to-apical preparationに分類されるが,根管口付近にフレアー形成を行った後,根尖部にステップバックを行う方法である.使用する器具や順序によりさまざまな方法が提唱されている.代表的な方法を以下に示す.

10号などの細いファイルを根管に挿入して根管の太さや方向を確認した後,手用ファイルをパッシブに（積極的に拡大するのではなく）挿入可能な位置まで進めて,GGドリルの誘導路を形成する.GGドリルの先端のパイロット部分の径は,＃1,＃2では0.3 mm,＃3,＃4では0.35 mmであるため,おおよそ30号前後のファイルが挿入できるようになるのが目安になる（**図25**）.そして,GGドリルを使用して根管口付近のフレアー形成を行う.この場合も＃3→＃2→＃1→＃2→＃3の順番にクラウンダウンで使用されることが多い.続いて,細いファイルで根尖部の穿通を行い,作業長を決定した後,ステップバックにより根尖付近のフレアー形成を行う.

このステップダウン法は,ステップバック法とクラウンダウン法の良いところを組み合わせた形成法であり,現在では手用のSSファイルを使用して根管の拡大・形成を行うにあたっての標準的な形成法である,と考えられている.

NiTiファイルの出現後は,根管口付近の拡大のために,オリフェスシェイパー（orifice shaper）やオリフェスオープナー（orifice opener）などと呼ばれる専用のテーパーが大きい器具がGGドリルに替わって考案されている[*5].

＊5　orifice：根管口

＊

以上が手用SSファイルを使用した主な根管形成法であるが,根管の太さや彎曲程度はもちろん均一ではない.極度に狭窄や彎曲した根管に対する形成法と,若年者に多い比較的太くて彎曲の少ない根管に対する形成法が,同じである必要は全くない.したがって,エックス線写真による術前の診査や,細いファイル（パイロットファイ

> Filing（やすり）とは……上下運動により削る動き．Filing より細かな 1 ～ 2 mm 程度の上下の動きを Rasping として別に考えることもある
>
> Reaming（きり）とは……回転運動により削る動き
>
> Watch-winding motion とは……時計のリューズを巻く動き，細かい左右のねじ巻き回転
>
> Quater-turn-and-pull，Half-turn-and-pull とは……1/4 あるいは 1/2 右回転（時計回り）させながらファイルを引き上げる動き※
>
> Balanced force technique[11] とは……ファイルを時計回りに 90° 回転させた後，180 ～ 270° 反時計回りに回転させて引き上げ※，根管壁を切削する操作法

図26　各種ファイルの操作法．
※回転させて引き上げ切削する操作法では，回転と引き上げを一連の動作とし，途中で動きを止めないことが重要である．

ル）を挿入したときの手指の感覚による根管の難易度の診査などが，根管治療において非常に重要である．

ファイルの実際の操作法（図26）

　これら各種根管形成法を実施するにあたり，実際にファイルを手指で持って操作する必要がある．いくつかの重要なファイルの操作法があり（図26），この操作が確実に行えなければ，どのような形成法を採用したとしても，意図した結果を得ることは難しい．ファイルの形態と根管形成法，ファイルの操作法の 3 つがうまく組み合わさって，手用 SS ファイルによる根管拡大・形成は初めてトランスポーテーションの少ない良好な結果が得られるのである．

事前拡大を利用した規格形成法による根管形成法（Kinomoto Method）

　先述したとおり，最終的にはステップバックを行うにしても，比較的彎曲の強い根管においても根尖付近を30号程度までは何とか頑張って拡大する必要がある．その場合，実際にどのようにファイルを操作するのかについて詳しく解説されることは少ない．今回は，筆者が行っている手用 SS ファイルを使用した規格形成法を紹介する．

　使用する器具は K ファイルのみである．watch-winding motion（WWM）により根管をネゴシエーション（negotiation）[*6]して作業長まで到達した後，すぐに次のサイズのファイルを挿入して拡大を進めるのではなく，作業長まで達したファイルを用いて根尖部分を一回り大きく拡大（事前拡大：preliminary-enlargement）することで，次のファイルによるレッジやトランスポーテーションを避ける方法である．ステップダ

＊6　ネゴシエーション：細いところを通り抜けて穿通させること．

ウン法で述べた根管口の拡大・明示をしっかりと行った後に，この根尖部に対する規格形成法を行うことが有効であることはもちろんである．

＊　　　＊　　　＊

以下に，Initial Treatment の状況において，根管口付近の漏斗状拡大が終了して，作業長が確定しており，15号のファイルが根尖側基準点へちょうど適合して到達している状況からの，手用 SS ファイルによる根管拡大・形成について述べる．

テーパーが0.02の SS ファイル15号が根尖側基準点まで到達していることより，基準点における根管径は0.15 mm である．そして，基準点より 1 mm 手前の根管径は17号つまり0.17 mm，2 mm 手前の根管径は19号つまり0.19 mm，3 mm 手前の根管径は21号つまり0.21 mm である（図27）．したがって，次のファイルのサイズである20号は，直線の根管であっても，基準点から2.5 mm 手前までしか到達しない（図28）．その地点からファイルを操作して根管拡大を行うと，根管壁の切削量が多くなるため，彎曲根管ではレッジが生じたり，ファイルが伸びたりしやすい．彎曲の程度が少ない根管においても削片を根尖側に押し出す結果になる．

そこで，すでに基準点に到達している15号のファイルを用いて，作業長を保ったまま，WWM と QTP により，基準点の根管径の拡大を行う（図29）．15号のファイルを使用して WWM と QTP を数回行うことにより，基準点の部分の根管径を17号程度まで拡大する．すると，20号のファイルは基準点から1.5 mm 手前まで到達できるようになる（図30）．そこから，20号のファイルを使用して，左回転（反時計回り）を意識した WWM により，20号のファイルを基準点まで進める（図31）．約1/4の左回転から動きを開始する WWM により，1.5 mm 程度であればファイルを先に進めることは可能である＊7．

＊7　ファイルの右回転と左回転：ファイルは右ネジの形態であるので，右回転すると壁に食い込むが，左回転では食い込まない．しかし，ファイルのエッジは壁に作用するため，左回転でも壁は切削される．ただし，左回転では切削片の押し出しや器具の破折に注意する必要がある．左回転でもファイルが破折するのに要する応力は右回転と変わらないが，半分の回転で折れると報告されている[12, 13]．

ただし，ファイルで拡大しながら到達位置を進めて行く場合は，根管壁の象牙質の硬さや彎曲程度にも影響を受けるので，やみくもにファイルを回して押せばよいわけではない．一般に若年者の軟らかい象牙質の根管では次の号数のファイルを入れて，2 mm 以上の距離を拡大しながら進めることも可能であるが，トランスポーテーションが生じやすい．一方，高齢者に多い硬い象牙質の根管においては，1.5 mm 程度であってもファイルが根管壁に拘束されて進まなかったり，伸びたり折れたりすることがある．また，彎曲の強い根管ではファイルを先に進めづらく，緩い根管では比較的容易にファイルは先に進む．現実的には，根管の彎曲程度を察知することは困難であるため，1/4回転の左回転により進める距離まで，前のサイズのファイルによる根管拡大（事前拡大：preliminary-enlargement）を行うというのが適切な表現かもしれない．

20号のファイルが基準点まで届いたら，その位置で20号のファイルを使用して，WWM と QTP を行うことにより，基準点の部分の根管径を22号程度まで拡大する（図32）．そして，次の25号のファイルが基準点から1.5 mm 手前まで到達できること

● Kinomoto Method（図27〜図33）

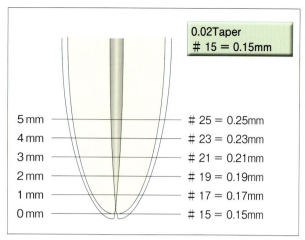

図27　0.02テーパーの15号ファイルが適合した根管の各部位における根管径．

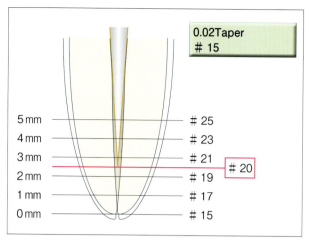

図28　15号が適合した根管に20号のファイルを挿入した場合，根尖部から2.5 mmの部位まで到達する．

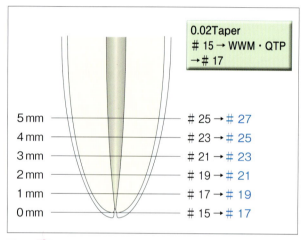

図29　15号のファイルで，WWMやQTPの動きにより，根管径をやや拡げる（事前拡大）．WWMから引き上げるという動作から始め，ファイルに余裕が出てきたらQTPの動きに移る．作業長の根尖側基準点において17号程度を目標にする．

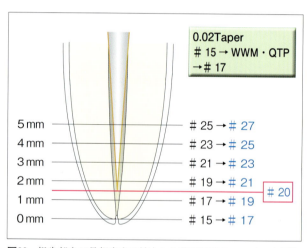

図30　根尖部を17号相当まで拡大した後に20号のファイルを挿入すると，根尖部から1.5 mmのところまで入る．ストッパーの厚み程度が目安となる．

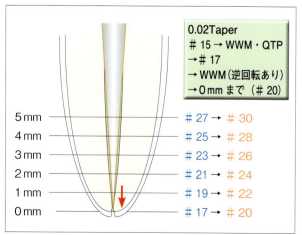

図31　根尖部までの1.5 mmを，20号のファイルで左回転を意識したWWMにより進める．

17．ステンレススチール製ファイルの特徴と根管形成　283

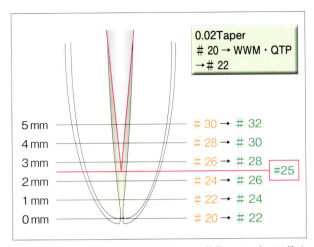

図32 20号のファイルが根尖部まで届いた状態では，次の25号は2.5 mm手前までしか入らない．そこで，20号のファイルを使用して根尖部を22号相当まで拡大する（事前拡大）．

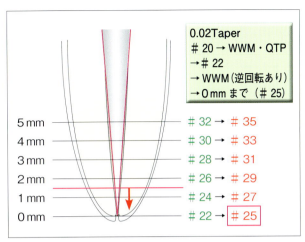

図33 すると，25号のファイルは根尖部から1.5 mmまで入るようになるので，そこから左回転のWWMにより根尖部まで到達させる．以降の30号のファイルを入れるためにも同じく25号のファイルでまず根尖部を拡大する（事前拡大）．

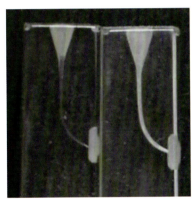

図34 事前拡大を利用した規格形成法（Kinomoto method）によりSS製Kファイルで拡大したプラスチック製ブロックの拡大前後．
左：術前（15号で0.02テーパー）
右：拡大後（30号で0.02テーパー）

を確認する．もし，1.5 mm手前まで到達できなければ，20号のファイルによる拡大を再び行う．基準点から1.5 mm手前まで25号のファイルが到達したら，左回転を意識したWWMにより，25号のファイルを基準点まで進める（**図33**）．以下の拡大は同じ手順による（**図34**）[*8]．

＊8　実際のファイルの操作法は日本歯科医師会の平成26年度生涯研修セミナーのDVDビデオ（日本歯科医師会ホームページのeシステムによりインターネットでも閲覧可）の木ノ本の章に，プラスチック製根管でのデモが掲載してあるので参考にされたい．

拡大前のオリジナルの根管の太さにもよるが，最初に15号のファイルが根尖付近まで到達する場合は，最終拡大は35号か40号までは行いたい．一方，上記の事前拡大を使用した根管拡大法では，彎曲の強い根管に対してはSSファイルの剛性（硬さ）のため30号のファイルの使用が限界である．つまり，35号以上になるとファイルが硬すぎて彎曲に沿った拡大は困難になる．

したがって，30号のファイルの次は，35号のファイルを基準点から1 mm短めに設定して拡大するステップバック法を使用する．このステップバック法では，基準点から1 mm手前で0.05 mm根管が拡大するので，0.05テーパーの根管形成になる．最

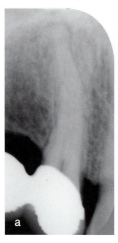
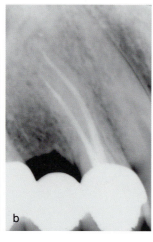

図35 ステップバック法で根管形成を行った歯髄壊死症例（42歳，男性，4|）．
a：術前
b：30号まで作業長で拡大した後，50号までステップバックを行い，0.04テーパーのガッタパーチャポイントで側方加圧充填を行った．

　近は，0.04テーパーのガッタパーチャポイントが販売されているので，これを用いて側方加圧根管充填が可能である．このガッタパーチャポイントを使用することで，0.02テーパーのポイントほど，側方加圧時の加圧を意識しなくてすむ．根充時の根尖部の加圧し過ぎは根尖の破折を招く恐れがあるので，これは重要なポイントである（**図35**）．

　一方，30号であっても容易に基準点から1.5 mm程度まで進めることができる場合は，根尖部の彎曲がそれほど強くない可能性が高いので，35号，40号を使用して同様に根尖まで拡大を続けてもよいと判断する．この場合は，最終的にはファイルの先端部と同じ形態に根管が形成されるため，0.02テーパーの根尖部40号の根管形成がされることになる．

　ただし，SSファイルを使用して40号まで拡大すると，ファイルの剛性により，根管に彎曲があると必ずトランスポーテーションが生じていると意識する必要がある．もちろん前歯の舌側からの開拡により生じるファイルの彎曲も彎曲根管と同じ結果を招く．

＊　　＊　　＊

　また，ファイルの持ち方により，根管壁の当たるファイルの部位が異なる．その現象に着目した形成法を日本歯科大学の北村和夫先生が提唱されている．北村先生のご協力により，**コラム**にその方法を紹介する．

SSファイルがまず基本，そしてトレーニングが必要

　本項「ステンレススチール製ファイルの特徴と根管形成」を企画・執筆するにあたって，数名の歯内療法専門医あるいは詳しい先生に原稿の依頼を行った．しかし，多くの先生から，最近ほとんどSSファイルは使用していないので，自分が使用してい

ない器具について書くのはどうかと思うとの返事をもらった．実際，歯内療法に精通している先生は NiTi ファイルを主に使用しており，SS ファイルは穿通やリカプチュレーションのときにしか使用していない．

しかし，歯内療法を習うあるいは教えるという観点に立って「どちらの器具からまず始めるか」と考えると，やはり SS ファイルをはずすことはできない．そして，SS ファイルでどこまでできて，どこがなぜできないのかを認識することが重要である．そうでなければ，NiTi ファイルが魔法の器具であるかのように思えてしまい，いまだ存在するその限界に気づくことができなくなる．

NiTi ファイルを使用するにしても，グライドパスを形成するには SS ファイルが必要である．そして，その後，WWM や QTP を駆使して SS ファイルで拡大するもよし，NiTi ファイルを用いて根管により追従した形成を目指すのもよしである．ただし，実習会でさまざまな先生方に形成練習をしてもらうと，理論を聞きかじったばかりに形成が大きく逸脱してしまうケースもよく見かける．いずれの形成方法においても頭の中で理解しただけで，実際に手を動かして形成した根管が理想的な形態になるとは限らない．本項を読まれた先生は，理論を知ったうえで，透明プラスチックブロック模型や抜去歯で形成練習を行うことをぜひお勧めする．

参考文献

1 ）Metzger Z, Basfrani B, Goodis HE：Instruments, materials, and devices. *In* Hargreaves KM, Cohen S, editors: Pathways of the Pulp, ed 10, 223-282, St Louis, Mosby, 2011.

2 ）Walia HM, Brantley WA, Gerstein H：An initial investigation of the bending and torsional properties of Nitinol root canal files. J Endod, 14：346-351, 1988.

3 ）PL Del Bello T, Wang N, Roane JB：Crown-down tip design and shaping. J Endod, 29：513-518, 2003.

4 ）Ingle JI：A standardized endodontic technique utilizing newly designed instruments and filling materials. Oral Surg Oral Med Oral Pathol, 14：83-91, 1961.

5 ）Weine FS, Healey HJ, Gerstein H, Evanson L：Pre-curved files and incremental instrumentation for root canal enlargement. J Can Dent Assoc, 36：155-157, 1970.

6 ）Fava LR：The double-flared technique: an alternative for biomechanical preparation. J Endod, 9：76-80, 1983.

7 ）Leeb J：Canal orifice enlargement as related to biomechanical preparation. J Endod, 9：463-470, 1983.

8 ）Morgan LF, Montgomery S：An evaluation of the crown-down pressureless technique. J Endod, 10：491-498, 1984.

9 ）Saunders WP, Saunders EM：Effect of noncutting tipped instruments on the quality of root canal preparation using a modified double-flared technique. J Endod, 18：32-36, 1992.

10）Goerig AC, Michelich RJ, Schultz HH：Instrumentation of root canals in molar using the step-down technique. J Endod, 8：550-554, 1982.

11）Roane JB, Sabala CL, Duncanson MG Jr：The "balanced force" concept for instrumentation of curved canals. J Endod, 11：203-211, 1985.

12）Lautenschlager EP, Jacobs JJ, Marshall GW Jr, Heuer MA：Brittle and ductile torsional failures of endodontic instruments. J Endod, 3：175-178, 1977.

13）Krupp JD, Brantley WA, Gerstein H：An investigation of the torsional and bending properties of seven brands of endodontic files. J Endod, 10：372-380, 1984.

コラム：ドクター主導の根管形成法（北村和夫）

　根管の拡大形成は，感染源の除去と同時に，根管充填しやすい形態に根管を整えるために行われる．手用ファイルの操作法としては，ファイルの上下動（ファイリング操作）が基本である．根管の解剖学的形態を無視して，回転（リーミング）操作により必要以上に太く拡大形成することは，根管のトランスポーテーション（偏位）を招くだけでなく，穿孔を起こす危険もあり，非効率である．緊密な根管充填を行うには，根管に0.07前後のテーパーが必要である[1]．フレアープレパレーション法やステップバック法でテーパーを付与することはできるが，手用ファイルで0.07前後のテーパーを根管全体に付与することは容易ではない．

　基本的なファイルの持ち方は，拇指と人差指の腹を合わせた部分にファイルを挟むように，軽く把持する（図A）．手首をリラックスさせ，中指で患歯に固定を求める．薬指と小指を曲げることにより，最後臼歯まで治療することができる．中指を固定点とし，ローテートモーション（前腕部の外転動作）によりファイルは引き上げられ，根管壁が切削される（図B）．

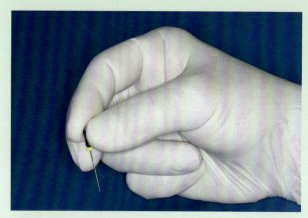 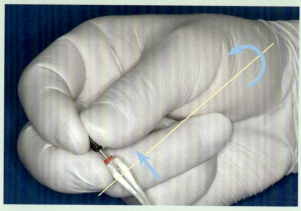

図A　基本的なファイルの持ち方．
拇指と人差し指の腹を合わせた部分にファイルを挟むように軽く把持する．

図B　ローテートモーション．
中指を固定点として，前腕部の外転動作によりファイルを引き上げ，根管壁を切削する．

ファイルの持ち方を意識してドクター主導の根管形成法へ

　読者の中にファイルの持ち方を意識している先生がどれだけいるだろうか？　おそらく多くの先生が無意識にファイルを持っているのが現状ではないだろうか？　無意識にファイルを持って根管形成しても「削りたい面」は削れず，「削れやすい面」が削れてしまうのである．その結果として，樋状根の舌側や彎曲根管の内彎側などにストリップパーフォレーション*を起こすことがある．この機会に，根管主導の根管形成（削れやすいところが削れる根管形成）からドクター主導の根管形成（削りたいところを削る根管形成）に変えてみてはどうだろうか？

　円周ファイリングでは，基本的なファイルの持ち方で拇指と人差指の位置をわずかに上下することで削れる面が変わるのをご存知だろうか．拇指よりも人差指をわずかに上げて持つことにより，ファイルの刃部を人差指側に押しつけることができる[2]．この持ち方で人差指側の根管壁に押しつけながらローテートモーションを行うことで，人差指側の根管壁を切削することができる（図C）．逆に拇指よりも人差指をわずかに下げて持つことにより，ファイルの刃部を拇指側に押しつけることができる[2]．この持ち方で拇指側の根管壁に押しつけながらローテートモーションを行うことで，拇指側の根管壁を切削することができる（図D）．

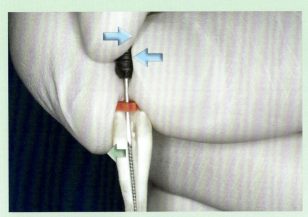

図C　人差指側の根管壁を切削するためのファイルの持ち方.

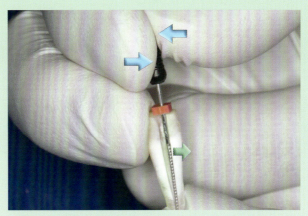

図D　拇指側の根管壁を切削するためのファイルの持ち方.

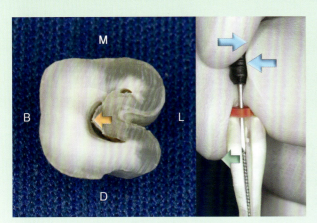

図E　下顎左側第二大臼歯の樋状根.
拇指よりも人差し指をわずかに上げて持つことにより，頰側の根管壁を切削する.

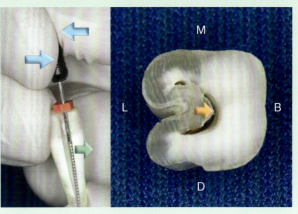

図F　下顎右側第二大臼歯の樋状根.
拇指よりも人差し指をわずかに下げて持つことにより，頰側の根管壁を切削する.

　術者が9時の位置で下顎第二大臼歯の樋状根の根管拡大形成を行う場合，左側のケース（図E）では図Cのように，右側のケース（図F）では図Dのようにファイルを持つと頰側の根管壁を選択的に切削することが可能である．本法では歯質の菲薄な舌側の過剰な切削を避け，ストリッパーフォレーションを防ぐことができる．読者の先生方もぜひこの機会に本法を身に付けて，明日からの臨床で生かしていただきたいものである．

＊ストリップパーフォレーション：根管形成中の過度な側方切削によって生じる根管壁の面状の穿孔の状態．元々歯質の菲薄な彎曲根管内彎部や樋状根の舌側（図E・図F参照）で起こりやすい．

参考文献

1) 勝海一郎：根管充填を再考する. 日歯保存誌, 51：587-592, 2008.
2) 都築民幸, 木村秀樹, 中村恭政：確実な根管充填を行うためのファイリング法. GC Circle, 66：Y28-Y29, 1991.

TIPs #8

"根尖部の最大狭窄部で歯髄を切断する"の解釈

「根尖部の最大狭窄部で歯髄を切断する」とは，抜髄の術式においてよくいわれることである．しかし，必ず「最大狭窄部」で歯髄を切断する必要はあるのだろうか．

根管拡大・形成のための作業長設定においては，根尖孔を穿通できる号数のファイルを使用してEMRでapexの位置を決め，その位置からいくらか引いた位置を根尖側基準点とし作業長を決める，というのが一般的な方法である．この中には，最大狭窄部という概念は含まれない．

しかし，もし高齢者などで元来根管が狭窄している歯の場合，根尖部数mmの根管の太さが15号で，根尖孔付近の最大狭窄部が6号程度である場合，6号のファイルを用いて，穿通させてEMRを行いapexの位置を決め，その位置から作業長を決める，というのが妥当であろうか（図1）．

筆者は抜髄症例において，EMRには最小で10号のファイルを使用して，通常それより細いファイルは使用しない．それは10号のファイル，すなわち0.1mmは十分に

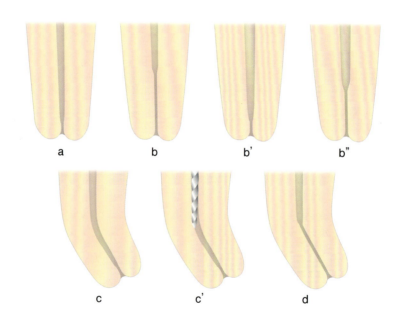

図1　Dummer PMら（Int Endodo J, 1984）により示されている4種類の根尖狭窄部の分類の中の2つを示す．
　a：根尖に最大狭窄部がある根尖の模式図（Dummerらの報告では46%）．この理想的な最大狭窄部が存在する場合は，ファイルを持つ手指にやや抵抗があった後に，EMRはapexを示すので，作業長の設定は容易である．
　b：根尖付近において根管がパラレルで細く狭窄している状態の模式図（Dummerらの報告では5%）．根尖孔より外に出た位置でEMRはapexを示すので，apexにこだわるとファイルは狭窄した部分を通過しなければ得ることができない．天然の狭窄部を破壊してまで根尖を拡大する必要はあるのだろうか．
　b'：EMRで設定した根尖側基準点まで根管拡大を行った状態の模式図．
　b"：十分に狭窄した状態と考えて根尖より数mm程度手前まで根管拡大を行った状態の模式図．さらに，現実には根管の狭窄だけでなく，根尖付近には微妙な彎曲が存在することが多い．
　c：aのような形態の根管が根尖付近で彎曲している模式図．最初に挿入するファイルにより根尖部にレッジを作ってしまいがちである（c'）．これを狭窄と考えてしまうことも多い．最初に挿入するファイルの動かし方，力の入れ方，種類の選択が重要といわれる所以である．
　d：bのような形態の根管が根尖付近で彎曲している模式図．うまく根尖の穿通ができたとしても，その後の根管拡大でファイルの破折が生じやすい形態である．

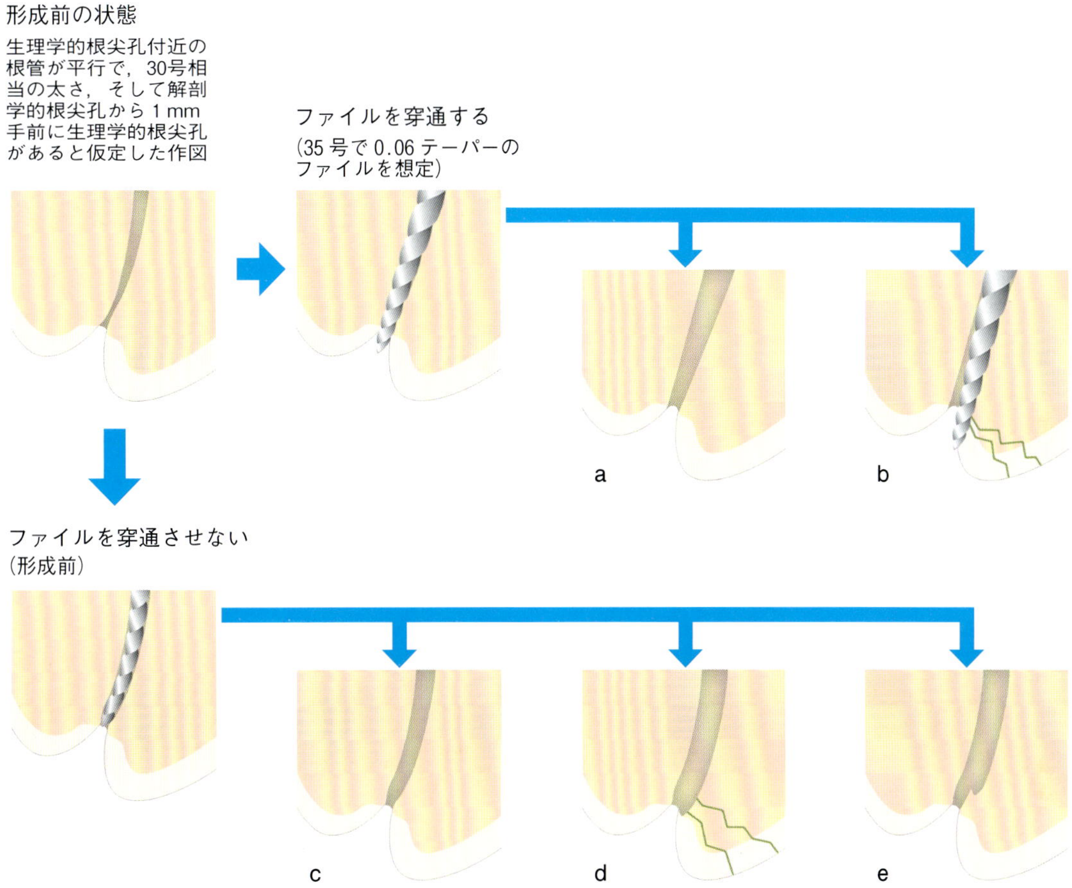

形成前の状態
生理学的根尖孔付近の
根管が平行で，30号相
当の太さ，そして解剖
学的根尖孔から1mm
手前に生理学的根尖孔
があると仮定した作図

ファイルを穿通する
（35号で0.06テーパーの
ファイルを想定）

a   b

ファイルを穿通させない
（形成前）

c   d   e

図2　根尖部の拡大・形成の形態と位置における理想と現実.

a：ファイルを穿通した状態で拡大を行い，意図的に解剖学的根尖孔を拡大する方法．根尖部に抵抗形態（アピカルシート）は付与せずに，根管壁のテーパーで根管充填圧を受けるという考え方に基づく理想像.

b：実際は，図のように根尖部には彎曲があるため，ニッケルチタンファイルにおいてもトランスポーテーションが生じて根尖孔が涙型に拡大される．そして，根尖付近にクラックが生じる可能性が高い．したがって，トランスポーテーションを避けるために，拡大号数は30号以下程度に抑えるとされている．その場合，テーパーを広めにして，洗浄効果を高めていることが多い.

c：根尖の最大狭窄部あるいはセメント象牙境に拡大の終末を設定する方法の拡大後の理想像.

d：現実には，トランスポーテーションが生じて，根尖付近にクラックが生じる可能性が高い．穿通を維持しようと細いファイルを何度も通過させていると，なおさらクラックが生じやすくなる.

e：根尖の最大狭窄部あるいはセメント象牙境から0.5～1mm程度引いた位置に拡大の終末を設定する方法．多少のトランスポーテーションが生じても，根尖部にクラックが生じる恐れが少ない．ただし，根尖部はいわゆるジップの形態になるため，根尖の穿通（特にはリカプチュレーション（recapitulation）時）は，ファイルにプレカーブを付与しなければ達成されない．したがって，拡大が完了したファイルを使用してEMRで測定してもapexを示すことはない．垂直加圧根管充填法には適さないかもしれないが，側方加圧充填法であれば問題はないと考えられる.

狭窄部であると考えるからである．それよりも細いファイルを用いて最大狭窄部を探し出す意味を感じないからである．もちろん，根尖より大幅なアンダーは良くないため，術前のエックス線写真で大まかな作業長を設定し，そのマイナス1mm以内であればという条件は付けている．8号や6号のファイルを用いてあと1mmの根管の穿通を達成したとしても，作業長は穿通により確認したapexから1mm手前に設定する．それならば，無理に根尖部を破壊するリスクを冒してまで細いファイルで穿通する必要はないと考えるからである（**図2**）．

また，根尖部1mm程度で急激に彎曲している根管にもよく遭遇する．10号のファイルを挿入してもあと1mm進まず穿通できないときである．この場合10号のファイルが進まない，つまり十分狭窄部である，と判断してそ

こまで根管の拡大・形成を行っている．彎曲した根管に沿って1mm穿通できたとしても，その彎曲に追随して拡大できるファイルはニッケルチタン製ファイルでも存在しないからである．

ただし，根管の彎曲や断面が楕円形であることによる長径と短径の存在などを理解しておかねばならない．そして，現在は根尖部を穿通するという考えが世界的に全盛であることも知っておく必要がある．

「根尖部を10号の太さで歯髄を切断する，ただし根尖から1mm以内までは到達させる」というのが，Initial Treatmentにおいて根尖が10号のファイルで穿通しない場合の筆者の厳密な考え方である．

（木ノ本喜史）

18. ニッケルチタン製ファイルの 特徴と根管形成

吉川剛正 *YOSHIKAWA Gosei*

ニッケルチタン製ファイル誕生の歴史的背景，利点と必要性

　根管形成の目的は「cleaning & shaping」であり，根管内の細菌感染や細菌の栄養源などを除去し，緊密な根管充塡を行うために適切なテーパー（フレアー）を付与した根管形態に仕上げることが重要である．根管形成には以前からステンレススチール（SS）製の手用ファイルが用いられているが，SSファイルで彎曲根管を拡大すると拡大号数が上がるほど根管が直線化し，根管壁の穿孔や根管のトランスポーテーション（transportation：偏位）が生じやすくなる．そのため，ファイルへのプレカーブの付与やステップバック法，balanced force technique[*1]などのテクニックを駆使しながら根管形成を行うことが考えられてきた（詳細は「**17．ステンレススチール製ファイルの特徴と根管形成**」の項を参照）が，テクニックだけでなく柔軟な器具などの開発を考えるのも当然の流れであろう．

　ニッケルチタン（NiTi）合金はニッケルが約55%，チタンが約45%（重量比）の合金であり，その形状記憶効果は米国国防省海軍武器研究所（NOL）で発見されたため，NiTi合金はNitinol（NiとTiとNOLからの造語）とも呼ばれている．NiTi合金は「形状記憶効果（shape memory effect：SME）」や「超弾性（superelasticity：SE）」などの優れた性質があることから，工業分野や医療分野などさまざまな分野で実用化され，歯科では矯正用ワイヤーとして利用されるようになった．

　1988年にWaliaら[1)]は，矯正用NiTiワイヤーがSSワイヤーより弾性係数がかなり低く弾性変形領域が広いことから，矯正用NiTiワイヤーを用いて15号のSS製のKファイルと同じサイズ，同じ断面形態のNiTi製ファイルを試作し評価した．その結果，SSファイル（15号，Kファイル）よりも2 〜 3倍も柔軟性を示し，彎曲根管の拡大に有効であろうと報告した．その後，歯内治療の分野でもNiTi合金が応用されるようになり，現在までにさまざまなNiTiファイルが開発されてきている．現在では，SSファイルとともにNiTiファイルが根管形成に重要な役割を占めるようになり，本

[*1] balanced force technique：ファイルを時計回りに90°回転させた後，根尖方向へ加圧しながら反時計周りに180 〜 270° 逆回転させて象牙質を切削する操作法.

邦の学生卒前教育でもSSファイルによる根管形成法のみならず，NiTiファイルについての教育もされつつある．

ところで，NiTiファイルはSSファイルと比較して柔軟性が高いため，彎曲根管に追従しやすい反面，切削効率が低い．そのため，NiTiファイルは手用ファイルよりも低速回転マイクロモーターに装着して用いるロータリーファイル（エンジン駆動ファイル）の開発が進んでいる．日常の臨床でもNiTiロータリーファイルを使用する機会が増加しているが，手用SSファイルによる根管形成法と術式などが異なっており，使用法や注意点などを把握しておく必要がある．なお，NiTiファイルといっても種々の製品が販売されており，使用法も製品によって異なる．製品ごとの詳しい使用法は他書[2]に委ねるとして，本項では，NiTiファイルの特徴や一般的な使用法を中心に述べる．

NiTi合金の一般的性質

NiTi合金は形状記憶効果や超弾性などの性質を示すが，これらの特性に影響を与える因子の重要なものの1つにNiTi合金の結晶構造（相）がある．NiTi合金の代表的な結晶構造にはオーステナイト相（母相）とマルテンサイト相があり，温度や負荷（応力）によってその結晶構造が変化（相変態）する（**図1**）．ある一定の温度より高温ではオーステナイト相という結晶構造で安定しており，低温領域になるとマルテンサイト相となる．オーステナイト相からマルテンサイト相に相変態することをマルテンサイト変態といい，その開始温度をマルテンサイト変態開始温度（M_s），終了温度をマルテンサイト変態終了温度（M_f）という．また，マルテンサイト相からオーステナイト相に相変態することを逆変態（オーステナイト変態）といい，その開始温度を逆変態開始温度（A_s），終了温度を逆変態終了温度（A_f）という．

オーステナイト相のNiTi合金を冷却すると，温度変化によりマルテンサイト相へ変化するが，マルテンサイト相のNiTi合金は弾性係数が小さく，また，弾性変形を超える負荷（双晶変形応力）を加えると簡単に別な形状へ変形させることができる．この変形は一般的な金属材料でみられる転位によるすべり変形（永久変形）ではなく双晶変形であり，A_f点以上に加熱することでオーステナイト相へ逆変態して元の形状に回復する．このように，M_f点以下の温度で負荷を加えて変形させたNiTi合金が加熱により元の形状へ回復する性質を「**形状記憶効果**」という．なお，NiTi合金でも双晶変形を超える負荷（すべり変形応力）を加えると永久変形が生じる．

一方，オーステナイト相のNiTi合金に弾性領域を超える負荷（マルテンサイト変態誘起応力）を加えると，マルテンサイト相へ変化（応力誘起マルテンサイト変態）する性質がある．その結果，一般的な金属材料と異なり，応力があまり増加しないでひずみが急激に増加する超弾性領域がみられる[3]（**図2**）．応力で誘起されたマルテン

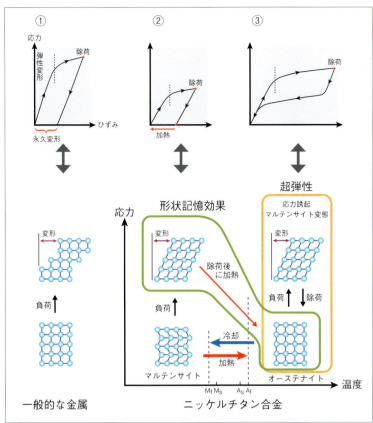

図1 一般的な金属とNiTi合金における変形の違いとNiTi合金の性質.
一般的な金属（①）では，弾性変形を超える負荷で変形させると，すべり変形を生じるため，除荷してもひずみが残存（永久変形）してしまう．
NiTi合金は温度によって結晶構造が変化する．M_f以下ではマルテンサイト相（②）となり，A_f以上ではオーステナイト相（③）となる．マルテンサイト相のNiTi合金に弾性変形を超える負荷を加えると，双晶変形が生じるために除荷してもひずみが残存するが，加熱することでオーステナイト変態して元の形状に戻る．これを「形状記憶効果」という．また，オーステナイト相のNiTi合金に弾性領域を超える負荷を加えると，応力誘起マルテンサイト変態が生じるため大きく変形するが，このマルテンサイト相は除荷することでオーステナイト相に戻るため，負荷を取り除くと元の形状へ回復する．これを「超弾性」という．
つまり，NiTiファイルが口腔内で超弾性を示すためには，A_f点が体温より低い温度である必要がある．体温よりもM_f点が高い温度であるNiTiファイルは形状記憶効果を示し，A_f点以上に加熱すると形状が元通りに回復する．なお，NiTi合金も一定の応力（すべり変形応力）を超える負荷を加えると永久変形が生じる．

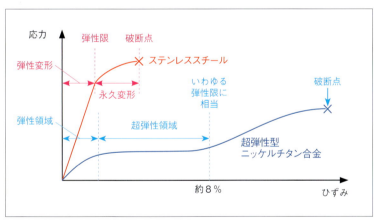

図2 SSと超弾性型NiTi合金の応力ひずみ曲線の比較．SSは弾性限を超える応力で永久変形を生じて最終的に破断に至る．超弾性型NiTi合金は弾性領域を超えると，急激にひずみが増加する超弾性領域が出現する．超弾性領域では応力を除去すると大きなひずみが回復する．なお，超弾性領域を超える応力を加えると永久変形を生じて最終的に破断に至るが，SSと比較して破断に至る応力は小さい．

サイト相は応力を除去するとオーステナイト相へ戻る（逆変態）ため，超弾性領域では負荷を取り除くと元の形状へ回復する．このように，A_f点以上の温度で負荷（マルテンサイト変態誘起応力）を加えて変形させても除荷により元の形状に回復する性質を「**超弾性**」という．NiTi合金は超弾性により，8％程度の大きなひずみが生じても元に戻る．なお，マルテンサイト変態誘起応力を超える負荷（すべり変形応力）を加えると，NiTi合金でも永久変形が生じてしまう．

このように，NiTi合金の性質は結晶構造に影響を受けるため，NiTi合金の相変態温度と使用環境温度との関係性が重要となる．NiTi合金を使用する際，相変態温度

をまたぐ温度で使用する場合には形状記憶効果が発揮され，逆変態温度より高温で使用する場合には超弾性が発揮される（**図1**）．従来のNiTiファイルは超弾性により彎曲根管に追従できるよう，口腔内環境条件下で超弾性領域を利用できるNiTi合金が使用されている．そのため，従来のNiTiファイルの逆変態温度は体温以下であり，超弾性型NiTiファイルともいう．

NiTiロータリーファイルのデザイン

エンジン駆動のNiTiロータリーファイルは，現在までにさまざまなメーカーから多種多様の製品が販売されおり，また，今なお新製品が開発されている．Ruddleら[4]はNiTiロータリーファイルを5つの世代に分類している（**表1**）が，分類の方法としてファイルデザインやNiTi合金の材質，ファイルの使用法など，さまざまな要素があるため，1つの分類にすべてのファイルを当てはめるのは困難である（**表2**）．ここではファイルデザインとして刃部断面形態とテーパー，先端の形状について説明する．

表1　NiTiロータリーファイルの分類の一例 [4]

第1世代	ラジアルランド 固定化されたテーパー
第2世代	鋭利なカッティングエッジ 少ない本数での根管形成 テーパーロック・スクリュー効果を減少させる設計 （alternating contact points，マルティプルテーパーなど）
第3世代	NiTi合金の金属工学的改良 （M-wire，R相ニッケルチタンなど）
第4世代	往復回転運動による根管形成 シングルファイル法
第5世代	オフセットデザイン

表2　NiTiロータリーファイルの代表的な分類要素

要　素	代表例
刃部断面形態	ラジアルランド型，ノンランド型
刃部のテーパー	固定テーパー，マルティプルテーパー
ファイルの先端形状	non-cutting tip，cutting tip
特殊な形状	alternating contact points，alternating cutting edges，バリアブルフルート，オフセットデザイン，self-adjusting file
NiTiの材質	従来型，改良型（熱処理加工）
使用する術式	クラウンダウン法，シングルレングス法
ハンドピースの操作法	上下動，ペッキング，ブラッシング
ファイルの回転様式	連続回転運動，往復回転運動
ファイルの使用本数	シングルファイル法，マルティプルファイル法

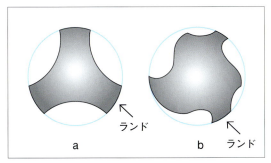

図3 刃部断面形態（ラジアルランド型）．
根管壁に接触するランドがあり，根管壁への食い込みや根管のトランスポーテーションなどを防止している．U字型の3つの溝を有する形態（**a**）や，複雑な形態（**b**）のものなどがある．

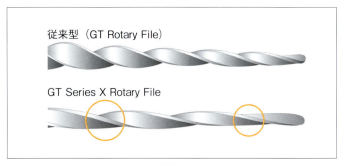

図4 GT Series X Rotary File の特徴．
従来のGT Rotary Fileと異なり，GT Series X Rotary Fileのラジアルランドは，ファイル中央部と比較して先端側とシャンク側で幅を小さくしており，また，フルート（溝）が全体的に広くピッチも広くなっている．

●刃部断面形態

NiTiロータリーファイルの刃部の断面形態としては，①ラジアルランド型（radial-landed type）と，②ノンランド型（non-landed type）の大きく2つに分類される．ラジアルランド型やノンランド型とは異なる特殊な形態のファイルも存在する．なお，刃部断面積の大きさはファイルの柔軟性や切削片排出量などに影響する．

①ラジアルランド型（radial-landed type）（図3）

ラジアルランド型のファイルは，刃部にラジアルランドと呼ばれる根管壁に接触する平面がある．いわゆる「passive blade」となっており，根管壁への食い込みや根管のトランスポーテーションの軽減，ファイル破折の防止，切削深度の制限などを図っている．ラジアルランド型のファイルとして，ProFile（デンツプライ三金）やGT Rotary File（デンツプライ三金），GT Series X Rotary File（デンツプライ三金），K3（ヨシダ），K3FX（ヨシダ）などがある．

ラジアルランド型は安全性を考えているといえるが，切削効率がやや低い傾向にある．そのため，刃部の断面形状やすくい角，ねじれ角などファイルによってさまざまな工夫がなされている．ProFileやGT Rotary FileはU字型（Uシェイプ）に深く切り込まれた3つのフルート（溝）（**図3-a**）があり，GT Series X Rotary FileはGT Rotary Fileのラジアルランドの幅などを改良して切削効率を高めている（**図4**）．K3やK3FXではポジティブな切削角度（すくい角）になるような特殊な断面設計（**図3-b**）にして切削効率を高めている．

②ノンランド型（non-landed type）（図5）

ノンランド型のファイルは刃部にランドがなく，鋭利なカッティングエッジがある．いわゆる「active blade」となっており，切削効率の向上が図られているが，根管壁への食い込みに留意する必要がある．ノンランド型のファイルとして，EndoWave

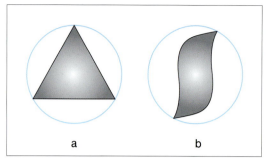

図5 刃部断面形態（ノンランド型）．
鋭利なカッティングエッジがあり，切削効率を高めている．断面形状が三角形（a）やS字状（b）などシンプルな形態が多い．

（モリタ）やRaCe（白水貿易），ProTaper（デンツプライ三金），Mtwo（松風）などがある．

断面形状は三角形や長方形，S字状などシンプルなものが多く，EndoWaveやRaCeは三角形（**図5-a**）であり，ProTaperは凸型の三角形，MtwoはS字状（**図5-b**）である．根管壁への食い込みを防止するように，根管壁との接触を少なくするなどの配慮がなされているものがある（次項「テーパー」を参照）．

●テーパー

NiTiロータリーファイルのテーパーは，ISO規格のSSファイルのテーパー（2％）よりも大きいグレーターテーパーが主流である．通常は4％や6％のテーパーを有するものが多く，さらに10％を超えるテーパーを有するファイルもある．大きなテーパーのファイルをエンジンで駆動させることにより，効率的な根管洗浄や緊密な根管充填を行うための適切なフレアー形成を効率よく行うことができるようになる[5]．

なお，大きなテーパーでactive bladeを有するファイルでは，形成中に根管壁にファイルが食い込む傾向があり，スクリュー効果およびテーパーロック[*2]でファイルが破折する可能性が高い．そのため，ProTaperでは刃部のテーパーを固定せず，1本のファイルの中で部位により2％〜19％のテーパー変化をさせたマルチプルテーパーを採用しテーパーロックを減少させている（**図6**）．EndoWaveやRaCeでは，ファイルのピッチ（刃部の間隔）を変化し，ファイルと根管壁との接触を減少させることで食い込みを減少させている（alternating contact points, alternating cutting edges）（**図7**）．さらに，根管壁との接触が少ないため，切削片の排出スペースの確保にも役立っている．また，ProTaper Next（デンツプライ三金）はProTaperと異なり断面が長方形で，断面の重心とファイルの回転軸とがずれた設計となっている．そのため，ファイルと根管壁との接触がより減少し，柔軟性が増し，さらに切削片の排出スペースが拡大されている（**図8**）．

●ファイル先端形状（チップデザイン）

NiTiファイルは切削効率が低いため，初期のNiTiロータリーファイルでは先端が尖ったcutting tipとなっていた．しかし，根管壁のレッジや穿孔などが生じやすいため，現在では根管充填材の除去に用いるProTaper Retreatment（デンツプライ三金）やGPR（ガッタパーチャリムーバー，マニー）などを除き，ほとんどのNiTiロータリーファイルの先端は丸くなって切れない形状（non-cutting tip）となっており，ファイルが根管に誘導されやすくなっている（**図9**）．

[*2] テーパーロック：ファイルと根管のテーパーがほぼ等しくなり，ファイル側面が全体的に根管壁へ接触し食い込んでしまうこと．

18. ニッケルチタン製ファイルの特徴と根管形成　297

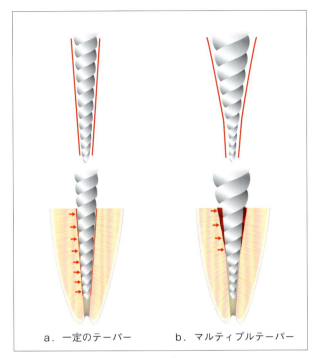

図6　テーパーロックとマルチプルテーパー．
刃部のテーパーが一定であるファイルでは，ファイルが根尖方向へ進むにつれファイルが全体的に根管壁に食い込みやすくテーパーロックを生じやすい（a）．1本のファイルの中で刃部のテーパーが変化しているマルチプルテーパーでは，根管壁と接触する部位が少なくテーパーロックが生じにくい（b）．

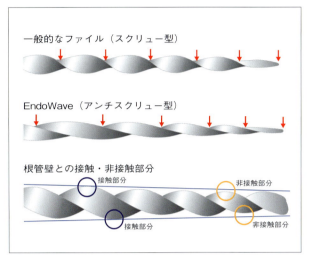

図7　EndoWave の alternating contact points.
一般的なファイルは刃部のピッチが等間隔（スクリュー型）であるが，EndoWave は刃部のピッチが等間隔ではなく（アンチスクリュー型），また，根管壁と刃部との接触点が少なくなっている．

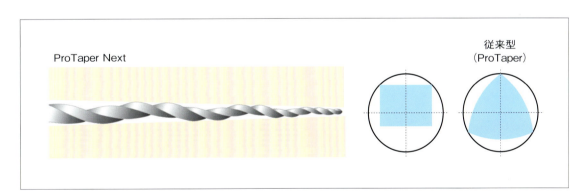

図8　ProTaper Next の特徴．
ProTaper Next は断面の重心とファイルの回転軸とがずれているため，波を打つような動きとなる．
従来の ProTaper と断面形状も異なり，ファイルと根管壁との接触を減少させている．

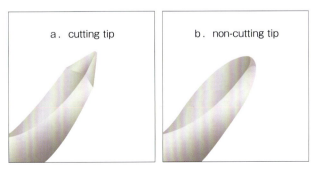

図9　cutting tip（a）と non-cutting tip（b）の模式図．

表 3　NiTi ロータリーファイルによる根管形成の「Golden Rules」[6]

1. Assess case difficulty
2. Provide adequate access
3. Prepare with hand files up to size #20 prior to rotary use
4. Use light touch and low rpm
5. Proceed with crown-down sequence
6. Replace rotary instruments frequently

NiTiロータリーファイルによる根管形成の注意点

　2008年の AAE のニュースレターに NiTi ロータリーファイルによる根管形成の「Golden Rules」が提示されている[6]（**表3**）．NiTi ロータリーファイルは手用 SS ファイルと比較して柔軟性があり切削効率が高いが，無理な力が加わるとファイル破折などの偶発症が生じやすい．そのため，以下に挙げる点を踏まえて NiTi ロータリーファイルを使用するとよい．なお，製品により細かな術式の違いがあるため，自身が使用する製品の添付文書や使用法も参考にしていただきたい．

症例の検討を行う

　NiTi ロータリーファイルは彎曲根管に追従する柔軟性があるとはいえ，すべての根管の形成に向いているわけではない．症例の検討を行うことが重要である（**表4・図10**）．

　「AAE Endodontic Case Difficulty Assessment Form」によると，30°を超える彎曲根管やS字状根管（二重彎曲）は「high difficulty」に分類されており，NiTi ロータリーファイルも注意して使用する必要がある．プレフレアリング（後述）により根管の彎曲度が減少するため，プレフレアリングを行って可及的に直線的にアプローチす

表 4　NiTi ロータリーファイルを用いるうえで検討すべき症例

使用を検討すべき症例	強い彎曲根管（大きな彎曲角度，小さな曲率半径） S字状根管（二重彎曲） 根管の急激な合流 根管の分岐
使用を控える症例	レッジが形成されている根管 閉塞根管の穿通
注意すべき症例	扁平根管 樋状根管 イスムス，フィン

18. ニッケルチタン製ファイルの特徴と根管形成　299

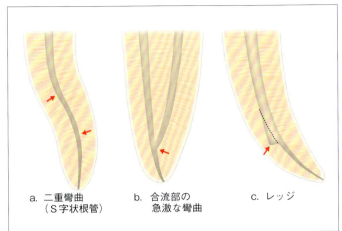

図10　注意すべき根管形態.
根管の強い彎曲やS字状根管（a）では，レッジの形成やファイル破折などの可能性に注意する必要がある．根管の合流部での急激な彎曲（b）や根管の分岐がある場合にも，ファイルがスムーズに挿入されないことが多い．これらの症例では偶発症を回避するためにNiTiロータリーファイルを彎曲の手前までに控えるなどの配慮を行うとよい．また，レッジが形成されている根管にNiTiロータリーファイルを使用するとさらにレッジが拡大される可能性などがあり，使用を控えたほうがよい（c）．根管の彎曲などはエックス線写真で判断できないこともあり，また，再根管治療の症例ではレッジや異物で根尖まで穿通困難な症例も多い．したがって，NiTiロータリーファイルを使用する前に手用ファイルで根管内を触診しグライドパスを形成することが重要となる．

a．二重彎曲（S字状根管）
b．合流部の急激な彎曲
c．レッジ

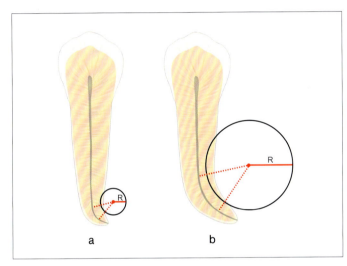

図11　彎曲角度と彎曲の曲率半径.
根管の彎曲角度が同じ（a・b）であっても，曲率半径が小さいほうが強い彎曲となる．彎曲角度が大きい根管，曲率半径が小さい根管ではファイル破折のリスクが高まる．

るとよい[7]．なお，同じ彎曲角度であっても，彎曲の曲率半径が小さいほうが厳しい彎曲となるため，回転による周期疲労破折[*3]が生じやすい（図11）．根尖部での強い彎曲には手前までの使用にとどめるなどの配慮を行うとよい．製品によっては，添付文書の禁忌・禁止欄に「極度に彎曲した根管には使用しないこと」と記載してある．また，2根管が合流しており，一方が合流部で急激に彎曲している場合にも注意が必要である．

　根管にレッジが形成されている症例では，本来の根管にファイルを挿入するために根管上部を拡大し，プレカーブを付与した手用SSファイルでレッジを回避，修正する必要がある．しかし，一般的なNiTiロータリーファイルは超弾性による形状回復のためプレカーブの付与は困難であり，また，超弾性領域を超える応力によりプレカーブを付与させて使用すると破折のリスクが高まる．そのため，レッジがある根管では使用を控えるのがよい．なお，手用ファイルにプレカーブを付与してレッジを修正し，ファイルがスムーズに挿入できるようになった場合にはNiTiロータリーファイルを使用できることがある．

＊3　周期疲労破折（cyclic fatigue fracture）：ファイルが彎曲した状態で回転し続けることで，周期的に伸び縮みを繰り返すために金属疲労が生じて起こる破折．

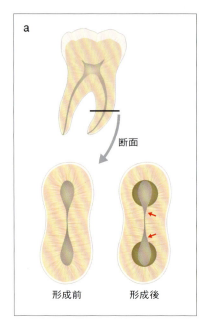
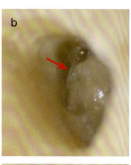
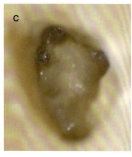

図12 NiTiロータリーファイルでの切削が困難な部位.
NiTiロータリーファイルは根管の中心を進む傾向が強い．そのため，扁平根管や樋状根管，イスムス，フィンなどが存在する場合には，NiTiロータリーファイルが接触しない部位が生じやすい（a）．上顎大臼歯近心頬側根管（MB1）の舌側に次亜塩素酸ナトリウム液による線状の発泡がみられる（b：矢印）．同部に近心頬側第二根管（MB2）が存在した（c）が，イスムス部をNiTiロータリーファイルのみで拡大することは困難である．マイクロスコープによる根管形態の確認や，超音波チップなどによる切削，効率的な根管洗浄なども重要なステップとなる．

　NiTiロータリーファイルを閉塞根管に対して根管の穿通を目的として使用することは慎むべきである．グライドパス（後述）を形成した部位を超えて使用すると，ファイル先端に無理な応力が加わり破折リスクが高まる．

　なお，NiTiロータリーファイルは超弾性による根管追従性が高いため，根管の中心を進みやすい．そのため，断面が円形の根管を同心円状に拡大しやすい反面，扁平根管や樋状根管などではファイルが接触しない部位も生じやすく，また，イスムスなどの拡大も困難である（図12）．さらに，凹凸がみられる根管やNiTiロータリーファイルよりテーパーが大きな根管も存在するため，NiTiロータリーファイルによる根管形成後にも未切削の根管壁が存在し，また，根管内細菌を完全に除去することはできないことが報告されている[8,9]．特に再根管治療の症例では，根管充填材や感染源が残存しやすい．そのため，マイクロスコープなどで根管内を観察し，扁平な根管などでは手用ファイルや超音波チップなどを用いて根管壁を選択的に切削することも必要であり，さらには根管洗浄や根管消毒の作用も十分に活用すべきである．

●十分な髄腔開拡とプレフレアリング（pre-flaring）を行う

　適切な形態に髄腔開拡を行い，根管上部をプレフレアリングしてストレートラインアクセスを確保することは，根尖部の拡大を確実にし，適切な根管洗浄を行うなどの目的がある．NiTiロータリーファイルを用いる場合でもそれらは重要であるが，根管の彎曲程度を軽減することで，ファイル破折のリスクを減少させることも重要な目的である．プレフレアリングを行うことでNiTiロータリーファイルの破折を減少させられると報告されている[10]．

●グライドパス（glide path）を形成する

　グライドパスとは誘導路のことであり，NiTi ロータリーファイルを使用する前に，細い手用 SS ファイルを用いて，根尖部まで NiTi ロータリーファイルを誘導する路を形成しておくことが推奨されている．NiTi ロータリーファイルの先端が細い根管に食い込みロックされた状態でファイルを回転し続けると，ファイルにねじれ疲労破折が生じる．したがって，少なくとも15号以上までグライドパスを形成し，また，グライドパスを形成した部位を超えて NiTi ロータリーファイルを使用しないことを心がけるとよい．Patiño ら[11]は，NiTi ロータリーファイルを用いる前に K ファイルでグライドパスを形成すると NiTi ファイルの破折を減少できたと報告している．

　また，後述するが，NiTi 製のグライドパス専用ファイルも考案されている．

●トルクコントロール可能なマイクロモーターを用いる

　NiTi ロータリーファイルは SS ファイルと比較して破断トルクが小さい．そのため，NiTi ロータリーファイルに過剰なトルクが加わりねじれ疲労破折を生じさせないように，トルクや回転数が設定可能なマイクロモーターを使用する必要がある．さらに，ファイルの食い込みを低減させるため正回転と逆回転とを組み合わせた動きが可能なトライオート mini（モリタ製作所）やデンタポート OTR（モリタ製作所）などもある（図13・図14）．製品によっては，NiTi ロータリーファイルと専用のマイクロモーターとが組み合わされて販売されている．

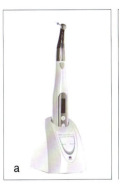
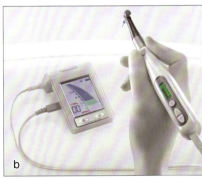

図13　トライオート mini（モリタ製作所）．
コードレスの NiTi ロータリーファイル用トルク制御機能付きマイクロモーター（**a**）で，別売りの電気的根管長測定器 Root ZX mini（モリタ製作所）（**b**：左）とコードで接続することが可能である．連続正回転だけでなく，正回転と逆回転を繰り返す往復運動（ツイストモード）が可能である．ツイストモードでは，正回転と逆回転の時間をそれぞれ0.25秒，0.50秒，0.75秒，1.00秒，1.50秒，2.00秒から選択できる．

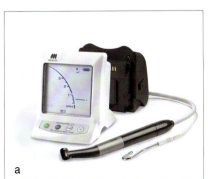
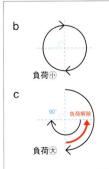

図14　デンタポート OTR（モリタ製作所）．
従来のデンタポートの機能に追加された OTR モードでは，ファイルにかかるトルクが小さい場合は連続正回転（**b**）であるが，トルクが規定値以上になると90°逆回転してファイルの食い込みを解除し，その後180°正回転する（**c**）．180°回転したところで再度トルクをモニターし，規定値以上のトルクが加わっていなければそのまま正回転する．常に往復運動しているわけではないが，ファイルに無理なトルクが加わらない状態で根管形成が進むよう設計されている．

根尖方向に強く加圧しないようにする

NiTi ロータリーファイルを根尖方向に押し付けると，ファイルに無理な力が加わりファイル破折のリスクが高まる．そのため，ファイル先端が食い込まないようにハンドピースを軽圧で上下動させるとよい（**図15**）．なお，上下動といっても，ペッキングモーション（小刻みな上下動）で用いるものや，ブラッシングモーション（根管壁に押し付けてなぞるようにして掻きあげる動作）を推奨しているもの，あるいは，「ペッキングモーションで使用しないこと」と添付文書に記載している製品もある．

また，ファイルを彎曲根管の同じ位置で回転させ続けると，彎曲部に応力が集中し破折しやすくなる（周期疲労破折）．さらに，ファイル先端部にレッジが形成されやすくなる．そのため，それらを低減させるためにも彎曲根管でファイルを1カ所にとどめるのではなく，常に上下動させることが望ましい．

クラウンダウン法を用いる

クラウンダウン法とは，根管上部から根尖方向に拡大を進める根管形成法であり，太いファイルから順次細いファイルを使用していく方法である．本来は手用ファイルを用いた根管形成法の1つであるが，手用ファイルによる根管形成ではステップバック法のほうが一般的であろう．しかし，NiTi ロータリーファイルによる根管形成には，ファイル破折リスクを軽減させるためにクラウンダウン法を用いるのが一般的である（**図16**）．

クラウンダウン法では，根管上部から拡大していくためファイルが根管壁に接触する距離が短くなりテーパーロックが少なくなる．また，細いファイルに無理な応力が加わりにくいなどの利点がある．したがって，NiTi ロータリーファイルによる根管形成では，まずプレフレアリングを行ってストレートラインアクセスを確保し，グライドパスを形成してから，クラウンダウン法で根管形成していくとよい．

なお，NiTi ロータリーファイルは超弾性を示すが，ファイルのサイズやテーパーが大きくなるほど柔軟性は低下するため，サイズやテーパーが大きなファイルを無理に使用するとレッジを生じる可能性があるので注意する（シングルレングス法については後述する）．

使用回数に留意する

NiTi ロータリーファイルは，超弾性により応力が加わっても元の形状に回復しやすい．そのため，SS ファイルと比較して延びやねじれが生じにくく突然破折しやすいので，廃棄の時期の判断が困難であるという欠点がある．使用方法や拡大した根管の彎曲度などによってファイルの疲労度は異なるが，使用記録用の専用のラバーストップ（**図17**）を使用したり，自ら使用回数をメモしておくなどの配慮をするとよい．

なお，ProTaper Next など最近の製品の中には，1本のファイルを1患者のみの使用とするシングルユース（ワンファイル／ワンペーシェント）のファイルもみられ

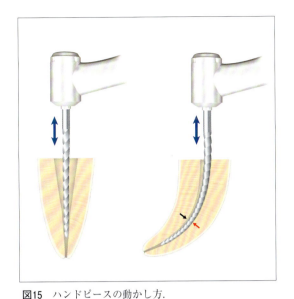

図15 ハンドピースの動かし方.
ハンドピースを軽圧で上下動させるように動かすと、ファイル先端が根管壁に食い込みにくく破断リスクが減少できる。また、彎曲根管でファイルを上下動させずに同じ位置で回転させ続けると、外彎側（赤矢印）ではファイルが引き延ばされ、内彎側（黒矢印）ではファイルが圧縮されるため、彎曲点でファイルが疲労破折を生じやすい。また、ファイル先端部にレッジが形成されるリスクが高まる。それらを避ける意味においても、常に上下動させて使用することは重要である。

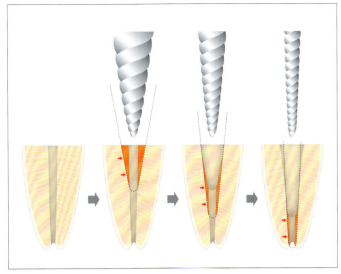

図16 NiTiロータリーファイルを用いたクラウンダウン法の一例.
クラウンダウン法では根管上部から根尖方向に拡大を進めていく。サイズやテーパーが大きなファイルで根管上部を拡大し、サイズやテーパーが小さなファイルを順次使用して根尖方向へ少しずつ拡大を進めていく。1本のファイルが切削する部位（矢印）が少ないため、無理な力が加わりにくく、また、ファイルの食い込みも減少できる。

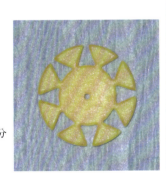 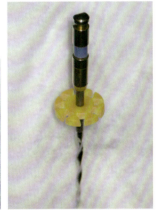

図17 セーフティメモディスク（FKG Dentaire SA）.
使用回数を記録するため、使用のたびに花びら状の部分をちぎっていく。

る．シングルユースでは，常に新しいファイルを使用できるため，ファイル破折リスクの減少のみならず院内感染のリスクも回避できる．

NiTiロータリーファイルの潮流

● NiTi合金の金属工学的改良

　NiTiロータリーファイルに用いるNiTi合金は，先述のとおり口腔内温度で超弾性を発揮できるものを使用していた．しかし，SSファイルと比較して根管内で破折しやすく，プレカーブの付与が困難であるなどの欠点を有していた．近年，NiTi合金を金属工学的に改良し，従来の超弾性NiTi合金よりも機械的性質を向上させたものが登場している[12]．

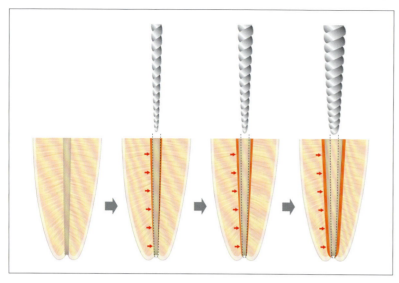

図18 シングルレングス法の一例.
シングルレングス法では決定した作業長までファイルを進める．まずサイズやテーパーが小さなファイルを作業長まで進め，サイズやテーパーが大きなファイルを順次使用して根管を拡大していく．ファイルを到達させる長さ（作業長）が明確であるためシンプルである．

　NiTi 合金は，ニッケルとチタンの割合や他の元素の添加，加工法，熱処理の条件などにより結晶構造や相変態温度が変化する．その変化が使用環境温度下での NiTi 合金の機械的性質の変化となって現れる．現在，M-wire や R 相ニッケルチタン，Gold-wire などと呼ばれる特殊な熱処理加工を加えた NiTi 合金が使用されている[13,14]．これらの NiTi 合金は，従来の超弾性 NiTi 合金より柔軟性や耐周期疲労性などの機械的特性が向上しているとされており，M-wire は GT Series X Rotary File や ProTaper Next などに，R 相ニッケルチタンは K3FX などに用いられている．

　さらに，熱処理加工で逆変態終了温度を体温以上にし，主にマルテンサイト相で使用する NiTi 合金もある．この NiTi 合金は小さな応力で容易に形を変えることができ，さらにオートクレーブ滅菌すると元の形状に回復する性質を持つ．NRT ファイル（マニー）はファイル先端部に特殊な熱処理を加えて形状記憶性を与えており，柔軟性や耐周期疲労性が増すとされ，また，ファイル先端部にプレカーブの付与を可能にしている．根管充填材除去用ファイルの GPR にも同様の熱処理加工が施されている．

●シングルレングス法による根管形成

　NiTi ロータリーファイルはファイル破折防止などの観点から，クラウンダウン法で用いることが多い．しかし，手用 SS ファイルでの規格形成法（スタンダード法）と同じように，同じ作業長で細いファイルから順次太いファイルを使用していくシングルレングス法（**図18**）で用いるファイルも登場してきた．細いファイルから同一の作業長で使用するので，クラウンダウン法と比較してシンプルであり，柔軟性が高い細いファイルでの形成が次に使用する太いファイルの誘導路となるためレッジが生じにくいと考えられる．その反面，ファイル先端の食い込みやテーパーロックに留意する必要がある．シングルレングス法で形成するファイルとして Mtwo や BioRaCe（白水貿易）などがある．Mtwo はグライドパス形成および根管長測定後，ブラッシ

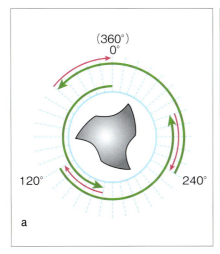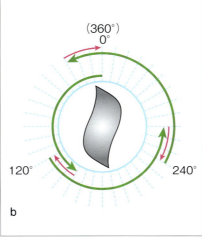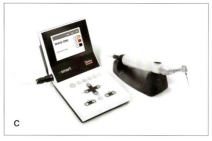

図19 WaveOne と Reciproc の動き．WaveOne（a）と Reciproc（b）はどちらも専用モーター（c：X-スマートプラス，デンツプライ三金）による往復回転運動で使用する．正回転よりも大きく逆回転するが，カッティングエッジが逆向きに付与されており，逆回転時に根管壁を切削している．

ングモーションを用いて拡大する．また，BioRaCe はゆっくりとしたストロークで拡大する．

往復回転運動（reciprocating motion）による根管形成とシングルファイル法

手用ファイルの動かし方にはさまざまなものがあり，正回転運動（リーミング）だけでなく，watch-winding motion[*4]や balanced force technique など程度の差はあるが正回転と逆回転を組み合わせたものがある．一方，NiTi ロータリーファイルは連続正回転運動で使用するのが一般的であった．しかし，NiTi ロータリーファイルでも正逆回転の往復運動で形成する試みがあり，Yared[15]は1本のファイル（ProTaper の F2）のみを往復運動で用いて作業長まで根管形成を行い，1本のファイルによる根管形成（シングルファイル法）はコストの低減，プリオンの交叉感染の排除，ファイル疲労の減少が図られると報告している．

現在，シングルファイル法で用いるファイルとして，先述の M-wire で製造された WaveOne（デンツプライ三金）や Reciproc（茂久田商会）などが販売されている．WaveOne を例にとると，small（#21/.06テーパー）と primary（#25/.08テーパー），large（#40/.08テーパー）の3種類のサイズがあり，根管の太さにあわせて1本のファイルを選択する．今までの NiTi ロータリーファイルのシステムは複数本のファイルを交換しながら使用するマルチプルファイル法であり，それと比較するとシングルファイル法はシンプルな術式である．

WaveOne や Reciproc を用いる際の往復回転運動は balanced force technique に似ており，正回転より逆回転に大きく動かしている．WaveOne は170°逆回転後に50°正回転，Reciproc は150°逆回転後に30°正回転のサイクルを繰り返す動きとなっており，3サイクルで360°逆回転することとなる（図19）．往復運動を行うことで，ファイルの根管への食い込みを防止しファイル破折のリスクを軽減している．ただし，通

*4 watch-winding motion：時計の竜頭を巻くような，小刻みな正逆回転運動．

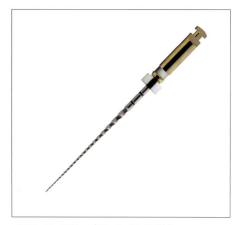

図20 ProGlider（デンツプライ三金）.
先端径が#16，マルチプルテーパーのグライドパス形成用NiTiファイルである．

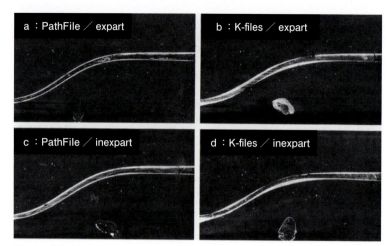

図21 手用SSファイル（b・d：Kファイル）で形成したグライドパスと比較して，NiTiファイル（a・c：PathFile）で形成したグライドパスのほうが根管の形態を維持している（文献[16]より）．

常のファイルと異なり，WaveOneやReciprocは刃部が逆向きに付与されているため，正回転ではなく逆回転時に根管壁を切削していることとなる．

2015年には，WaveOneのファイルデザインなどを改良したWaveOne Gold（デンツプライ三金）も販売されている．これは，Gold-wireが使用されており，従来のWaveOneより高い柔軟性と破折抵抗性を有するとされている．これらの往復回転運動で使用するファイルは，通常の連続正回転のマイクロモーターではなく，専用モードがプリセットされているX-スマートプラス（デンツプライ三金，図19-c）で使用する．

● NiTiロータリーファイルによるグライドパス形成

グライドパスはNiTiロータリーファイルの破折リスクを低減するために形成する誘導路であり，手用SSファイルで形成することは先述のとおりである．しかし，それとは矛盾するが，グライドパス形成に用いる細いNiTiロータリーファイルも販売されている（図20）．ただし，これも原則として手用SSファイルで穿通した後に使用する．

Berutti ら[16]は，S字状彎曲を有する透明樹脂製根管模型を用いて，#10のSSファイル（Kファイル）で穿通後にNiTiロータリーファイルでグライドパスを形成する群と，SSファイル（Kファイル）の#8→10→15→20でグライドパスを形成する群とで比較を行ったところ，NiTiロータリーファイルのほうが根管の彎曲を維持し逸脱が少なかったと報告している（図21）．また，それぞれの群で歯内療法専門医と歯内療法専門医でない者とがグライドパスの形成を行っているが，NiTiロータリーファイルを用いることで歯内療法専門医でなくても歯内療法専門医と同等のグライドパス形成ができ，さらには歯内療法専門医が手用ファイルでグライドパスを形成した群よりも根管形態を維持していたと報告している．とても興味深い報告であるが，NiTiロータリーファイルに無理な応力が加わらないように留意すべきである．

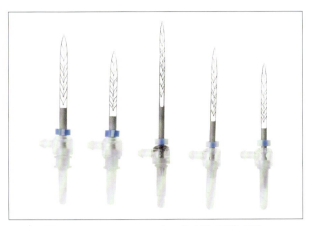

図22 Self-adjusting file (SAF) (長田電機工業). 格子状の特殊な形状をしている.

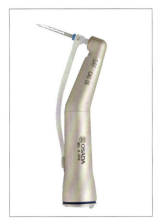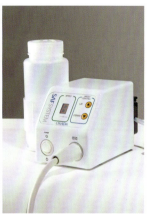

図23 SAF専用のハンドピースとモーター (長田電機工業).

self-adjusting file (SAF)

SAF（長田電機工業）はエンジン駆動ファイルではあるが，一般的なロータリーファイルとはファイルの形状が大きく異なる．SAFは圧縮可能な格子状（網目状）で内部が空洞のファイルであり，専用モーターからの回転運動を上下運動に変換する専用のハンドピースに装着して使用する（図22・図23）．0.4mmの振幅で振動し，ファイルが根管の形状に合わせて変形するので，特に扁平根管でも根管形態に即した形成が可能とされる[17]．また，空洞であるファイル内部から注水しながら根管形成できるため，根管形成中に根管洗浄も行われる．

NiTiファイルの使用で病変が治癒するのか

NiTiファイルは，SSファイルのみで行っていた根管形成を劇的に変化させたといってよいだろう．しかし，SSファイルが必要とされなくなったわけではない．また，形態や材質を変化させた新しいNiTiファイルが次々に出現することは，いまだ完全なNiTiファイルがない証拠でもある．もちろん，根管形態は複雑で，NiTiファイルでも形成できない部位が存在することは事実であり，再根管治療となるとさらに困難となる．

今後も新たなNiTiファイルの特徴を把握し，ファイル破折やレッジ形成などがない適切な根管形成を目指すことはもちろんであるが，根管治療で重要な「インフェクションコントロール」には，根管形成のみならず，ラバーダムや仮封，根管洗浄などの基本的なステップを踏まえた治療が重要であることを肝に銘じて治療を行っていきたい．

参考文献

1) Walia H, Brantley WA, Gerstein H：An initial investigation of the bending and torsional properties of nitinol root canal files. J Endod, 14：346-351, 1988.
2) 北村和夫，木ノ本喜史，佐藤暢也，澤田則宏 編：日本歯科評論別冊／最新 歯内療法の器具・器材と臨床活用テクニック．ヒョーロン・パブリッシャーズ，東京，2015.
3) Young GR, Parashos P, Messer HH：The principles of techniques for cleaning root canals. J Austral Dent, 52：52-63, 2007.
4) Ruddle CJ, Machtou P, West JD：The shaping movement：fifth-generation technology. Dent Today, 32：94, 96-99, 2013.
5) Bergmans L, Cleynenbreugel JV, Wevers M, Lambrechts P：Mechanical root canal preparation with NiTi rotary instruments：Rationale, performance and safety. Status Report for the American Journal of Dentistry. Am J Dent, 14：324-333, 2001.
6) Peters OA：Rotary instrumentation：an endodontic perspective：American Association of Endodontists, Endodontics：Colleagues for Excellence, 2008.
7) Cunningham CJ, Senia ES：A three-dimensional study of canal curvatures in the mesial roots of mandibular molars. J Endod, 18：294-300, 1992.
8) Peters OA：Current challenges and concepts in the preparation of root canal systems：a review. J Endod, 30：559-567, 2004.
9) Dalton BC, Ørstavik D, Phillips C, Pettiette M, Trope M：Bacterial reduction with nickel-titanium rotary instrumentation. J Endod, 24：763-767, 1998.
10) Roland DD, Andelin WE, Browning DF, Hsu GHR, Torabinejad M：The effect of preflaring on the rates of separation for 0.04 taper nickel titanium rotary instruments. J Endod, 28：543-545, 2002.
11) Patiño PZ, Biedma BM, Liébana CR, Cantatore G, Bahillo JG：The influence of a manual glide path on the separation rate of NiTi rotary instruments. J Endod, 31：114-116, 2005.
12) Shen Y, Zhou H, Zheng Y, Peng B, Haapasalo M：Current challenges and concepts of the thermomechanical treatment of nickel-titanium instruments. J Endod, 39：163-172, 2013.
13) Johnson E, Lloyd A, Kuttler S, Namerow K：Comparison between a novel nickel-titanium alloy and 508 nitinol on the cyclic fatigue life of ProFile 25/.04 rotary instruments. J Endod, 34：1406-1409, 2008.
14) Ha JH, Kim SK, Cohenca N, Kim HC：Effect of R-phase heat treatment on torsional resistance and cyclic fatigue fracture. J Endod, 39：389-393, 2013.
15) Yared G：Canal preparation using only one Ni-Ti rotary instrument：preliminary observations. Int Endod J, 41：339-344, 2008.
16) Berutti E, Cantatore G, Castellucci A, Chiandussi G, Pera F, Migliaretti G, Pasqualini D：Use of nickel-titanium rotary PathFile to create the glide path：comparison with manual preflaring in simulated root canals. J Endod, 35：408-412, 2009.
17) Metzger Z, Teperovich E, Zary R, Cohen R, Hof R：The self-adjusting file（SAF）. Part 1：respecting the root canal anatomy-a new concept of endodontic files and its implementation. J Endod, 36：679-690, 2010.

19. 最適な根管洗浄法とは

田中利典 *TANAKA Toshinori*

根管洗浄に特別な術式はあるのか？

　「根管洗浄法」というと，何か特別な術式があるように思われるかもしれない．しかし一部の術式（**コラム①・②参照**）を除いて，従来われわれが行っている根管洗浄方法に特に不備があるわけではなく，使用する器具器材に特別なものは必要ない．しかし，器具器材に配慮することで洗浄効果が向上すること，事前の根管形成によって洗浄効果が大きく影響を受けること（**コラム③参照**），が示されている．また，根管治療の目的である細菌感染の除去・減少を行うためには「cleaning & shaping」という言葉で示されるように，根管洗浄と根管形成の両方が重要な役割を担っている．

　本項では，根管洗浄における注意点や押さえておくべき点を整理しながら，特に次亜塩素酸ナトリウム液（NaClO）*¹ に的を絞って効率的な根管洗浄について述べていく．

根管洗浄に使用するのは水か，それとも薬剤か？

　水や生理食塩水は，根管洗浄剤として使えるだろうか．器具による根管形成では元来の根管の70％程度しか拡大・形成できないと報告されている[1]．そこで，chemo-mechanical preparation（化学機器的形成）という言葉が欧米では使われている．この言葉のとおり，根管洗浄は単に洗い流すことが目的だけでなく，器具の当たらない部分に影響して根管形成を補助することも目的とする．したがって，単に洗い流す効果しか期待できない水ではなく，根管壁や細菌などに対して効果を示す薬剤による洗浄が根管治療において必要である．もちろん，水を使用すると安全ではあるが，根管洗浄の本来の目的を理解すると，効果的に薬剤を使用する必要性が自ずと導かれるはずである．

＊1　次亜塩素酸ナトリウム液（NaClO）は，歯科臨床では，ヒポクロ，アンチホルミン，ネオクリーナー，NCなどとも呼ばれる．保険用語では，NCである．
一般的用途としては，上水道やプールの殺菌，ノロウイルスの消毒（0.02％〜0.1％）などに使用される．次亜塩素酸ソーダ，さらし粉，じあ，ハンター，ブリーチなどとも呼ばれる．
医療用としては医療器具やシーツなどの消毒を主目的としているものが多く，生体に直接使用することを想定していないものもある．根管内で使用する場合，効能・効果の欄に「術野の消毒」と記載されているもののほうが望ましい．
次亜塩素酸ナトリウム液の酸化作用により金属類，繊維類のほとんどが腐食される．耐食素材としては，チタン，ガラス，陶磁器，各種プラスチック類，フッ素樹脂などがある．
家庭用の製品の「混ぜるな危険」などの注意書きにもあるように，NaClO液を塩酸などの強酸性物質（トイレ用の洗剤など）と混合すると，黄緑色の有毒な塩素ガスが発生する．クエン酸とも反応するので注意する．

表1 主な根管洗浄剤の化学的性質 [6]

成分 (推奨濃度)	種類	バイオフィルム に対する作用	組織溶解 能力	エンドトキシン 不活性化	スミヤー層に 対する作用	腐食性	アレルギー 反応
次亜塩素酸 ナトリウム液 (1 ～ 5.25%)	ハロゲン 離型剤	＋＋	＋＋＋	＋	＋＋ (有機化合物)	D.o.c.	＋
過酸化水素水 (3 ～ 30%)	過酸素	＋	－	－	－	D.o.c.	－
ヨウ素ヨウ化カリウム (2 ～ 5%)	ハロゲン 離型剤	＋＋	－	N.i.a.	－	－	＋＋
クロルヘキシジン (0.2 ～ 2%)	ビグアニド	＋＋	－	＋	－	D.o.c.	＋
酢酸デクアリニウム (0.5%)	第四級アンモ ニウム化合物	N.i.a.	－	N.i.a.	＋	－	＋＋
EDTA (10 ～ 17%)	多塩基酸	＋	－	－	＋＋ (無機化合物)	－	－
クエン酸 (10 ～ 50%)	有機酸	－	－	－	＋＋＋ (無機化合物)	－	－

－：absent or minor, ＋：reported, ＋＋：definitely present, ＋＋＋：strong, D.o.c.：depending on concentration,
N.i.a.：no informaiton avaivable.
注：過酸化水素水30％は歯の漂白（インターナルブリーチング）で用いる濃度であり，根管洗浄剤としては3％が一般的である.

過酸化水素水と次亜塩素酸ナトリウム液の交互洗浄はいかに

　歯学教育を受けた時期にもよるが，大半の歯科医師は過酸化水素水（H_2O_2）と次亜塩素酸ナトリウム液（NaClO）による交互洗浄を根管洗浄法として学んだのではないだろうか．10年前の日本の歯科大学・歯学部附属病院における根管洗浄のアンケート調査でも，この2つはどちらも80％以上の使用状況となっている[2].

　遡れば，この交互洗浄は1943年の Grossman の論文に由来するが[3]，あれから70年，残念ながらこの交互洗浄は今や世界標準でみるとすでに過去の術式である．一見すると発泡作用により洗浄剤の撹拌や有機質との反応が促進しているように感じるが，実は洗浄剤が相互に中和するように働き，有機質溶解剤としての NaClO の効果が十分に得られない[4,5].　そもそも，NaClO に過酸化水素水の化学的効果が内在されている（表1）[6].　手間をかけて交互に洗浄してむしろ効果を弱めてしまうようであれば，NaClO のみを頻繁に入れ替えるように洗浄するほうがよほど洗浄効率がよい．過酸化水素水を併用した交互洗浄を行っている先生は，洗浄効率という点でそのワークフローを見直していただければと思う.

　根管洗浄として期待する効果を整理すると，有機質溶解作用と無機質溶解作用にな

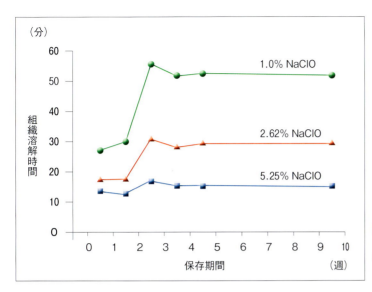

図1 NaClOの長期保存による有機質溶解作用時間の変化[11]．2週間後より変化が認められるが，低濃度のものほどその変化が大きい．

る．NaClO と EDTA（ethylendiamine tetraacetic acid：エチレンジアミン四酢酸ナトリウム）が主流の洗浄剤になるので，それぞれどのように使うとよいかを整理してみたい．

次亜塩素酸ナトリウム液による洗浄

●濃度

根管洗浄剤として NaClO[*1] が用いられるのは，その高い有機質溶解作用に期待するからである[6]．当初は第一次世界大戦時に安価な創傷消毒剤として低濃度の NaClO の利用が広まった[7]．そして，歯内療法の領域での使用は1936年の Walker の論文にみることができる[8]．

NaClO による有機質溶解作用はその濃度に影響を受けるため，0.5％よりも2.5％，2.5％よりも5％と，濃度が上がると有機質溶解作用は高まる．一方で，組織為害作用についても気をつけなくてはならない[9,10][*2]．現在，歯科領域で手に入る NaClO の濃度にはいくつか種類がある．

なお，NaClO は保管期間や保管状態によってその効果が弱まる点に注意したい[11][*3]．特に低濃度のもの（2.5％や1％）では2週間ほどでその効果が減少する（図1）．そのため，大きなボトルで長期間かけて使用するよりも，小さいボトルで使い切りながら回転を早くするほうが，無用な心配をしなくてよい．実際，商品によっては濃度表記を3〜6％とし，その点を配慮しているものも存在する[*4]．

その他として，NaClO は温めることによって有機質溶解作用が高まる[12]．組織為害作用からあまり高濃度は使いたくない，しかし有機質溶解作用は確保したいという場合，洗浄する前に少し温めておく方法が解決策として挙げられる[*5]．

*2 どれが正解というわけではないが，JOE などアメリカの論文では5.25％，IEJ などヨーロッパの論文では0.5％から2.5％の濃度で取り扱われていることが多い．

*3 日光によって容易に分解するので，直射日光の当たる場所や高温の場所では保管しない．

*4 歯科用アンチホルミン（日本歯科薬品）のカタログを参照．

*5 温める温度は40℃程度の研究が多い．

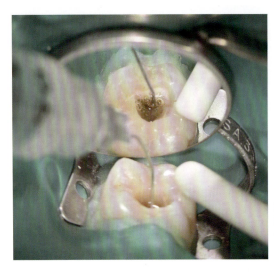

図2 十分な量のNaClOで繰り返し根管洗浄を行う．根管洗浄時は，先の細いバキュームチップをアクセスホールに添えて吸引する．歯冠部からの漏洩を極力防ぐ．

作用のさせ方

NaClOによる有機質溶解作用を期待する場合，根管内にそのまま浸しておくのでなく，繰り返し洗浄して新鮮なNaClOが根管壁に触れるようにすると洗浄効果が高い（図2）．

Hasselgrenらによる豚の筋肉組織を用いた *in vitro* 研究によると，0.5％のNaClOに浸漬しただけでは組織片（2×1×1mm）は12日経っても溶解しなかったが，30分ごとに交換すると3時間で完全に溶解することができた[13]．新鮮な塩素に触れることが重要であるため，実際の臨床では頻繁に根管洗浄することが望ましい．また，水酸化カルシウム貼薬によりNaClOのさらなる有機質溶解が確認されている（コラム④参照）．根管貼薬を組み合わせて効率的な有機質溶解を行いたい．

超音波振動装置，音波振動装置による撹拌

超音波，音波振動装置を利用しNaClOを撹拌することで，有機質溶解作用が促進されることが示されている．

イスムスやフィンなど，ファイルが直接当たらないような部分では，もはや化学的清掃のみに頼らざるを得ない．このような部分での有機質溶解作用について超音波や音波振動装置を併用した根管洗浄の効果を評価したレビュー論文をみると，超音波振動装置の併用で非常に良好な結果が得られている[14]．上顎大臼歯の近心頬側根管や，下顎大臼歯の近心根管，下顎第二大臼歯の樋状根管などでは，特にその意義があるだろう（図3〜図5）．

また，側枝への洗浄効果も期待できる．Al-Jadaaら[15]は，透明根管模型を用いて主根管および側枝に見立てた部分にウシの歯髄組織を充填し，その後超音波振動装置を併用して根管洗浄を行った．そして，側枝の深い部分まで有機質溶解作用が及んでいることを確認した．一方で撹拌するために挿入した超音波チップにより，根管壁に

*6 パッシブ・ウルトラソニック・イリゲーション（passive ultrasonic irrigation：PUI）：根管内に洗浄剤を満たした状態で超音波振動装置を併用し，撹拌する方法．

19. 最適な根管洗浄法とは   313

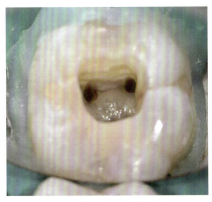

図3 下顎大臼歯近心の2根管にはイスムスやフィンが存在しやすい．手術用顕微鏡下で解剖学的形態を十分に確認する．また，効率よく洗浄することが求められる．

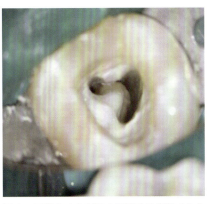

図4 下顎大二大臼歯の根管系は複雑であることが多い．機械的清掃では及ばない部分があるため，根管洗浄は非常に重要な役割を担っている．

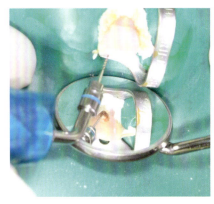

図5 超音波振動装置でのNaClOの撹拌．パッシブ・ウルトラソニック・イリゲーション*6として知られている．超音波振動装置からは水などは出さず，根管内に満たしたNaClOを撹拌する．撹拌するとNaClOが飛散するので，当然ながらラバーダム防湿下で行うべきである．

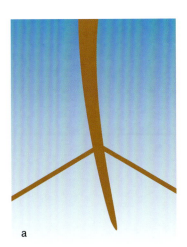
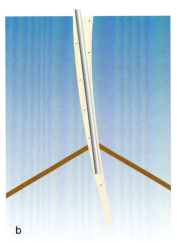
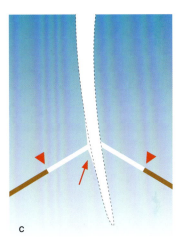

図6 透明根管模型を用いて，超音波振動装置による側枝の洗浄効果を評価した *in vitro* 研究[15]．側枝からウシの歯髄組織を注入し（a），2.5％のNaClOで30ゲージの洗浄針を根尖1mm手前に位置づけて洗浄（b）．さらに，超音波振動装置にてNaClOを撹拌するように洗浄すると，側枝の深部まで歯髄組織の溶解が確認できた（c）（▲の部分）．一方で，超音波チップが根管壁に当たると過剰に切削されてしまうので，注意が必要である（→の部分）．

*7 キャビテーション効果とアコースティックストリーミング：超音波振動により生じる液体中の真空の気泡（キャビテーション）が破裂すると，衝撃波が生じる．この衝撃波による洗浄をキャビテーション効果という．アコースティックストリーミングは，超音波振動する器具の周囲にできる，液体中の強烈な小さい渦巻きのことである．

無用な歯質削除を伴ってしまったことも示している．彎曲の強い根管には難しいが，超音波チップを根管壁にできるだけ当てずに振動させるためにも，その前の根管形成が重要といえるだろう（**図6**）．

　なお，超音波装置を用いるとキャビテーション効果，アコースティックストリーミング*7が得られるとされている[16]が，歯科用超音波振動装置にはキャビテーション効果が得られるほどの出力はなく，実際はアコースティックストリーミングが洗浄効果を高めているともいわれている[14,17,18]．いずれにしても，溶液を撹拌することで洗浄効果は高まるので，筆者は根管洗浄とともに積極的に利用している．

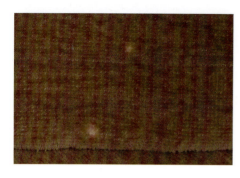

図7 NaClOにより脱色したタオル．
わずかでも飛散すると，タオル・衣服は脱色する．患者の目の保護のために，術中はタオルやアイプロテクター，ゴーグル等の使用が望ましい．

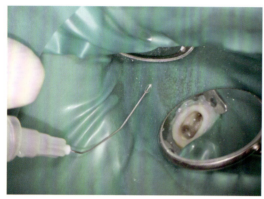

図8 洗浄針の先端に球状に残っているNaClO．この状態で器具トレーなどに移送しようとすると，どこかで飛散する恐れがある．

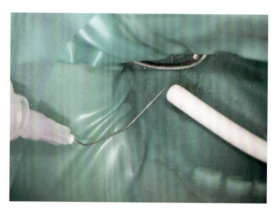

図9 アシスタント側で吸引するか，洗浄筒を引いて液溜まりを取り除く．

●注意点①：医療事故

NaClOは有機質溶解作用とともに組織為害作用があるため，その使用には十分注意が必要である[19,20]＊8．

まず，衣服に飛ぶと脱色をきたす（図7）．実際の臨床ではアシスタントとの洗浄筒の受け渡し時や器具トレーへの移送時に患者の衣服に飛んでしまうことが多い．洗浄針の先端よりこぼれていないか，注意が必要である（図8・図9）．

また，いわゆる"ヒポクロ事故"も起きてしまうと大きな問題となる．これは根尖孔が大きい，根管拡大が不十分で洗浄針が根管内で拘束されている[21]，洗浄圧が強いなどにより，NaClOが根尖孔外に向けて強く溢出してしまい，為害作用を起こす事故である．

"ヒポクロ事故"では術中に患者が強い痛みを訴えるだけでなく，術後は軟組織にアザができてしまい，それが長期に及んでしまうことが多い[22]．また，浸潤麻酔下での処置では特に気づきが遅くなる場合もある（図10）．アザができると，一時的とはいえ入院や社会生活への影響が生じるため，術者と患者との信頼関係に大きなヒビを入れてしまいかねない．この手の医療事故は限られた時間に無理に治療を進めようとした際に起こりやすいので，治療にはゆとりをもって無理をしないように心がけるとよい．

＊8 皮膚に対しても刺激が強いため，容器を移し替えるときなども手袋を使用する．皮膚や衣服に付いた場合は，ただちに水で洗い流す．

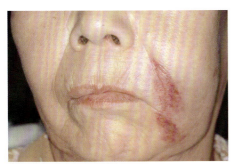

図10 |5 に対する NaClO と H_2O_2 の交互洗浄によって根尖からの溢出が生じて，皮下に障害が生じた症例（処置当日の写真）．状況を説明して，抗生物質を処方し，安静を指示した．2週間後には正常に戻った（写真提供：木ノ本喜史先生のご厚意による）．

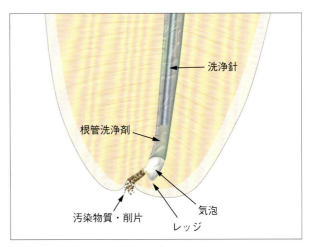

図11 ヴェイパーロック効果．
根管の拡大・形成が狭く液の循環がよくない場合，洗浄しても根尖部に気泡が留まってしまうことがあり，適切に洗浄できない[23]．

NaClO は根管という硬組織内で使用している限り有機質溶解作用が大いに期待できるが，根尖孔外や周囲組織，軟組織や衣服などに対しては為害作用がある．ある意味，諸刃の剣であることを意識し，ラバーダム防湿やスタッフとの連携，術中の操作に気をつけたい．

注意点②：ヴェイパーロック（vaper lock）効果

根尖部付近に気泡が入っていると，根管洗浄を行ってもこの気泡が障壁となり洗浄剤は根尖部まで行き届かなくなる（図11）．この現象をヴェイパーロック効果という[23]．通常の洗浄針による洗浄では気泡を取り除くことが難しいため，前述の超音波振動や根尖部での吸引システム，ガッタパーチャのポンピング操作で取り除く必要がある．

注意点③：器具の劣化

根管治療で使用する器具，特にステンレススチールファイル，ニッケルチタンファイルは繰り返しの滅菌で劣化すると思われがちであるが，実はそうではない[24～26]．むしろ NaClO により金属表面が劣化することが示されている．

Peters らは，ニッケルチタンファイルをさまざまな濃度と温度の NaClO に浸漬し，一定時間後の機械的性質の変化を確認している[27]．それによると，濃度と温度，時間に比例してニッケルチタンファイルの表面に腐食が認められたとしている．また，機械的性質では繰り返し疲労抵抗の低下が著しかったとしている．

根管形成時，根管内は NaClO で満たして行うことが一般的である．知らず知らずのうちにファイルが劣化していると考えることができる．突然の器具破折で困らないためにも，ファイルは早めの交換が望ましい．

スミヤー層除去のためのEDTA

なぜ使うのか

　スミヤー層を除去したほうがよいのか，除去しないほうがよいのか，はそれぞれ根拠となる論文が存在するため，一概にはいえない．筆者は細菌も埋入しているかもしれない削片の除去，根管充填時のシーラーによる封鎖性向上の観点から，スミヤー層は除去したほうがよいと考えている[28]．

いつ使うのか

　根管壁のスミヤー層は根管形成により生じるものであるが，EDTAを頻繁に使うと根管壁の過脱灰をきたすため，使用するタイミングに注意が必要である．
　EDTAとNaClOでの洗浄について，SEM画像で根管内壁を観察した研究によると，数分でも過脱灰が生じると報告されている[29〜31]．筆者はこれらの研究をもとに，通常はNaClO単独で根管洗浄し，根管充填の準備が整ったところでEDTAにて1分間洗浄し，その後NaClOで2分間の最終洗浄で仕上げている（図12）．

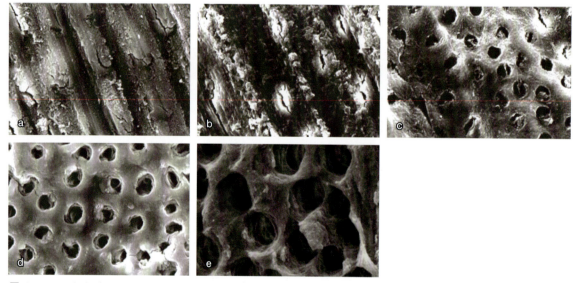

図12　NaClOおよびEDTAを用いて根管洗浄した後の根管内壁のSEM画像[31]（写真提供：大阪大学大学院歯学研究科・林 美加子先生のご厚意による）．
　a：根管壁のスミヤー層の表面．切削傷がついている．
　b：NaClO処理後の根管壁．粒子状のハイドロキシアパタイトが観察される．象牙細管の開口は一部である．
　c：EDTA処理後の根管壁．コラーゲンファイバーが露出している．部分的に象牙細管が開口している．
　d：NaClOとEDTAによる処理後の根管壁．根管壁表層のスミヤー層は除去されて象牙細管が開口している．
　e：長時間のEDTA処理後の根管壁．過度の脱灰により，管周象牙質も溶解している．

洗浄針への配慮

NaClOによる医療事故で述べたように，根管洗浄を行う際は洗浄針の位置，洗浄剤の流入速度に注意が必要である．

洗浄針にはオープンエンデッドとクローズエンデッドの2種類に大別できる（図13）が，先端の穴の位置や数で多数の製品が存在している．根尖部での洗浄において，これらの形状がどのように根管洗浄の効果に影響しているのであろうか．

これを計算流体力学で解析した論文がある（図13～図15）[32,33]．その結果，オープンエンデッドの洗浄針では先端から1.5mm先まで流速や洗浄圧が計測され，洗浄針の位置づけに配慮が必要であることが示唆されている．筆者の実際の臨床では，根管上部の形成時には積極的に削片・有機質除去を期待したいためオープンエンデッドの洗浄針で効率よく洗浄し，根尖部の仕上げ形成や最終洗浄の時にはクローズエンデッドの30ゲージの洗浄針で根管洗浄している．2種類を使い分けることで，安全かつ適切に届いた根管洗浄が可能になると考えられる．

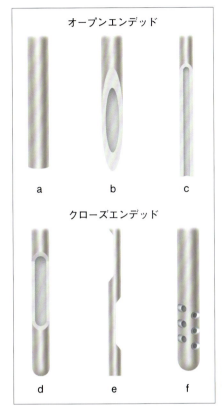

図13 計算流体力学を用いて，実際の洗浄針による洗浄効果を観察した研究[32]より．市販の製品はオープンエンデッド（a～c）とクローズエンデッド（d～f）の2種類に大別できる．

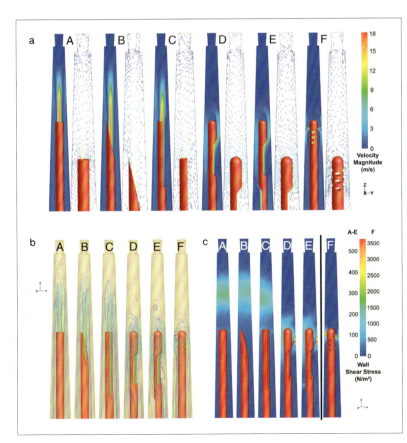

図14 45号.06テーパーの根管を想定して，根尖より3mm手前に洗浄針先端を位置づける[32]．
a：流速を観察すると，オープンエンデッド（A～C）では1.5mm先まで強い流速が観察された．
b・c：根尖部での圧（b），根面でのずれ応力（c）を観察したもの．オープンエンデッドでは1.5mm先まで圧やずれ応力が加わっており，洗浄針先端の位置づけには注意が必要である．一方で，クローズエンデッドでは先端すぐの部分までしか洗浄による圧やずれ応力は発生しておらず，むしろ根尖近くまで挿入しないと適切に根管洗浄できない．洗浄針の形状に合わせて先端の位置づけを考慮する必要がある．

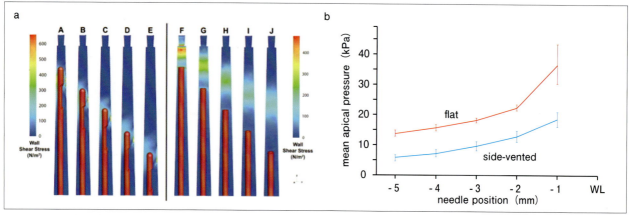

図15 図14の続き[33].
a：根管壁のずれ応力を観察したもの．クローズドエンデッドとオープンエンデッドでずれ応力の加わる様子が異なる．
b：根尖で受ける洗浄圧の強さと洗浄針先端の位置の関係．オープンエンデッド（flat）では−1mmのところで急に圧は高くなり，測定値のばらつきも大きい．

根管洗浄の目的達成のために

本項の途中で「根管洗浄の目的」について触れたが，改めて確認しよう．

歯内療法において，細菌感染の除去・減少を獲得するためには，機械的清掃（メカニカルデブライドメント）と化学的清掃（ケミカルデブライドメント）が必要である．この後者を担うのが根管洗浄となる．ファイル等での根管形成・根管拡大だけでは細菌感染を取り除くことはできず，NaClOなどの根管洗浄だけでも細菌感染を取り除くことはできない．現時点での根管治療ではその双方が不可欠であり，さらに根管貼薬も加えることで，根管治療の目的達成へと向かって進むことができる．

本項は根管洗浄法という内容で，特にNaClOを中心にまとめ，その他のMTAD[*9]やクロルヘキシジンなどの洗浄剤は割愛させていただいた．根管治療におけるほんの一部分にのみスポットを当てたが，診査・診断から予後まで，感染の除去・減少という点から歯内療法全体を常に意識しておかなくてはならない．また，それぞれのステップが相互に関連している点も重要である．

一方で，根管洗浄は保険請求において点数自体が存在しない．残念ながら処置開始時に算定する「抜髄」「感染根管処置」や，「根管貼薬」に含まれているという解釈である．日本において歯内療法をしっかり行おうとすると，「科学的根拠のある歯科医療」と「制度としての保険医療」が大きく乖離している事実に必ずぶつかる．この矛盾は時としてわれわれ術者のモチベーションに悪い影響を与えてしまうものである．しかし，歯科医療として本来あるべき姿を見失わず，患歯の保存，ひいてはその歯が生涯機能するような口腔環境を提供し，サポートすることができれば，本当の意味で患者利益になるのではないだろうか．日本における今後の根管治療のあり方に期待しながら本項を締めくくりたい．

*9 MTAD：ドキシサイクリン，クエン酸，界面活性剤（トウエイン80）が含まれた洗浄剤．抗菌効果があり，スミヤー層も除去できるという点が特徴だが，臨床上，他の洗浄剤を凌ぐほどの効果は報告されていない．

コラム①：ネガティブプレッシャーでの根管洗浄法

　ネガティブプレッシャーとは，要するに吸引である．非常に細い洗浄針を吸引管と見立て，根尖部付近まで挿入する．根管口から入れるNaClOを根尖部において吸引することで，洗浄剤が根管系の隅々まで通り抜ける，というコンセプトのもと提案されている術式である．アメリカでは「EndoVac」という吸引システムで製品が存在している（**図A**）．

　根管洗浄時に根尖部に気泡が存在すると，ヴェイパーロック効果で化学的清掃が達成されない恐れがあるが，吸引針が根尖部に存在して洗浄剤が通り抜ければその恐れはない．特にイスムスやフィンが存在する根尖部や2根管が合流しているといった複雑な根管系を有する部位については，特に効果が高いと思われる．

　使用手順としては，2種類の吸引管（マクロカニュラ，マイクロカニュラ）で根管洗浄を順に行う．

　日本では類似した製品，代用品として，マルチサクション（ネオ製薬工業）やiNPニードル（みくに工業），クレンジングニードル（みくに工業）がある．図のように組み合わせて使用することで，洗浄効果が高まることが期待できる（**図B**）．また，通常の洗浄針での洗浄（パッシブイリゲーション）と違い根尖部で吸引するため，根尖孔外に洗浄剤が影響することを防ぐ．根尖部の観察のために根管内を乾燥させる際も手際よく行える（**図C**）．医療事故や術後疼痛を避けるメリットも大きい．治療している根管によってはこのようなアプローチも意義があるだろう．ただし，細い吸引管が目詰まりしやすいため，最終洗浄での使用とする．

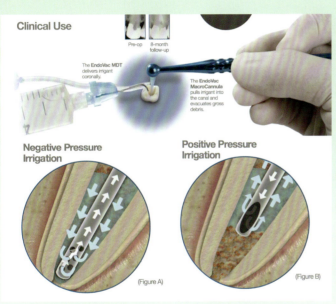

図A EndoVacの使用方法（カタログより抜粋）．根尖部に吸引管を挿入して吸引することで，洗浄剤が根管系を安全に通り抜けることができる．

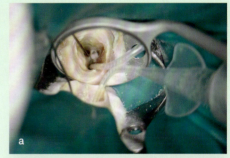
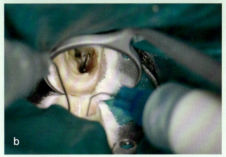
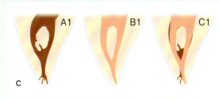

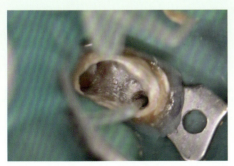

図C サクションチップで根管内を吸引．残存するガッタパーチャの確認や根管の形態など，根管内を精査するのに有効である．

図B ネガティブプレッシャーを模しての根管洗浄．
　a：$\overline{7}$の近心根管と遠心根管は根尖部で合流していた．近心側よりNaClOを追加し，遠心側に置いたサクションチップで吸引する．
　b：遠心根管のサクションチップを細い洗浄針に置き換え，吸引管として使用する．NaClOが勢いよく根管内を通り抜けるため，洗浄効果が高まると考えられる．
　c：オリジナルの根管（A1）と根管形成（B1）の図を重ねると（C1），合流部分は形成できていないことがわかる（文献[34]より）．このような場合，根管洗浄はきわめて重要である．

コラム②：根管洗浄だけで感染除去ができるのか

根管形成は根管洗浄，根管充填を行うための器作りであるものの，歯質削除を避けることができない．これを，根管形成せず根管洗浄のみで感染除去できないか，と試みた研究がある[35,36]．術式として，ノンインスツルメンテーションテクニック（NIT）として紹介されている（図D）．

現時点では臨床に用いられるほどの望ましい結果が得られていないが，もし根管洗浄のみで感染除去が達成できれば，ミニマルインターベンションとして非常に多くの歯質を保存できることになる．歯の強度という点でも歯質削除量が減ることで得られるメリットは大きく，根管治療におけるパラダイムシフトとなる可能性を秘めているといえるだろう．

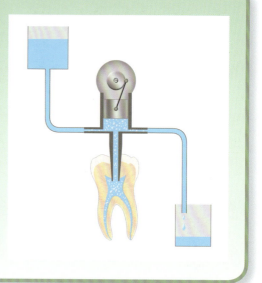

図D　ノンインスツルメンテーションテクニック（NIT）の仕組み[35]．タンク，チューブ，ポンプからなり，根管内をNaClOの化学的清掃のみのアプローチで感染除去を行う．

コラム③：拡大号数と根管洗浄の効果

根管をある程度拡大しないと根管洗浄の効果は得られない．特に35号以下での根管拡大では，生理食塩水で根管洗浄している状態とさほど大差ないという結果が示されている（図E）[37]．これは，有機質溶解作用のあるNaClOが，その効果を発揮できていないことを意味している．

また，透明根管模型で根管形成と根管洗浄を行った実験でも，適切な根管洗浄にはある程度の拡大号数が必要だと示唆している（図F）[6]．効率的な根管洗浄のためにも，やはり機械的清掃としての根管形成は欠かせない．

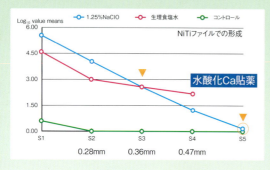

図E　下顎の小臼歯・大臼歯を用いた *In vivo* 研究[37]．ニッケルチタンファイルで根管形成を行い，生理食塩水または1.25%のNaClOで根管洗浄を行う．細菌培養にてどれだけ感染の減少ができたかを評価．35号相当までの根管拡大であれば，どちらの洗浄剤でも同じような感染減少が得られているが，それ以上の拡大号数になるとNaClOに軍配があがる．有機質溶解作用を期待するためにはある程度の根管形成が必要であることを示唆している．また，水酸化カルシウムを貼薬することでさらなる感染の減少が得られている．根管形成，根管洗浄，根管貼薬はそれぞれ重要な役割を担っている．

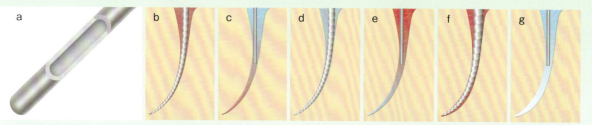

図F　洗浄剤を模して赤・青の染色液で交互に洗浄[6]．30号，35号付近では根尖部に前回の染色液が溜まっているが，40号まで拡大すると根尖部まで十分に根管洗浄できている様子がわかる．
a：実験で用いた30ゲージ洗浄針の先端，b：30号.04テーパーで拡大，c：青色の染色液で洗浄するが根尖部までは届いていない，d：35号.04テーパーで拡大，e：赤色の染色液で洗浄，f：40号.04テーパーで拡大．g：青色の染色液で洗浄．根尖部まで届いていることが確認できた．

コラム④：水酸化カルシウムとの相乗効果

根管貼薬は即日根管充填の症例以外で必ず行う処置である．現在，水酸化カルシウムがその効果からゴールドスタンダードとして使用されているが[38]，根管洗浄剤のNaClOとも相性がよいことが示されている（**図G**）[13,39]．それぞれの研究からも，1週間は貼薬期間として設けたい．貼薬の際は，綿栓に水酸化カルシウムをわずかに付けて，というような方法でなく，レンツロなどを用いて根管内を満たすことが望ましい．

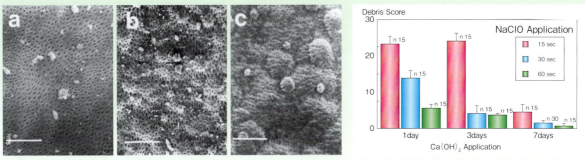

図G a：NaClOで30秒の洗浄，b：水酸化カルシウムの貼薬（7日間），c：水酸化カルシウム貼薬後（7日間），NaClOで30秒の洗浄．水酸化カルシウムを1週間貼薬すると，NaClOでの洗浄効率が高まる[39]（写真提供：東京医科歯科大学大学院医歯学総合研究科・和達礼子先生のご厚意による）．

参考文献

1) Peters OA：Current challenges and concepts in the preparation of root canal systems：a review. J Endod, 30：559-567, 2004.
2) 斎藤達哉，吉田隆一，越智健太郎，関根源太，北村　進，仲宗根歩，河野　哲，関根一郎：日本の歯科大学・歯学部附属病院における根管洗浄に関するアンケート調査．日歯保誌，47：744-751, 2004.
3) Grossman L：Irrigation of root canals. JADA, 30：1915-1917, 1943.
4) Heling I, Chandler NP：Antimicrobial effect of irrigant combinations within dentinal tubules. Int Endod J, 31：8-14, 1998.
5) Siqueira JF Jr, et al：Evaluation of the effectiveness of sodium hypochlorite used with three irrigation methods in the elimination of Enterococcus faecalis from the root canal, *in vitro*. Int Endod J, 30：279-282, 1997.
6) Zehnder M：Root canal irrigants. J Endod, 32：389-398, 2006.
7) Dakin HD：On the use of certain antiseptic substances in the treatment of infected wounds. Br Med J, 2（2852）：318-320, 1915.
8) Walker A：Definite and dependable therapy for pulpless teeth. JADA, 23：1418-1424, 1936.
9) Baumgartner JC, Cuenin PR：Efficacy of several concentrations of sodium hypochlorite for root canal irrigation. J Endod, 18：605-612, 1992.
10) Spangberg L, Engstrom B, Langeland K：Biologic effects of dental materials. 3. Toxicity and antimicrobial effect of endodontic antiseptics *in vitro*. Oral Surg Oral Med Oral Pathol, 36：856-871, 1973.
11) Johnson BR, Remeikis NA：Effective shelf-life of prepared sodium hypochlorite solution. J Endod, 19：40-43, 1993.
12) Stojicic S, et al：Tissue dissolution by sodium hypochlorite：effect of concentration, temperature, agitation, and surfactant. J Endod, 36：1558-1562, 2010.
13) Hasselgren G, Olsson B, Cvek M：Effects of calcium hydroxide and sodium hypochlorite on the dissolution of necrotic porcine muscle tissue. J Endod, 14：125-127, 1988.
14) van der Sluis LW, Versluis M, Wu MK, Wesselink PR：Passive ultrasonic irrigation of the root canal：a review of the literature. Int Endod J, 40：415-426, 2007.
15) Al-Jadaa A, et al：Acoustic hypochlorite activation in simulated curved canals. J Endod, 35：1408-1411, 2009.
16) van der Sluis LW, Versluis M, Wu MK, Wesselink PR：Passive ultrasonic irrigation of the root

canal：a review of the literature. Int Endod J, 40：415-426, 2007.

17）Ahmad M, Pitt Ford TR, Crum LA：Ultrasonic debridement of root canals：an insight into the mechanisms involved. J Endod, 13：93-101, 1987.

18）Ahmad M, et al：Ultrasonic debridement of root canals：acoustic cavitation and its relevance. J Endod, 14：486-493, 1988.

19）Spencer HR, Ike V, Brennan PA：Review：the use of sodium hypochlorite in endodontics-potential complications and their management. Br Dent J, 202：555-559, 2007.

20）島内英俊：歯内療法における薬剤の溢出（押し出し）．偶発症・難症例への対応―病態・メカニズムから考える予防と治療戦略，19-28，ヒョーロン・パブリッシャーズ，東京．2014.

21）Brown DC, et al：An *in vitro* study of apical extrusion of sodium hypochlorite during endodontic canal preparation. J Endod, 21：587-591, 1995.

22）Mehra P, Clancy C, Wu J：Formation of a facial hematoma during endodontic therapy. JADA, 131：67-71, 2000.

23）Tay FR, et al：Effect of vapor lock on root canal debridement by using a side-vented needle for positive-pressure irrigant delivery. J Endod, 36：745-750, 2010.

24）Plotino G, et al：Experimental evaluation on the influence of autoclave sterilization on the cyclic fatigue of new nickel-titanium rotary instruments. J Endod, 38：222-225, 2012.

25）Casper RB, et al：Comparison of autoclaving effects on torsional deformation and fracture resistance of three innovative endodontic file systems. J Endod, 37：1572-1575, 2011.

26）Haikel Y, et al：Effects of cleaning, chemical disinfection, and sterilization procedures on the mechanical properties of endodontic instruments. J Endod, 23：15-18, 1997.

27）Peters OA, Roehlike JO, Baumann MA：Effect of immersion in sodium hypochlorite on torque and fatigue resistance of nickel-titanium instruments. J Endod, 33：589-593, 2007.

28）Violich DR, Chandler NP：The smear layer in endodontics - a review. Int Endod J, 43：2-15, 2010.

29）Baumgartner JC, Mader CL：A scanning electron microscopic evaluation of four root canal irrigation regimens. J Endod, 13：147-157, 1987.

30）Niu W, et al：A scanning electron microscopic study of dentinal erosion by final irrigation with EDTA and NaOCl solutions. Int Endod J, 35：934-939, 2002.

31）Hayashi M, Takahashi Y, Hirai M, Iwami Y, Imazato S, Ebisu S：Effect of endodontic irrigation on bonding of resin cement to radicular dentin. Eur J Oral Sci, 113：70-76, 2005.

32）Boutsioukis C, et al：Evaluation of irrigant flow in the root canal using different needle types by an unsteady computational fluid dynamics model. J Endod, 36：875-879, 2010.

33）Boutsioukis C, et al：The effect of needle-insertion depth on the irrigant flow in the root canal: Evaluation using an unsteady computational fluid dynamics model. J Endod, 36：1664-1668, 2010.

34）Freire LG, Iglecias EF, Cunha RS, Dos Santos M, Gavini G：Micro-Computed Tomographic Evaluation of Hard Tissue Debris Removal after Different Irrigation Methods and Its Influence on the Filling of Curved Canals. J Endod. 41：1660-1666, 2015.

35）Lussi A, et al：A new non-instrumental technique for cleaning and filling root canals. Int Endod J, 28：1-6, 1995.

36）Lussi A, et al：Comparison of two devices for root canal cleansing by the noninstrumentation technology. J Endod, 25：9-13, 1999.

37）Shuping GB, et al：Reduction of intracanal bacteria using nickel-titanium rotary instrumentation and various medications. J Endod, 26：751-755, 2000.

38）Bystrom A, Claesson R, Sundqvist G：The antibacterial effect of camphorated paramonochlorophenol, camphorated phenol and calcium hydroxide in the treatment of infected root canals. Endod Dent Traumatol, 1：170-175, 1985.

39）Wadachi R, Araki K, Suda H：Effect of calcium hydroxide on the dissolution of soft tissue on the root canal wall. J Endod, 24：326-330, 1998.

20. 根管充填
——側方加圧充填法と垂直加圧充填法

北村和夫 KITAMURA Kazuo

根管充填の位置づけ

　図1の症例を見ていただきたい．初診時には根尖部にエックス線透過像を認めたが，根管を清掃拡大し根管の無菌化を図り経過観察すると，6カ月後（根管充填を施す前）にエックス線透過像はほぼ消失していた．誤解しないでほしいのは，エックス線透過像が消失してから根管充填を行うということではない．根管充填する前にエックス線透過像が消失し，根尖病変が治癒に向かったことから，Grossmanが提唱したように"歯内療法の要は根管に何を入れるかではなく，何を取り出すか"ということである．

　根管治療で最も重要なことは，根管内から細菌を取り除いているか否かであり，根管充填の成否が直接予後を左右するものではない．実際にSabetiらは，根管充填した群と根管充填しなかった群とで根尖歯周組織の治癒に差がみられなかったと報告している[1]．すなわち，根管治療は，根管の処置次第で根管充填とは無関係に成功か失

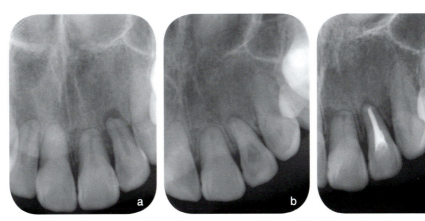

図1 外傷により失活し，長期間水酸化カルシウムを応用した症例（29歳，女性，|2）．
a：術前のエックス線写真．
b：6カ月後のエックス線写真．水酸化カルシウムを貼薬して経過観察を行うと，根管充填する前に透過像はほぼ消失していた．
c：根管充填直後のエックス線写真．

敗かが決まるといっても過言ではない．しかし，細菌の増殖には空隙と栄養が必要とされることより，根管形成後の根管は完全に封鎖すべきである．つまり，根管充塡は必要不可欠であり，根管充塡の質も，根管充塡する前に獲得した無菌性を維持させ，長期的に良好な予後を得るために重要である．

根管充塡の目的

根管充塡は，大きく分けて2つの目的を達成するために行われている．

1つ目は機械的化学的清掃拡大によって無菌化した根管を再感染させないように，根管と口腔，根管と根尖歯周組織をつなぐ感染経路，すなわち根管を封鎖することであり，この封鎖が根管充塡である．緊密に根管充塡し，根尖歯周組織との連絡を遮断することによって，根尖歯周組織は安静が保たれる．抜髄根管では，根尖歯周組織の健康が維持され，歯は歯槽窩内で長期的に機能する[2]．

しかし，実際にはInitial Treatmentにおいても，根管の完全な無菌化（細菌をゼロにすること）は困難である．なぜならば，一般的な細菌であるブドウ球菌，レンサ球菌の直径は$0.8 \sim 1.0 \mu m$であるのに対し，象牙細管の直径が$0.8 \sim 2.2 \mu m$であり，細菌は根管から$300 \mu m$象牙細管内へ侵入する[3]．すなわち，機械的化学的清掃拡大を施しても非切削面があり，根管全周を$300 \mu m$切削することは物理的に困難であり，取り除くことのできないわずかな細菌が根管内に残存する．

この除去しきれなかった細菌や起炎因子を象牙細管内を含む根管内にentomb（埋葬）[4,5][*1]して不活性化し，再増殖を防止するのが2つ目の目的である（**図2**）．したがって，象牙細管内に残存する細菌への栄養源の供給を断つために，根管の機械的化学的清掃拡大が完了次第，速やかに根管充塡を行う必要がある．

*1　entomb（埋葬）：根管の拡大・洗浄・消毒でも除去しきれなかった細菌を根管充塡により埋め込むことで，細菌の不活性化や再増殖の防止を図ること．

根管充塡の時期

根管充塡は根管の可及的な無菌化を図った後，この状態を維持するために行われる．したがって根管内の細菌が除去できれば，治療回数や治療時間に左右されず，ただちに根管充塡すべきである．実際，根管が無菌状態であれば治療回数や根管貼薬の有無に関係なく治癒するという報告があり，根管治療を1回で完了する方法（即日根管充塡：single visit root canal treatment，「**21. 抜髄即充の是非を考える**」の項を参照）と根管治療を複数回行ったもの（multiple visit root canal treatment）との間に有意差はない[6,7]．そのため，米国ではInitial Treatmentは即日根管充塡するのが一般的である．しかし，わが国の保険制度では，抜髄根管であっても即日根管充塡することは少ないのが現状である[*2]．たとえ抜髄根管であっても即日根管充塡しない場合には，根管充塡の時期を**表1**[8]に示す所見により決定する．

*2　2014年6月審査分の社会医療診療行為別調査（厚生労働省）から算出すると，単根管における抜髄即日根管充塡の割合は約5％である．

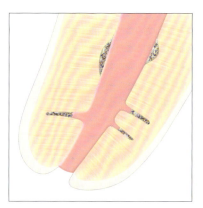

図2 entomb（埋葬）のイメージ図．
根管の拡大形成・根管洗浄・根管消毒を施しても除去できなかった細菌を根管充填することで閉じ込め，細菌の不活性化と再増殖を防止する．

表1 根管充填の時期を決める所見[8]

①歯髄残遺産物や歯髄分解産物などの感染源，感染源となり得る有機物が根管から除去されている．
②拡大形成により，根管充填が可能な形態に根管が整えられている．
③疼痛などの不快症状，根管からの排膿や出血がない．
④根管からの滲出液がないか，あっても少量である．
⑤貼薬したペーパーポイントなどに着色や腐敗臭がない．
⑥根尖相当部歯肉に発赤・腫脹がなく，瘻孔は消失している．
⑦根管内細菌培養検査が陰性である．

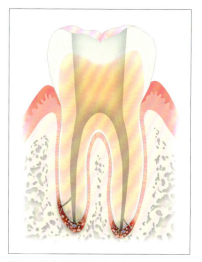

図3 根尖性歯周組織疾患の成立．
抜髄根管であっても細菌感染を起こすと，炎症は根尖孔を介して血流のある根尖歯周組織へと波及し，根尖性歯周組織疾患となる．

ラバーダム防湿の重要性

　ラバーダムを「必ず使用する」のは，一般歯科医師で5.4%，日本歯内療法学会会員でさえ25.4%に過ぎなかったと報告されている[9]．ラバーダム防湿を行わない人が，最良の根管充填は何かの議論をしても無意味である．すなわち，どんなに良い根管充填を施しても，ラバーダム防湿を行わずに根管治療中，唾液（口腔内常在菌を含むもの）の根管内侵入を許していたのでは，良好な結果は期待できない．

　ラバーダム防湿を行うことで，根管治療の成績が上がるとの報告がある[10]．たとえ抜髄根管であっても，抜髄してしまえば，根管内には生体の防御反応（免疫）の主役となる血管系は存在せず，いったん細菌感染を起こしてしまえば根管内は無防備となる．細菌は根管内に滲出液が貯留すると，それを栄養源として根管内で増殖し，やがて根尖孔を介して根尖歯周組織へと拡がり，根尖性歯周組織疾患を惹起してしまう（図3）．これを阻止するためには細菌を除去する必要があり，これこそが根管治療の目的に他ならない．

ガッタパーチャ

　ガッタパーチャは古くから歯科で用いられ，1867年にBowmanが根管充填材への応用を紹介している．ガッタパーチャには熱容量の異なるα型とβ型の2つの結晶型がある．樹木から採取されたままのものはα型で（図4），それを65℃以上に加熱すると非結晶性になり，時間をかけて徐々に冷却するとα型に再結晶化し，普通に冷却するとβ型となる[11]．天然ゴムのポリマーを構成する1-4シスポリイソプレンは非結晶

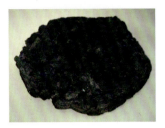

図4 ガッタパーチャ.
樹木から採取したもので，歯科で使用するガッタパーチャポイントなどに加工する前のもの.

性であるが，ガッタパーチャは60％が結晶化しているため，天然ゴムよりも硬く弾性が小さいのが特徴である[12].

　西宮らは，4種のガッタパーチャポイントと4種のペレットタイプのガッタパーチャ材の分析を行い，ガッタパーチャが11.8〜25.7％，無機物が71.2〜83.0％，ワックス・レジン類が1.1〜4.6％含まれることを報告している[13]．各根管充塡用ガッタパーチャからは，亜鉛，バリウム，チタン，マグネシウム，アルミニウム，鉄，ケイ素が検出された．酸化亜鉛の含有量は各製品とも最も多く，44.8〜87.9％の範囲で認められるが，製品により構成成分の差が大きいと報告している[13]．また，ガッタパーチャはゴム類似物質であるため，経時的に劣化を起こし，体積が20〜30％縮小する可能性がある[14]．根管充塡されたガッタパーチャ材は条件によって劣化し，体積が収縮して封鎖性が低下すると，再感染を起こす可能性がある．再根管治療時に，根管から除去したガッタパーチャ材が硬く脆くなっているのを歯科医師ならば誰もが経験するが，このような状態は根管の再感染を示しているといえる.

　しかし，このような欠点を有するガッタパーチャ材にとって代わる根管充塡材はなく，現在でも根管充塡材の主流はガッタパーチャ材である．ガッタパーチャには，主に側方加圧充塡法に用いるポイントタイプと，インジェクション法に用いられるペレットタイプがある．また，ガッタパーチャポイントにはAmerican National Standards Institute（ANSI）規格により規定されたマスターポイントとアクセサリーポイントのほか，各種のニッケルチタン（NiTi）ロータリーファイルに合わせたテーパーの大きな規格外のポイントがある．しかし，規格に則り製作されたガッタパーチャポイントでも±0.05mmの許容誤差があり，40番のポイントの中には35番から45番のサイズともいえるポイントが存在する可能性がある.

　その他の根管充塡材としては，プラスチックポイント（フレックスポイント「ネオ」，ネオ製薬工業，図5）とレジン系根管充塡材（ポリカプロラクタン）のレジロン（344頁参照）がある．プラスチックポイントはポリプロピレンに造影剤として硫酸バリウムを添加したもので，ANSI規格No.78に基づいて製作されているが，圧接は行えず，側方加圧充塡は行えない.

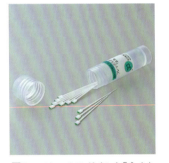

図5 フレックスポイント「ネオ」（ネオ製薬工業）.
加熱滅菌可能なポリプロピレン製.

根管充塡材の滅菌

　ポリプロピレン製のプラスチックポイントは耐熱性があり，加熱による滅菌が可能であるが，ガッタパーチャ材やレジロンは加熱により変形してしまうため，オートクレーブによる滅菌は行えない．しかし，ガッタパーチャ自体には抗菌性がなく，多孔質で汚染されやすいので，使用直前に滅菌する必要がある．Gomesらによれば，ガッタパーチャ材は手やグローブに触れただけで汚染する[15]．ガッタパーチャ材は化学的に滅菌するしか方法はなく，5.25％の次亜塩素酸ナトリウム溶液に2分間浸漬することが推奨

されている[16]．レジロンもガッタパーチャ材と同様に次亜塩素酸ナトリウムで滅菌する．その後，70％エタノールを含ませたガーゼで根管充填材に付着している次亜塩素酸ナトリウムの結晶を取り除き，乾燥させてから使用する．しかし，70％エタノール，2％グルタールアルデヒド，2％クロルヘキシジンでは完全な滅菌はできない[17]．

側方加圧充填法か垂直加圧充填法か

　根管充填は難しいといわれているが，機械的拡大形成により適切なテーパーが付与された根管では，基本となる根管充填操作をマスターしていれば，充填は容易である（図6）．難しいのは根管充填ではなく，細くかつ迷路のように複雑な根管をトランスポーテーション（偏位）せずに，根管充填しやすい形態に根管を整える機械的拡大形成にあるといえる．

　現在，根管充填はガッタパーチャを成分に含む根管充填材をシーラーとともに使用し，加圧しながら充填する方法が主流となっている．加圧充填法には大きく分けると，常温で圧接可能なβ型のガッタパーチャポイントを用いる側方加圧充填法と，加熱すると流動的な状態になるα型のガッタパーチャを用いる垂直加圧充填法の2つがある．日本では前者が主流であり，米国では近年，後者がよく行われている．

　Lee らは，2009年に米国歯内療法専門医の根管充填法のアンケート調査（複数回答可）を行った[18]．その結果，continuous wave of condensation technique（CWCT）が48％，Schilder 法が20.2％，側方加圧充填法が43.6％であり，症例により複数の根管充填法を使い分けていることが推察される．多くの歯内療法専門医のいる米国でも，根管治療の約7割は一般開業医（GP）が行っている．Savani らは，2014年に米国の GP の根管充填法のアンケート調査（複数回答不可）を行った[19]．その結果，GP

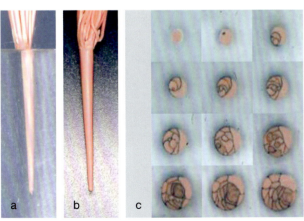

図6　#40の0.07テーパーの透明根管模型を用いた側方加圧充填．0.07テーパーの根管は加圧根管充填に適している．側方加圧充填（a）後に引き抜くと，マスターポイントとアクセサリーポイントが一体化し，#40，0.07テーパーのポイントのようである（b）．緊密に側方加圧充填された透明根管模型の横断面（c）．

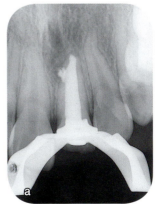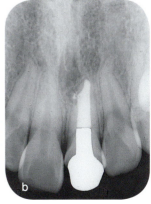

図7　垂直加圧充填症例（10歳，女児，⏌1）．
a：Obtura Ⅱによる根管充填直後．穿孔部まで充填されている．
b：根管充填1年後．1年後には，穿孔部の充填物の多くが消失していることから，シーラーが充填されていたと推察する．

の40％が側方加圧充填法を，42％が何らかの垂直加圧充填法を行っていた．多くのGPが側方加圧充填法（卒前教育で学んだ方法）から垂直加圧充填法（継続教育・生涯教育で身に付けた方法）に変えているのがわかる．

垂直加圧充填では，加熱軟化したガッタパーチャのフローを利用しているため，側枝，根尖分岐，イスムス[*3]やフィン[*4]などにもガッタパーチャやシーラーが入る．そのため，根管充填後のエックス線写真では根管の隅々まで治療されているようにみえ，側方加圧充填法よりも優れていると思われがちである（図7）．しかし，Pengらは，側方加圧充填法と垂直加圧充填法の治療成績をメタ分析した結果，術後疼痛，長期予後，根管充填の質に関して両者の間に有意差がなかったと報告している[20]．

「どちらの方法が良いのか」という質問をよく耳にするが，最高の根管充填法は，術者自身が熟達した加圧充填法であるともいえる．残念ながら，現在，すべての症例に対応できる根管充填法はなく，症例，根管の形態に応じて使い分けることが大切である．

側方加圧充填法

「圧接時にスプレッダーとともにガッタパーチャポイントが抜けてしまう」「根管内に残るガッタパーチャはわずかで，その何倍も捨ててしまうのは不経済である」などの理由で，卒業後，側方加圧充填法を行わなくなる先生もいる．しかし，側方加圧充填法は，基本となる根管充填法として世界の多くの大学が歯学部学生に実習でも教えている方法であり，術式も容易で，多くの症例に対応できる．偏平根管や樋状根管では，圧接が十分に行いにくいため，充填に際しては注意が必要である（「根管の断面形態への配慮」の項，333頁を参照）．本法はマスターポイントの試適時にタグバック[*5]を得ることにより，根尖部でのポイントのコントロールが容易で，根管充填がアンダーやオーバーになるのを未然に防ぐことができる．基本的には，側方加圧充填法ではガッタパーチャポイントは主根管のみに圧入されるが，側枝にもガッタパーチャポイントの圧接に伴ってシーラーが充填されることがある（図8）．

また，側方加圧充填法では特別な装置を必要とせず，初期投資は少ないが，成功させるために必要な条件がある．本項では，テクニック上の注意点と根管充填のコツとを併せて解説する．

●アピカルシートの付与

NiTiロータリーファイルの普及により，ガッタパーチャポイントはアピカルシートよりも根管全体のテーパーで受け止めるという考えもある．しかしアピカルシートは，根尖部でガッタパーチャポイントを受け止めて根尖孔外への溢出を防止するとともに，ポイントを効果的に圧接する役目もある（図9）．したがって，Initial Treatmentでは根管長測定により根尖孔の位置を正しく把握し（「16. 治癒に導く作

[*3] イスムス：根管と根管を結ぶ狭小な空間．

[*4] フィン：魚のヒレ状の根管壁の凹部．

[*5] タグバック：根管充填時にマスターポイントが根管壁にきつく把持される状態．ダーツが的に刺さり，それを引き抜くときの抵抗感．

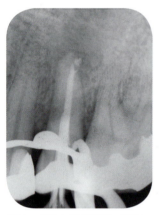

図8　側方加圧充填時に側枝にシーラーが充填された症例．

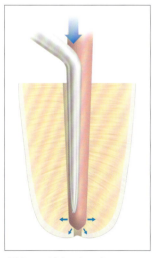

図9　アピカルシート．アピカルシートは根尖部でガッタパーチャを受け止め，根尖孔外への溢出を防止する．

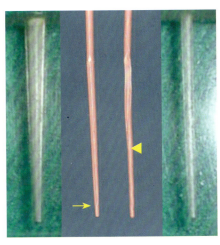

図10 スプレッダーの挿入深度.
左は#40の0.07テーパーの模型で加圧したマスターポイントを引き抜いたもので，スプレッダーの先端がポイントの先端近くまで到達している（矢印）．右は#40の0.02テーパーの模型で加圧したマスターポイントを引き抜いたもので，スプレッダーの先端が根管中央付近までしか到達していない（矢頭）．なお，マスターポイントにはいずれも#40の0.02テーパーのものを使用.

図11 タグバック.
#40の0.07テーパーの透明根管模型に0.02テーパーのガッタパーチャポイントを用いて側方加圧した．1mm手前でタグバックを得るようにポイントを調整（左）しても，スプレッダーで加圧することにより先端まで充塡される（右）．

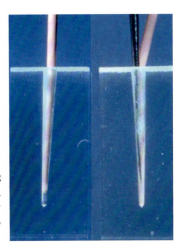

業長の設定を考える」の項を参照），根尖狭窄部を保護するようにやや手前の位置で器具操作をとどめ，根尖部にしっかりとしたアピカルシートを設けることが，緊密な根管充塡のための最初の第一歩である．

●適切な根管テーパーの付与

　根管の機械的拡大形成は，感染源の除去とともに根管充塡材を受け入れるための"器"づくりであり，根管に外開きの適度なテーパーを付与することが，スプレッダーによる加圧操作を十分に行うための必須の条件である．側方加圧充塡法では，0.06～0.07の根管テーパーを付与することによりスプレッダーは根尖近くまで到達し，ガッタパーチャポイントは圧接され緊密な根管充塡が可能となる[21]．ただし，根尖手前1mmを越えてスプレッダーを挿入すると，根尖の脆弱な歯質にスプレッダーが直接接触し，歯根の破折を引き起こす可能性が大きくなる．根管充塡する際には，マスターポイントを根管に挿入し，加圧したスプレッダーが作業長マイナス1～1.5mm手前まで挿入できれば，適切なテーパーが付与されていることがわかる（図10）．しかし，手用ファイルで均一なテーパーを付与するには困難を伴うが，近年，大きなテーパーを有した種々のNiTiロータリーファイルが販売されており，それらの使用で根管へのテーパーの付与が容易になっている．

●マスターポイントの調整

　緊密な圧接を行うためには，マスターポイントの先端をハサミで切断するなどして，作業長の1mm手前でタグバックを得るように調整するとよい．1mm手前で把持されたマスターポイントはスプレッダーを用いた加圧により，コルクの栓をするように根尖方向に強く押し込まれ，根管先端部まで緊密に充塡できる（図11）．

　ただし，加圧操作に慣れないうちは先端1mmが死腔になる可能性があるため，作業長でタグバックを得るように調整すべきである．タグバックは，根尖孔の大きい根

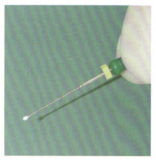

図12 シーラーの塗布．
マスターアピカルファイル（MAF）#40の1サイズ下のファイル（#35）の先端に少量のシーラーを付着して根管壁全体に薄く一層塗布する．

管において，ガッタパーチャポイントの根尖孔外への突き出しを抑制する効果がある[22]ので，しっかりとしたタグバックが得られれば作業長までマスターポイントを挿入しても問題はない．

●シーラーの塗布

側方加圧充填法では多くのシーラーを必要とせず，根管壁に一層塗布されていれば十分である．シーラーが多過ぎると根管から溢れ出し，圧接操作が行いにくい．マスターアピカルファイル（master apical file：MAF）の1つ下のサイズのファイルの先端に少量のシーラーを付着して（図12），根管内で反時計回りに回転した後，ファイルを上下して根管壁全体に一層塗布する．

●適切なスプレッダーの選択

根管内のガッタパーチャポイントの圧接度合いを左右する大きな要因はスプレッダーの径とテーパーである[23]．スプレッダーは太すぎたりテーパーが大きすぎると，根管深部への挿入ができず，無理に挿入しようとすると垂直性歯根破折（vertical root fracture：VRF）を引き起こす危険性がある．細すぎるスプレッダーは，根管深部に挿入できても操作性が悪く非効率である．また，テーパーの小さいスプレッダーは，加圧後根管内から引き抜きにくく操作性が劣る．

根管内に挿入されたガッタパーチャポイントを確実に圧接するには，適切なサイズのスプレッダー（現在市販されている中では，ステンレススチール（SS）製のStar Dental D11T：Dental EZ／茂久田商会）が必要である（図13）[21]．そのサイズは，先端から3 mmの径（D_3）が0.31mm，16mmの径（D_{16}）が0.86mmである（表2）．

表2 アクセサリーポイントとStar Dental D11T（スプレッダー）のサイズ

種類 サイズ	先端から3mmの径 (D_3)	先端から16mmの径 (D_{16})	テーパー
XF（extra-fine）	0.20	0.45	0.019
FF（fine-fine）	0.24	0.56	0.025
MF（medium fine）	0.27	0.68	0.032
Star Dental D11T	0.31	0.86	0.0423
F（fine）	0.31	0.80	0.038
FM（fine-medium）	0.35	0.88	0.041
M（medium）	0.40	1.10	0.054
ML（medium-large）	0.43	1.25	0.063
L（large）	0.49	1.55	0.082
XL（extra-large）	0.52	1.60	0.083

アクセサリーポイント：ANSI規格No.78，長さは30mm±2mm以上．
D_3のサイズがStar Dental D11Tの0.31よりもやや細いMFが適している（図15・図16参照）．

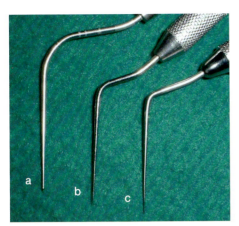

図13 3種のスプレッダー.
Kerr #3はテーパーも強く,先端も太めである. NiTi 製の Brasseler NT D11T の形態は Star Dental D11T に近い.
a：Kerr #3
b：Star Dental D11T
c：Brasseler NT D11T

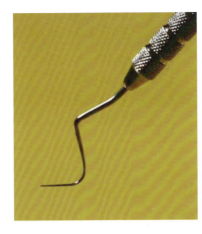

図14 NiTi 製スプレッダー.
柔軟性という特徴から彎曲度の強い根管に適しており,坐屈を起こしにくいので側方加圧充塡初心者にも使いやすい.

表3　歯根破折時の荷重と根管先端からのスプレッダーの位置[23,24]

	破折時の荷重（kgf）	スプレッダーの位置（mm）
上顎中切歯	10.74（3.09）	1.56（0.28）
下顎切歯	10.29（2.81）	1.54（0.27）

　近年,各社から多くの NiTi 製スプレッダーが市販されており,柔軟性という特徴から彎曲度の強い根管に適しており,Star Dental D11T と形態の類似するものもある（図13）.また,超弾性があるため坐屈（図17参照）を起こしにくい（先端が折れ曲がったままの状態になりにくい）という特徴から,若手歯科医師にも使いやすいスプレッダーである（図14）.

●スプレッダー圧接時の荷重

　ガッタパーチャポイントは,側方加圧充塡時に2.5～3kg の荷重で十分に変形し,根管壁に圧接される[23].スプレッダー加圧時の荷重が小さい場合は,スプレッダーの根管への挿入深度は浅くなり,未到達の根尖部ではポイントの変形による根管壁への圧接は起こらない.逆に,スプレッダーに加わる荷重が過度に大きいと歯根破折の危険性は高まる[23].石井らは,上顎中切歯,下顎切歯の各10歯に対し側方加圧充塡を行い,歯根破折は上下ともに約10kgf の荷重が負荷されたときに起こると報告している（表3）[24].

●スプレッダーとアクセサリーポイントの関係

　効率的に側方加圧充塡を行うためには,スプレッダーよりもやや細めのアクセサリーポイントを選択するとよい.スプレッダーよりも太いサイズのアクセサリーポイントは,スプレッダーの挿入により作られた空隙を先端まで満たすことができず,死腔が残存する.一方,細すぎるアクセサリーポイントは不必要に圧接回数を増加させ,操作が非効率である.

根管への挿入性，圧接が良好な Star Dental D11T を用いて側方加圧充填を行う際には，スプレッダーのサイズ（特にD_3）よりも細く，かつサイズ的に近似した medium fine（MF）のアクセサリーポイントを選択すると，圧接回数を減らし効率的かつ確実に充填が行える（図15）[25]．表2と図16にアクセサリーポイントと Star Dental D11T のサイズの関係を示す．

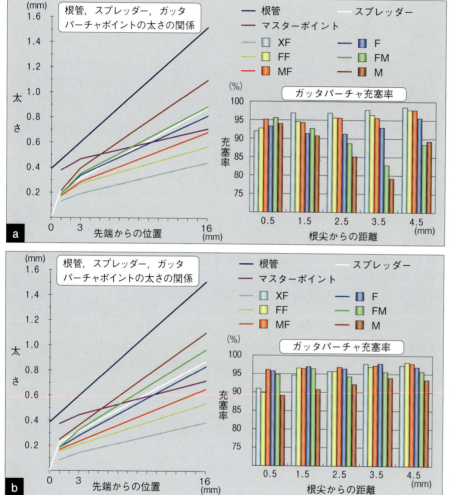

図15　アクセサリーポイントのサイズがガッタパーチャ充塞率に及ぼす影響（#40の0.07テーパーの透明根管模型を使用して調べたものである）．
a：Hygenic
b：Kerr
Star Dental D11T スプレッダー使用時

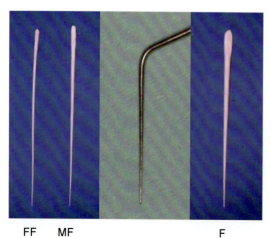

図16　スプレッダーとアクセサリーポイントのサイズの比較[23]．
左から FF，MF，Star Dental D11T スプレッダー，F サイズの各アクセサリーポイント．Star Dental D11T で加圧したときには，それよりもやや細く，サイズ的に近似した MF のアクセサリーポイントが適している．FF では細すぎ，F では少し太すぎる．

●マスターポイントとアクセサリーポイントの組み合わせ

　前述のようにガッタパーチャポイントはメーカーによりその組成が異なるため，硬さなどの物性も異なる．したがって，図6のようにマスターポイントとアクセサリーポイントを一体化させて緊密な充填を行うには，同じ硬さの同一メーカーのポイントを使用する必要がある．マスターポイントとアクセサリーポイントの硬さが異なると，スプレッダーによる加圧時にポイントが均一に変形せず，十分な圧接が行えないことがある[26]．

　臨床では，図6のように根管口付近までアクセサリーポイントを挿入する必要はない．症例に応じて，根管充填後のコア形成によってガッタパーチャを除去する位置までは加圧して，アクセサリーポイントを挿入すればよい．

●スプレッダーの挿入位置

*6　粗雑な面：イスムスやフィン，凹凸のある面．

　スプレッダーは粗雑な面[*6]を避けて平滑に切削された面を選び，挿入する．粗雑な面からスプレッダーを挿入すると，挿入深度が浅くなり，最も重要な根尖部の加圧が行えない．また，粗雑な面から無理に深く挿入しようとすると，VRFを起こしたり，SS製スプレッダーでは先端を曲げてしまうなどのトラブルが起こりやすい（**図17**）．したがって，前歯は唇側から，彎曲根管は外彎側からスプレッダーを挿入するとよい．

●根管の断面形態への配慮

　根管の断面形態がやや偏平になると，スプレッダーが挿入しやすくなるため圧接操作を行いやすい．しかし，偏平度が増すとスプレッダーの加圧力が根管全体に及びにくくなるため，根管の反対側からも加圧する必要がある[27]．根管がひょうたん型で中央がくびれている症例では根管の両側から，樋状根管では根管の複数箇所で圧接を行う必要がある（**図18**）．

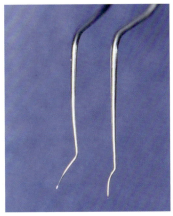

図17　坐屈したSS製のスプレッダーの先端．段差などで止まってしまった状態で加圧したり，加圧方向が歯軸からずれると起こりやすい．

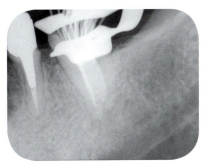

図18　樋状根管の側方加圧充填症例．樋状根管の複数箇所で加圧してアクセサリーポイントを追加している．

●側方加圧充塡時の歯根破折

　VRF は予後不良で，破折線は歯周ポケットに連なり細菌感染を起こすため，破折部の再結合は望めず，単根歯では抜歯，複根歯では症例によって外科的歯内療法の適応となる．側方加圧充塡時のスプレッダーによる圧接は，VRF の大きな原因との指摘がある．

　Tamse は，VRF の48％が側方加圧充塡法による根管充塡に起因し，その他，根管内合釘が31％，不良修復物が7％，原因不明が10％であったと報告している[28]．

　しかしながら，この結果から側方加圧充塡時の加圧が VRF の原因としてただちに結びつくものではなく，誤ったスプレッダーの選択や手技など考慮すべき事柄は多い．たとえ，加圧時に破折に至らなくても亀裂として歯質に傷が残り，将来，咬合圧により破折に至るケースも多く潜在していると考えられる．

　側方加圧充塡が VRF の原因とならないためには，以下の注意が必要である[24]．

①根管は根の横断面と相似形に拡大形成し，過剰な切削，過度のテーパー付与は避ける．

②太いスプレッダーの使用はくさび効果が働くため，前述の適切なサイズのスプレッダー（Star Dental D11T）を使用する．

③圧接時の荷重は3kg までにとどめる．多くの歯は10kg 前後の荷重がかかると破折が起こる（**表3**）．

④根尖には側枝や根尖分岐などが存在し，歯質が構造的に脆弱なため，スプレッダーの挿入は根管先端から1～2mm 手前の位置にとどめる．

⑤EDTA などの無機質溶解剤は，象牙細管内に浸透，歯質を脱灰し，潜在的な傷を残すため，過剰な使用は避ける．

　以上の注意を守り，側方加圧充塡法を行えば，無用な歯根破折は防げるものと筆者は考えている．

垂直加圧充塡法

　先に側方加圧充塡法は多くの症例に対応できると述べた．しかし，内部吸収歯（**図19**）や樋状根（**図20**）の症例では，根管を外開きの形態に拡大することが難しく，根管内にアンダーカットが残存するため，側方加圧充塡法では緊密な封鎖が困難である．広義の垂直加圧充塡法にはいくつかの方法があるが，このような症例には根管内でガッタパーチャ材に流動性を与える根管充塡法を応用すべきである．近年，歯内療法の世界的な潮流として，3次元的な根管形成，根管充塡を目標とするようになり，垂直加圧充塡法が好ましいとする傾向がある．

　本項では，根管充塡法の変遷とともに垂直加圧充塡の器材と技術について紹介する．

　垂直加圧充塡は，1967年に Schilder によって warm gutta-percha technique（加熱

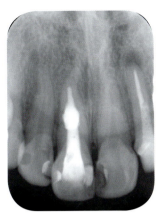

図19 内部吸収歯の症例（50歳，女性，1]）．
CWCTで根管充填（ダウンパック：スーパーエンドα2，バックフィル：スーパーエンドβ）．

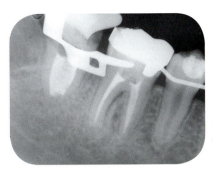

図20 樋状根管症例（15歳，女子，7]）．
ObturaⅡによるインジェクション法で根管充填．

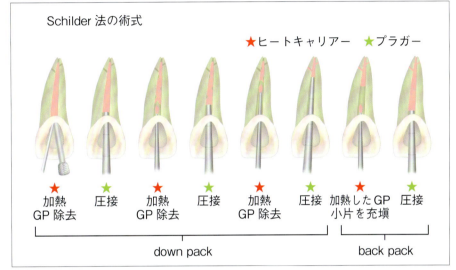

図21 Schilder法の術式[30]．

ガッタパーチャ法，Schilder法）として紹介された[29]（図21）．Schilder法はシーラーを付与した規格外のガッタパーチャ材を使用し，ポイントの一部を加熱して除去後，加熱軟化した部分をプラガーで根尖方向に加圧する．これらの操作を何度も繰り返しながら根管を充填する方法であり，本法が今日行われている垂直加圧充填法の原点である．その後，1982年にTouch'n heat（Analytic Technology），さらにSystem B（Analytic Technology）などのガッタパーチャ加熱装置が開発され，根管内での加熱操作が容易になり，また，ガンタイプの熱可塑性ガッタパーチャ充填装置も開発され，これらを用いた垂直加圧充填法が一般的になっている．

日本においては，1976年に大津が立体根管充填法[31]（後の「オピアンキャリアー法」）を，1977年に大谷が「オブチュレーションシステム」を考案した．いずれも加熱軟化したガッタパーチャ材のフローを利用して，根管を3次元的に封鎖する加圧根管充填法である．オピアンキャリアー法は1987年に大津によって開発された分割積層法であり，シーラーは使用せず，加熱とユーカリパーチャで軟化させたガッタパーチャ材に垂直圧を加えて根尖部の根管充填を行い，ガッタパーチャ材を順次積層加圧して根管口部まで緊密に充填する．

continuous wave of condensation technique（CWCT）

　CWCT はガッタパーチャを流動体として根管充塡する方法である．根管に適合させたガッタパーチャポイントを加熱プラガーで軟化させ根管充塡する方法の後に，加熱軟化させてフローのあるガッタパーチャをシリンジ先端から流し込むインジェクション法を組み合わせて行うのが，現在一般的である．

　1994年に Buchanan の提唱した System B（**図22**）と Obtura Ⅱ（**図23**）を用いた根管充塡法を紹介する[32]（**図24**）．本法は北米において多くの歯内療法専門医の第一選択であり，ほとんどの根管形態に適応可能で，シーラー層を薄くできる利点がある．シーラーは収縮し溶解するため，シーラー層が厚いとコロナルリーケージ[*7]につながり，細菌が通過するのでシーラー層は薄いほど良いとされる．

　本法は根管形態とガッタパーチャポイントおよびヒートプラガーの規格を合わせる（**図24**-a～c）ことによって，ガッタパーチャの加熱と流動性を制御してガッタパーチャの溢出をコントロールする．しかし，使用するヒートプラガーの長さには限界があり，作業長が23mm以上の長い歯には適応されない．そのような症例には側方加圧充塡法でアクセサリーポイントを数本追加してから CWCT を行うハイブリッドテクニックで対応可能である．System B はこの理論に基づいて考案された根管充塡器である．シーラーを塗布してから根尖部でタグバックが得られるように調整したガッタパーチャポイントを挿入，根管口部で切断（**図24**-d），加圧（**図24**-e）後，根管内に瞬時に加熱する特殊なプラガー（200℃）を作業長の4～5mm手前まで挿入して（**図24**-f）加熱を止め，5秒間，根尖方向に加圧する（**図24**-g）．その後，再加熱しながらプラガーを引き抜き（**図24**-h），S-コンデンサー（**図25**）のNiTi製チップで加圧することで，ダウンパックが終了する（**図24**-i）．根尖部の充塡段階でポイントの試適が適正でない場合，プラガーを引き抜く際に一緒にポイントが抜け出ることがあるので注意する．また，ヒートプラガーのスイッチは2秒間隔で間欠的に押し，できる限り歯根膜へのダメージを最小限に抑える．その後，Obtura Ⅱによってガッタパーチャ材を加熱軟化させて（**図24**-j）歯冠側の根管充塡を行い（バックフィル），根管口手前まで緊密に充塡する（**図24**-k）．

[*7] コロナルリーケージ：歯冠側から根管への漏洩で，再根管治療になる原因の1つとして注目されている．根管充塡材の漏洩は，根尖側よりも歯冠側で大きいといわれている．

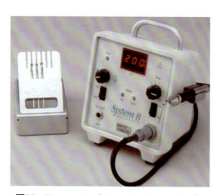

図22　System B（Analytic Technology）.

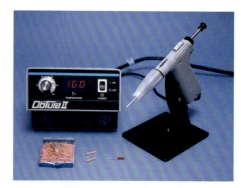

図23　Obtura Ⅱ（Obtura）.

20. 根管充塡   337

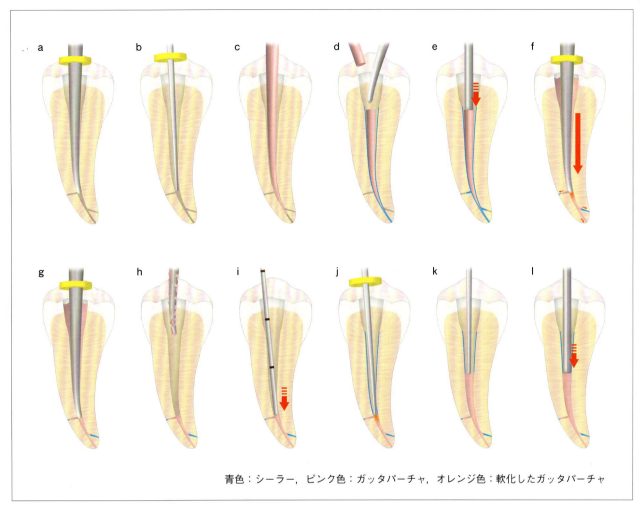

青色：シーラー，ピンク色：ガッタパーチャ，オレンジ色：軟化したガッタパーチャ

図24 continuous wave of condensation technique（CWCT）.
 a：ヒートプラガーの試適．作業長マイナス4〜5 mmの位置まで挿入できるか確認する．
 b：ニードルの試適．作業長マイナス4〜5 mmの位置まで挿入できるか確認する．
 c：ガッタパーチャポイントの試適．根尖部でのタグバックを確認する．
 d：ペーパーポイントでシーラーを塗布後，ガッタパーチャポイントを挿入して根管口部で切断除去．
 e：根管口部で切断したガッタパーチャポイントをSS製チップで圧接．
 f：根尖部の充塡．ヒートプラガーを作業長マイナス4〜5 mmの位置まで挿入する．
 g：ヒートプラガーの保持．加熱を止めて，5秒間，根尖方向へ加圧する．
 h：ヒートプラガーの引き抜き．再加熱しながらヒートプラガーを引き抜く．
 i：NiTi製チップで圧接（ダウンパック終了・アピカルプラグの完成）．
 j：再度，ペーパーポイントでシーラーを塗布後，ニードルの挿入と保持（アピカルプラグ表面の軟化）．
 k：バックフィル．
 l：SS製チップで圧接（バックフィル完了）．

*8 アピカルプラグ：ダウンパックにより根尖部に加圧充塡されたガッタパーチャをアピカルプラグと呼ぶ．

　なお，バックフィルを行う前にObtura IIの加熱したニードルを3秒間冷めたガッタパーチャのアピカルプラグ*8に接触させることで表面を軟化させ（図24-j），後から充塡するガッタパーチャとの間に空隙ができないようにする（図26）．ガッタパーチャの場合，System B，Obtura IIの設定温度は200℃に設定する[33]．System Bの場合，250℃以上にすると歯根表面の歯根膜の温度が10℃以上上昇し，根尖歯周組織に致命的なダメージを及ぼす可能性があるとの報告がある[34]．

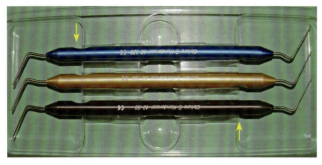

図25 S-コンデンサー（Obtura／モリタ）．
左側の太いのがSS製チップで，右側の細いNiTi製チップには5mm間隔のマークが付いている．ハンドル部分の両端手前にはフィンガーレスト（矢印）がある．
上から120号／60号，100号／50号，80号／40号．

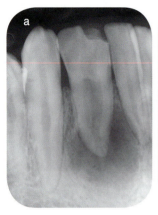
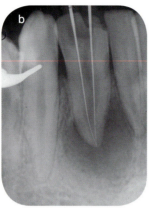
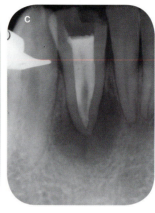

図26 融合歯の感染根管症例（20歳，男性）．
a：術前のエックス線写真．融合歯の根尖に透過像を認める．
b：根管長測定のエックス線写真．
c：CWCTによる根管充填直後のエックス線写真．

　筆者はプラガーとしてS-コンデンサー（**図25**）を用いている．根尖のアピカルプラグを加圧して根尖部の封鎖性を高めるには，S-コンデンサーの細いほうのNiTi製チップを用いると柔軟性があり，根管の深部まで加圧することができる．このとき，軟化の度合いが高い段階で加圧したり，冷却終了後にサイズの小さいNiTi製チップで押すとアピカルプラグ内に気泡が生じるので注意する．NiTi製チップには，5mm間隔にマークが付いており，根尖から何mmの位置にまで到達したかがわかる工夫がなされている（**図24-i**，**図25**）．バックフィル（歯冠側への充填）は，段階的に繰り返すのではなく1回で行い，各根管のバックフィルを完了した後に，S-コンデンサーの太いほうのSS製チップでバックパック（根管口部の加圧）をして根管充填を終了する（**図24-I**）．ObturaⅡの使用は効率化とともに充塞率の向上に役立つ．なお，S-コンデンサーのハンドル部分にはフィンガーレストがあるので，指をそこに乗せることにより，プラガーに圧を加えやすいような形になっている（**図25**）．

　ただし，従来CWCTに用いられていたSystem B，ObturaⅡはコードレスではなく，現在販売は終了している．近年，CWCTに用いる根管充填器はコードレスタイプとなって，各社から販売されている（**図27**）．

●インジェクション法

　インジェクション法で使用される充填器はCWCTのバックフィルとして用いられることもあるが，単独での根管充填も可能である．国内で購入可能な機器は，ウルト

製品名（発売元）	ダウンパック用	バックフィル用
スーパーエンドα2（a） スーパーエンドβ（b） （ペントロンジャパン）	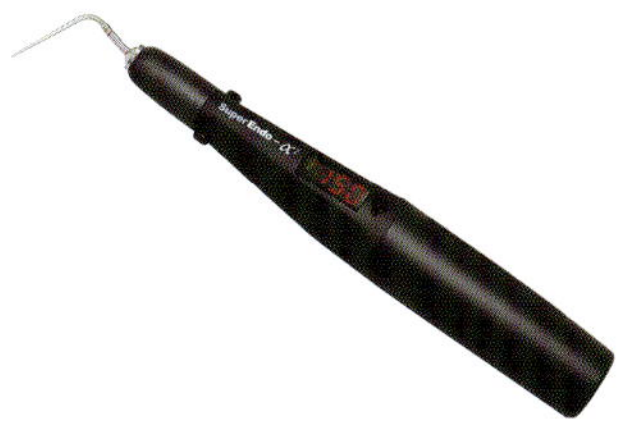 a	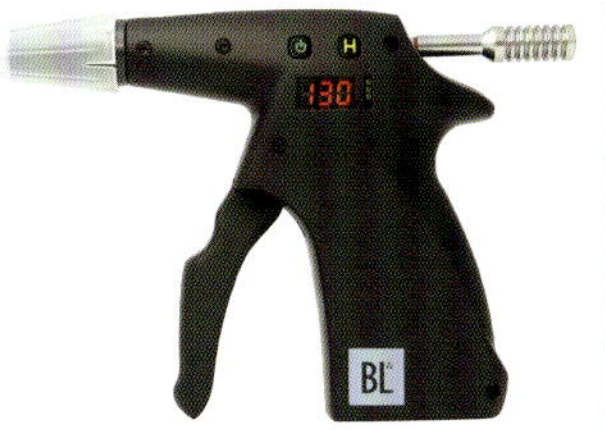 b
システムBコードレスパック（c） システムBコードレスフィル（d） （ヨシダ）	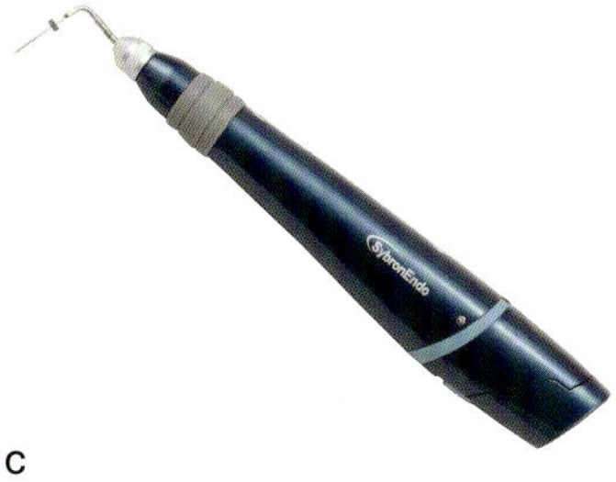 c	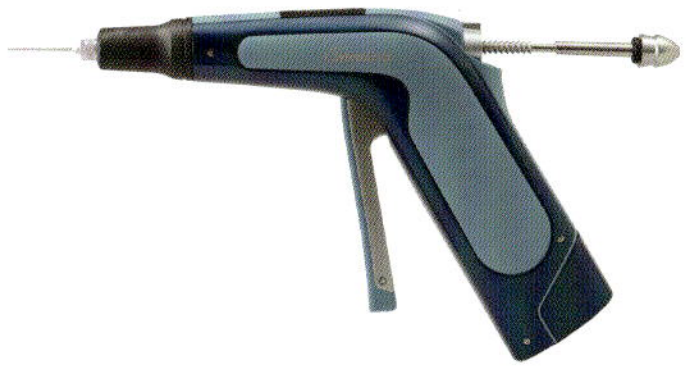 d
ダイアペン（e） ダイアガン（f） （モリタ）	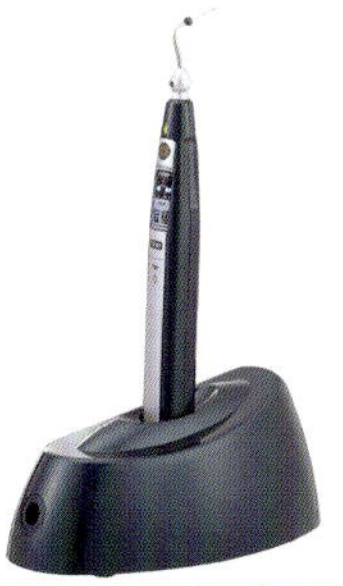 e	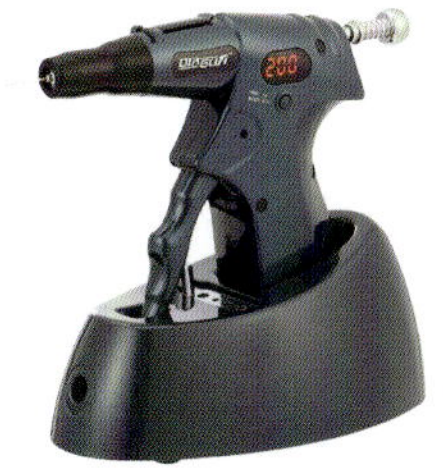 f
ゼネシスパック（g） ゼネシスフィル（h） （ジーシー）	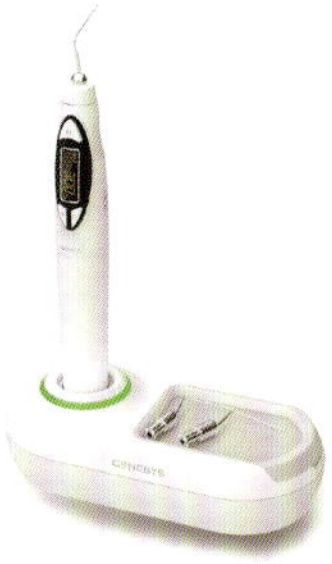 g	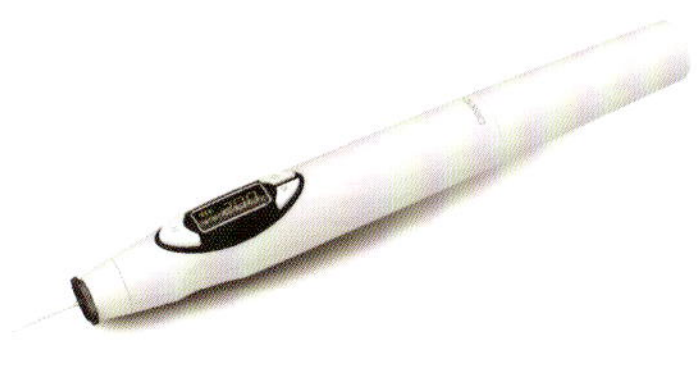 h

図27　国内で販売されているコードレス式のCWCTに用いる充填器.

ラフィル３Ｄシステム（タカラベルモント，**図28，表4**）と，スーパーエンドβ（ペントロンジャパン，**図27-b**），システムＢコードレスフィル（ヨシダ，**図27-d**），ダイアガン（モリタ，**図27-f**），ゼネシスフィル（ジーシー，**図27-h**）である．根管充填時には，すべてコードレスになっており，安全性・操作性への配慮が窺える．

　ウルトラフィル３Ｄシステムでは，インジェクション法で使用するガッタパーチャは１回分ずつカニューレに入っている．カニューレは硬化時間の違う，レギュラーセット，ファーストセット，エンドセットの３種が用意されており，症例によって使い分けることができる（**図28-c**）．３種のカニューレの特徴を**表4**に示す．

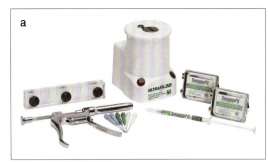 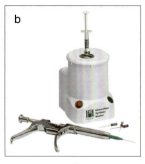 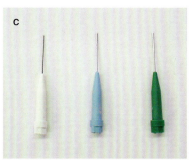

図28　ウルトラフィル3Dシステム（タカラベルモント）．

表4　ウルトラフィル3Dシステムのカニューレ（3種）の比較

特　　性	ノーマル	ファーム	エンド
カ ラ ー	ホワイト	ブルー	グリーン
流 動 性	優	優	可
硬化時間	30分	4分	2分
作業時間	60秒	30秒	15秒
加熱可能時間	4時間	4時間	4時間

　ゼネシスフィル以外はガンタイプで，トリガーを引くことで加熱軟化したガッタパーチャ材を押し出す仕組みになっている（図27）．ゼネシスフィルは電動式のペンタイプで，スイッチボタンを押すだけでガッタパーチャ材を容易に押し出すことができるが，本体が少し重いのが難点である（図27）．

●コアキャリア法[*9]

＊9　コアキャリア法：キャリアと呼ばれる芯棒にα型のガッタパーチャを付着させて根管充塡を行う方法．

　コアキャリア法に分類されるサーマフィル法は，1978年にJohnsonによって開発された．ファイル様の特殊プラスチック製キャリア（芯棒）にα型のガッタパーチャを付着させたサーマフィル（デンツプライ三金，図29-a）と呼ばれる器具を用いて根管充塡を行う方法である[35]（図29-b）．

　まず，拡大形成後の根管にベリファイヤ（デンツプライ三金，図29-c）と呼ばれる手用ファイルに類似したNiTi製器具を挿入し，拡大形成後の根管の先端径とテーパーを確認する（図29-d）．サイズを確認したベリファイヤと同じ号数の根管に適合するサーマフィルを選択し，次亜塩素酸ナトリウム溶液で滅菌，シリコンストッパーを作業長に合わせ使用する．根管内にシーラーを塗布した後，サーマプレップ2（デンツプライ三金，専用加熱装置，図29-e）でガッタパーチャを軟化したサーマフィルを作業長までゆっくり挿入する（図29-f・g）．挿入速度が速すぎるとキャリアが途中で曲がって，ガッタパーチャが根尖まで到達しなくなる場合があるので注意する．サーマフィルが作業長まで到達したら，ガッタパーチャの冷却による収縮を補正する目的で軽い圧を加えたまま数秒間保持する．その後，不必要なキャリアの部分は

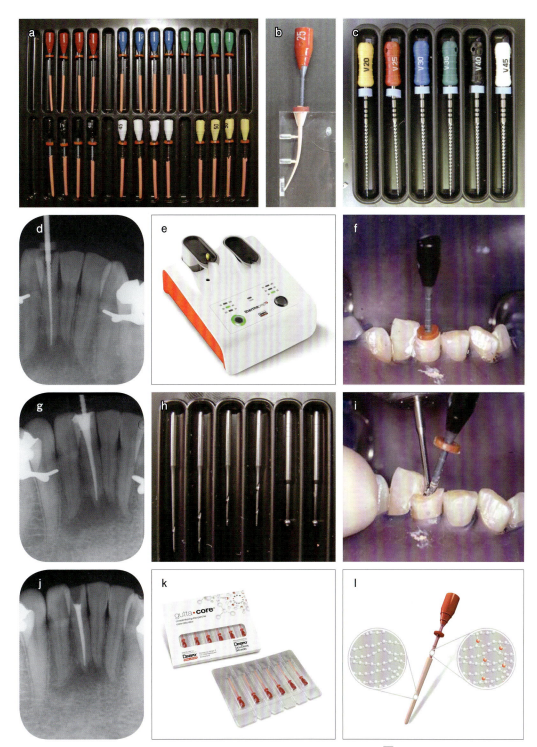

図29 サーマフィル（デンツプライ三金）で根管充填した感染根管治療症例（43歳，男性，1̄）．
a：サーマフィル．キャリア一体型のガッタパーチャポイントで，先端径は ISO 規格に準じ，ハンドルは ISO カラーコード化されている．
b：サーマフィル法で根管充填した透明根管模型．側枝までガッタパーチャが充填されている．
c：ベリファイヤ．使用するサーマフィルのサイズを決定するための試適専用 NiTi ファイル．
d：ベリファイヤ試適のエックス線写真．作業長まで到達している．
e：サーマプレップ2．サーマフィル専用のオーブン．
f：サーマフィルによる根管充填時の口腔内写真．
g：サーマフィルによる根管充填直後のエックス線写真．根尖1mm手前まで緊密に充填されている．
h：サーマカット．キャリア切断用のバー．
i：サーマカットでキャリア切断時の口腔内写真．無注水で行う．
j：根管充填後6カ月のエックス線写真．根尖部のエックス線透過像に縮小傾向がみられる．
k・l：ガッタコアピンク（デンツプライ三金）．コア部分は，架橋結合したガッタパーチャで硬度があり，サーマプレップ2で加熱しても溶けない．コア周囲は，架橋結合していない α 型のガッタパーチャで加熱すると溶ける．

無注水でサーマカット（デンツプライ三金，サーマフィル切断用バー，**図29-h**）を用いて摩擦熱で切断除去する（**図29-i**）.

サーマフィル法は，作業長をラバーストッパーで確認しながら根管充填することが可能で，広義の垂直加圧充填法の中で軟化したガッタパーチャの根尖孔外への溢出を最も制御しやすい利点がある．さらに過剰なフレアー形成を必要としないことから，細く彎曲した根管の充填にも対応できる．最近，プラスチックコアを使用しないガッタコアピンク（デンツプライ三金，**図29-k**）が国内販売されたが，欧米ではすでに根管充填の主流になりつつある．ガッタコアピンクは，新開発の架橋結合*10したガッタパーチャ（**図29-l**）をキャリアに使用する．キャリアのガッタパーチャには硬度があってサーマプレップ2（**図29-e**）で加熱しても溶けない．ガッタコアピンクは，その上にα型のガッタパーチャをコーティングして，加熱によりα型のガッタパーチャのみ軟化してフローを得て根管充填を行う．ガッタコアピンクは，#20，0.06テーパーまたは#25，0.04テーパーまで根管を拡大すれば充填できるため，上顎第一大臼歯の近心頰側根や下顎第一大臼歯の近心根，遠心舌側根など細く彎曲した根管でも根尖まで緊密に充填可能である．根管充填後，キャリアはサーマカットのほか加熱したプラガーでも容易に切断除去が可能である．また，従来のプラスチックキャリアのサーマフィルと比較して，根管充填後のコア形成がしやすく，再根管治療時のキャリア除去も容易である．サーマフィル法は特別な技術を必要とせずに迅速で確実な根管充填を行う方法である．しかし，わが国の保険制度では，1根管あたりの充填が高コストとなることが今後の課題である.

その他のコアキャリア法としては，ポリプロピレン製のフレックスポイント「ネオ」（ネオ製薬工業）に低温溶解ガッターをコーティングして根管充填するフレックスポイント・コアキャリア法（**図30**）と，チタニウムコアに加熱軟化したガッタパーチャをコーティングして根管充填するSuccessFil Solid Core Technique（タカラベルモント）*11がある（**図31**）.

その他の根管充填——テーパードコーンテクニック

NiTi製ロータリーファイルの最終拡大と同じ号数・同じテーパー（04テーパー，06テーパーなど）のメインポイントを用いて，シングルポイント法で充填する方法である．特別な器具は必要とせず，簡便で臨床に導入しやすく，側方加圧充填法と同等，もしくはそれ以上の封鎖性があるとの報告もある[36]．しかし，形成したテーパーと同テーパーのメインポイントにシーラーを塗布して充填するだけなので，シーラーへの依存度が高く，楕円根管，偏平根管や樋状根管では封鎖性に疑問が残るため不向きである.

*10 架橋結合（cross-linking）：化学反応において，複数の分子を別の分子で1つにつなぎとめる結合.

*11 SuccessFil Solid Core Technique：手用ファイルに近似したチタニウムコアに加熱軟化したガッタパーチャをコーティングして根管充填する方法.

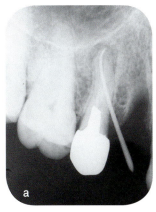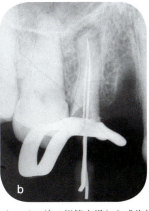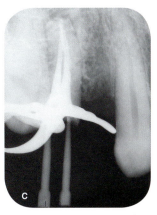

図30 フレックスポイント・コアキャリア法で根管充填した感染根管治療症例（51歳，男性，5┘）．
a：術前のエックス線写真．頬側の瘻孔から挿入したガッタパーチャポイントが根尖方向へ．
b：根管長測定のエックス線写真．
c：フレックスポイント・コアキャリア法による根管充填直後のエックス線写真．

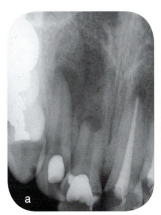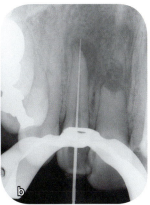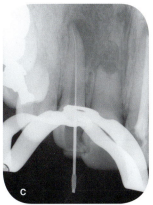

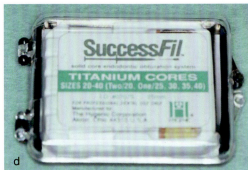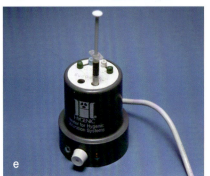

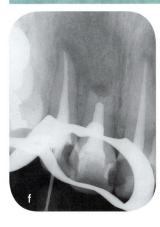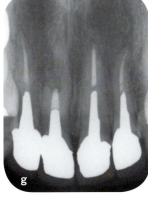

図31 SuccessFil Solid Core Technique で根管充填した感染根管治療症例（23歳，女性，2┘）．
a：術前のエックス線写真．
b：確認のためのエックス線写真．穿孔部の遠心側に本来の根管を認める．
c：根管長測定時のエックス線写真．
d：チタニウムコア．SuccessFil System の#20〜#40のチタニウム製のキャリア．
e：Obturation systems heater．シリンジ内に入った粘性の高いガッタパーチャを90℃に加温し，チタニウムコアにコーティングする．
f：SuccessFil Solid Core Technique による根管充填直後のエックス線写真．
g：根管充填後10年リコール時のエックス線写真．経過良好である．

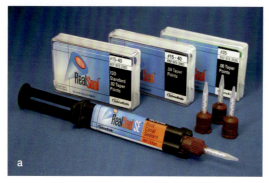
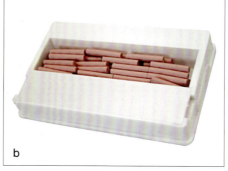

図32 レジロンでできた根管充塡材リアルシール(ペントロンジャパン).
a:リアルシールポイントとリアルシールSEシーラー,b:リアルシールペレット

レジロン

　レジロンとは製品名ではなく,高性能な工業用ポリエチレンを歯科用に改良させたもので,ポリエステルポリマーをベースとしたレジン系根管充塡材である.レジロンのフィラー含有量は総重量で65％を超え,水に不溶で毒性や突然変異性が低く,生体親和性が高く,除去もガッタパーチャと同様に行えるレジン系根管充塡材である.ガッタパーチャと同様に熱可塑性で側方加圧充塡法,垂直加圧充塡法のどちらにも用いることができ,高度なエックス線造影性を有している.また,形態的にもガッタパーチャ材と同様のポイントタイプとペレットタイプがあり,ガッタパーチャ材に代わる次世代の根管充塡材として期待されていたが,販売は終了している(図32).

　以前は象牙質と接着させるために根管をプライマーで歯面処理する必要があったが,SEシーラー(self-etching sealer)の登場によりプライマーの処理が不要となった(販売終了).根管洗浄時に次亜塩素酸ナトリウム溶液が残存すると接着阻害因子となるため,p-トルエンスルフィン酸塩溶液(アクセル,サンメディカル,図33)で中和する.また,根管充塡時には,EDTAで洗浄した後に生理食塩水で十分に洗い流すことが推奨されている.

接着性シーラー

　現在も日本では,酸化亜鉛ユージノールセメント系のシーラーがよく使われているが,欧米では以前からレジンを主成分とするシーラーが市販され臨床応用されていた.今後,日本においても,支台築造の主流がメタルコアからレジン築造へ変わる傾向にあり,レジンの接着阻害因子となる酸化亜鉛ユージノール系シーラーから接着性シーラーへの移行が進むことが予想される.以前のレジン系シーラーは,基本組成にレジンを使用し,硬化体の物性向上を目的に開発が進められていたため,接着性シーラーと呼べるものではなかった.しかし今世紀に入り,歯冠修復の接着システムを応

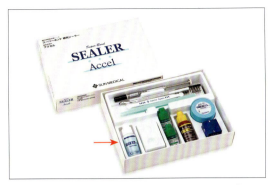

図33 スーパーボンド根充シーラー（サンメディカル）．アクセル（矢印）．接着阻害因子の次亜塩素酸ナトリウムを中和する．

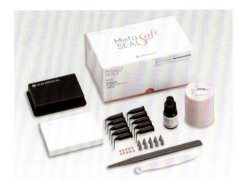

図34 メタシールソフト（サンメディカル）．

用することにより，根管象牙質に高い接着性能を有したシーラーの開発が進んだ．

　国産では，酸エッチング・水洗タイプのスーパーボンド根充シーラー（サンメディカル，図33）と，ワンステップ・セルフエッチングタイプでデュアルキュア型のメタシールソフト（サンメディカル，図34）が市販されている（ワンステップ・セルフエッチングタイプでデュアルキュア型のリアルシール SE シーラー（ペントロンジャパン，図32）は販売終了）．いずれも象牙質の酸処理を伴い，接着性モノマーを含む材料であり，接着性シーラーと呼ぶに相応しい新時代の根管充塡材である．そのため，レジン系の接着性シーラーは他のシーラーと比較して象牙質との接着性，封鎖性と機械的強度が高いとの報告がある[37]．また，フローが良いため側枝などへの到達度も他のシーラーと比較して有意に高い[38]．

　根管形成された根管内に接着性シーラーを充塡すると，根管象牙質とシーラーの接着界面には明瞭な樹脂含浸層が形成され，象牙細管内には長いレジンタグの侵入を認める（図35）．そのため，酸により脱灰されることもなく，細菌の侵入は許さず，不溶性のレジンにより長期的に根尖を封鎖することが可能である．

　また，レジンが浸透するポイントを使用することにより，歯質・レジン（シーラー）・ポイントが一体化したモノブロック構造[37]が形成され（モノブロック化），歯根破折の予防につながると期待されている．スーパーボンド根充シーラーでは，ガッタパーチャポイントの表面がモノマーで溶解され，一体化が可能であるといわれている（図36）．モノブロック化とは，理想的な根管充塡の概念であり，根管と根管壁象牙質を，接着材料などを使用して一体化することである．モノブロック化は充塡材料と根管壁象牙質との界面の数によって「Primary Monoblocks」「Secondary Monoblocks」「Tertiary Monoblocks」の3つに分類できる[39]．

　「Primary Monoblocks」では根管充塡材と象牙質の間に界面が1つ存在する（MTAによる根管充塡など）．「Secondary Monoblocks」では根管充塡材，シーラー，象牙質の間に2つの界面が存在する（図35-a・図36-b）．「Tertiary Monoblocks」では根管充塡材上に接着性のコーティング材が存在すると，ポイント，コーティング材，シー

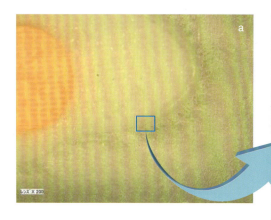
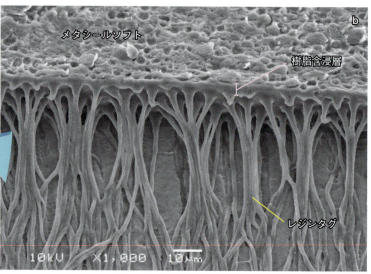

図35 メタシールソフト／象牙質の接着界面．
　レジンタグと樹脂含浸層で根管象牙質と強固に接着し，緊密に封鎖することで，良好な歯質接着性を実現する．
　a：ガッタパーチャポイントとメタシールソフトで根管充塡した歯根の横断面．「Secondary Monoblocks」
　b：メタシールソフト／象牙質の接着界面のSEM像（ヒト根管，15% EDTA 2分→ 2.5% NaClO 2.5分）．
　　幅2〜5 μmの樹脂含浸層と長さ50 μm以上のレジンタグが観察できる．

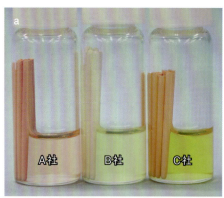
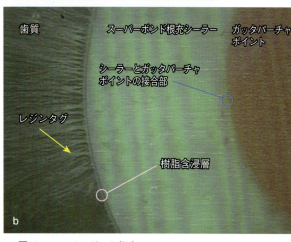
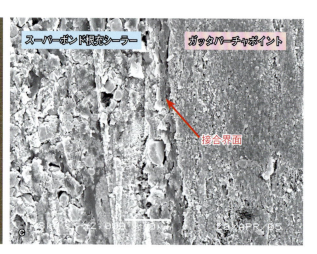

図36 スーパーボンド根充シーラー．
　a：各種ガッタパーチャポイントのスーパーボンド根充シーラーモノマー液に対する溶解性（各メーカーのガッタパーチャ
　　（#140）10本をモノマー液1.5 gに浸漬）．ガッタパーチャの表層がモノマー液に溶解し，浸漬液に色が付いた．
　b：スーパーボンド根充シーラーとガッタパーチャポイントを使用して根管充塡した歯の横断面．「Secondary Monoblocks」
　c：スーパーボンド根充シーラーとガッタパーチャポイントの接合界面のSEM像（×2,000）．良好な接合状態が観察される．

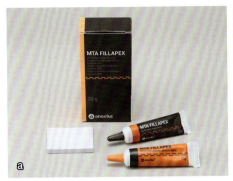
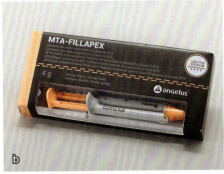

図37 MTAフィラペックス（Angelus／ヨシダ）.
a：MTAフィラペックス（ハンドミックスタイプ）
b：MTAフィラペックス（オートミックスタイプ）

ラー，象牙質との間に3つの界面ができる．日本では未発売であるが，EndoSequence BC Points と EndoSequence BC Sealer を用いてテーパードコーンテクニックで根管充填を行うと，「Tertiary Monoblocks」となる．すなわち界面は，象牙質とバイオセラミックシーラーの界面，バイオセラミックシーラーとコーティング材の界面，コーティング材とポイントの界面の3つとなる．

現在，接着性シーラーが臨床で広く普及していない要因として，コストが高くなる経済面や歯周組織刺激性が懸念されていたこともあるが，再根管治療時の除去性に対する不安が大きく関わっている．前述のように，根管治療で根管を完全に無菌化することができないことを考えると，再根管治療時にシーラーを含めた根管充填材を容易に除去できるという条件はシーラーの所要性質として重要である．

今後，接着性シーラーによる根管充填は，モノブロック化によるマスターポイントを含めた接着性根管充填システムの確立が求められる．さらに，そこへ生体親和性がプラスされることが理想である．

生体親和性シーラー

＊12 MTA：ロマリンダ大学の Trabinejad らによって開発された．主成分であるポルトランドセメントに造影剤として酸化ビスマスなどを添加した歯科用覆髄剤．海外では穿孔部封鎖，逆根管充填材としても使用されている．

MTAフィラペックス（Angelus／ヨシダ，図37）は mineral trioxide aggregate（MTA）[*12]を含有したレジン系シーラーである．本シーラーはキャタリストに40％ MTAが含まれており，硬化する過程で水酸化カルシウムが生成されることにより高いpH値を示し，硬組織誘導能と生体適合性を有するとされているが，プロルートMTAホワイト（デンツプライ三金）と比較すると細胞毒性は強い[40]．また，適度な流動性，操作性，エックス線造影性を有しているため，通法どおりガッタパーチャを用いた根管充填のシーラーとして使用できる．しかし，耐熱温度が150℃であるため，垂直加圧充填で加熱する際には注意が必要である．硬化時に膨張するため根管封鎖性に優れているとされている．また，再治療のための除去が容易である．

MTA含有シーラーは優れた生体適合性が期待されるほか，上記のような多くの長所を有するので，これから製品が増えることが予想される．

仮　封

　ここまで根管充塡について記載してきたが，無菌状態で緊密に充塡されても，仮封にテンポラリー（ガッタパーチャ）ストッピングのみを使用したり，水硬性セメントを用いても厚さが十分に確保できない場合には，細菌の漏洩によりわずか数日で根尖部まで汚染されてしまうこともある[41]．

　また，根管充塡時にシーラーとして酸化亜鉛ユージノールセメントを使用した場合，ユージノール（油成分）に接すると水硬性仮封材は硬化不全となり，微小漏洩の原因となる．そのため，根管充塡後，余剰のシーラーはアルコールを含んだスポンジで拭き取り，さらにシーラーと仮封材が直接触れないように間に綿球を置く，二重仮封にする，他の仮封材を使用するなどの工夫が必要である．

　仮封材の厚さに関しては，水硬性セメントで3.5mm必要であるとの報告がある[42]．筆者は，仮封材の厚さが4mm以上確保できる場合には水硬性仮封材を使用し，それ以下の場合には歯内療法の仮封材として良好な封鎖性を示すグラスアイオノマーセメント[43]を使用している．

根管充塡法の選択

　日々の臨床では，根尖孔の大きさや根管の形態・太さにより根管充塡の方法を変える必要も出てくるが，ガッタパーチャ材とシーラーによる根管充塡を選択していれば，どの根管充塡法を用いても治療成績は変わらない[20]．したがって，根管充塡法は側方加圧充塡法のほかに，ガッタパーチャに流動性を与えコントロールする根管充塡法を1つマスターすれば，どんな症例にも対応できる．

　側方加圧充塡法しか行っていない先生は，これを機会に垂直加圧充塡法の1つを身に付けて日常臨床の幅を広げていただければ幸いである．

参考文献

1）Sabeti MA, Nekofar M, Motahhary P, Ghandi M, Simon JH：Healing of apical periodontitis after endodontic treatment with and without obturation in dogs. J Endod, 32：628-633, 2006.
2）北村和夫，勝海一郎：根管充塡．日歯内療誌，36：109-120, 2015.
3）Siqueria JF Jr, Rôças IN, Lopes HP：Patterns of microbial colonization in primary root canal infections. Oral Surg Oral Med Oral Pathol Oral Radiol Endod, 93（2）：174-178, 2002.
4）Delivan PD, Mattison GD, Mendel RW：The survivability of F43 strain of *Streptococcus sanguis* in root canals filled with gutta-percha and procosol cement. J Endod, 9：407-410, 1983.
5）Hargreaves KM, Cohen S：Pathways of the pulp. 10th ed, 349-388, Mosby, St Louis, 2011.
6）Figini L, Lodi G, Gorni F, Gagliani M：Single versus multiple visits for endodontic treatment of permanent teeth. J Endod, 34：1041-1047, 2008.
7）Molander A, Warfvinge J, Reit C, Kvist T：Clinical and radiographic evaluation of one visit and two-visit endodontic treatment of asymptomatic necrotic teeth with apical periodontitis：a randomized clinical trial. J Endod, 33：1145-1148, 2007.
8）北村和夫：側方加圧充塡法を成功させるためのコツ．臨床のレベルアップ＆ヒント72, 40-43, デンタルダイヤモンド社，東京，2015.
9）吉川剛正，佐々木るみ子，吉岡隆知，須田英明：根管処置におけるラバーダム使用の現状，日歯内療誌，24：83-86, 2003.

10) Van Nieuwenhuysen JP, Aouar M, D'Hoore W：Retreatment or radiographic monitoring in endodontics. Int Endod J, 27：75-81, 1994.

11) Goodman A, Schilder H, Aldrich W：The thermomechanical properties of gutta-percha, II, The history and molecular chemistry of gutta-percha. Oral Surg, 37：954-961, 1974.

12) Friedman CE, Sandrik JL, Heure MA, Rapp GW：Composition and mechanical properties of gutta-percha endodontic filling materials. J Endod, 3：304-308, 1977.

13) 西宮秀子, 勝海一郎, 中村恭政：根管充塡用ガッタパーチャの組成と分析に関する研究. 日歯保存誌, 39：1456-1473, 1996.

14) 船木 毅, 勝海一郎, 中村恭政：根管充塡用ガッタパーチャの劣化に関する研究. 日歯保存誌, 38：825-833, 1995.

15) Gomes BPFA, Berber VB, Montagner F, Sena NT, Zaia AA, Ferraz CCR, Souza-Fillbo FJ：Residual effects and surface alterations in disinfected gutta-percha and Resilon cones. J Endod, 33：948-951, 2007.

16) Senia ES, Marraro RV, Mitchell JL, Lewis AG, Thomas L：Rapid sterilization of gutta-percha cones with 5.25% sodium hypochlorite. J Endod, 1：136-140, 1975.

17) Siqueira JF Jr, da Silva CH, Cerqueira MDD, Lopes HP, de Uzeda M：Effectiveness of four chemical solutions in eliminating Bacillus subtilis spores on gutta-percha cones. Endod Dent Traumatol, 14（3）：124-126, 1998.

18) Lee M, Winkler J, Hartwell G, Stewart J, Caine R：Current trends in endodontic practice：emergency treatments and technological armamentarium. J Endod, 35：35-39, 2009.

19) Savani GM, Sabbah W, Sedgley CM, Whitten B：Current trends in endodontic treatment by general dental practitioners：report of a United States national survey. J Endod, 40：618-624, 2014.

20) Peng L, Ye L, Tan H, Zhou X：Outcome of root canal obturation by warm gutta-percha versus cold lateral condensation. J Endod, 33：106-109, 2007.

21) 勝海一郎：根管充塡を再考する. 日歯保存誌, 51：587-592, 2008.

22) 勝海一郎, 都築民幸, 前田宗宏, 北村和夫, 石井多恵子, 西宮秀子, 内山誠也, 石塚克巳, 塩谷和則：側方加圧充塡法におけるポイント逸出とタグ・バックに関する研究（第1報）―40番, 根管拡大形成模型群―. 日歯保存誌, 40：138-145, 1997.

23) 勝海一郎：側方加圧充塡法をマスターする. 日本歯科評論別冊／最新 歯内療法の器具・器材と臨床活用テクニック, 138-143, ヒョーロン・パブリッシャーズ, 東京, 2015.

24) 石井隆資, 勝海一郎, 中村恭政：ラテラル・コンデンセーション法による根管充塡時の歯根破折に関する研究. 日歯保存誌, 34：1252-1267, 1991.

25) 北村和夫, 好士連太郎, 濱田康弘, 都築民幸, 勝海一郎, 鈴木多恵子, 黒木正孝, 郷田英臣, 横田 純：側方加圧充塡法におけるスプレダーとアクセサリー・ポイントの関係. 日歯保存誌, 42：193-202, 1999.

26) 秋山明彦, 勝海一郎, 中村恭政：ラテラルコンデンセーション法による根管充塡に関する研究, ガッタパーチャポイントのサイズ, 硬さが充塞性に及ぼす影響. 歯学, 81：1186-1201, 1994.

27) 鈴木多恵子, 勝海一郎, 中村恭政：偏平根管におけるラテラル・コンデンセーション法における根管充塡の研究. 日歯保存誌, 35：533-553, 1992.

28) Tamse A：Iatrogenic vertical root fractures in endodontically treated teeth. Endod Dent Traumatol, 4（5）：190-196, 1988.

29) Schilder H：Filling root canals in three dimensions. Dent Clin Nort Am, Nov, 723-744, 1967.

30) 木ノ本喜史, 北村和夫, 佐藤暢也, 澤田則宏：歯内療法における最新のトレンド―21世紀のエンドドンティックス. 日本歯科評論別冊／最新 歯内療法の器具・器材と臨床活用テクニック, 12-17, ヒョーロン・パブリッシャーズ, 東京, 2015.

31) 大津晴弘：私の立体的根管充塡法. 日本歯科医師会雑誌, 9：723-744, 1976.

32) Buchanan LS：The continuous wave of condensation technique; a convergence of conceptual and procedural advances in obturations. Dent Today, 13（10）：80, 82, 84-85, 1994.

33) Buchanan LS：The continuous wave of condensation technique; 'centered' condensation of warm gutta-percha in 12 seconds. Dent Today, 15（1）：60-62, 64-67, 1996.

34) Floren JW, Weller RN, Pashley DH, Kimbrough WF：Changes of root surface temperatures with *in vitro* use of system B Heat Source. J Endod, 25：593-595, 1999.

35) Lares C, elDeeb ME：The sealing ability of the Thermafil obturation technique. J Endod, 16：474-479, 1990.

36) Gordon MP, Love RM, Chandler NP：An evaluation of .06 tapered gutta-percha cones for filling of .06 taper prepared curved root canals. Int Endod J, 38：87-96, 2005.

37) Gogos C, Economides N, Stavrianos C, Kolokouris I, Kokorikos I：Adhesion of a new methacrylate resin-based sealer to human dentin. J Endod, 30：238-240, 2004.

38) Venturi M, Prati C, Capelli G, Falconi M, Breschi L：A preliminary analysis of morphology of lateral canals after root canal filling using a tooth-clearing technique. Int Endod J, 36：54-63, 2003.

39) Tay FR, Pashley DH：Monoblocks in root canals; a hypothetical or a tangible goal. J Endod, 33：391-398, 2007.

40) Bin CV, Valera MC, Camargo SE, Rabelo SB, Silva GO, Balducci I, Camargo CH：Cytotoxicity and genotoxicity of root canal sealers based on mineral trioxide aggregate. J Endod, 38：495-500, 2012.

41) Bobotis HG, Anderson RW, Pashley DH, Pantera EA Jr：A microleakage study of temporary restorative materials used in endodontics. J Endod, 15：569-572, 1989.

42) Webber RT, del Rio CE, Brady JM, Segall RO：Sealing quality of a temporary filling material. Oral Surg Oral Med Oral Pathol, 46：123-130, 1978.

43) Barthel CR, Strobach A, Briedigkeit H, Göbel UB, Roulet JF：Leakage in roots coronally sealed with different temporary fillings. J Endod, 25：731-734, 1999.

TIPs #9

側方－垂直加圧根管充填法（cold lateral - warm vertical hybrid condensation method）という考え方

　根管充填において"cold lateral"と"warm vertical"という英語表現が用いられる．これは，側方加圧根管充填法（LC）ではガッタパーチャポイント（GP）を加熱せずに加圧し，垂直加圧根管充填法（VC）では加熱して加圧するからである．しかし，LCにおいてGPを加熱することが全くないかと考えるとそうではなく，余分なGPを除去する際には加熱するのが一般的である．

　ここで，VCの原法であるSchilder法の術式（335頁）を見直してみると，はじめは根管口付近でGPを加熱した後にプラガーで垂直方向に加圧している．これはLCでも行う操作である．ただし，LCにおいてはあまり加圧を意識せず余剰のGPを圧接している程度であるかもしれない．次にSchilder法では，さらに根管の奥までプラガーでGPを軟化除去した後に加圧する．この操作は，LCにおいても圧接したGPをさらに軟化して加圧することで同じく可能である．したがって，筆者（木ノ本）はLCを完了させた後にVCを行うことは可能，あるいは無駄ではないと考えている．プラガーとして，1.5mm，1.0mmと0.7mmの3種類を使用して加熱軟化と垂直加圧を行っている．特別な器具・器材を必要としないので，通常のLCに続けて行うことが可能である．

　ただし，Schilder法では根尖3mm程度までを目標に軟化と加圧を繰り返すため，最終的に根管中央まで埋め戻す，"バックパック（back pack）"が必要となる．しかし，LC－VCではLCは完了しているので，根尖を目指して加圧するのではなく，垂直加圧の目標はポストスペース確保のためのGP除去と考えてもよい（コロナルリーケージの点においても，加熱によるGP除去のほうが回転器具による除去より封鎖性が優れるという報告もある）．ただし，根管治療を開始する段階で，そのままコアの印象採得が可能な形態に髄腔開拡を完了させておく必要がある．

　LC完了後に，加熱して垂直方向に加圧するSchilder法（VC）の一部を実行することを，筆者は側方－垂直加圧根管充填法と呼び臨床で実践している．根管充填の充塞率の向上が期待できるので，ぜひ一度試してみてはいかがだろうか．

（木ノ本喜史）

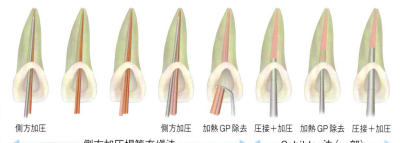

図1　側方－垂直加圧根管充填法の術式．
側方加圧充填を完了した後，ガッタパーチャを加熱して除去し，垂直方向に加圧する．ポストスペースを形成する場合は，その深さまでを目標にガッタパーチャを除去，加圧する．一方，ポストを立てない場合は，単根ではエナメル－セメント境より少し根尖側を目標にして，複根歯では根管口直下までを目標にして加圧する．

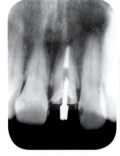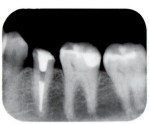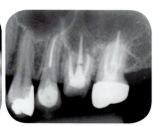

図2　側方－垂直加圧根管充填法を行った後のデンタルエックス線写真．根充後に新たにポストスペースの形成を行ったのではなく，加圧根管充填が終了した状態である．

21. 抜髄即充の是非を考える

木ノ本喜史 KINOMOTO Yoshifumi

抜髄即充[*1]の現状

*1 抜髄当日に髄腔開拡から根管充填までを行う処置を保険用語では，「抜髄即充」という．感染根管治療の場合は，「感根即充」である．「抜髄即充」は「即抜即充」や「麻抜即充」，「直抜即充」，「（抜髄の）1回法」などと呼ばれることもある．
以前は亜ヒ酸糊剤などを用いて歯髄を壊死に至らせ，後日，歯髄の除去を行う方法もしばしば行われていた．この方法は間接抜髄法と呼ばれ，局所麻酔を使わない方法として重宝されていた．

先生方から「抜髄即充を行ってもよいですか」という質問を受けることがある．大学で習う根管充填の要件として，根管内の滲出液の有無や綿栓に着色がないことなどが挙げられているため，抜髄時に即日根管充填を行うと，これらの情報を確認することができない．そこで，"抜髄の当日に根管充填まで行って，はたしてよいのであろうか" と考えられているようである．また，保険診療における時間的制約も関係するからであろうか，わが国では抜髄即充は主流ではなく，それほど行われていないという感覚がある．

実際，社会医療診療行為別調査の平成26年6月審査分のデータでは，抜髄即充はすべての歯種を対象とすると3.1%しか行われておらず，比較的処置が行いやすい前歯においても5.3%しか行われていない（**表1**）．一方，欧米では1回の来院で根管充填まで終了する処置を「single-visit root canal treatment（1回法）」，2回以上の複数回の来院で行う処置を「multiple-visit root canal treatment（複数回法）」と呼んでいるが，どちらかというと1回法が主流であると聞く．

抜髄処置を含め根管治療の目的は根管への感染の阻止であるとの観点から考えると，抜髄時にラバーダム防湿下に根管の拡大・形成から充填まで行えば，感染が生じる可能性は少ない．したがって，できれば抜髄即日に根管充填まで完了することが望ましいと，欧米では考えられているようである．

論文における抜髄即充の評価

欧米では抜髄即充がよく行われていると記したが，論文における評価について確認したい．しかし，Initial Treatment の中でも「抜髄処置」について両者を比較した

表1　「抜髄」と「抜髄即充」の件数と割合

	件数	件数		件数	件数	抜髄即充の割合
抜髄　単根管	219,690		抜髄即充　単根管	12,564		
抜髄　単根管 50/100　加算	3,258	222,948	抜髄即充　単根管 50/100　加算	30	12,594	5.3%
抜髄　2根管	96,308		抜髄即充　2根管	2,691		
抜髄　2根管 50/100　加算	472	96,780	抜髄即充　2根管 50/100　加算	149	2,840	2.9%
抜髄　3根管以上	256,583		抜髄即充　3根管以上	3,098		
抜髄　3根管以上 50/100　加算	8,443	265,026	抜髄即充　3根管以上 50/100　加算	18	3,279	1.2%
		584,754			18,713	3.1%

「社会医療診療行為別調査」（平成26年6月審査分）歯科診療・件数（「政府の統計窓口」より）
層化無作為二段抽出法によって抽出された診療報酬明細書を客体とした全国推計値

論文は少ない.

　Gesi ら[1]（2006年）は256症例の抜髄をランダムに1回法と2回法に振り分けて，1週間後の痛みと1年から3年後のエックス線写真による評価を行っている. 結論的には，両群に有意な差は認めなかった. ラバーダムを装着して徹底的に清潔に注意した状態で，ステンレススチール製ハンドファイルを使用して側方加圧充填法というスタンダードな方法で治療を行い，全体で93%の成功率が得られていた. 病変が生じた症例の数がほとんど同じ（1回法が9症例，2回法が8症例）であり，かつ成功率が高いので，治療回数による差が生じにくいと考えられた. また，根管充填の質が痛みには有意に影響していた（過剰根充は術後疼痛も打診痛も出る[*2]）が，最終的な根尖病変の有無には影響していなかった. この研究では貼薬に水酸化カルシウム製剤を使用しているが，考察の最後において，抜髄処置においては水酸化カルシウム製剤を貼薬する意味はないと考えられる，と記されている.

　また，Wang ら[2]（2010年）は100人の前歯の抜髄症例を1回法と2回法に振り分けて処置し，フォローできた89人を評価して術後の痛みを調べている. ニッケルチタン製の ProTaper を使用して側方加圧充填法で根管充填を行っている. 結果は，著しい術後疼痛が生じたのは両群ともに1症例であり，有意な差はなかったと報告している.

　その他に，歯髄壊死（pulp necrosis）の症例についての1回法と複数回法における治癒率と術後疼痛を比較したシステマティックレビュー（Su ら[3]，2011年）によると，治癒率を比較した研究として6論文が選ばれたが，治療回数に関する差は認められなかった. また，術後疼痛を比較した論文は5本あり，中期的（7〜10日）には差はなかったが，短期（直後から72時間まで）においては1回法のほうが2回法より痛みが少なかった，としている. 歯髄壊死の症例においては根管は感染しており，そし

*2　全体の29%が過剰根充であり，両群に均等に認められた.

て，水酸化カルシウム製剤を貼薬することで，根管内の細菌が減少するという報告[4]は多いが，1回法と2回法の臨床成績の比較においては貼薬の有無にかかわらず，両者に差はないという結果となっている．

　また，その他の論文においてもほとんどが治療回数による差はないという結果が導かれており，現在のエビデンスにおいては抜髄即充（1回法）を否定するものはないといえよう（抜髄処置だけではなく，Initial Treatment についても同じである）．

抜髄即充の評価の将来予測

　Initial Treatment はもともと90％以上の高い成功率が報告されている処置であるため，もし治療回数の違いにより治療成績に差があるとしても，わずかでしかないであろう．それを有意な差として評価するためには，1,000症例以上の研究母数が必要となる．また，もし有意な差が得られたとしても，数パーセントの差が臨床において意味を持つかどうかは疑わしい．

　さらに，即日に根管充塡まで行うことは患者にとって時間的，精神的，経済的に負担が少ない．また，1回の治療を2回かけて行えば，時間単価は1/2になってしまうので，歯科医師にとっても治療回数が少なくて済むということは，経済的に非常に効率的である．これらは立派な社会的なバイアスとなり得るので，現在の評価を覆す新たな知見が現れる可能性は少ない（研究を行う必然性が低い）．したがって，今後も「1回法は複数回法と差がない」というのが一般的な解釈として続くであろうと予測される．

抜髄即充のメリットとデメリット

　以上のように，論文レベルにおいてはおおむね1回法に肯定的な結果が主流である．一方，抜髄即充は臨床において理論的にも有効な治療法なのであろうか．また，どのような症例においても適用できるのだろうか．これらをメリットとデメリットの面から考えてみたい（**図1**）．

●メリット

1．感染の機会が少ない

　ラバーダムを装着した状態で，髄腔開拡から根管充塡まで一度に行えば，唾液などによる汚染の可能性は少なく，術中の感染の機会はきわめて少なくて済む．また，仮封期間中の感染の恐れもない．ただし，抜髄の原因となったう蝕の徹底的な除去やラバーダム防湿などを含めた無菌環境での処置を徹底しなければ，根管充塡で細菌を一緒に埋め込んでしまうことになるので，感染の機会が全くないわけではない．

メリット	デメリット
1. 感染の機会が少ない 2. 治療回数が少ない	1. 根管内の確認の機会が1回である 2. 滲出液や出血がある状態での根管充塡になる場合がある 3. 打診痛などの症状がある状態で根管充塡を行うことになる 4. 打診痛が残りやすい（？） 5. 麻酔下での根管充塡になるので，過剰根充になっても気づきにくい

図1　抜髄即充のメリットとデメリット.

2．治療回数が少ない

　精神的な面や経済的な面において，患者にとっても，歯科医師にとっても治療回数が少ないことは大きなメリットである．また，治療期間が短いことにより，治療中の咬合の変化（対合歯の挺出など）が少ないことが期待できる．

●デメリット

1．根管内の確認の機会が1回である

　日を変えて根管を見ると，前回見えなかった根管の構造（イスムスやフィンなど）が見えることがある．1回法で根管充塡まで行うと，これらの構造を見逃してしまう恐れがある（これに対する対処法としては，次亜塩素酸ナトリウム液で時間をかけてしっかりと根管を洗浄して，残存する歯髄などの軟組織の量を減らすことが行われる）．ただし，複数回の根管治療を行っても根管の複雑な解剖を考えると完全な清掃は困難であるので（高いレベルで根管の拡大・清掃が達成されるという条件付きにはなるが），それならば早めに根管を充塡してしまうほうがよいかもしれない．

　また，貼薬しないので，綿栓や貼薬剤の汚れ具合により推測できる根尖孔外の炎症状態を確認する機会がない．

2．滲出液や出血がある状態での根管充塡になる場合がある

　術前に歯髄に炎症がある場合は，根尖からの滲出液や出血を認めることが多い．これを止めなければ確実な根管充塡は難しい．また，滲出液や出血の存在により作業長の決定が難しいこともある．

3．打診痛などの症状がある状態で根管充塡を行うことになる

　術前に打診痛があると，根管充塡後もしばらく打診痛が続くことが多い．

4．打診痛が残りやすい（？）[*3]

新鮮な状態の歯髄の切断面に対して加圧充填を行うためか，複数回法と比べると，打診痛が残りやすい印象がある．理論的には細菌感染がなければ，機械的な刺激が原因の打診痛は時間とともに消退すると考えられている．

5．麻酔下での根管充填になるので，過剰根充になっても気づきにくい[*4]

欧米では，ほぼすべての根管治療は麻酔下で行うが，日本では無麻酔でできるものは麻酔なしで処置することが多い．無麻酔で根管充填を行うと，過剰状態になった場合には，患者からの反応があるので気づくことが多い．しかし，抜髄即充は麻酔下での根管充填になるので，過剰根充になっても気づきにくい．

＊

以上から考えると，術前に症状がなく歯髄に炎症が存在しない状態（具体的には便宜抜髄や髄腔開拡を行っても根管からの出血を認めない場合）で，根管の拡大・形成・洗浄・充填が予定の治療時間内に完了できる症例では，抜髄即充を行っても支障はないであろう．

しかし，術前に打診痛などの症状がある歯や根尖からの出血で作業長の設定に困難が伴う歯に対しては，日を変えて根管にアプローチする意義があると考えられるので，無理をして即日に根管充填まで済ませる必要性は低いと考えられる．Gesiら[1]の報告によると，過剰根充により術後疼痛が生じることが多いので，作業長が不確実な場合や根尖が開いている場合は特に注意が必要であろう．もちろん，治療中の清潔の確保や複数回法の治療間隔における仮封を緊密に行うことは絶対条件である．

結局，抜髄即充は良いのか悪いのか？

わが国では一般に1回当たりの診療時間が短いことが原因かもしれないが，抜髄即充はあまり主流ではなく，逆に適用であろう症例に対しても，とりあえず貼薬して次回に根管充填という診療の流れが出来上がっているように思われる．

また一方，欧米では1回法が主流であるからとの理由で，すべての症例において1回法が適用できるわけではないことは，常識的に考えればすぐに想像がつく．そして，症例を厳選すれば，抜髄即充を否定する必要がないことも同じである（図2）．

すべての臨床にいえることだが，必ずこうしなければならないという治療法はまずない．抜髄即充という1回法も目の前の症例に当てはめて，メリットを活かせるのであれば適用する価値はあり，デメリットが多いと判断すれば複数回法を適用すればよいのである．

臨床は情報を収集して判断しながら処置を行うことが大切である．本項が「抜髄（Initial Treatment）」において参考になることを期待したい．

[*3] 多くの研究報告においては，臨床的に差はないとされているが，筆者の感覚としては，抜髄即充を行うと，打診痛が複数回法より長引く印象を持っている．したがって，「？」をつけた．
打診痛が続いていると，次の歯冠修復に進みにくいため，治療完了までの期間が1回法も複数回法も結局変わらなくなる場合もある．そのため，筆者はデメリットがないと判断した場合にのみ抜髄即充を行っている．

[*4] Gesiら（2006年）の報告[1]では，抜髄256症例のうちの29%が過剰根充であった．麻酔下でかなりしっかりと加圧充填を行ったと推測される．過剰根充でも，術後成績は同じであるとしているが，術後疼痛も打診痛も有意に多いと報告している．

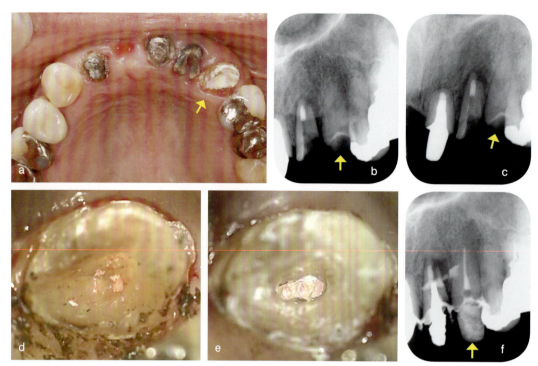

図2 抜髄即充の症例（63歳，女性，|3）．
a：術前の口腔内写真．近医から「抜髄を行おうとしたが，髄腔が見つからない」とのことで紹介を受けた．自覚症状はなし．
b：術前のデンタルエックス線写真（正放線投影）．
c：術前のデンタルエックス線写真（偏近心投影）．根尖部に病変がないことが確認できた．
d：遠心部の歯肉切除を行った状態．
e：術前に症状がなく，作業長の設定も安定して行えたので，抜髄即充を行った．仮封直前の状態．
f：根管充填後のデンタルエックス線写真．根管口あたりは漏斗状拡大を行ったが，根中央より根尖側はオリジナルの根管が狭窄していたため，根管拡大は最小限にとどめた．

参考文献

1) Gesi A, Hakeberg M, Warfvinge J, Bergenholz G：Incidence of periapical lesions and clinical symptoms after pulpectomy: a clinical and radiographic evaluation of 1- versus 2-session treatment. Oral Surg Oral Med Oral Pathol Oral Radiol Endod, 101：379-388, 2006.
2) Wang C, Xu P, Ren L, Dong G, Ye L：Comparison of post-obturation pain experience following one-visit and two-visit root canal treatment on teeth with vital pulps: a randomized controlled trial. Int Endod J, 43：692-697, 2010.
3) Su Y, Wang C, Ye L：Healing rate and post-obturation pain of single- versus multiple-visit endodontic treatment for infected root canals: a systematic review. J Endod, 37：125-132, 2011.
4) Shuping GB, Orstavik D, Sigurdsson A, Trope M：Reduction of intracanal bacteria using nickel-titanium rotary instrumentation and various medications. J Endod, 26：751-755, 2000.

22. 根管充塡後の歯冠側からの漏洩（コロナルリーケージ）
── 失活歯を長期に機能させるために

木ノ本喜史 *KINOMOTO Yoshifumi*

根管充塡後の歯冠側からの漏洩（コロナルリーケージ）とは

　歯は生体にとって外界と内部の境界に位置するため，根管を通じて感染が根尖から生体内に波及すると炎症が生じる．そこで根管治療の目的は，生体に対して歯を為害性のない状態にして保存することにある．そして，生体の内外を遮断するために根管と根尖孔を封鎖する方法として根管充塡がある．根管を緊密に封鎖することにより，根管内への感染の侵入，貯留を防ぎ，根尖孔から生体内への感染の波及を阻むのである．

　したがって，根管充塡は根管治療における最終の目標として捉えられることが多く，根管治療とは根管充塡までであり，それで完了すると考えられがちである．しかし，実は，根管充塡後も根尖孔外の周囲組織が感染に曝されることがある．それが歯冠側からの漏洩である[1]．

　根管壁の象牙質は平滑でなく，かつ比較的軟らかい．そこにガッタパーチャとセメントを用いて根管充塡を行っても，その界面は密着しているレベルで封鎖性はそれほど高くない．近年，進歩が著しい接着性材料も，根管壁の象牙質に対する接着はいまだ歯冠部歯質への接着ほど信頼性が高くないのが現状である[2,3]．また，根管系にはイスムスやフィン，側枝，象牙細管などが存在し，根管充塡前の拡大・形成による清掃が十分に行えず，また，根管充塡材も入っていきにくい部位が存在する．これらの原因によって，歯冠側に細菌などの感染源や唾液などが貯留すると，根管充塡を行っても根管を通じて根尖部から周囲組織に感染物質の漏洩が生じる．これが歯冠側からの漏洩，コロナルリーケージ（coronal leakage）と呼ばれている（**図1**）．

　したがって，根管治療を受けた歯が長期間にわたり口腔内で機能するためには，根管形成や充塡などの精度だけでなく，根管充塡後の漏洩を阻止することも重要である．本項では，「歯冠側からの漏洩」について，その研究の流れから臨床的な対応について解説を行う．

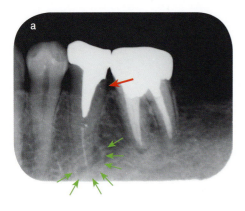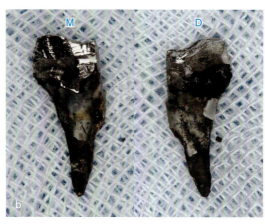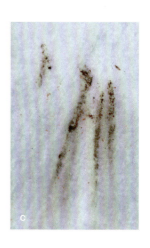

図1 コロナルリーケージが原因と疑われた根尖病変（43歳男性，|5 ）．
a：術前のデンタルエックス線写真．遠心歯頸部にう蝕を認めた．修復完了後10年以上経過しているとのこと．歯肉縁下にう蝕があり，修復時にフェルールを付与することができなかったので，その後，修復物マージンの象牙質にクラックが生じ，う蝕が生じたと推測された．臨床症状はなかったが，根尖部に透過像を認め，患者が再治療を希望した．
b：メタルポストをダブルドライバーテクニック[4]で除去するとセメントとポストは変色していた．ポストを引き抜く方法で除去すると，漏洩が生じていることをよく経験する．
c：根管をファイルで拡大すると，軟らかい黒色の削片が取れてきた．根管充填を行ったときに，このように汚れた状態であった可能性は低いと考えられる．修復後にう蝕を通じたコロナルリーケージにより根管が感染し，その結果，根尖部に病変が生じたと推測された．

コロナルリーケージに関する研究の歴史的背景

　1980年代前半までは根管充填後の漏洩といえば，根尖部の封鎖性が関連すると考えられていた．ところが，1987年にSafaviらにより，根管充填後に修復まで完了した症例と仮封状態の症例の予後経過の報告[5]がなされ，歯冠側の封鎖の重要性が示唆された．同年に，Madisonらにより，根管充填歯においても歯冠側から根尖に漏洩が生じることが*in vitro*と*in vivo*の研究で明らかにされた[6〜8]（**図2**）．Madisonらの報告後，種々の細菌を用いたり，シーラーを変えたり，加圧方法を変えた*in vitro*の報告が続いた[9〜11]*1．いずれの研究もガッタパーチャとシーラーを用いた根管充填では，歯冠側からの微小漏洩を阻止できないとの結果であった（**図3**）．根管壁への接着性を謳ったガッタパーチャ以外の充填材と接着性シーラーの根管充填材も開発されたが，完全に漏洩を阻止するには至っていない[2]．したがって，現在も完璧な封鎖性を有する根管充填材を開発する研究が行われているのが現状である．

歯冠部の封鎖の質と根管充填の質が根尖部の炎症状態に及ぼす影響

　コロナルリーケージに関する疫学研究が，1995年にRayとTropeにより報告された（**表1・図4**）[12]．彼らは，Temple大学の患者のエックス線写真から，歯冠部修復の質と根管充填の質，そして根尖部の病変の有無（炎症状態）を比較した．その結果

*1　側方加圧根管充填法と垂直加圧根管充填法のいずれにおいても，コロナルリーケージは生じる．また，その程度，速さも差はないとされている．したがって，最近はどちらの加圧充填法が優れているという論争は行われなくなっている．

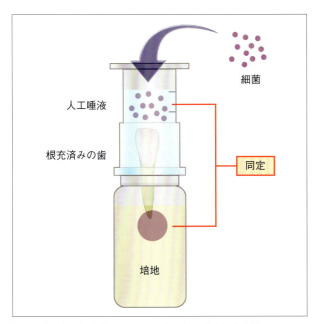

図2 *in vitro* におけるコロナルリーケージの実験方法.
上部のチャンバーに人工唾液などを満たして，そこにインクや細菌などを入れる．その後，根尖部への浸透を確認する．細菌の場合は，下部のバイアルには培地を使用する．

1987年：*Swanson K, Madison S*
側方加圧法に対してインクを使用した漏洩研究

1990年：*Torabinejad M* ら
側方加圧法に対して細菌を使用した漏洩研究

さまざまなシーラーを使用した研究

1992年：*Ravanshad S, Trabinejad M*
インクを使用した垂直加圧法による漏洩研究

1993年：*Khayat A* ら
細菌を使用した垂直加圧法による漏洩研究

1995年：*Ray HA, Trope M*
歯冠修復物と根管充塡と根尖病変の関係に関する疫学研究

2011年：*Gillen BM* ら
歯冠修復物と根管充塡と根尖病変の関係に関するシステマティック・レビューとメタアナリシス

図3 コロナルリーケージに関する研究の主な経過．

表1 修復と歯内療法の状態と根尖の炎症状態の関係[12]

	修復の状態	歯内療法の状態	根尖病変なし（％）
a	Good	Good	91.4
b	Good	Poor	67.6
c	Poor	Good	44.1
d	Poor	Poor	18.1

Ray と Trope が，Temple 大学の全顎デンタルエックス線写真で調べた，修復と歯内療法の状態と根尖の炎症状態の関係．コアやポストが入っていない1,010本を対象としている．aとdはそれぞれ，両方良好ならば成功率は高く，両方不良であれば成功率は低いと，当然の結果として捉えられる．しかし，bとcからは，修復が良好であれば，歯内療法だけ良好な群より良好な結果が得られたと解釈できる．

によると，根管充塡の質よりも歯冠部修復の質が根尖部の炎症状態に大きな影響を与えていた．つまり，根管充塡が不良でも歯冠部の封鎖が得られていれば，根尖部に病変が生じる割合が少ない，という結果であった．

歯内療法の立場からすると意外なこの結果により，その後にさまざまな研究が続いた．研究デザインの違いによりそれぞれの研究結果に多少の振れが存在するのは，疫

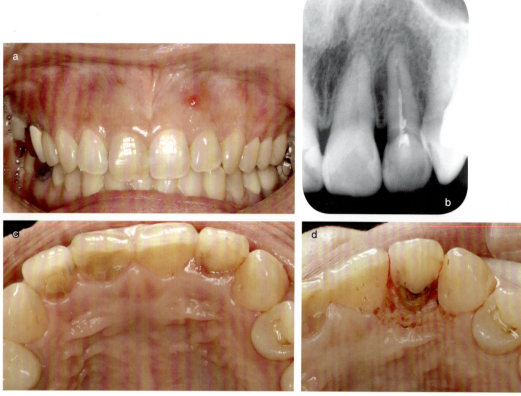

図4 コロナルリーケージが疑われた症例（38歳女性，|2）．
a：唇側の根尖部に瘻孔を認めた．
b：デンタルエックス線写真では根管治療の状態は不良であった．
c：口蓋側にはCR充填を認めたが，充填のマージンは歯肉縁下であった．
d：歯肉を切除してマージンを確認したところ，明らかな不適合であった．
修復と根管治療の質がともに悪ければ，高い確率で根尖部に炎症反応，すなわち根尖病変が生じる．

学研究の限界かもしれず，個々の研究からは決定的な結論を導き出すことは困難であった．

　しかし，2011年になりGillenらによってメタアナリシスの論文が報告され，一応の結論が導かれた[13]．彼らは，歯冠部修復と根管充填の質を比較した論文を検索し，9論文をクライテリアに合致したと判断した．その結果は，**根管充填の質も歯冠部修復の質も同程度に根尖部の炎症状態に影響を与える**というものであった（図5）．

　1995年のRayとTropeの論文は，歯冠部修復において，ポストやコアが入っている歯を除外していたので，歯冠側からの漏洩が生じやすい歯を対象にしていた可能性があり，選ばれた9論文の中では最も歯冠側の封鎖の影響が大きい論文であった．また，Gillenらのメタアナリシスの論文も元になっている9論文はいずれもcross-sectional study（ある一時点における所見による判断）の疫学論文であり，エックス線写真の撮影方法や読影精度，病変が治癒途中か否かの判断が困難，根管充填と歯冠部修復の時期の特定が困難などのバイアスとなる問題を内包している．さらに，根管

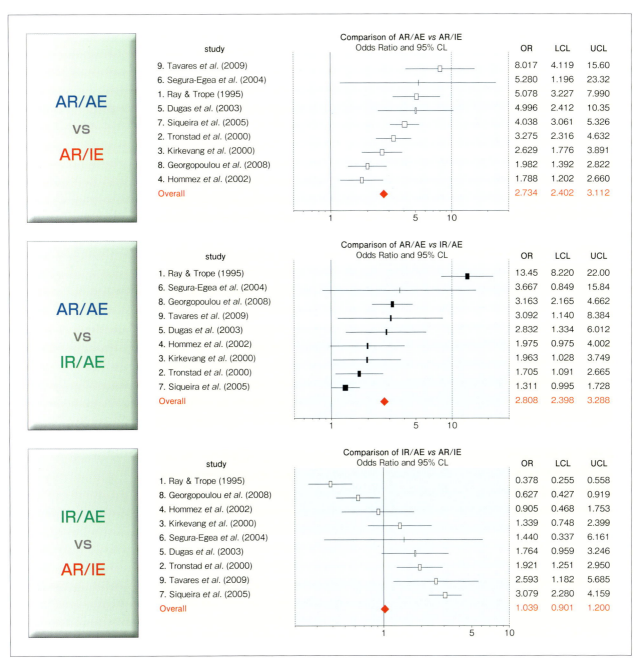

図5 Gillen ら (2011) の報告[12] の結果.
IR/AE と AR/IE では，オッズ比が1.039とほぼ差がないという結果が得られた.
AR：adequate restoration（良好な修復）　　AE：adequate endodontics（良好な歯内療法）
IR：inadequate restoration（不十分な修復）　IE：inadequate endodontics（不十分な歯内療法）

内に細菌が存在しても必ずしも根尖部に炎症が生じるわけではないとの報告もある[14]．したがって，Gillen らのメタアナリシス論文により，歯冠部の修復と根管充塡の質が根尖部の炎症に及ぼす影響について確定的な結論が得られたとはまだいえないかもしれない．

コロナルリーケージに対する臨床的対応

　臨床的に根管充塡後にコロナルリーケージが生じる機会を，**図6**に示す．これらは治療の時期により，①根管充塡（直）後，②支台築造形成から装着まで，③修復処置後の3つに分けて考えることができる．

①根管充塡（直）後

　根管治療中はもちろん，根管充塡後の暫間修復の状態も，多くの研究によって漏洩が生じやすいとされている[5]．根管充塡後に，修復が行われた症例と暫間修復のままの症例を比べた研究によると，有意に後者の生存率が低かった（**表2**）[15]．根管充塡後も臨床症状の変化などを観察するため，仮封で経過をみる症例もたしかに存在する．しかし，漏洩による根管の感染防止の観点からすると，仮封はいずれ漏洩が生じるので，なるべく早期に最終修復を施すことが望ましい．

②支台築造形成から装着まで

　支台築造のためのポスト孔形成を行うと，根管充塡材であるガッタパーチャに対して力が直接加わるため，根管充塡の質にさまざまな影響を与える可能性がある．

コロナルリーケージが生じる機会

・根管充塡後にすぐに修復がなされないとき
・根管充塡後の暫間修復が不十分なとき
・修復が不十分で，漏洩が生じるとき（咬合力が原因の劣化を含む）
・二次う蝕や根面う蝕からの漏洩があるとき

図6　コロナルリーケージが生じる機会．

表2　歯内療法の終了した歯の生存率と修復物との関係[15]

修復の種類	生存率
鋳造修復	91.7%
アマルガム修復	86.5%
コンポジット修復	83.0%
暫間修復	34.5%

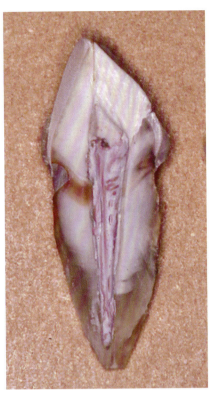

図7 ガッタパーチャとシーラーによる根管充填は，根管壁に密着しているだけであり，実は封鎖性はそれほど高くない．歯頸部からの二次う蝕により根管に感染が到達すると，根尖へ波及する可能性が高い．

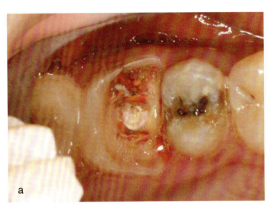

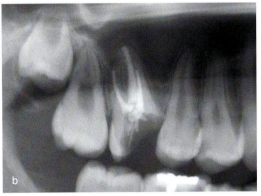

図8 根管充填後に仮封が外れたままの状態になっていた症例（16歳男性，6⏌）．根管治療後に引越しのため転医してきた高校生．仮封が外れていた（a）．エックス線写真（b）では根管充填材は根尖まで緊密に入っているようにみえるが，根管口あたりにう蝕が残存しており，仮封が外れて3カ月以上経過していたことより，再根管治療が必要と判断した症例である．

　支台築造が装着されるまでは，根管内はガッタパーチャとシーラーでのみ満たされている（図7・図8）．根管にはイスムスやフィンなどが存在し，根管治療においてはそれらの部位の感染源の除去，充填も重要である．しかし，ポスト孔を形成するためのバーは回転運動をするため，イスムスなどが切削されることはなく，そこには削片が入り込んでいるだけのことが多い（図9）．イスムスなどが緊密に封鎖されていなければ，歯冠側から根尖への漏洩は容易に生じる（**コラム①参照**）．

　また，支台築造を接着あるいは合着する際には，ポスト孔の接着面，つまり根管壁が接着に適した被着面になっている必要がある．根管壁には，シーラーや仮着セメントが付着していることが多い．被着面にセメントがついていると象牙質や材料に対する接着技術がいくら進歩しても，期待する接着力や封鎖性が得られない．根管を奥まで目視で確認することが重要であり，奥まで光が届くマイクロスコープが非常に有効である．また，ポスト孔の先には印象採得時の寒天が残存していることもある．もちろん，接着阻害因子になるので，除去し清掃しなければならない（図10・図11）（**コラム②参照**）．

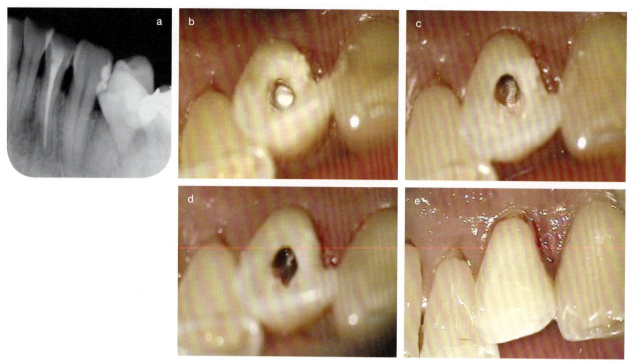

図9 ポスト孔形成後の根管のフィンに対する対応（41歳女性，[2]）．
根管充填後（a）に直接法によるレジンコアを計画した．ラルゴリーマーによりポスト孔を形成したところ（b），唇側を確認するとフィンにガッタパーチャと削片が詰まっているのが確認された（c）．超音波装置を使用して削片などを清掃した後の状態（d）．根管の形態は必ずしも円形ではないが，ポスト孔の形成は円形になりがちで，イスムスやフィンに削片が詰まってしまう．これらがコロナルリーケージの通路になる可能性がある．eはレジン充塡後の状態．

　また，接着を期待する場合はポスト孔の底にガッタパーチャが存在することを忘れてはならない．どの接着力を有するとされる製品もガッタパーチャとは接着しない．重合収縮などを考慮して，いかに密着させるかを考えなければならない．

　さらに，ポスト孔形成により一度硬化したシーラーが破壊されると，根管の封鎖性が低下する．このような状態で，不十分な仮封やうがいなどにより根管内に唾液などが侵入すると根管内に感染が生じる可能性がある[16]．具体的には，**ポスト孔形成後や印象採得後，仮封除去後などに患者にうがいをさせることは避けなければならない**[*2]．特に，間接法で支台築造を作製する場合は，支台の合着あるいは接着が終了するまでは根管治療が継続していると考えて厳密な防湿や緊密な仮封を行う必要がある．

　ポスト孔の形成に関して，根管充填直後と次回来院時のどちらの時期が封鎖に関して影響するかを調べた報告もみられるが，元々ガッタパーチャとシーラーでの根管充填によってコロナルリーケージは生じるので，有意な差が示されず，どちらも漏洩が生じるという結果になりがちである（**コラム①参照**）．

　しかし，根管充填直後にプラガーで加熱してポスト孔を形成した場合は，20日間漏洩が生じなかったとの報告もある[17]．根管充填後，シーラーは薄いセメント層であることを考慮すると，シーラーの硬化後に力を加えることは避けるのが無難であると推察される[18]．また，ガッタパーチャの除去に関しては，回転切削器具や手用ファイル

*2　根管治療中に患者がうがいをすると，根管内に唾液が入り根管が感染するのと同じく，支台築造形成後のうがいも同じ状態であると認識することが重要である．

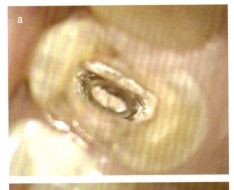
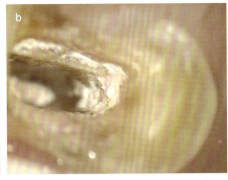
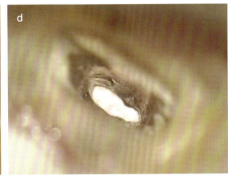

図10 間接法により作製したポストコアの装着前の根管の確認（44歳女性，4̲|）．
コア形成後，あるいは仮封を除去した後の根管には，接着あるいは合着を阻害する因子が存在している．
a：仮封を除去した状態．セメントやガッタパーチャが根管壁にへばりついている．
b：口蓋側の状態．
c：唇側の状態．
d：超音波装置を使用して，根管壁に付着しているセメントなどを除去して，コア装着の準備が整ったところ．

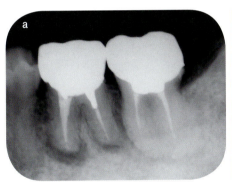
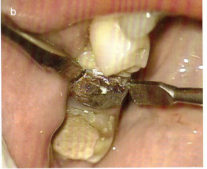
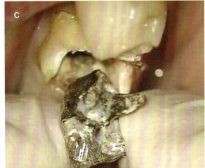
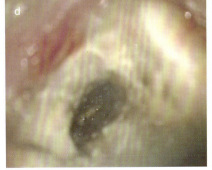
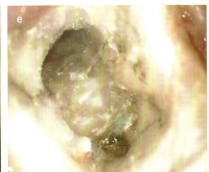
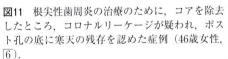

図11 根尖性歯周炎の治療のために，コアを除去したところ，コロナルリーケージが疑われ，ポスト孔の底に寒天の残存を認めた症例（46歳女性，|6̲）．
a：術前のデンタルエックス線写真．近遠心の両方に根尖病変を認めた．
b：ダブルドライバーテクニックでメタルコアを除去しているところ．
c：除去されたコア．腐敗臭がした．
d：遠心のコアのマージンは歯肉縁下にあり，残存したセメントも湿っていた．
e：コアの印象を採った際の寒天が，近心のイスムスの上に残存していた．何年にもわたり寒天はコアの下に残存していたのである．

を用いる方法よりも，熱したプラガーで除去する方法の漏洩が少ないと報告されている[19〜21]．これは，プラガーによりガッタパーチャが圧接される効果も期待できるからであろう．

根尖部に残すガッタパーチャの長さについても，さまざまな報告があり，根尖部の封鎖に影響するとされている[21, 22]．当然，長ければ長いほど封鎖能力が高い．最低3mmが必要であるが，余裕もみると6mmとする報告がある[21]．しかし，6mmあっても漏洩は生じるので，ガッタパーチャより上部の封鎖を重要視すべきであろう．

以上の繰り返しになるが，根管充填ではなく，支台築造が完了して，初めて歯内治療が一段落したと考えるべきである．

③修復処置後

修復処置後の漏洩に関しては，二次う蝕による感染が考えられる．修復歯の歯冠部あるいは歯頸部にう蝕が生じると，象牙細管を通じて歯髄腔に感染が到達する（**図1・図7・図12**）．ポストの合着あるいは根管の封鎖がセメントなどで緊密に行われていれば，ガッタパーチャとシーラーによる封鎖である根管充填部位より上部において封鎖が達成されるので，コロナルリーケージは生じにくい．しかし，ポスト周囲のセメントに不足や崩壊があったり，ポストの先端とガッタパーチャの間に空洞があったりすると，感染源が貯留する空間となり，やがて根管充填部を通じた漏洩が生じる[23, 24]（**表3・図13・図14**）．イスムスやフィンが存在していても，同様の結果を招く．したがって，根管充填時に死腔を作ることは避けなければならないのと同じく，ポストの合着においても根管内にセメントが行き渡らない空洞を作ることは避けなければならない．

支台築造に関しては，メタルがよいのかグラスファイバーなどがよいのかさまざまな研究が続けられているが，歯根あるいは支台築造の破折の観点から，どちらがよいのかを模索しているのが現状である[*3]．この現状をコロナルリーケージの観点から考えると，失活歯は修復を行ってもいずれは破折，つまりクラックが入る可能性があることを認めざるを得ないと捉えることができる．つまり，咬合力によって，歯根および支台築造はたわむので，大きな破折に至らなくても，歯冠側からの漏洩はいずれ生じると覚悟しておく必要がある．

もし，根管内に漏洩が生じた場合に，漏洩がガッタパーチャまで進展しないように，ガッタパーチャの上部をセメントなどで**ふた**をするという考え方がある（coronal barrier または orifice plug と呼ばれている）[25]．Yamauchi らのイヌを用いた実験[25]では，根管口部に2mmのセメントあるいはコンポジットレジンを充填すると，8カ月後の根尖部の状態は有意に良好であったと報告されている．もちろん，意図的に coronal barrier を作製してもよいが，鋳造ポストが短くなったときに，ポストの先のガッタパーチャとの空間をしっかりとセメントで埋めておけば，考え方によっては，意図的にガッタパーチャの上に coronal barrier を作製したことと同じ効果があるかもしれない．やはり，ポストの先の空洞は避けるべきである．

また，超高齢社会になり，さらに歯周病のメインテナンスが一般化すると，露出し

*3 歯内療法には直接関係はないと考えられるかもしれないが，修復の予後が歯内療法に影響すると考えると，クラウンのマージンより歯冠側の健全な残存歯質（フェルール：ferrule）の有無が歯内療法の予後に影響するとも考えられる（図1）．

22. 根管充填後の歯冠側からの漏洩（コロナルリーケージ）　　367

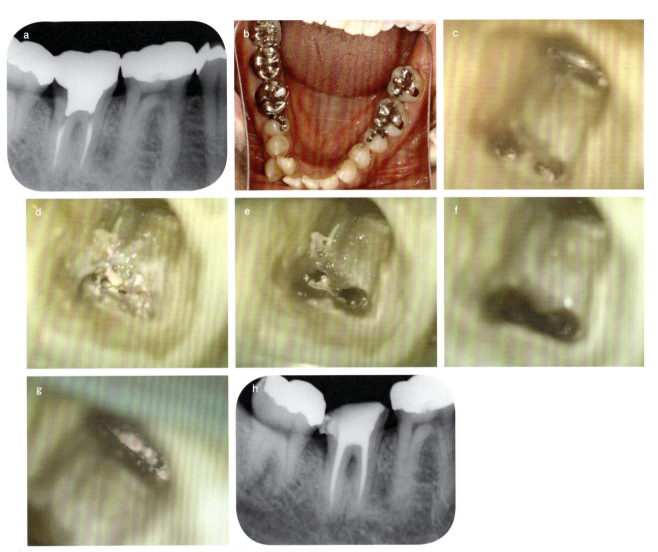

図12　コロナルリーケージが疑われた感染根管治療（47歳男性，7┘）．
遠心のクラウンマージンにギャップを認め，打診痛（+）のため治療を開始した．
a：術前のデンタルエックス線写真．遠心部の二次う蝕あるいは歯質の破折が疑われた．
b：口腔内の観察では明らかなう蝕は認めなかった．
c：ダブルドライバーテクニックでメタルコアを除去し，残存したセメントを除去した状態．近心部のイスムスの残存，遠心部のフィンの残存が確認された．歯根の破折は認めなかったので，根管治療に先立ち，遠心部の歯肉切除とう蝕除去を行った．
d：超音波装置を使用して近心根のイスムスを清掃したところ，干乾びた歯髄組織が出てきた．
e：イスムスを拡大，清掃している途中．
f：イスムスの清掃が完了した状態．
g：扁平な遠心根の根尖部に残存している充填材．この後，除去して清掃した．
h：根管充填後のデンタルエックス線写真．遠心部の歯肉切除を行ったため，歯槽骨のレベルが少し下がっているのが確認できる．

表3　歯内療法の成功率と，ポストと残存ガッタパーチャ間の距離の関係[24]

距離	0 mm	0～2 mm	＞2 mm
成功	83.3%	53.6%	29.4%
失敗	16.7%	46.4%	70.6%

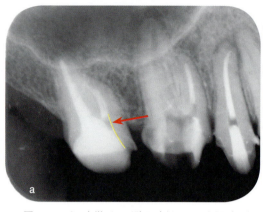
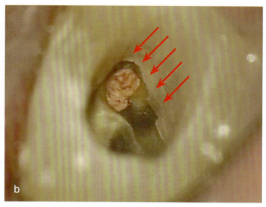

図13 レジン充塡下に死腔が確認された症例（34歳男性，7⏋）．
a：3年以上前に根管充塡を行ったが，補綴医のところでレジンコアの状態で止まっていた7⏋．デンタルエックス線写真で近心側のレジンと歯質の間に透過像を認め，レジンが緊密に充塡されていない可能性が疑われた．6⏋は同じく根管充塡を終了していたが，根尖病変を再発したために，充塡材を除去している途中．こちらもコロナルリーケージによる再感染が疑われた．
b：レジンコアを除去していくと，充塡物の界面に空洞が存在した．根管充塡において，死腔を作ってはならないが，それは歯髄腔全体においても同じである．

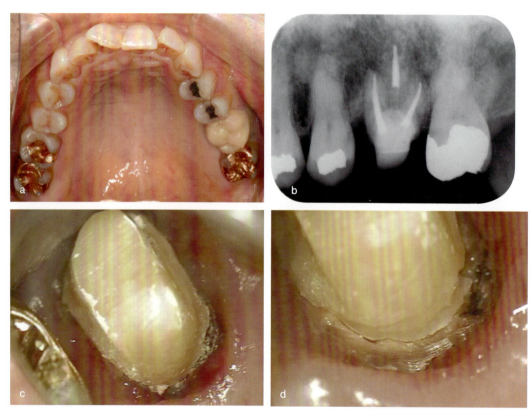

図14 支台築造後のコロナルリーケージ（47歳男性，⎿6）．
a：根管充塡の後，直接法でファイバーコアが作製され，レジンの暫間冠で約1年経過していた．
b：デンタルエックス線写真では，根管充塡は良好にみえた．
c：暫間冠を外すと，コアと歯質のマージンに隙間が確認された．咬合力によって，レジンの接着が破壊されたと考えられた．
d：cの拡大像．

22. 根管充填後の歯冠側からの漏洩（コロナルリーケージ）　　369

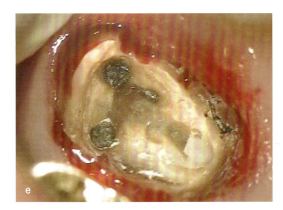
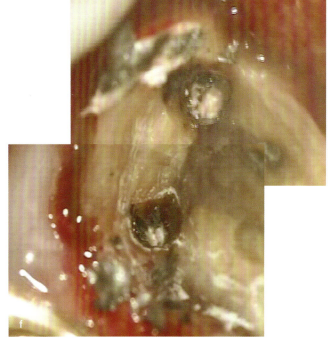
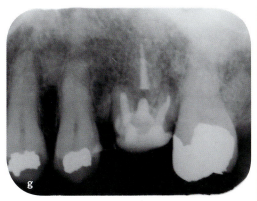
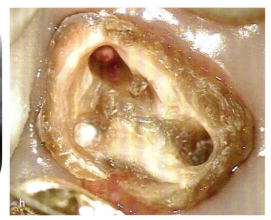
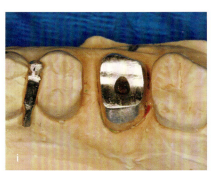
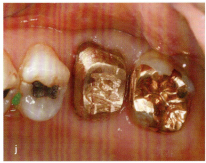
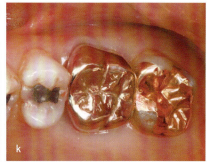

e：コアを除去したところ，頬側の2根管にポストは挿入されていなかった．ガッタパーチャは変色し，腐敗臭を呈していた．
f：ガッタパーチャを除去していくと，根尖近くまで変色は続いていた．感染源をあらかた除去し歯肉切除を行った後に，本格的に根管治療を開始した．
g：根管充填後のデンタルエックス線写真．
h：コア装着前の根管の状態．歯肉切除を行い，歯肉の状態は改善されたが，遠心のマージンは一部歯肉縁下に及んでいた．
i：残存歯質の強度を考えると，分割コアが最適と考えた．コアの料金は相応に必要となるが，患者が歯科医師であったため了承を得やすかった．もちろん，歯根破折の可能性は十分説明した．
j：分割コアの装着後の状態．
k：メタルクラウンにて修復を行った．

た根面に対してSRPが行われる頻度も高くなる．SRPによりセメント質が削除されたり，また根面う蝕や酸蝕症などにより，象牙細管が露出すると，細管を通じた根管への細菌漏洩が生じる可能性がある．その際，根管側に死腔が存在すると，細菌が増殖するスペースを与えることになる（**図13**）．根尖だけでなく，歯髄腔全体を材料で緊密に満たすことが重要で，歯髄腔には死腔を存在させてはいけないのである．

根管充填後の細菌の残存とコロナルリーケージ

根管の複雑な解剖学的形態を理解すれば，一度感染した根管から感染源を完全に除去することは不可能に近いことが容易に想像がつく（**図15**）[26]．側枝や象牙細管に入りこんだ細菌を取り除く手段はないのである[27]．それでも，感染根管の症例の多くは治癒が得られている[28]．これは，側枝や象牙細管などに入り込んだ感染源は，根管充填によって微小な部位に閉じ込められること（英語ではentombと表現される）で，増殖が抑制され病原性を発揮することがなくなるからである．しかし，閉じ込められた細菌は完全に死んでしまうわけでなく，条件が整うと再び増殖を開始できる場合が多い[*4]．したがって，コロナルリーケージは細菌自体が漏洩する場合だけでなく，唾液などと一緒に細菌の栄養分となり得る物資が入ってくるだけでも，根尖部に影響を与える可能性がある．

再治療が必要なコロナルリーケージの期間

コロナルリーケージは時間とともに歯冠側から根尖側へ進むと考えられる．唾液を使用した*in vitro*研究においても，時間の経過とともに唾液の漏洩が根尖側に広がっていくことが示されている[29]．

*4　細菌は仮死状態になり得る：整腸剤の新ビオフェルミン®Sの広告で，「生きたまま腸に届く」という表現を耳にしたことがあるかもしれない．この薬は錠剤あるいは細粒であるが，乳酸菌を極度の乾燥状態により仮死状態にしてあり，腸内に届くと水分や栄養分を吸収して再び活性状態に戻り増殖を開始する，とされている．細菌は，水分や栄養状態が悪くなっただけでは，案外死滅しないのである．

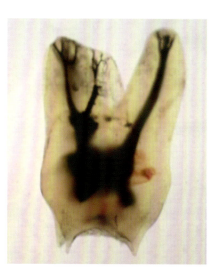

図15　上顎第一大臼歯の透明根管試料．

> ### 根管充塡後に仮封が外れて来院した場合の対応（臨床的に無症状の場合）
>
> ● 自院での根管充塡後に期間があいて仮封が外れて来院した場合
>
> 3カ月以下の場合：ポスト孔の形成を行い，ガッタパーチャ（GP）およびシーラーが汚れていなければ（色，臭い，粘りなどで判断），そのまま修復を続ける．汚れていれば，GP を除去して再根管治療を行う．
>
> 3カ月以上の場合：再根管治療を行う．
>
> ● 自院以外での根管充塡後に仮封が外れて来院した場合
>
> 基本的に期間にかかわらず，GP を除去して再根管治療を行う．
>
> > 根管充塡が良好で臨床症状がなれば，基本的に GP を除去して再根管充塡をすればよいので，再治療はあまり手間はかからない．そしてもし，イスムスなどが見つかれば，しっかり根管治療をやり直すことになる．修復処置を行う際には，土台の治療である根管治療にも責任を持つ必要があると考えるからである．
> > また，他人が行った根管充塡なのでいつでも外せるようにと考えた修復物を入れると，逆に漏洩を招きやすくなるので，よい結果が得られない．これは自分の根管治療が完璧でない場合も同じことが考えられる．修復をするからには，長期間にわたりしっかりとした封鎖が期待できる修復を行うべきである．

図16 筆者が行っている根管充塡後に仮封が外れて来院した場合の対応（臨床的に無症状の場合）．

では，どの程度の時間で根尖まで感染が到達するか，また別の言い方をすれば，どの程度の期間，根管充塡が感染に曝されたら，根管充塡をやり直したほうがよいか，についての情報が求められるところである．しかし，この期間については確定的には決められないというのが現状である[30]．根管充塡の質やイスムスやフィンなどの解剖学的形態の影響，荷重のかかり方などが症例により異なるため，ある期間をもって線を引くことは困難である．

上記の唾液を用いた研究[29]の漏洩期間の「3カ月」を1つの目安として，筆者は**図16**のように対応している[*5]．術者によって判断は異なると考えられるが，問診を含めた的確な検査とその結果から得られる診断により臨床的に対応することが重要である．

根管治療の長期の成功のために必要なこと

「自院で根管充塡を行い，修復を済ませた歯が10年くらい経ってくると根尖に病変ができてくることがある．私の歯内療法がよくなかったのでしょうか？」という質問が講演会でしばしば出てくる．

*5　唾液の漏洩を調べたMagura らの論文（文献29）の抄録に，「口腔内に3カ月以上露出した根管充塡は再治療を行うことが望ましい」と記載されているために，「3カ月」という期間が広く知られている．根管充塡歯における唾液の漏洩が，3カ月で約10mmであった結果から導かれた期間である．

コロナルリーケージを防止するために重要な項目

1. 根管治療前あるいは治療中の，う蝕や歯質の破折やクラックの確認，除去
2. 根管充塡の質を高める（漏洩が生じやすいのは，ガッタパーチャの低い充塞率，シーラーの不使用あるいは不十分な使用，根管形成に対して短いなど不十分な充塡など）
3. 根管充塡後のしっかりとした仮封，暫間修復
4. 適切な修復物の選択（咬頭の被覆，生物学的幅径を侵さない修復，ポストの形態，ポストの先のガッタパーチャの残存量，ポスト形成時の感染制御も含む）
5. なるべく早期の修復の完了
6. 経過観察

図17　コロナルリーケージを防止するために重要な項目．

　根管充塡時には症状が治まっていた歯において術後に根尖部に病変が出現した場合，根管治療自体の不良か，あるいはコロナルリーケージによる感染が原因であるかを断定することは困難である．しかし，たとえば根管充塡後10年以上経過後に症状が出たり，根尖部にエックス線透過像が現れてきたりした場合には，コロナルリーケージが原因になっている可能性が高い．コロナルリーケージを防止するための対応までを歯内療法の範疇と考えると，質問の主に対する回答は，「そのとおりです．歯内療法に問題がある」となる．しかし，根管治療後の残存歯質の量の問題もあり，長期間におけるコロナルリーケージの完璧な防止は困難なことも現実である．したがって，実際には，「コロナルリーケージの防止を考慮した歯内療法から修復処置，そして定期健診などが，根尖病変の予防に有効であり必須です」と回答することが多い．

　図17にコロナルリーケージを防止するために有効と考えられる項目を列挙する．

　日本が直面している超高齢社会において，根管充塡歯，いわゆる失活歯が口腔内で機能する期間は今後ますます長くなると予測される．長期にわたり根管充塡済みの歯を保存し機能させるためには，コロナルリーケージを理解した根管治療と修復治療が必須である．たとえば，良好な根管充塡を示すエックス線像を得るために，必要以上に大きく髄腔開拡や根管口の明示を行うことは，残存歯質の量を減らし，咬合力による修復後の歯や修復物のたわみを増加させるため，コロナルリーケージを招く可能性が高い．目の前の成功を求めるために，気がつかない間に他のものを犠牲にするのではなく，長期にわたり歯を保存するというエンドポイントから逆算して導き出される妥当性のある判断や処置，手技が重要である．

　本項が根管治療の長期の成功に役立つことを期待する．

22. 根管充塡後の歯冠側からの漏洩（コロナルリーケージ）　373

参考文献

1) Gish SP, Drake DR, Walton RE, Wilcox L：Coronal leakage: bacterial penetration through obturated canals following post preparation. J Am Dent Assoc, 125：1369-1372, 1994.

2) Shanahan DJ, Duncan HF：Root canal filling using Resilon: a review. Br Dent J, 211：81-88, 2011.

3) Biggs SG, Knowles KI, Ibarrola JL, Pashley DH：An *in vitro* assessment of the sealing ability of Resilon/Epiphany using fluid filtration. J Endod, 32：759-761, 2006.

4) 木ノ本喜史：メタルポスト除去のためのダブルドライバー・テクニック（DDT）—歯質への侵襲を最小限に考えたポスト除去法．ザ・クインテッセンス, 33 (1)：158-171, 2014.

5) Safavi KE, Dowden WE, Langeland K：Influence of delayed coronal permanent restoration on endodontic prognosis. Endod Dent Traumatol, 3：187-191, 1987.

6) Swanson K, Madison S：An evaluation of coronal microleakage in endodontically treated teeth. Part I. Time periods. J Endod, 13：56-59, 1987.

7) Madison S, Swanson K, Chiles SA：An evaluation of coronal microleakage in endodontically treated teeth. Part II. Sealer types. J Endod, 13：109-112, 1987.

8) Madison S, Wilcox LR：An evaluation of coronal microleakage in endodontically treated teeth. Part III. *In vivo* study. J Endod, 14：455-458, 1988.

9) Torabinejad M, Borasmy U, Kettering JD：*In vitro* bacterial penetration of coronally unsealed endodontically treated teeth. J Endod, 16：566-569, 1990.

10) Ravanshad S, Torabinejad M：Coronal dye penetration of the apical filling materials after post space preparation. Oral Surg Oral Med Oral Pathol, 74：644-647, 1992.

11) Khayat A, Lee SJ, Torabinejad M：Human saliva penetration of coronally unsealed obturated root canals. J Endod, 19：458-461, 1993.

12) Ray HA, Trope M：Periapical status of endodontically treated teeth in relation to the technical quality of the root filling and the coronal restoration. Int Endod J, 28：12-18, 1995.

13) Gillen BM, Looney SW, Gu LS, Loushine BA, Weller RN, Loushine RJ, Pashley DH, Tay FR：Impact of the quality of coronal restoration versus the quality of root canal fillings on success of root canal treatment: a systematic review and meta-analysis. J Endod, 37：895-902, 2011.

14) Ricucci D, Bergenholtz G：Bacterial status in root-filled teeth exposed to the oral environment by loss of restoration and fracture or caries - a histobacteriological study of treated cases. Int Endod J, 36：787-802, 2003.

15) Lynch CD, Burke FM, Ní Ríordáin R, Hannigan A：The influence of coronal restoration type on the survival of endodontically treated teeth. Eur J Prosth Restor Dent, 12：171-176, 2004.

16) Neagley RL：The effect of dowel preparation on the apical seal of endodontically treated teeth. Oral Surg Oral Med Oral Pathol, 28：739-745, 1969.

17) Grecca FS, Rosa AR, Gomes MS, Parolo CF, Bemfica JR, Frasca LC, Maltz M：Effect of timing and method of post space preparation on sealing ability of remaining root filling material：*in vitro* microbiological study. J Can Dent Assoc, 75：583-583e, 2009.

18) Fan B, Wu MK, Wesselink PR：Coronal leakage along apical root fillings after immediate and delayed post space preparation. Endod Dent Traumatol, 15：124-126, 1999.

19) Mattison GD, Delivanis PD, Thacker RW Jr, Hassell KJ：Effect of post preparation on the apical seal. J Prosthet Dent, 51：785-789, 1984.

20) Haddix JE, Mattison GD, Shulman CA, Pink FE：Post preparation techniques and their effect on the apical seal. J Prosthet Dent, 64：515-519, 1990.

21) DeCleen MJ：The relationship between the root canal filling and post space preparation. Int Endod J, 26：53-58, 1993.

22) Raiden GC, Gendelman H：Effect of dowel space preparation on the apical seal of root canal fillings. Endod Dent Traumatol, 10：109-112, 1994.

23) Mavec JC, McClanahan SB, Minah GE, Johnson JD, Blundell RE Jr：Effects of an intracanal glass ionomer barrier on coronal microleakage in teeth with post space. J Endod, 32：120-122, 2006.

24) Moshonov J, Slutzky-Goldberg I, Gottlieb A, Peretz B：The effect of the distance between post and residual gutta-percha on the clinical outcome of endodontic treatment. J Endod, 31：177-179, 2005.

25) Yamauchi S, Shipper G, Buttke T, Yamauchi M, Trope M：Effect of orifice plugs on periapical inflammation in dogs. J Endod, 32：524-526, 2006.

26) 木ノ本喜史：歯内療法 成功への道　臨床根管解剖—基本的な知識と歯種別の臨床ポイント．ヒョーロン・パブリッシャーズ，東京，2013.

27) Ricucci D, Siqueira JF Jr：Anatomic and microbiologic challenges to achieving success with endodontic treatment: a case report. J Endod, 34：1249-1254, 2008.

28) 牛窪敏博：非外科的歯内療法による根尖病変の成功率．木ノ本喜史 編：歯内療法 成功への道　根尖病変—治癒へ向けた戦略を究める，ヒョーロン・パブリッシャーズ，東京，83-94, 2013.

29) Magura ME, Kafrawy AH, Brown Jr CE, Newton CW：Human saliva coronal microleakage in obturated root canals: an *in vitro* study. J Endod, 17：324-331, 1991.

30) Keinan D, Moshonov J, Smidt A：Is endodontic re-treatment mandatory for every relatively old temporary restoration? A narrative review. J Am Dent Assoc, 142：391-396, 2011.

コラム①：支台築造作製時の根管の清掃時期

支台築造の作製時に，「根管内のセメントやガッタパーチャなどの付着物をいつ除去するか？」について，筆者は次のように考えている．

直接法の場合：当然，接着する前に，根管壁が接着に適した状態であるべき．したがって，接着直前にセメントなどを除去して，きれいな状態にする．

間接法の場合：根管内のセメントやガッタパーチャなどの付着物を除去すると，アンダーカットを生じることが多いので，印象採得前に除去すると印象操作に支障をきたす可能性がある．したがって，印象採得までは，根管壁のアンダーカット部に付着しているセメントなどはそのまま放置しておく．コアが完成した後の装着の前に，セメントなどを除去して，きれいな状態にする．そして，アンダーカット部にしっかりと合着用セメントが入るように気をつけて支台築造をセットする．

イスムスやフィンに入り込んでいるセメントやガッタパーチャは，回転ブラシや超音波ブラシなどではなかなか除去できない．マイクロスコープで観察すると，注水下で超音波の振動が加えられる器具でセメントなどを除去するのが最も効率的である（図9参照）．

コラム②：支台築造印象後の根管内への寒天印象材の残存

図11でも示したとおり，支台築造の印象採得を行った寒天が根管内に残存していることに気づかず築造体を装着してしまい，接着阻害，感染物質滞留，辺縁漏洩の原因などになることがある．寒天の残存はポストの先端付近に多いが，気がつかずに暫間修復をセメント合着すると，寒天の上にセメントが付いてしまい，寒天を根管壁と見間違ってしまうこともあるので，注意が必要である．

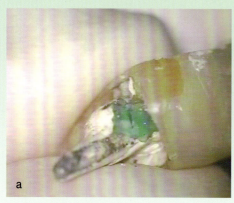 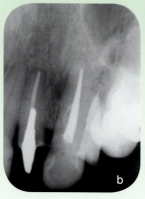 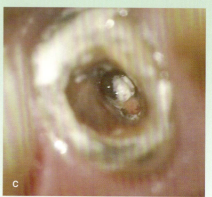

図A 他院で作製されたテンポラリークラウンを除去したところ，メタルポストも一緒に外れてきた|2（35歳，女性）．メタルポストの根管口付近にセメントで覆われた寒天が付着していた（**a**）．デンタルエックス線写真（**b**）では，支台歯として問題のないと判断していたが，実際の根管内はかなり感染していた（**c**）．遠心にアンダーカットが存在しており，そこに寒天が入り込んでいたと考えられた．

23. Initial Treatment（特に抜髄処置）の成功率とそこから導かれる臨床のポイント

石井　宏 *ISHII Hiroshi*　清水花織 *SHIMIZU Kaori*

真の患者利益とは？

　本項では，Initial Treatment（特に抜髄処置）における成功率をどのように捉えて臨床にフィードバックすれば，患者利益にかなう処置を行うことができるのかを再考していきたい．ここでいう患者にとっての利益とは，単に疾病の予防と治癒が高率で達成されるだけではなく，個々の患者に最適な処置を提供することを意味する．筆者は統計学，疫学を特別に学んだわけでもなく，また研究者でもない．しかるに，ここでは EBM 的に outcome study を語ることは適当ではないと理解している．しかしながら，北米の臨床専門医としてのトレーニングを受ける際に徹底して教え込まれる，臨床医としての outcome study の解釈をもって，臨床家のための考察とさせていただく．

抜髄処置の意義と重要性

● Initial Treatment と Retreatment

　日本では保険の算定上，抜髄と感染根管治療とに区別されているが，海外の論文や学会では根管治療は「Initial Treatment」と「Retreatment」に分けられて議論されることがほとんどである．Initial Treatment とは Retreatment（再治療）と対比させて使う用語で，過去に根管治療をされたことのない歯が何らかの理由によって，初めて根管治療がなされる場合に使われる歯内療法学の処置名である．

　成功率を議論する際に，Initial Treatment はさらに vital（生活歯髄：いわゆる抜髄処置のこと）と necrotic（壊死歯髄）に，necrotic（壊死歯髄）はさらに病変のある場合とない場合に分けられる（以後，Initial Treatment には適当な日本語が見当たらないので，このままの表記を使用する）．根管治療をする際の術前分類と，歯内療法専門医が行った場合に期待できる成功率を大雑把に**表1・図1**に示す．

表 1　各分類における根管治療で期待できる成功率

Initial Treatment			Retreatment			
生活歯髄	壊死歯髄で病変		根管形態			
	無	有	維持されている		維持されていない	
			病変		病変	
			無	有	無	有
おおむね 90％以上	おおむね 90％前後	おおむね 80％前後	おおむね 90％前後	おおむね 80％前後	おおむね 80％前後	おおむね 40％前後

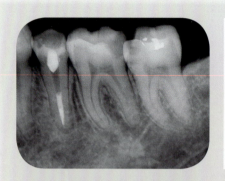

患者：23歳，女性
主訴：左下がしみる
患歯：6̄　cold（＋＋持続10秒）　hot（＋＋持続10秒）　EPT（＋）　打診（−）
　　　根尖部圧痛（−）
エックス線所見：根尖歯周組織は正常
歯髄診断：不可逆性歯髄炎
根尖部歯周組織の診断：正常
このような症例群では90％以上の成功率が期待できる．

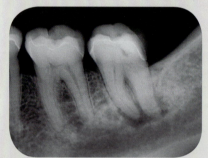

患者：30歳，男性
主訴：噛むと左下が痛い
患歯：7̄　cold（−）　hot（−）　EPT（−）　打診（＋）　根尖部圧痛（−）
エックス線所見：根尖部に透過像がみられる
歯髄診断：歯髄壊死
根尖部歯周組織の診断：症状のある根尖性歯周炎
このような症例群では80％程度の成功率が期待できる．

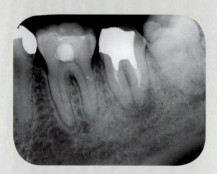

患者：44歳，女性
主訴：左下がズキズキ痛い
患歯：7̄　cold（−）　hot（−）　EPT（−）　打診（＋＋）　根尖部圧痛（＋）
エックス線所見：根尖部に透過像がみられる
歯髄診断：既根管治療歯
根尖部歯周組織の診断：症状のある根尖性歯周炎
再治療であっても，このように根管形態が維持されている場合は80％程度の成功率が期待できる．

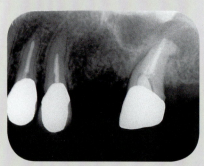

患者：55歳，男性
主訴：左上が腫れた
患歯：7̄　cold（−）　hot（−）　EPT（−）　打診（＋）　根尖部圧痛（＋＋）
エックス線所見：根尖部に透過像がみられる．根管充填材は本来の根管より逸脱している可能性が高い．
歯髄診断：既根管治療歯
根尖部歯周組織の診断：症状のある根尖性歯周炎
このように，以前の根管治療によって本来の根管形態が破壊されている可能性が高く，根尖病変も存在するような症例群では成功率は40％程度まで下がる可能性がある．

図 1　根管治療を行う際の歯髄診断に基づく術前分類の例．

表1の詳しい解説は次項で述べることとするが，この表からみてもわかるとおり抜髄処置の成功率は，分類された症例の中でも最も高く90％以上の成功率が約束された処置なのである．筆者が2006年に北米で専門医教育を受け帰国したのちに，現在の医院において2007年から2009年に行ったInitial Treatment 311症例に関しては，歯根破折や根管治療後に長期間補綴処置がなされなかった等の理由で失敗と判定された症例を含めても成功率は95.11％であった．一方，ほとんどの論文で示されているように，すでに病変のある症例では抜髄症例と比較して有意に成功率が下がることがわかっている．中でも，病変のある再治療症例では40％程度まで成功率が落ちる可能性が示唆されている[1]．これらのことから結論付けられる抜髄処置の重要性とは何であろうか．

歯髄を除去する治療に失敗しなければ，処置された歯はその後長い間，問題を起こさずに機能することが期待できるのである．治療の失敗，病変の発生は根管系が感染したことを意味するわけであるが，一度感染した根管系を無菌にすることは現時点では不可能であるといわれている．われわれができることは可及的に細菌数を減らし，残存した微生物を埋葬（entomb），不活性化することだけである．そして治癒しなければ治療が繰り返され，根管の形態が壊されていくにつれ成功率は下がっていくことになるのである．**歯科医師として，抜髄処置は高い成功率を期待できるにもかかわらず失敗させてしまうことは，病変のある歯の治療がうまくいかないことよりもずっと罪が重いといっても過言ではない．なすべきことをなせば結果が出るとわかっていて，それをなさずに失敗することは，そのことが起こってしまった患者にとっては受け入れがたいことになるであろう．**なすべきことについては最後の項にて述べることとする．

●わが国の現状

初めて歯髄を除去するときに，治療を失敗させないことがどれだけ重要なことか想像していただけたであろうか？　専門医制度のある国の専門医や専門医プログラムのレジデント（日本でいうところの大学院生）が行った場合の成功率についての検証は次項で行う．ちなみに，日本で行われる抜髄処置の平均的な成功率は一体どれくらいなのであろうか？　残念ながらこのことを知るための有効なデータはみつけることができない．しかしながら，2011年の『日本歯内療法学会誌』[2]に東京医科歯科大学大学院（歯髄生物学分野）の教授であった須田英明先生が示された興味深いデータがあるので，このことの参考にさせていただく．

これに関わる論文中のデータは2種類で，1つ目（**表2**）が「政府統計の総合窓口」（e-Stat）から引用されたものである．それによると年間に請求される抜髄症例が約600万症例であるのに対し，その多くが再治療であると予想される感染根管治療の請求件数が約750万症例とされていた．抜髄症例の成功率が90％以上で，もし日本

表2 平成21年保険診療請求回数（永久歯，全国）[2]

	月間（6月）審査分	年間（平成21年）審査分（推計）
抜髄	500,387	6,004,644
感染根管処置	624,709	7,496,508
合計		13,501,152

「政府統計の総合窓口」（e-Stat）2010年7月15日公表値．
年間回数は同年6月のデータより推計．

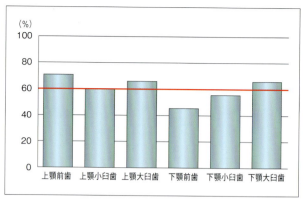

図2 既根管治療歯の根尖部にエックス線透過像がみられた比率（東京医科歯科大学歯学部附属病院むし歯外来，2005年9月～2006年12月）[2]．

においてもそのとおりの結果が出されているのであれば抜髄症例よりも，再治療のほうが請求回数が多くなっている事実は，どうしても違和感を感じてしまう．非常に多くの抜髄処置が失敗しているのであろうと考えるのは道理にかなっているのではないか．

　2つ目のデータ（**図2**）は東京医科歯科大学歯学部附属病院むし歯外来に2005年9月から2006年12月までに来院された患者のエックス線写真をもとに抽出されたデータであり，既根管治療歯の根尖部にエックス線透過像がみられた比率を表したものである．この透過像の中には治癒途中のもの，瘢痕性の治癒，歯冠側からの漏洩が原因になったもの，歯根破折など，直接的に根管治療の失敗を意味しないものも含まれる可能性は否定できないが，疫学的な意味合いとしては，日本で根管治療を受けた場合には理由が何であれ，半分以上の歯に病変が発生する可能性があることを意味している．東京医科歯科大学のむし歯外来に来院する患者集団にある種の傾向があったとしても，日本国内で根管治療を受けた，もしくはこれから受けるかもしれない国民にとっては非常に気になる数字であろう．地球上のどの地域に行っても根管治療を受けた場合には半分くらいの確率で病変が発生するのであれば，仕方のないこととして諦められるが，ある地域では1割程度しか失敗しない治療法が日本ではおおよそ5割程度の確率で失敗するかもしれないという，信憑性のある現実的事象を日本国民が知ったらどのように感じるであろうか？

> 患者（国民）利益を考えた場合に，日本の歯科医師が今できる最も効率的で有効な手段は抜髄処置の失敗率を下げることである．

昨今，歯科用顕微鏡，CBCT，NiTi ロータリーファイル，MTA セメント，破折器具除去，マイクロエンドサージェリーなどの目新しい製品やテクニック，ビジネスに絡んだ項目だけに目を奪われて，患者利益よりも自己満足・自己利益のために設備や時間の投資を行う流れが相対的に大きくなっている．講演者たちも患者利益につながる教育的な内容よりも，メーカーやディーラーに好かれるためのトピックスを選んで講演を行う．このような歯科界の流れから脱しない限り，国民の根尖性歯周炎の有病率は下げることができないであろう．

Initial Treatmentの成功率

改めて前述の**表2**「平成21年保険診療請求回数」の数値をみてみると，平成21年の1年間に保険請求された永久歯の抜髄・感染根管治療症例の総数は1,350万症例以上にのぼる．このデータはあくまで保険算定上のものであるが，この数字をどうみるだろうか．もちろん，リスクの高い特定の患者が多数歯にわたり抜髄や根管治療が必要になった可能性や，十分な診査を行わずに本来治療の必要のない（治癒経過にある）歯に対しても繰り返し根管治療が行われた可能性なども考えられるが，抜髄よりも再治療の請求回数が多い事実からも，日本の臨床現場では抜髄後の経過不良症例がきわめて多数存在している可能性が考えられる．

しかし，このデータからは，あくまで日本の抜髄・感染根管治療の保険請求の多さしか把握できず，われわれ臨床家が関心のある『自分が行う治療がどれくらいの成功率を期待できるものなのか』を知るためには，他のデータを参考にする必要がある．

この項では，Initial Treatment の成功率についての代表的な論文をいくつか紹介し，Initial Treatment は高い成功率を期待できる処置であるということ，またそれ以上に条件のよいであろう抜髄処置が常習的に失敗するということは非常事態であることを認識していただければと思う．

成功率についての代表的な論文を読むための知識として，『**根管治療の成功**』をどのように判断するかを知る必要がある．成功の判定基準にはさまざまなものが存在し，論文ごとに採用している判定基準が異なるため，まず代表的な成功の判定基準について解説する．

●成功の判定基準
代表的なものには，次の4つが挙げられる．

a．Strindberg's criteria

b．Periapical Index（PAI）

c．AAE のガイドライン

d．生存率

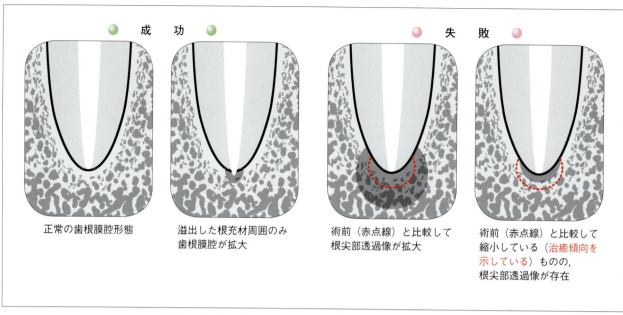

図3　Strindberg's criteria のエックス線写真における成功と失敗．

a．Strindberg's criteria

1956年に発表された古い論文だが，多くの outcome study に用いられている．代表的な判定基準．成功の判定が厳しく（strict），治癒傾向を示していても失敗と判定されてしまう．

判定基準は，臨床症状とエックス線写真に分かれている．

【臨床症状】

成功：症状なし

失敗：症状あり（臨床診査時に加えた刺激による一過性の症状や，術後に自然と消失する一時的な違和感は除外）

【エックス線写真】（図3）

成功：歯根膜腔の形態，幅，構造が正常に保持されている（もしくは溢出した根充材周囲のみ歯根膜腔の拡大がみられる）．

失敗：術前と比較し根尖部透過像の拡大もしくは縮小がみられる．あるいは変化がない．

不明：読影できない不明瞭なエックス線画像．予後観察の前に抜歯となったもの．

臨床症状がなく，エックス線写真上は歯根膜腔が正常像（または溢出した根充材周囲のみ拡大）を成功とするため，なかなか成功と判定されにくい．つまり術前の臨床症状が消失し，根尖部透過像が縮小傾向にあってもわずかに透過像が存在していれば失敗と判定されてしまうため，われわれ臨床家の感覚よりも厳しい判定基準である．

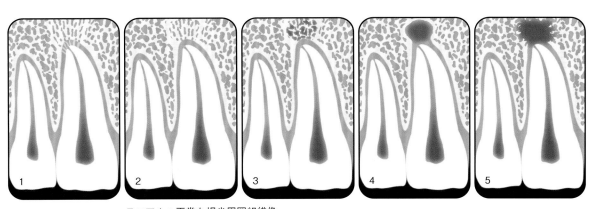

図4 Periapical Index（PAI）.

b．Periapical Index（PAI, 図4）

術後のエックス線写真上の根尖周囲組織の状態を視覚的に1から5までのスコアに分類する方法．前述のStrindberg's criteria同様，多くのoutcome studyに用いられており，成功の判定が厳しい．

PAIスコア1は正常な根尖周囲組織像，スコア2は根尖部の骨組織にわずかな変化を認め，スコア3は根尖部の骨組織にミネラル分の喪失を伴う変化を認め，スコア4は根尖部に輪郭のはっきりしたエックス線透過像を認め，スコア5は拡大傾向を示すエックス線透過像を認めるものとされている．

PAIをoutcome studyに用いる場合，エックス線写真の評価をPAIのスコアで行い，これに臨床症状などを組み合わせて，各文献ごとに成功と失敗が定義される．その場合，PAIのスコア1と2を成功，スコア3以上が失敗に分類されることが多い．

c．AAEのガイドライン

症状がなく，「その歯が機能しているかどうか」を中心に判定しており，われわれ臨床家の実感に近い判定基準．Healedは機能しており，Non-healedは機能していないことを条件としている．エックス線写真上の根尖部透過像の有無にかかわらず機能していなければNon-healedとなる．Strindberg's criteriaと比較して，成功の判定が緩い（loose）．

Healed：その歯が機能しており，症状はなく，エックス線写真上の根尖部の病的所見はないか最小限．

Non-healed：エックス線写真上の根尖部の病的所見の有無にかかわらず，その歯が

機能しておらず，症状がある．

Healing：根尖部に病的所見は認められるものの，症状はなく機能している．エックス線写真上の根尖部の病的所見の有無にかかわらず，症状はあるがその機能は損なわれていないと考えられるもの．

d．生存率

インプラントの成功率を評価する際に，そのインプラントが口腔内に存在しているという「生存率」で評価される場合があるが，これに対して歯内療法の成功率でも，その歯が抜歯されずに口腔内に存在しているという「生存率」で評価される場合がある．

もしくは「生存率」に近い形で，抜歯や再治療，外科的歯内療法などの治療的介入が行われていないことを成功と判定している論文もある．ただ，これらを成功の基準として採用すると，極端な話，エックス線写真上の根尖部透過像が拡大し，サイナストラクトからの排膿を認めたとしても，患者が抜歯も含めた新たな介入を望まずそのまま放置していれば，「成功」と評価されてしまうため，この基準は，成功の判定が相当緩い（容易に成功と判定されてしまう）．

以上，d．生存率を除くa．〜c．のエックス線写真における判定基準について大まかにまとめたものが図5である．厳しい基準にa．Strindberg's criteria，b．PAIが該当し，緩い基準にc．AAEのガイドラインが該当する．厳しい基準においては，黄色矢印で示すような経過も失敗と判定されることが注目すべき点である．

●成功率の論文

根管治療のoutcome studyは多く存在する．目を通す論文ごとに成功率の数字に大きなばらつきがあると，どの論文を信用すべきか混乱してしまう．成功率に限らず，多くの論文からどの論文をより信頼できるかを判断する際，個々の論文の信頼度（エビデンスレベル）が1つの目安になる．臨床研究は調査方法によるバイアスや，交絡因子（調査対象にしていないが結果に影響を与えうる因子）の存在によって，信憑性を歪められる可能性がある．論文の高いエビデンスレベルを維持するには，研究における誤差を可能な限り小さくする必要がある．臨床研究における誤差にはさまざまな種類があり，これら詳しい解説は統計学の専門書に譲るが，簡単にいうと，これらの誤差を小さくするには，対象のサンプルサイズを大きくすることと，エビデンスレベルの高いスタディーデザインを選択する必要がある．スタディーデザインにおけるエビデンスレベルの大まかな目安を図6に示す（実際には論文のエビデンスレベルはスタディーデザインだけでなく，個々の研究の質なども含めて評価されている）．

「システマティック・レビュー」とは，ある病気や治療法などの1つのテーマにお

23. Initial Treatment（特に抜髄処置）の成功率とそこから導かれる臨床のポイント

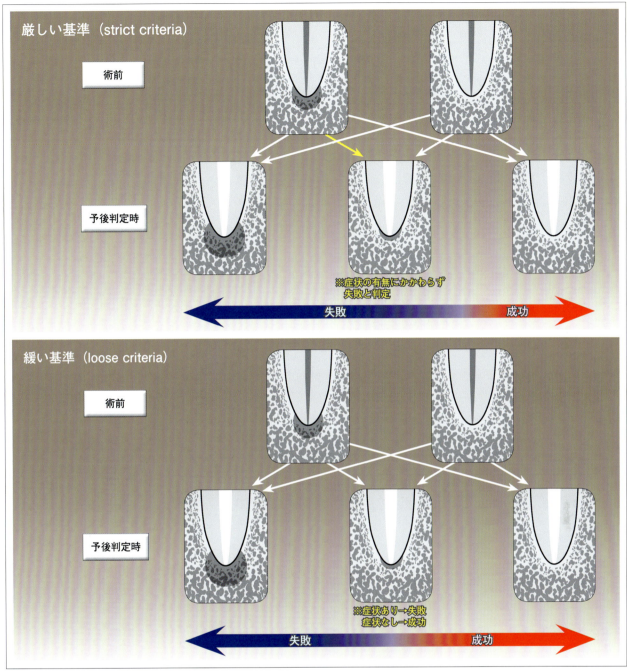

図5 エックス線写真における厳しい基準（strict criteria）と緩い基準（loose criteria）の予後判定.

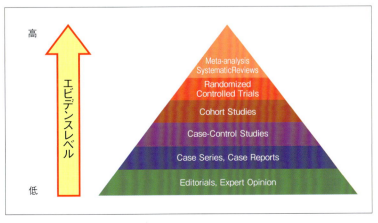

図6 スタディーデザインとエビデンスレベル.

いて，治療や実験の方法，実施状況，解析方法などにおいて一定の基準を満たしたものを集め，そのデータを統合して総合的に評価する方法である．また，同じテーマの複数の論文を一定の方法に従って統計的に統合し分析する手法を「メタアナリシス」と呼ぶ．メタアナリシスのメリットとしては，個々の研究結果だけではサンプルサイズが小さい場合や，誤差やばらつきが出ている場合に，複数の研究結果を統合し，より信頼性の高い結果を導き出すことができる点である．しかしデメリットとしては，同じテーマの研究であっても，研究の質や研究方法，対象の違いなどに問題がある場合は，必ずしも信頼性が高い結果が導き出されないことがある点であり，統合する研究の選択には注意が必要である．

それでは根管治療の成功率についての代表的な論文をいくつか挙げ，具体的に解説を行う．

文献①：保険会社のデータをもとにInitial Treatmentの予後を後ろ向きに調べた大規模疫学調査

Salehrabi R, Rotstein I
Endodontic treatment outcomes in a large patient population in the USA：an epidemiological study.
J Endod, 30（12）：846-850, 2004.

Purpose：アメリカ合衆国50州で行われたInitial Treatmentの8年間の予後を後ろ向きに分析すること．

Materials & Methods：デルタ歯科保険会社のデータベースにより，1995～2002年にアメリカ合衆国の50州にわたって行われたInitial Treatmentの術後8年以上経過している歯牙，1,126,288人の1,462,936本を対象とした．対象歯は前歯，小臼歯，大臼歯のグループに分け，術後に何らかの治療的介入（再根管治療，外科的歯内療法，抜歯）があったかを調べた．

【成功の基準】 治療的介入（再根管治療，外科的歯内療法，抜歯）が行われなければ成功とした．

Results/Conclusions：術後8年後の予後調査の結果，全体平均として97.1%が，再根管治療や外科的歯内療法や抜歯などの介入が行われることなくそのまま保持されていた．何らかの治療的介入が行われた約3%に関して，その介入は術後3年以内に最も多く行われていた．また，抜歯に至った歯のうち85%は咬頭被覆冠が装着されていなかった．前歯，小臼歯，大臼歯のすべてのグループで歯冠補綴の有無で成功率に有意な差が認められた．

Summary：再根管治療，外科的歯内療法，抜歯にならなければ成功とすると，術後8年以上の予後判定であっても，Initial Treatmentの成功率は約97%見込める処置である．

この研究は対象のサンプルサイズが大きい疫学調査の代表的な論文であるが，前項のd．生存率に近い「抜歯を含め再治療や外科的歯内療法の介入がなかったこと」を成功の基準としている．予後が不良でも治療的介入を拒否するケースも想定すると，われわれの臨床感に比べ成功率は高く見積もられている可能性を考慮すべきである．

文献②：Initial Treatmentについてのシステマティック・レビュー

Ng YL, Mann V, Rahbaran S, Lewsey J, Gulabivala K
Outcome of primary root canal treatment : systematic review of the literature - part 1.
Effects of study characteristics on probability of success.
Int Endod J, 40 (12) : 921-939, 2007.

Purpose : Initial Treatment の結果のシステマティック・レビューを行い，成功率に影響を与える研究特性を調べること．

Materials & Methods : Medline, Cochrane databese, その他主要なジャーナルより，2002年までに出された Initial Treatment の結果についての文献63本をあらかじめ定めた採用基準に従い収集した．採用基準は，Initial Treatment の成功率についての長期的な調査であること，サンプルサイズが示されていること，少なくとも６カ月以上の予後調査を行っていること，臨床症状 and/or エックス線写真上での成功基準が定められていること（エックス線写真上の成功の定義は，厳しい基準（根尖部透過像の消失）または緩い基準（根尖部透過像の縮小）のいずれかで評価），全体的な成功率が与えられたか生データから算出可能であることとした．得られた結果をメタアナリシスにより統合し，各研究結果に影響を与える因子を調べた．

【成功の基準】エックス線写真上で，根尖部透過像の消失（厳しい基準），または根尖部透過像の縮小（緩い基準）を認める場合を成功とし，それぞれの基準で成功率を調べた．

Results/Conclusions : 採用された63文献中，６本が randomized trials, ８本が cohort studies, 49本が retrospective studies であった．報告された成功率は厳しい基準では31～96%，緩い基準では60～100% であった．メタアナリシスの結果，成功率は厳しい基準で約75%，緩い基準で約85%であった．エックス線写真上の成功基準の違い以外は成功率のバラつきに有意に影響を与える因子はなかった．

Summary : 少なくとも術後１年以上経過し，厳しい基準で評価したものの成功率は68～85%（平均76.5%）であった．

　　このシステマティック・レビューでは，成功率をエックス線写真上の根尖部透過像の消失という厳しい基準（先に挙げた Strindberg's criteria のエックス線写真の評価に近い基準）で評価した論文と，根尖部透過像の縮小という緩い基準（先に挙げた AAE のガイドラインによるエックス線写真の評価に近い基準）で評価した論文を扱っており，それぞれのメタアナリシスを行っている．厳しい基準と緩い基準には約10%の成功率の差が出ているが，われわれ臨床家の感覚に近い成功の基準（緩い基準）で考えると，Initial Treatment の成功率は約85% というのが目安になるであろう．

　　ただし注意したいのは，先にも述べたメタアナリシスの問題点である．この論文はスタディーデザインの観点からは，エビデンスレベルの高い論文であるが，各論文で報告されている成功率にかなりの幅があることからもわかるように，術者のバックグ

ランドや治療環境もさまざまで，術式も統一されていない論文を集めている．一例を挙げるとラバーダム防湿について言及があるのは，対象63文献中約半数であり，約半数のラーバダム防湿について不明な文献を含めてメタアナリシスが行われている．さまざまなレベルの根管治療全体の成功率を把握するうえでは１つの目安になるが，無菌的環境下で専門知識とスキルのある術者が行うInitial Treatmentであれば，より高い成功率が見込めるであろう．

では，具体的に決められたプロトコールで，専門医レベルの術者が無菌的処置環境で顕微鏡を使ったInitial Treatmentを行った場合，どれぐらいの成功率が見込めるのだろうか．その目安となる論文として，次の論文を紹介する．

文献③：トロントスタディー*1

de Chevigny C, Dao TT, Basrani BR, Marquis V, Farzaneh M, Abitbol S, et al
Treatment outcome in endodontics : the Toronto study--phase 4 : initial treatment.
J Endod, 34 (3) : 258-263, 2008.

Purpose：トロントスタディーの第４期において，Initial Treatmentの４～６年予後の結果を統計学的に調査し，第１期～第３期までのデータも合わせ結果に影響を与える予測因子について調べること．

Materials & Methods：トロント大学で2000年１月～2001年12月までの期間に，専門医の指導下，歯内療法科のレジデントが行ったInitial Treatmentを受けたすべての患者について調査を行い，511人の582本の歯を対象とした．治療には顕微鏡を使用し，麻酔，ラバーダム防湿，患歯の消毒を行い，根管形成は手用ファイル，NiTiロータリーファイルを用い，クラウンダウン法もしくはステップバック法で行った．洗浄は2.5%NaOCl（さらに２％クロルヘキシジンを使用することもあり），17%EDTAを使用した．レンツロを用いて根管内に水酸化カルシウム貼薬を１回以上行った．根管充塡の方法やシーラーの種類は症例ごとにさまざまで，パーフォレーションを認めた場合はMTAでリペアを行った．術前術中術後にエックス線写真撮影を行い，４～６年後に予後調査を行った．

【成功の基準】打診に対する敏感な反応以外は臨床症状がなく，PAIスコアが２以下であることを成功とした（厳しい基準）．

Results/Conclusions：582本中430本は調査できず，15本が抜歯され，137本について予後を調べることができた．第１期～第３期のデータも加えると，510本中439本が治癒し（成功率：86%）95%以上は無症状で機能していた．予測因子においては，術前エックス線写真の根尖部透過像の有無（透過像なしの成功率：93%，透過像ありの成功率：82%）と患歯が単根か複根か（単根の成功率：93%，複根の成功率：84%）が予後に影響を与える因子であることが統計学的に示された．また，術前の根尖部透過像がある場合，術中の偶発症の有無により成功率に有意な差を認めた（偶発症なしの成功率：84%，偶発症ありの成功率：69%）．

Summary：Initial Treatmentの成功率において，術前エックス線写真で根尖部透過像がないこと，単根であること，術中の偶発症がないことなどが，より良い結果を期待できる因子であると示唆される．

＊1 トロントスタディー：
ここで紹介するトロントス
タディーは，4期にわたっ
て同様の研究が行われたう
ちの1つであり，一定の期
間にトロント大学歯内療法
科で治療を受けた患者を対
象に，各期間ごとに4〜6
年の予後を調べている．

＊2 前向き研究（prospec-
tive study）：結果が出る
前に対象を定め，特定の要
因がある群とない群を未来
に向かって（前向きに）一
定期間追跡し，要因と結果
の関連を調べる研究．

＊3 後ろ向き研究（retro-
spective study）：結果が
出てからその結果に影響が
与えた因子は何かを過去に
遡って（後ろ向きに）調べ
る研究．

　この研究のような「前向き研究」＊2のメリットとしては，予測した因子と結果の時間的な関係がわかることや，予測因子を評価するうえでバイアスが少なく，間違った結論を導きにくいことなどである．また結果に影響を与えうる他の因子を事前に把握し，対象者の選択や測定項目やサンプリング方法を工夫することも可能である．デメリットとしては，特定の対象を多数の脱落がないように追跡調査する必要があり，結果が得られるまでにかなりの時間と費用を要することなどが挙げられる．**文献①・文献②**の論文のような「後ろ向き研究」＊3に比べ，エビデンスレベルが高いスタディーデザインである．

　また，**文献①・文献②**は，術者のバックグランドや無菌的処置などの治療環境が統一されていないものをまとめて評価していたが，この論文（**文献③**）ではすべてトロント大学歯内療法科の専門医プログラムのレジデントが決められたプロトコールで行っているため，同様の術式で行った場合のInitial Treatmentの成功率を知ることができる．

　本研究（**文献③**）ではエックス線写真の評価をPAIスコアで行っており，成功の判定は厳しい基準といえるが，術前にエックス線写真で根尖部透過像がなかったケースでは93％の成功率，術前に根尖部透過像があったケースでも82％の成功率を示している．臨床家の感覚に近い緩い基準を採用すると成功率はさらに上がる可能性がある．

＊

　以上のように，Initial Treatmentの成功率とひとくくりにいっても，その成功の基準やスタディーデザインは異なる．われわれ臨床家にとって治療の成功率を知る主な目的としては，自分が患者に提供する治療の大まかな成功率を把握し，それを治療計画立案の参考にすることだと思うが，自分の治療スキルや術式，そして治療環境によっても，参考にすべきデータは変わってくる．つまり，成功率について述べられた論文を1つ取り上げても，そこに出ている数値＝自分の治療の成功率とは限らないことを忘れてはいけない．各論文で示される数字の意味は，その論文の背景を考慮しながら読み取る視点が必要である．

　最後に，高い成功率のInitial Treatmentで失敗しないことがいかに重要かを示すため，再治療の成功率についての論文も紹介する．

文献④：再治療の2年予後調査

Gorni FG, Gagliani MM
The outcome of endodontic retreatment：a 2-yr follow-up.
J Endod, 30（1）：1-4, 2004.

Purpose：再根管治療を行ったケースの2年予後において，元々の根管の解剖学的形態が保持されているか否かが根管治療の成功率に影響を与えているかを調べること．

Materials & Methods：425人の452本（大臼歯254本，小臼歯107本，前歯91本）の再根管治療を行い，2年間の予後を追った．術前の患者の症状の有無とエックス線写真上の根尖部透過像の有無を調べ，術前術後のエックス線写真所見より，元々の根管の解剖学的形態が保持されているものとされていないものに分けた．治療はルーペを使用し，根管に50℃の5％NaOClを満たした状態でステンレスKファイルおよびNiTiエンジンファイルを用いてクラウンダウン法にて根管形成を行った．術前術後および2年後の予後調査の際に平行法にてエックス線写真撮影を行い，少なくとも10年以上の臨床経験のある2人の歯内療法専門医によってエックス線写真の評価を行った．

【成功の基準】臨床症状がなく，エックス線写真上で根尖部透過像がない，もしくは縮小を認めた場合を成功とした（緩い基準）．

Results/Conclusions：根管の解剖学的形態が保持されているグループ全体の成功率は86.1％，保持されていないグループ全体では48.3％であり，両者に統計学的な有意差が認められた．また根管の解剖学的形態が保持されているグループにおいて，術前エックス線写真で根尖部透過像を認めなかったものの成功率は91.6％，透過像を認めたものは83.8％であった．根管の解剖学的形態が保持されていないグループにおいては，術前エックス線写真で根尖部透過像を認めなかったものの成功率は84.4％，透過像を認めたものは40.0％であり，統計学的な有意差を認めた．

Summary：再根管治療において，元々の根管の解剖学的形態が保持されていない場合は保持されている場合と比較し成功率が低くなり，解剖学的形態が保持されていない場合，術前のエックス線写真で根尖部透過像があるケースではさらに成功率が低くなることが示唆された．

　　文献③では成功率を下げる要因の1つとして，術前エックス線写真の根尖部透過像の存在が示唆されたが，成功の判定に厳しい基準を用いても Initial Treatment においては，成功率は93％ が82％ に下がっただけであった．一方この**文献④**のように，再治療においては，成功の判定に緩い基準を用いているにもかかわらず，術前エックス線写真の根尖部透過像の存在に，さらに根管の解剖学的形態が保持されていないという条件が重なると再治療の成功率は一気に40％ まで下がることが示された．

●まとめ

　もし，読者の先生がラバーダム防湿を含めた無菌的処置を徹底し，専門医制度のある国の専門医と同程度のスキルおよび時間的・設備的治療環境を整えて Initial Treatment を行っているのであれば，成功率は**文献③**の数字を参考にでき，高い成功率が期待できるだろう．しかし，ラバーダム防湿も行わず，十分な時間的・設備的治療環境が整えられていないのであれば，**文献①**や**文献②**で示す数字よりもさらに成功率の低い治療を提供している可能性がある．

　根管治療の成功率は2回目，3回目も初回と同じ程度の成功率は期待できない．治療を重ねるたびに歯質は削られ，元々の根管の解剖学的形態の保持は難しくなり，初回に比べ再治療の成功率は格段に下がる．

　われわれは**文献③**のようなプロトコールで行えば Initial Treatment の高い成功率を期待できることがわかっている．それでも術者の都合で無菌的処置環境を整えずに抜髄処置が行われ続ければ，再治療しても治せない予後不良症例が次々と生まれ，日本国民の根尖性歯周炎の有病率は決して下がることはないだろう．

■ Initial Treatmentの成功率を保障するためのポイント

　次の文章は，前出の須田英明先生の論文からの抜粋である．

　「新しい機器・材料に精通することは，歯内療法を志す者にとって必要不可欠である．しかし，同時にわれわれ歯科医師は，歯内療法の基盤となる事項を忘れてはならない．ややもすれば，われわれは安易に万能薬やスーパーテクニックを求めがちであるが，まず歯内療法の基本的事項を遵守すべきである．たとえば，**無菌的処置原則を守らない根管拡大・形成は単に感染経路を拡大しているに過ぎない**と言っても過言ではない．」[2]

　須田先生のご意見に100％同感である．無菌的処置を怠る歯科医師は歯内療法をすべきでない．いかなる理由があろうと，根尖性歯周炎の原因が細菌であり，ラバーダム防湿を行えば感染させるリスクを（それを行わない場合と比較して）下げることが明白であるにもかかわらず，それ行わない歯内療法など倫理的に許されるわけがない．もちろんラバーダム防湿だけが無菌的処置というわけではない．具体的な重要項目を挙げ，簡単な説明を行う．

①ラバーダム防湿（図7）

　2014年，Lin らは Initial Treatment におけるラバーダム防湿使用の有無が survival rate に影響するか否かの疫学的分析を発表した[3]．その結果，ラバーダム防湿は Initial Treatment における結果に影響を与えることを示唆した．

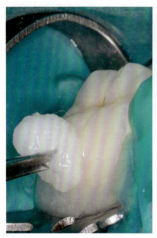 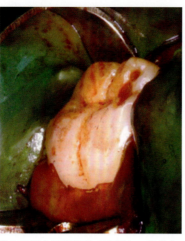 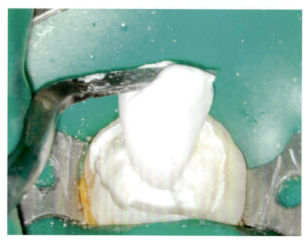

図7 ラバーダム防湿を行い，歯の周囲を封鎖材料で封鎖し，患歯を30％過酸化水素水で清掃．さらに患歯，クランプ，周囲ラバーダムシートを10％ポビドンヨードで消毒．薬液の漏洩は歯肉や口唇などに薬傷を起こす原因になるので，ラバーダムと患歯との間の隙間は，何らかの材料で埋めることが望ましい．

図8 水硬性セメントを歯の全周囲に健全な歯質がある窩洞に充塡している．

②仮封（図8）

仮封はラバーダムと同様に無菌的環境を維持するために重要な項目である．詳細は他項に譲るが，重要なポイントは仮封を囲む健全歯質や封鎖材料が全周囲に存在し，仮封材の厚みを最低3～4mm確保することである（ストッピングやデュラシールは仮封材として適さない）．このことを達成させることとラバーダム防湿を適切に行うことのためには，歯内療法を行う際には，まず1回目の処置で隔壁を作製することが多くの場合で必要になる．

③**器具の消毒滅菌管理**（図9～図12）

・ファイル管理：可能な限り滅菌済みのものをディスポーザブルで使用．

・根管内乾燥：滅菌済みペーパーポイント（綿栓は不潔である可能性が高い）（図9）．

・根管内洗浄用シリンジとニードル：可能な限り滅菌済みのものをディスポーザブルで使用（図10・図11）．

・切削用バー：可能な限り滅菌済みのものをディスポーザブルで使用（図12）．

④**機械的拡大**：適切な拡大サイズ（他項参照）

⑤**化学的洗浄**：次亜塩素酸ナトリウム溶液とEDTA溶液との交互洗浄（図13，他項参照）

⑥**根管内貼薬**：水酸化カルシウム

⑦**根管充塡**：緊密な充塡（他項参照）

⑧**修復**：コロナルリーケージを阻止することは重要である（他項参照）

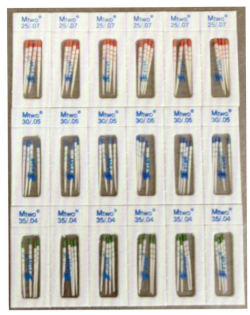

図9 小分けされセルタイプになっているペーパーポイント.

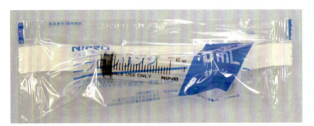

図10 包装された滅菌済みのシリンジ.

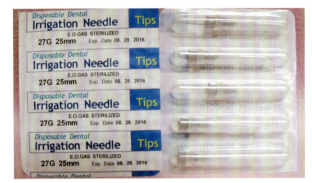

図11 個別包装され滅菌済みの洗浄針.

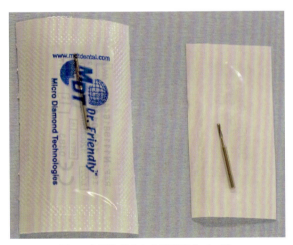

図12 個別包装された滅菌済みバー類.

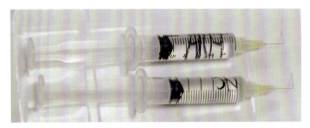

図13 根管洗浄は細菌数を減少させるために必須である.

*

　簡単に重要項目をまとめたが，それぞれについての詳しい解説は本書の別項目を参照してほしい．歯科医師，教育機関，行政が1つになって，根尖性歯周炎に対する，合理的で有効な，現時点で実践可能な疫学的対策を今一度，真摯に考えてみてはどうであろうか．

国民の根尖性歯周炎の有病率を下げるために

　以下に，ここまで述べてきた内容の重要なポイントをまとめる．日本国民の根尖性歯周炎の有病率を下げるための戦略や政策にほんの少しでも影響を与えることができれば幸いである．

・日本国民の根尖性歯周炎の有病率を下げるための最優先事項は，抜髄処置の失敗率を下げることである．
・歯内療法時における無菌的処置を徹底させるべきである．
・根管治療の失敗を繰り返すことで難治化していく可能性が高い．

参考文献

1）Gorni FG, Gagliani MM：The outcome of endodontic retreatment：a 2-yr follow-up. J Endod, 30：1-4, 2004.
2）須田英明：我が国における歯内療法の現状と課題．日本歯内療法学会誌，32（1）：1-10，2011.
3）Lin PY, Huang SH, Chang HJ, Chi LY：The effect of rubber dam usage on the survival rate of teeth receiving initial root canal treatment：a nationwide population-based study. J Endod, 40：1733-1737, 2014.
4）平成21年の保険診療請求回数の全国集計（政府統計の総合窓口 e-Stat）．
5）Strindberg LZ：The dependence of the results of pulp therapy on certain factors. Acta Odontol Scand, 14：Suppl 21, 1956.
6）Orstavik D, Kerekes K, Eriksen HM：The periapical index：a scoring system for radiographic assessment of apical periodontitis. Endod Dent Traumatol, 2（1）：20-34, 1986.
7）the AAE Board of Directors at its 2005 annual meeting in Dallas.
8）Salehrabi R, Rotstein I：Endodontic treatment outcomes in a large patient population in the USA：an epidemiological study. J Endod, 30：846-850, 2004.
9）Ng YL, Mann V, Rahbaran S, Lewsey J, Gulabivala K：Outcome of primary root canal treatment：systematic review of the literature - part 1. Effects of study characteristics on probability of success. Int Endod J, 40：921-939, 2007.
10）de Chevigny C, Dao TT, Basrani BR, Marquis V, Farzaneh M, Abitbol S, Friedman S：Treatment outcome in endodontics：the Toronto study--phase 4：initial treatment. J Endod, 34：258-263, 2008.

索　引

【あ行】

アコースティックストリーミング　313
アスピリン喘息　138
アセトアミノフェン　126
アドレナリン　105, 106, 108, 112
アパタイト結晶　208
アピカルカラー　276
アピカルクラック　262
アピカルシート　275, 289, 328
アピカルストップ　249, 260, 276
アピカルストップ形成　252
アピカルパーフォレーション　261
アピカルプラグ　337
亜ヒ酸糊剤　351
アペキシフィケーション　257
アミド型局所麻酔薬　104, 105
アミトリプチリン　115
アラキドン酸カスケード　128
亜硫酸塩　109
アロディニア（異痛症）　117, 124, 134, 146, 156
アンキローシス　140
アンタイカーバチャーファイリング（anti-curvature filing）　274, 275
アンチホルミン　309
イスムス　300, 312, 319, 328, 354
痛みの局在性　58
痛みの定位　140
一次痛　50
一重仮封（シングルシール）　193
イニシャルファイル　274
インジェクション法　338
インジケーター　234
インピーダンス　256, 258
インピーダンス測定検査（impedance measurement test）　85
ウイトロカイト結晶　208
ヴェイパーロック（vaper lock）　315, 319
ウオッチワインディングモーション（WWM）　241, 276, 280, 305
うがい　196, 364
う蝕検知液　88, 182, 190, 209, 214, 216, 218
う蝕象牙質外層　208, 209, 210
う蝕象牙質内層　208, 209, 210
う蝕治療ガイドライン　209
後ろ向き研究　387
永久変形　292
S字状根管　299
エステル型局所麻酔薬　104
エチルクロライド　82

エックス線検査（radiographic examination）　85
Hファイル　270
エピネフリン　105, 106, 108, 112
エファプス　124, 156
エルボー　261
円周（全周）ファイリング　274, 275, 286
炎症性メディエーター　144
オウエンの外形線　28
応答再現地図（somatotopy）　124
往復回転運動（reciprocating motion）　305
オーステナイト相　292
オーバーインスツルメンテーション　135, 163
オープンエンデッド　317
オピアンキャリアー法　335
オピオイド鎮痛経路　127
オブチュレーションシステム　335
オリフェスオープナー　279
オリフェスシェイパー　279
温度診（thermal test）　82, 174
温熱検査（heat test）　82

【か行】

カーボンスチール（炭素鋼）　268, 272
外傷性咬合　99
外傷性神経腫（traumatic neuroma）　146, 147
外套象牙質　32, 36, 44
外部吸収　87
解剖学的根尖　250
解剖学的根尖孔　252, 258, 289
開窓（deficiency）　135
火炎滅菌　197
下顎孔伝達麻酔　110
化学機器的形成（chemomechanical preparation）　309
化学診（chemical examination）　89
可逆性歯髄炎（reversible pulpitis）　71, 94
寡菌層　208
隔壁　194, 202, 216, 234, 238, 390
下行性疼痛抑制　127, 160
過酸化水素水（H_2O_2）　310
過剰根管充填　70, 263
過剰根充　352, 355
ガッタパーチャ　325
カッティングエッジ　295
カッパーバンド　202
家庭理学療法　150

仮封　131, 182, 190, 192, 198, 202, 215, 307, 348, 353, 355, 362, 364, 372, 390
仮封材　206, 234
過分極　103
簡易防湿　201
感覚ニューロン　37, 45
管間象牙質（intertubular dentin）　39, 44
感作　129, 131, 135, 144, 145, 146, 148, 149, 156, 159
管周象牙質（peritubular dentin）　39, 44
間接抜髄法　351
間接覆髄　180
関連痛　98, 115, 148
規格形成法　275, 304
基準最高用量　107
偽性髄石　40
偽単極ニューロン　45
基底膜　31
逆変態　292
客観的症状（objective symptoms）　73
キャビテーション効果　313
キャビトン　206
球間区　28
休止期象牙芽細胞（resting odontoblasts）　32, 37, 44
嗅診（smelling test）　89
求心路遮断　122, 124, 134, 135
急性う蝕　190
鏡視　75
矯正的挺出　196, 204
曲率半径　299
虚血性歯髄充血（ischemic pulptis）　120
筋・筋膜性歯痛　114, 149
近心頬側第二根管　240
偶発症　261
クエン酸　309
楔応力検査（wedging test）　88
グライドパス　239, 243, 261, 262, 274, 285, 300, 301, 306
クラウンダウン法　232, 278, 302, 304
グリア細胞　159
繰り返し疲労　315
グレーターテーパー　273
クレンチング　120, 122
クローズエンデッド　317
クロルヘキシジン　180, 318
形状記憶効果（SME）　291, 292
ゲーツグリッデンドリル（バー）　228, 240, 278
Kファイル　270

外科的挺出　*196, 204*
血管収縮薬　*105, 106, 108*
幻肢痛　*160*
幻歯痛（phantom tooth pain）　*120, 134, 160*
原生象牙質（primary dentin）　*27, 44*
コアキャリア法　*340*
高閾値機械受容器　*141*
硬化象牙質（sclerosed dentin）　*39, 44, 208, 209*
交感神経依存性疼痛（SMP）　*134, 135*
交感神経非依存性疼痛（SIP）　*134*
交感神経ブロック　*126*
咬合検査　*88*
咬合性外傷　*58*
交互洗浄　*310*
後根反射　*157*
咬翼法（bite-wing法）　*86*
コーンビーム CT（CBCT）　*87*
骨小孔　*109*
骨内麻酔（intraosseous anesthesia）　*112*
骨様象牙質　*66*
コロナルフレア　*240*
コロナルリーケージ　*187, 199, 336, 350, 357, 390*
根管開放　*198*
根管口明示　*220, 235, 238*
根管径　*274, 281*
根管再帰清掃操作　*259*
根管再帰清掃法（recapitulation）　*258, 285, 289*
根管充填　*248*
根管洗浄法　*309*
根管長　*252*
根管の石灰化（calcification）　*96*
根尖吸収　*257*
根尖狭窄部　*258, 288*
根尖側基準点　*254, 281*
混濁層　*208*

【さ行】
サーマフィル法　*340*
最大狭窄部（apical constriction）　*250, 288*
細胞希薄層（cell-free zone）　*34*
細胞稠密層（cell-rich zone）　*34*
作業径（working width）　*265*
作業長（working length）　*248, 252, 265, 288, 354*
索状硬結　*115, 149*
サクションチップ　*319*
坐屈　*331*
酸化ビスマス　*176*
暫間修復　*362, 372*
暫間的間接覆髄法（IPC）　*96, 179, 180*
3級アミン　*104, 107*
三叉神経視床路　*46*
三叉神経脊髄路核　*143, 148, 149, 154*
三叉神経痛　*100*

三重仮封（トリプルシール）　*190, 193*
酸素飽和度　*84*
三大要諦　*204*
3分割根管形成法　*248*
次亜塩素酸ナトリウム（NaClO）（溶）液　*188, 309, 311, 326, 354, 390*
Cファイル　*241*
シーラー　*206, 327, 330*
シールドレストレーション　*179, 212*
シェイピング　*248, 254, 291, 309*
歯科用小照射野エックス線 CT（CBCT）　*87*
歯冠部基準点（CRP）　*252, 254, 259*
歯冠変色　*22*
死腔　*329, 331, 366, 370*
軸索　*155*
軸索発芽（スプラウティング）　*56, 144, 145, 146, 147, 148, 155*
軸索反射　*56, 157*
シクロオキシゲナーゼ（COX）　*120, 126, 128, 137*
歯根吸収　*196*
歯根破折　*87, 257, 378*
歯根膜炎　*99*
歯根膜痛　*58*
歯根膜内注射器　*112*
歯根膜（内）麻酔（periodontal intraligamental anesthesia）　*88, 107, 110, 111*
歯軸　*221, 223, 233, 238*
歯周ポケット検査（EPP）　*78*
歯小嚢細胞（dental follicle cells）　*29*
視診（inspection）　*74*
歯髄壊死（pulp necrosis）　*97, 352*
歯髄壊疽（pulp gangrene）　*97*
歯髄幹細胞　*18, 40, 65*
歯髄腔内麻酔（pulpal anesthesia）　*88, 112*
歯髄血流量　*107*
歯髄結石（pulp stone）　*40, 86*
歯髄検査（pulp test）　*74*
歯髄充血（hyperemia）　*94, 99, 102*
歯髄振盪　*50, 82, 97*
歯髄鎮静療法　*98, 102*
歯髄痛　*49, 50*
歯髄電気診（EPT）　*49, 79, 100*
歯髄ポリープ　*72, 77*
システマティックレビュー　*169, 175, 181, 352, 359, 382*
歯性上顎洞炎　*99*
ジセステジア（異感覚・感覚異常）　*117, 146*
事前拡大（preliminary-enlargement）　*280*
歯槽骨整形　*202*
死帯（dead tracts）　*28, 40*
支台築造　*25, 202*
湿性壊死　*81, 97*
ジップ　*261, 272*

シナプス　*156, 157*
シナプス小胞　*155*
歯肉切除　*202*
歯肉溝滲出液　*197, 201*
歯乳頭（dental papilla）　*29*
周期疲労破折（cyclic fatigue fracture）　*244, 299, 302*
自由神経終末　*45, 109, 141, 142, 144*
就寝時拍動性疼痛　*55*
修復象牙質（reparative dentin）　*18, 29, 44, 54, 208*
主観的症状（subjective symptoms）　*73*
樹脂含浸層　*345*
樹状細胞　*17, 32, 35, 40*
術後性上顎嚢胞　*147*
シュワン細胞　*155*
上顎洞炎　*147*
上行性歯髄炎　*99*
鐘状期（bell stage）　*30*
情動　*161*
情動記憶　*121*
初期窩洞形成　*224*
触診（palpation）　*76, 209*
シルバーポイント　*268*
侵害受容器　*47*
侵害受容性疼痛　*152*
侵害性機械刺激　*141*
侵害性刺激　*47*
シングルファイル法　*305*
シングルユース　*302*
シングルレングス（法）　*260, 304*
神経原性炎症　*18, 55, 143, 157, 163*
神経腫（neuroma）　*155*
神経障害性疼痛（疼痛）（neuropathic pain）　*21, 117, 124, 134, 145, 146, 151, 152, 156, 160, 161, 162, 164, 165, 166*
神経堤細胞（neural crest cells）　*29*
神経伝達物質　*154, 156*
神経ペプチド　*143*
髄角　*188, 226*
水硬性セメント　*192, 193, 194, 200*
水硬性仮封材　*206*
水酸化カルシウム（製剤）　*176, 182, 206, 321, 352, 390*
水酸化カルシウムセメント　*180*
髄室（腔）開拡（coronal access）　*188, 219*
髄室開拡窩洞　*220*
髄周象牙質　*32, 36, 44*
髄鞘　*46, 103, 155*
髄床底　*188, 225, 236*
髄石　*40*
垂直加圧充填法　*263, 327, 350*
垂直性歯根破折（VRF）　*330, 333, 334*
垂直打診　*78, 140*
水平打診　*78, 140*
すくい角　*295*
スクリュー効果　*296*

スタンダード法　275, 304
ステップダウン法　279, 280
ステップバック法　249, 261, 276, 279, 283, 286, 302
ステップワイズエキスカベーション　179, 210, 212
ストッピング　192, 348, 390
ストリップパーフォレーション　286
ストレートラインアクセス　220, 230, 300, 302
ストレスタンパク　63
スプーンエキスカベーター　214
スプラウティング（軸索発芽）　56, 144, 145, 146, 147, 148, 155
スプリント療法　117
スプレッダー　330
すべり変形　292
スミヤー層　316
スメアープラグ　52
生活試験（vital test）　79
生活反応層　208
成熟象牙芽細胞（mature odontoblasts）　32, 36
正常歯髄（normal pulp）　92, 102
星状神経節ブロック　117, 135
生存率　382, 384
生物学的幅径（biological width）　202, 372
セイフティチップ　272
正放線投影　243
生理学的根尖孔　255, 258
脊髄後角　124, 157, 158
切削診（test cavity）　84
線維性瘢痕治癒　70
先駆菌層　208
穿孔（パーフォレーション）　86, 87, 191, 222, 225, 228, 238, 257, 262, 286, 287
全周（円周）ファイリング（circumferential filing）　274, 275, 286
先制（先取り）鎮痛（pre-emptive analgesia）　130, 131
前象牙芽細胞（preodontoblasts）　32
前帯状回　155
穿通（patency）　239, 262, 274, 279, 285, 288
象牙芽細胞（odontoblasts）　29
象牙芽細胞層（odontoblast layer）　34
象牙細管　29, 38
象牙質・歯髄複合体（dentin-pulp complex）　30, 96
象牙質知覚過敏症（dentin hypersensitivity）　57, 92, 98
象牙質痛　49, 50, 53
象牙質粒　40, 62, 236
象牙前質（predentin）　32, 34, 44, 188
双晶変形応力　292
相対値法　256
双手診　77

相変態　292
側枝　312
即日根管充填（single visit root canal treatment）　324, 351
側方加圧充填法　276, 284, 327, 350

【た行】
第一（原生）象牙質（primary dentin）　27, 32, 44
待機的診断法　98, 101
第三象牙質（tertiary dentin）　27, 40, 44, 54, 62, 66, 81, 84, 96, 100
帯状回　160
第二象牙質（secondary dentin）　27, 32, 34, 39, 44
ダウンパック　336
多菌層　208
タグバック　328
打診（percussion）　78, 140
打診痛　78, 139, 354
脱灰層　208
脱髄　156
ダブルドライバーテクニック　365
単一作業長　260
段階的う蝕除去（stepwise excavation）　22, 179, 210, 212
知覚受容複合体説　38
知覚ニューロン　37
遅順応型受容器　141
遅順応性低閾値機械受容器　142
中間Kファイル　269, 273
中枢の感作　120
超弾性（superelasticity）　291, 292
跳躍伝導　103
直接覆髄　66, 152, 167, 168, 175, 181, 184, 216
鎮静作用　98, 102
痛点　109
低閾値機械受容器　141
低コンプライアンス環境　54, 55
低酸素誘導因子（HIF）　64
挺出　196
テーパー　268, 273, 291, 294, 296, 326, 329
テーパー形成　252, 261
テーパードコーンテクニック　342, 347
テーパーロック　296, 302, 304
テトロドトキシン抵抗性ナトリウムチャネル　156
天蓋　188, 226, 236, 238
電気歯髄診（EPT）　49, 79, 100
電気歯髄診断器（pulp tester）　79
電気診　174
電気抵抗値　256
電気的根管長測定装置　253, 256, 259
デンティンブリッジ　66, 167, 263
電動注射器　111, 113
樋状根（根管）　287, 333, 334
透照診（transillumination test）　75, 88

動水力学　52
動水力学説（hydrodynamic theory）　38
透明層　208
透明象牙質　39, 44, 208, 209
動揺度検査（mobility test）　78
トランスポーテーション（偏位）　241, 244, 261, 267, 276, 280, 281, 284, 286, 289, 291, 295, 327
トリガーポイント（圧痛点）　100, 115, 149
トロントスタディー　386
頓服　131

【な行】
内部吸収　87, 96, 334
ナトリウムチャネル　146, 155
肉芽組織　263
二次痛　50
二重仮封（ダブルシール）　193, 194, 348
二等分法　86, 255
二波長分光光度法（dual-wavelength spectrophotometry）　84
ニューロン　37, 120, 153
認知行動療法　150
ネガティブプレッシャー　319
ネゴシエーション　239, 280
ねじれ疲労　244
ノンインスツルメンテーションテクニック（NIT）　320
ノンカッティングチップ　230, 272, 296
ノンランド　295

【は行】
パーフォレーション（穿孔）　86, 87, 191, 222, 225, 228, 238, 257, 262, 286, 287
背外側前頭前野（DLPFC）　161
パイロットファイル　274, 279
発芽（スプラウティング）　56, 144, 145, 146, 147, 148, 155
バックパック　338
バックフィル　336, 338
パッシブ・ウルトラソニック・イリゲーション（PUI）　312, 313
パッシブイリゲーション　319
抜髄即充　351
パルスオキシメーター　84
瘢痕治癒　263
反応象牙質（reactionary dentin）　18, 29, 44, 53
非侵襲性歯髄覆罩（AIPC）　96
非歯原性歯痛　114, 207
非歯原性歯痛診療ガイドライン　114
非侵害性機械刺激　141
非ステロイド性抗炎症薬（NSAIDs）　126, 128, 137, 146
尾側亜核　124, 154
非定型性歯痛　164

ヒポクロ　309
ヒポクロ事故　314
漂白　51
病理組織学的分類　71
ファイリング（操作）　232, 270, 286
フィン　300, 312, 319, 328, 354
フェネストレーション（開窓）　77, 87, 135
フェノールカンファー（CC）　98, 102
フェリプレシン　105, 106
フェルール（効果）　20, 366
不可逆性歯髄炎（irreversible pulpitis）　56, 71, 78, 94, 174
複合性局所疼痛症候群（CRPS）　134
覆髄剤（材）　176
不顕性露髄（仮性露髄）　96
腐敗臭　89, 97
部分断髄　174, 175
ブラキシズム　122
ブラッシングモーション　302, 304
フレアー形成（coronal flare）　240, 278, 279, 296
フレアーファイル　269, 276
フレアープレパレーション法　286
プレカーブ　243, 254, 274, 275, 291, 299
プレガバリン　146
プレフレアリング　298, 300, 302
プレペイン（前痛覚）　49, 79
ブローチ綿栓　197
プロカイン　104
プロスタグランジン　55, 123, 128, 137, 156
プロピトカイン製剤　105
プロピレングリコール　218
分画線　66
吻側亜核　124
分服　131
平均歯根長　259
平行法　86, 255
平行法撮影　234
ペインクリニック　117, 150, 162, 164
ペースメーカー　257
ペーパーポイント　197, 254, 325, 390
ペッキングモーション　302
ベリファイヤ　340
偏心投影（法）　86, 243
崩壊層　208
帽状期（cap stage）　30
傍側循環路　61
ポリプロピレングリコール　218
ポリモーダル侵害受容器　50
ポリモーダル侵害受容性　120

【ま行】
マイクロスコープ　174, 178, 215, 240, 300, 363, 374
マイクロリーケージ　167, 175, 178, 181, 184

埋葬（entomb）　212, 216, 324, 370, 377
前向き研究　387
麻酔診（anesthetic test）　88, 95, 149
マスターアピカルファイル（MAF）　330
マスターポイント　328, 329
マルティプルテーパー（デザイン）　274, 296
マルテンサイト相　292
慢性う蝕　208
ミエリン鞘　46
ミクログリア　159
無機質溶解作用　310
無作為化比較試験（RCT）　178
無髄神経　46, 103, 120, 141
メタアナリシス　384
メチルパラベン　109
メピバカイン製剤　105
綿栓　321, 354
木クレオソート　102
モノブロック構造　345
問診（inquiry）　73

【や行】
有機質溶解剤　310
有機質溶解作用　188, 310
ユージノール　102, 194, 206, 348
有髄神経　46, 103, 120, 141
幼若象牙芽細胞（immature odontoblasts）　32, 36, 44
4級アミン　104

【ら行】
蕾状期（bud stage）　30
ラジアルランド　271, 295
ラシュコフの神経叢　35, 37, 51
ラバーダム（防湿）　196, 199, 234, 235, 237, 248, 254, 259, 307, 315, 325, 353, 386, 389
ランビエ絞輪　103
リーマー　270
リーミング　270, 286, 305
リエントリー　175, 179, 181, 183, 184
リカプチュレーション　258, 285, 289
リドカイン製剤　105
両側性伝導　143
リリカ　146
臨床病理診断　91
ルフィニ小体　141, 142
冷熱検査（cold test）　82
レーザードップラー血流計（laser doppler flowmetry）　84
レジロン　344
レッジ　241, 242, 244, 261, 272, 276, 278, 280, 281, 299, 302
漏斗状拡大　281
ローテートモーション　286

【わ行】
ワイザー仮封　198

【英文・欧文】
3Mix　176
AAE のガイドライン　381
active blade　295
ALARA の原則　87
allodynia　117, 124, 134, 146, 156
alternating contact points　296
alternating cutting edges　296
AMP-activated kinase（AMPK）　64
anesthetic test　88, 95, 149
anti-curvature filing　274, 275
apical constriction　250, 288
apical crack　262
apical perforation　261
atraumatic indirect pulp capping（AIPC）　96
balanced force technique　280, 291, 305
bell stage　30
biological width　202, 372
bite-wing 法　86
bud stage　30
calcification　96
cap stage　30
CBCT　87
CC　98, 102
cell-free zone　34
cell-rich zone　34
chemical examination　89
chemomechanical preparation　309
circumferential filing　274, 275, 286
cleaning　248, 254, 291, 309
cleaning & shaping　254, 291, 309
cold test　82
complex regional pain syndrome（CRPS）　134
continuous wave of condensation technique（CWCT）　327, 336
coronal access　188, 219
coronal barrier　366
coronal flare　240, 278, 279, 296
coronal leakage　187, 199, 336, 350, 357, 390
coronal reference point（CRP）　252, 254, 259
COX　120, 126, 128, 137
cross-section design　270
crown-down technique　232, 278, 302, 304
cutting tip　296
cyclic fatigue fracture　244, 299, 302
dead tracts　28, 40
deficiency　135
dental follicle cells　29
dental papilla　29
dentin hypersensitivity　57, 92, 98

dentin-pulp complex 30, 96
dorsolateral prefrontal cortex（DLPFC）161
dual-wavelength spectrophotometry 84
dull pain 50
dysesthesia 117, 146
EDTA 316, 334, 390
electric pulp test（EPT） 49, 79, 100
entomb 212, 216, 324, 370, 377
ephapse 124, 156
examination of periodontal pocket（EPP）78
fast pain 50
fenestration 77, 87, 135
ferrule 20, 366
filing 280
glide path 239, 243, 261, 262, 274, 285, 300, 301, 306
gross caries removal procedure（GCRP）96
H_2O_2 310
heat test 82
hydrodynamic theory 38
hyperemia 94, 99, 102
hypoxia-inducible factor 64
immature odontoblasts 32, 36, 44
impedance measurement test 85
indirect pulp capping（IPC） 96, 179, 180
inquiry 73
inspection 74
intertubular dentin 39, 44
intraosseous anesthesia 112
irreversible pulpitis 56, 71, 78, 94, 174
ischemic pulpitis 120
laser doppler flowmetry 84
master apical file（MAF） 330
mature odontoblasts 32, 36
Miller の判定基準 78
mobility test 78
mineral trioxide aggregate（MTA）22, 54, 174, 176, 347, 386
MTAD 318
multiple visit root canal treatment 324, 351
NaClO 188, 309, 311, 326, 354, 390
NC 309
negotiation 239, 280
neural crest cells 29
neuroma 155
neuropathic pain 21, 117, 124, 134, 145, 146, 151, 152, 156, 160, 161, 162, 164, 165, 166
Nitinol 291
NMDA 受容体 159
non-cutting tip 230, 272, 296
non-landed type 295
non-steroidal anti-inflammatory drugs

（NSAIDs）126, 128, 146
normal pulp 92, 102
objective symptoms 73
odontoblast hydrodynamic receptor theory 52, 53
odontoblast layer 34
odontoblasts 29
orifice plug 366
palpation 76, 209
passive blade 295
passive ultrasonic irrigation（PUI）312, 313
patency 239, 262, 279, 285, 288
percussion 78, 140
perforation 86, 87, 191, 222, 225, 228, 238, 257, 262, 286, 287
periapical index（PAI） 381
periodontal intraligamental anesthesia 88, 107, 110, 111
peritubular dentin 39, 44
phantom tooth pain 120, 134, 160
predentin 32, 34, 44, 188
pre-emptive analgesia 130, 131
pre-flaring 298, 300, 302
preliminary-enlargement 280
preodontoblasts 32
prepain 49, 79
primary dentin 27, 32, 44
primary monoblocks 345
pulpal anesthesia 88, 112
pulp gangrene 97
pulp necrosis 97, 352
pulp stone 40, 86
pulp test 74
pulp tester 79
pulse oximeter 84
quarter-turn-and-pull（QTP） 276, 280
radial-landed type 271, 295
radiographic examination 85
randomized controlled trial（RCT） 178
reactionary dentin 18, 29, 44, 53
reaming 280
recapitulation 258, 285, 289
reciprocating motion 305
reparative dentin 18, 29, 44, 54, 208
resting odontoblasts 32, 37, 44
reversible pulpitis 71, 94
Schilder 法 327, 335, 350
sclerosed dentin 39, 44, 208, 209
sealed restoration 179, 212
secondary dentin 27, 32, 34, 39, 44
secondary monoblocks 345
self-adjusting file（SAF） 307
shape memory effect（SME） 291, 292
shaping 248, 254, 291, 309
sharp pain 50
single-visit root canal treatment 324, 351
slow pain 50

smatotopy 124
smelling test 89
sprouting 56, 144, 145, 146, 147, 148, 155
standardized preparation technique 275, 304
step-back technique 249, 261, 276, 279, 283, 286, 302
step-down technique 279, 280
stepwise excavation 22, 179, 210, 212
straight line access 220, 230, 300, 302
Strindberg's criteria 380
subjective symptoms 73
superelasticity（SE） 291, 292
sympathetic independent pain（SIP）134
sympathetic maintained pain（SMP）134, 135
system B 335
taper 268, 273, 291, 294, 296, 326, 329
tertiary dentin 27, 40, 44, 54, 62, 66, 81, 84, 96, 100
tertiary monoblocks 345
test cavity 84
thermal test 82, 174
tip design 272
Toll 様受容体 18
tooth contacting habit（TCH） 122
Touch'n heat 335
transient receptor potential（TRP） 48
transillumination test 75, 88
transportation 241, 244, 261, 267, 276, 280, 281, 284, 286, 289, 291, 295, 327
traumatic neuroma 146, 147
TRPV1 127
vaper lock 315, 319
vertical root fracture（VRF） 330, 333, 334
visual analog scale（VAS） 74
vital test 79
walking probing 78
watch-winding motion（WWM） 241, 276, 280, 305
wedging test 88
wind-up 現象 120, 127, 158, 159
working length 248, 252, 265, 288, 354
working width 265

執筆者一覧 (掲載順)

木ノ本喜史 *KINOMOTO Yoshifumi*

医療法人豊永会　きのもと歯科

〒564-0072　大阪府吹田市出口町28-1　ラガール豊津1F

興地隆史 *OKIJI Takashi*

東京医科歯科大学（TMDU）大学院医歯学総合研究科
口腔機能再構築学講座　歯髄生物学分野　教授

〒113-8549　東京都文京区湯島1-5-45

大島勇人 *OHSHIMA Hayato*

新潟大学大学院医歯学総合研究科　硬組織形態学分野
教授

〒951-8514　新潟市中央区学校町通二番町5274

澁川義幸 *SHIBUKAWA Yoshiyuki*

東京歯科大学　生理学講座／口腔科学研究センター
准教授

〒101-0061　東京都千代田区三崎町2-9-18

田﨑雅和 *TAZAKI Masakazu*

東京歯科大学　生理学講座／口腔科学研究センター
教授

〒101-0061　東京都千代田区三崎町2-9-18

村松　敬 *MURAMATSU Takashi*

東京歯科大学　歯科保存学講座　教授

〒101-0061　東京都千代田区三崎町2-9-18

五十嵐　勝 *IGARASHI Masaru*

日本歯科大学新潟生命歯学部　歯科保存学第1講座
教授

〒951-8580　新潟市中央区浜浦町1-8

北島佳代子 *KITAJIMA Kayoko*

日本歯科大学新潟生命歯学部　歯科保存学第1講座
准教授

〒951-8580　新潟市中央区浜浦町1-8

新井恭子 *ARAI Kyoko*

日本歯科大学新潟生命歯学部　歯科保存学第1講座
講師

〒951-8580　新潟市中央区浜浦町1-8

松浦信幸 *MATSUURA Nobuyuki*

東京歯科大学　歯科麻酔学講座　講師

〒101-0061　東京都千代田区三崎町2-9-18

長谷川誠実 *HASEGAWA Makoto*

長谷川歯科クリニック

〒533-0004　大阪市東淀川区小松1-9-19

清水康平 *SHIMIZU Kohei*

日本大学歯学部　歯科保存学第Ⅱ講座　助教

〒101-8310　東京都千代田区神田駿河台1-8-13

羽鳥啓介 *HATORI Keisuke*

日本大学歯学部　歯科保存学第Ⅱ講座　助教

〒101-8310　東京都千代田区神田駿河台1-8-13

大原絹代 *OHARA Kinuyo*

日本大学歯学部　歯科保存学第Ⅱ講座　専修医

〒101-8310　東京都千代田区神田駿河台1-8-13

篠田雅路 *SHINODA Masamichi*

日本大学歯学部　生理学講座　准教授

〒101-8310　東京都千代田区神田駿河台1-8-13

小木曾文内 *OGISO Bunnai*

日本大学歯学部　歯科保存学第Ⅱ講座　教授

〒101-8310　東京都千代田区神田駿河台1-8-13

泉　英之 *IZUMI Hideyuki*

西本歯科医院

〒526-0037　滋賀県長浜市高田町14-29

阿部　修 *ABE Shu*

平和歯科医院

〒180-0003　東京都武蔵野市吉祥寺南町1-31-2

七井ビル203

加藤広之 *KATO Hiroshi*

東京歯科大学　歯科保存学講座　講師

〒261-8502　千葉市美浜区真砂1-2-2

澤田則宏 *SAWADA Norihiro*

医療法人エスアンドシー　澤田デンタルオフィス

〒160-0004　東京都新宿区四谷1-18

綿半野原ビル別館1F

佐藤暢也 *SATO Nobuya*

医療法人東京堂　港町歯科クリニック

〒011-0946　秋田市土崎港中央3-5-40

岩波洋一 *IWANAMI Yoichi*

医療法人東京堂　港町歯科クリニック

〒011-0946　秋田市土崎港中央3-5-40

佐藤勧哉 *SATO Kanya*

医療法人東京堂　港町歯科クリニック

〒011-0946　秋田市土崎港中央3-5-40

北村和夫 *KITAMURA Kazuo*

日本歯科大学附属病院　総合診療科　教授

〒102-8158　東京都千代田区富士見2-3-16

吉川剛正 *YOSHIKAWA Gosei*

けやき歯科桜台診療所

〒176-0011　東京都練馬区豊玉上2-9-10

けやきハイム2F

田中利典 *TANAKA Toshinori*

川勝歯科医院

〒167-0051　東京都杉並区荻窪5-18-17

石井　宏 *ISHII Hiroshi*

石井歯科医院

〒105-0004　東京都港区新橋1-9-1　新橋二光ビル3F

清水花織 *SHIMIZU Kaori*

清水歯科藤沢院

〒251-0023　神奈川県藤沢市鵠沼花沢町2-3

PHビル4F

編者

木ノ本　喜史（きのもと　よしふみ）

略　歴

1987年3月　大阪大学歯学部　卒業

1992年3月　大阪大学大学院歯学研究科　修了

1997年11月　米国テキサス大学サンアントニオ校歯学部に
　　　　　　留学

2001年4月　文部科学教官（大阪大学・講師）

2005年9月　きのもと歯科を開設

2009年4月　大阪大学歯学部臨床教授

診療所

〒564-0072　大阪府吹田市出口町28-1　ラガール豊津1F
　　　　　　医療法人豊永会　きのもと歯科

Principles of Initial Treatment in Endodontics

Editor：Yoshifumi Kinomoto, D.D.S., Ph.D

HYORON Publishers Inc., Tokyo, Japan, 2016

本書の複製権・公衆送信権（送信可能化権を含む）は，
（株）ヒョーロン・パブリッシャーズが保有します．本
書を無断で複製する行為（コピー，スキャン，デジタ
ルデータ化など）は，著作権法上の限られた例外（私
的使用のための複製）を除き禁じられています．また
私的使用に該当する場合でも，請負業者等の第三者に
依頼して上記の行為を行うことは違法となります．

JCOPY ＜（社）出版者著作権管理機構　委託出版物＞

本書を複製される場合は，そのつど事前に（社）出
版者著作権管理機構（Tel 03-3513-6969, Fax
03-3513-6979, e-mail：info@jcopy.or.jp）の許諾を得
てください．

歯内療法 成功への道

抜髄 Initial Treatment

―治癒に導くための歯髄への臨床アプローチ

2016年7月12日　第1版第1刷発行　　　　　＜検印省略＞

編著者　木ノ本喜史

発行者　髙津征男

発行所　　　　**株式会社ヒョーロン・パブリッシャーズ**

〒101-0048　東京都千代田区神田司町2-8-3　第25中央ビル

TEL 03-3252-9261～4　振替 00140-9-194974

URL：http://www.hyoron.co.jp　E-mail：edit@hyoron.co.jp

印刷・製本：錦明印刷

©KINOMOTO Yoshifumi, et al. 2016 Printed in Japan

ISBN978－4－86432－032－0　C3047

落丁・乱丁本は書店または本社にてお取り替えいたします．